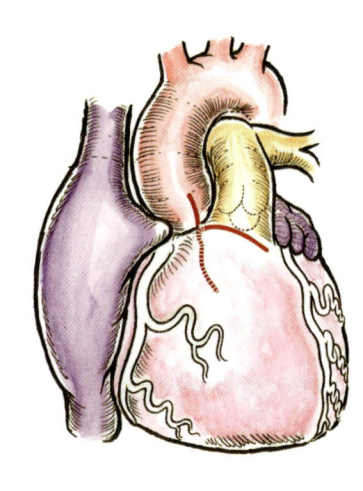

新版

心疾患の
診断と手術

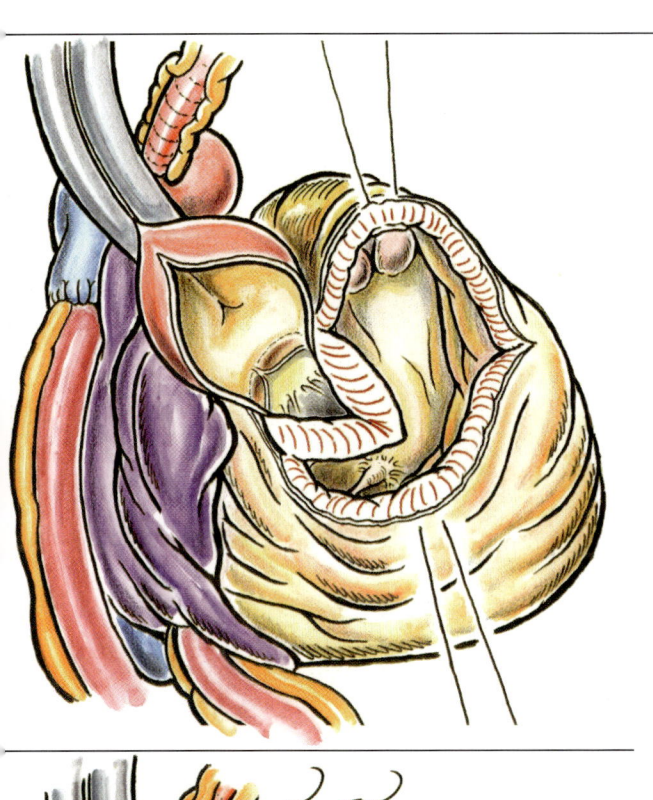

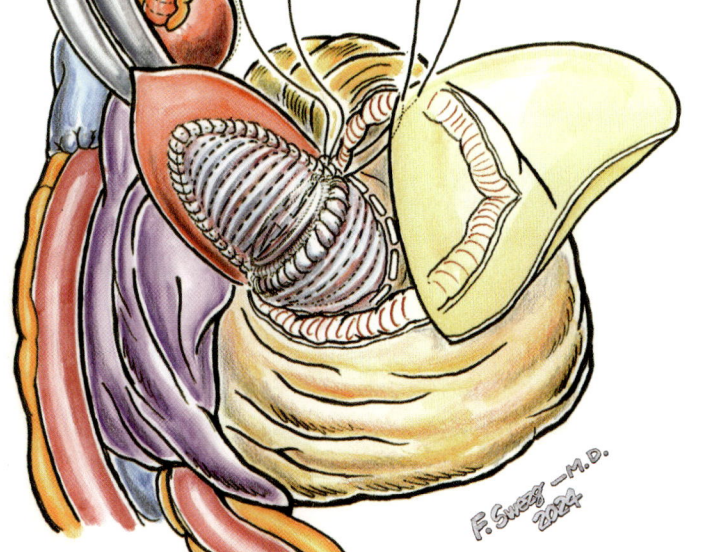

［編集］ 新浪博士

南江堂

扉イラストレーション：末次文祥

扉の手術イラストレーションは今野草二先生が考案された Konno 手術です.

この手術図制作にあたり，山岸正明先生，小出昌秋先生に多大なるご指導・ご監修を賜りました.

■ 編集

新浪　博士　　　東京女子医科大学心臓血管外科　教授

■ 編集協力

新川　武史　　　東京女子医科大学心臓血管外科　教授
齋藤　　聡　　　東京女子医科大学心臓血管外科　准教授
浜﨑　安純　　　東京女子医科大学心臓血管外科　准教授
菊地千鶴男　　　東京女子医科大学心臓血管外科　講師
市原　有起　　　東京女子医科大学心臓血管外科　講師

■ 執筆 (執筆順)

龍野　勝彦　　　タツノ内科・循環器科　院長
市原　有起　　　東京女子医科大学心臓血管外科　講師
菊地千鶴男　　　東京女子医科大学心臓血管外科　講師
森田　耕三　　　東京女子医科大学心臓血管外科
上部　一彦　　　羽生総合病院心臓血管外科　部長
神戸　　将　　　大崎病院東京ハートセンター心臓血管外科
齋藤　　聡　　　東京女子医科大学心臓血管外科　准教授
三浦　　崇　　　長崎大学大学院医歯薬学総合研究科心臓血管外科学　教授
新浪　博士　　　東京女子医科大学心臓血管外科　教授
東　　　隆　　　東京女子医科大学心臓血管外科　准教授
松村　剛毅　　　東京女子医科大学心臓血管外科　准教授
萩野　生男　　　千葉県こども病院心臓血管外科　診療部長
岩田　祐輔　　　岐阜県総合医療センター小児心臓外科　部長
小出　昌秋　　　聖隷浜松病院心臓血管外科　部長
新岡　俊治　　　Nationwide Children's Hospital, Ohio State University　教授
小沼　武司　　　長野県立こども病院心臓血管外科　部長
山岸　正明　　　奈良県立医科大学先天性心疾患センター　センター長
新川　武史　　　東京女子医科大学心臓血管外科　教授
立石　　実　　　横浜市立大学附属病院心臓血管外科　診療講師
道本　　智　　　東京女子医科大学心臓血管外科　准教授
中村　喜次　　　千葉西総合病院　副院長・心臓血管外科部長
西中　知博　　　国立循環器病研究センター人工臓器部　部長
布田　伸一　　　東京女子医科大学　特任教授
齋藤　博之　　　東京女子医科大学八千代医療センター心臓血管外科　講師・診療科長

■ 扉イラストレーション

末次　文祥　　　医療法人末次医院　院長/佐賀大学医学部解剖学教室　客員研究員

発刊によせて

　東京女子医科大学心臓血管外科学教室，講座主任，新浪博士教授の編集により，『新版 心疾患の診断と手術』が南江堂より刊行されることとなった．本書の創著者・新井達太先生は，東京女子医科大学心臓血管外科同門の大先輩にして，東京慈恵会医科大学心臓外科初代教授であり，その創著による本書は長く本邦の外科医たちにとってバイブル的な存在であった．今般，この著書の継承，永遠の生命を願って，新生，出版される．激変するこの分野を考えるとき，まことに時を得たものであり，同門の一人として心からの賛意と祝意を表するものである．

　心臓血管外科学の講座か診療科はほとんどの大学にあり，全国の大学病院，大病院の診療科も心臓血管外科の医療を展開している．そして，今本書を手にしてくれているあなたは，きっと私より相当若い医師か医学生であろう．その青年が先人の著作を読もうとするとき，そこには激変するこの心臓血管外科の分野への若々しい興味と関心と向上心がきっとあるだろうと想像する．それだけで，この分野で60年以上活動してきたものとして，とても嬉しく，どんなにこの分野が素晴らしくやりがいがあり，一人の人間が生涯をかけることが惜しくない価値のある分野であることを語りたいと思う．

　5,000年前のエジプトのミイラにも外科手術の痕跡があり，旧約聖書にも3,000年前の心肺蘇生の記述がみられる．しかし，心臓が「魂の座」であるという抽象的な認識と脳虚血の限界が数分であることから，人類が医療を目的として心臓にメスを加えてから，まだ100年ほどしか経っていない．

　フランス人外科医のCarrelは，切断された血管に対し針と糸を用いた三点支持吻合法を考案し解決する．今日では外科研修医1年目で習得する技術であるが，この業績でアメリカ大陸の第1号ノーベル賞を受賞する．わずか100年ほど前の話である．Carrelは後半生に，大陸間単独横断飛行を成し遂げたLindberghと出会い，ロックフェラー研究所の協力のもと，肺と心臓を同時に代行する「人工心肺」の原型を発出し，第二次世界大戦の末期に，ついに米国で開心術がスタートした．

　第二次世界大戦に敗れた本邦では，疲弊した国土から医学も復興に向けて立ち上がった．外科教授 榊原仟は，赴任した東京女子医学専門学校の大学昇格からわずか2年の昭和26年（1951年），令兄 榊原亨とともに動脈管開存症の本邦初の手術に成功する．患者は台湾から来日した8歳の女児である．当時の解剖書には動脈は赤く，静脈は青く，動脈管はその中間という意味で紫色に描かれていた．しかし，紫色の血管がある筈もなく，解剖学的にこれしかないと思われる血管を結紮したところ，特有の連続性雑音は消失した．創成期の尊い話である．

　この動脈管開存症の根治手術以来，本邦の心臓血管外科はスタートした．それから4

年が経過した昭和30年（1955年），小さな私立医科大学に「日本心臓血圧研究所（Heart Institute of Japan：HIJ）」が設立される．戦後のコンクリート荒打ちの粗末な3階建ての建屋に「日本」と名付けたこの果敢な精神を我々同門は決して忘れてはならないと思っている．以来，東京女子医科大学心臓血管外科は国内は勿論のこと，世界の激しい競争に打ち勝ちつつ，絶えずトップランナーとして走り続けてきた．学閥のない東京女子医科大学心臓血管外科には，全国から多くの有為の青年医師が，自らの母校を離れ，いわば退路を断って入門してきた．20歳代の青年たちの決意と覚悟である．激しい臨床と実験の現場から多くの有能な外科医が育ち，あるものは教室から全国に雄飛した．心臓血管外科教授は，新井達太をトップに，今日まで15大学18名，本学の継承者5名である．新井の仔犬を用いた300頭の心移植の実験，Sakakibara-Arai-Mera（SAM）弁の開発，のちにRastelliが引用した今でも理解不能の両大血管-両心室吻合の実験などで，また同時期に今野草二の世界的なValsalva洞動脈瘤の分類，大動脈弁狭窄症に対するKonno手術，世界初の心筋バイオプシー法の開発，世界初の心臓カテーテル法の教科書など数多くの業績が続いた．その後も日本で二つの植込み型人工心臓（Evaheart，DuraHeart）の開発や，日本における心移植のスタートにあたり立法やシステム構築などで足跡を残している．同門の手になる教科書は3篇を数えるが，1974年の新井教授の本書が最も早い．

今起きていることには出発点がある．源流を辿ると忘れていた出発点が見えてくる．それは小さな流れであっても激流であり，未知の分野に対する激しい闘志と決して諦めない覚悟である，と今さら思う．

本書における若い世代の執筆者が最新の知見を見せてくれる．新浪教授の強いリーダーシップのもとで鍛えられた外科医たちが想像もできなかった世界を見せてくれるに違いない．さらに，AIの時代になっても，心臓血管外科は存在し続け，心臓血管外科医になってよかったと思い，あるいはこの分野に身を投じようと青年たちが考えるきっかけとなるだろう予感がある．

半世紀ぶりに歴史的に全く新しい教科書を我々に届けてくれた編集者，執筆者に深甚の感謝を捧げ，万人が手に取るべき，最重要分野の最高の指南書が南江堂から世に出ることを心から祝福したい．

令和6年（2024年）　秋

小栁　仁

序　文

　東京女子医科大学心臓血管外科の歴史は，昭和26年5月に本邦心臓手術第一例目となる動脈管開存症手術の成功に端を発す．初代教授の榊原仟先生は昭和24年7月に東京女子医科大学に赴任され，戦後の物のない時代，試験管数本しかない教室でわずか2年後にこうした偉業を成し遂げられたと聞く．私は平成29年8月にこの日本最古の心臓血管外科教室で第七代目の主任教授を拝命し，今日まで本領域すべての治療に広く深く携わってきた．

　榊原先生も使ったであろうこの古めかしい教授室に多少は慣れてきた平成29年の年の瀬，南江堂から『心疾患の診断と手術』を内容刷新して新版として世に出してほしい，と執筆の依頼があった．日本の心臓血管外科医であれば誰もが手にしたであろう，最も標準的な心臓血管外科学の教科書．初版は昭和49年．著者は新井達太先生．多大な業績を残された東京慈恵会医科大学心臓外科の名誉教授で，言わずと知れた本学の大先輩である．若輩の私がこの名著を刷新とは何とも畏れ多いこと，身の縮まるような緊張感と共に，伝統ある教室の講座主任としての責任，去来する複雑な感情に翻弄されつつ悩んだ初春の日に，新井先生ご自身から「ぜひ新浪君に頼みたい」とのご連絡をいただいた．「やらせていただきます」とお返事してから早6年余，ようやく新井先生との約束を果たすに至った．医学の進歩は著しく新しい情報が多くなったため，本書は改訂ではなく全編を執筆しなおす新版となった．しかしながら，新井先生が一字一句に魂を込めて書かれたその文体はできる限り残すようにした．令和4年9月，新井達太先生はこの新版を見届けることなく旅立たれてしまい，本書を先生の手に取っていただくことは叶わなかった．これは私をはじめ執筆関係者にとってまさに痛恨の極みであった．

　新井先生の書かれた旧版には榊原先生の序言が付されている．そこには「この書は多忙な臨床医が臨床の間に一寸みて，診療の参考にすることもできるし，また時間をかけて熟読し，図や写真をよくみて心臓外科の本質を知ることもできるようになっている．座右に置かれれば益するところが多いと信ずるのである」とある．

　私をはじめほとんどの同僚が，この旧版を座右に置いて多くを学んだ．同書の目的はまさにそれである．新版もこのコンセプトを変えず，医学生，研修医，そして専門医試験に臨む若き心臓血管外科医に向け，小児の複雑心奇形から冠動脈，弁膜症，大血管，心臓移植，カテーテル人工弁と有らん限りのメッセージを詰め込んだつもりである．

　医学，特に循環器の領域は矢の如き速度で進歩する．ガイドラインも短時間で改訂されてしまう．情報が溢れるこの時代に普遍的な紙の教科書に意味はあるのか？と疑問を呈する向きもあろう．しかし手に取っていただければわかる．この教科書は日本最古の心臓血管外科教室が送り出す重厚で広大な経験と知識の集大成である．ノートパソコ

ンと共にいつも持ち歩き，通勤電車の車内で，コーヒーショップのカウンターで，家の
ソファで，病院の当直室で，まさに座右に置いてボロボロになるまで読み込んでもらい
たい．必ずや糧となるものを得よう．

　本書が若き心臓血管外科医の気持ちを奮い立たせ，ひいては我が国の心臓血管外科学
の発展につながることを願って．

　令和6年（2024年）　秋

新浪博士

目　次

日本の心臓血管外科の歩み ………………………………………………… 龍野勝彦　1

第1章　体外循環法
市原有起　5

第2章　人工弁
菊地千鶴男　13

第3章　大動脈弁疾患
19

1. 解剖・疫学 ……………………………………………………… 菊地千鶴男　20
2. 大動脈弁狭窄症 ………………………………………………… 菊地千鶴男　23
3. 大動脈弁閉鎖不全症 …………………………………………… 菊地千鶴男　32
4. 大動脈弁輪拡張症 ……………………………………………… 菊地千鶴男　36
5. 感染性心内膜炎に起因する弁膜症 …………………………… 菊地千鶴男　40
6. 閉塞性肥大型心筋症 …………………………………………… 森田耕三　41

第4章　僧帽弁疾患
47

1. 僧帽弁狭窄症 …………………………………………………… 上部一彦　48
2. 僧帽弁閉鎖不全症 ……………………………………………… 上部一彦　57
3. 心房細動に対する外科治療 …………………………………… 神戸　将　72

第5章　三尖弁疾患
83

1. 三尖弁閉鎖不全症 ………………………………… 齋藤　聡・三浦　崇　84

第6章　虚血性心疾患
89

1. 冠動脈外科の歴史 ……………………………………………… 新浪博士　90
2. 冠動脈造影法 …………………………………………………… 新浪博士　92
3. 冠動脈バイパス術の手術適応 ………………………………… 新浪博士　94
4. 急性冠症候群に対する補助循環装置の使用と手術適応 …… 新浪博士　95
5. 冠動脈バイパス術の手術手技 ………………………………… 新浪博士　96
6. グラフトデザイン ……………………………………………… 新浪博士　103
7. 心筋梗塞後機械的合併症に対する手術 ……………………… 新浪博士　105

■ 第7章　大動脈疾患　111

1. 大動脈疾患に対する外科治療 ……………………………… 齋藤　聡　112
2. 腹部大動脈瘤 ……………………………………………… 齋藤　聡　113
3. 胸部大動脈瘤 ……………………………………………… 齋藤　聡　116
4. 大動脈解離 ………………………………………………… 齋藤　聡　121
5. 大動脈瘤に対するステントグラフト治療 ………………… 東　隆　127
6. 解離性大動脈瘤に対するステントグラフト治療 ………… 東　隆　131

■ 第8章　先天性疾患および複合心奇形　137

1. 動脈管開存 ………………………………………………… 松村剛毅　138
2. 大動脈縮窄 ………………………………………………… 松村剛毅　141
3. 大動脈弓離断 ……………………………………………… 松村剛毅　145
4. 左冠動脈肺動脈起始 ……………………………………… 萩野生男　149
5. 部分肺静脈還流異常 ……………………………………… 岩田祐輔　153
6. 総肺静脈還流異常 ………………………………………… 岩田祐輔　156
7. 心房中隔欠損 ……………………………………………… 小出昌秋　161
8. 心室中隔欠損 ……………………………………………… 小出昌秋　167
9. 房室中隔欠損 ……………………………………………… 小出昌秋　176
10. Fallot 四徴 ………………………………………………… 小出昌秋　185
11. 完全大血管転位 …………………………………………… 新岡俊治　193
12. 修正大血管転位 …………………………………………… 小沼武司　204
13. 心室中隔欠損を伴う肺動脈閉鎖 ………………………… 山岸正明　208
14. 両大血管右室起始 ………………………………………… 山岸正明　220
15. 総動脈幹（遺残）…………………………………………… 新岡俊治　227
16. 純型肺動脈閉鎖 …………………………………………… 小沼武司　232
17. Ebstein 病 ………………………………………………… 萩野生男　235
18. 単心室 ……………………………………………………… 新川武史　239
19. 三尖弁閉鎖 ………………………………………………… 新川武史　241
20. 左心低形成症候群 ………………………………………… 新川武史　253

■ 第9章　成人先天性心疾患　259

1. 外科治療の概要と再手術時の検討事項 ……………………… 立石　実　260
2. Fallot 四徴手術後の肺動脈弁置換術 ……………………… 立石　実　262
3. APC-Fontan 術後に対する TCPC conversion ……………… 立石　実　268

■ 第10章　低侵襲心臓外科　273

1. 経カテーテル大動脈弁置換術 …………………………… 道本　智　274
2. minimally invasive direct coronary artery bypass (MIDCAB) ‥ 中村喜次　279
3. minimally invasive cardiac surgery (MICS) …………………… 中村喜次　283

■ 第11章　重症心不全　289

1. 重症心不全に対する人工心臓治療 ………………………… 西中知博　290
2. 心臓移植 …………………………………………………… 布田伸一　298

■ 第12章　心臓腫瘍・その他　305

1. 心臓腫瘍 …………………………………………………… 齋藤博之　306
2. 収縮性心膜炎 ……………………………………………… 齋藤博之　311
3. 心膜欠損症 ………………………………………………… 齋藤博之　314

索　引 ……………………………………………………………………… 315

❧日本の心臓血管外科の歩み❧

　東京女子医科大学日本心臓血圧研究所（心研，当時）外科に入所して 3 年目の 1970 年のある日，私は新井達太先生の Rastelli 手術を手術室の上の覗き窓から見ていた．患者は両大血管右室起始と肺動脈狭窄のある 10 歳前後の男の子であった．この手術では，かねてから石原昭先生のグラフト研究班で今村栄三郎先生と私とで準備していた，生体弁付きグラフトが使用されることになっていた．手術は手際よく進み，いよいよ心室中隔から大動脈への心内トンネルの作成にかかろうとしたとき，覗き窓に榊原仟先生が登って来られた．私は当時，今野草二先生の下で毎日心臓の病理標本を見ていた．その経験から，両大血管右室起始症の心内トンネルには平らなパッチでなく，半切した丸い人工血管を使用したほうがよいと思っていた．そのことを申し上げると榊原教授はすぐに，マイクロホンに向かって「新井君，パッチは人工血管を使いなさい」といった．そして心内トンネルが無事に完成し，右室–肺動脈間に弁付きグラフトが縫い付けられると，教授はさっと所長室に戻っていかれた．これが本邦初の Rastelli 手術の成功例であり，幸運にも私は恩師の傍らでその歴史的瞬間を目撃させていただいた．

　新井先生は他にも，当時は難関であった総肺静脈還流異常の心内修復や世界的に評価された単心室の心室中隔形成など，エポック・メイキングな手術をいくつも成功させた．さらに 1960 年代前半に SAM 弁を開発し，後半には，世界中で先陣争いをしていた心臓移植の実験を小柳仁先生とともに精力的に行っていた．新井先生が榊原教授の下で活躍されていた時代は，一人の外科医の卓抜な技術力や突飛なアイディアが心臓血管外科の歴史を変える可能性があった．それゆえ，多くの有能な若い外科医たちが新たな偉業を成し遂げようと，競いながら日夜努力を重ねていた．新井先生もその一人であり，日本の心臓外科の歴史に大きな足跡を残した．

　榊原教授は 1951 年以来，心臓血管外科の研究と臨床一筋に邁進して来られた．そして 1955 年 4 月，国内外の研究者，臨床家が自由に出入りできる心研を設立した．その趣旨は，内科，外科，小児科，さらには基礎医学や医学以外の分野の人たちが一体となって取り組むこと，そしてその成果を全国に普及させることであった．当時の大学は系列化されており，臨床各科も縦割りになっていたので，他大学からの異動や他科の医師と自由にディスカッションすることはかなり難しかった．これでは病気の全体像をとらえ，的確な診断・治療を施すことはできない．心研が開設されたことでどこからでも研究者が来て，各科の垣根を越えて自由に議論し，自分のアイディアを実現することができるようになった．その結果，診療各科の壁が除かれ，新しい発見が次々に生まれ，心臓病診断の精度と手術成績が大幅に向上した．そしてこの心研方式は次第に全国に広がっていった．

　歴史は，例えば一粒の砂が集まって長い年月を経て岩になり，その岩が砕けて再び砂に戻るようなもので，心臓血管外科の歩みもこれに似ている．阿久津哲造博士は自著の中で「解決方法が存在することが証明されれば，その解決方法を見いだすのは技術の問題であり，技術の問題は時間が解決してくれる」と述べている．心臓血管外科の歴史は困難の連続であったが，問題の多くは技術的なものであり，それらは幾多の紆余曲折を経たのち解決され，やがて普遍化された．

心臓外科は 1800 年代の終わりにヨーロッパで，心臓の創を縫い出血を止めることから始まった．当時，外科医は心臓の創に手を出すなといわれていた．その常識を破ったのはイタリアの Vecchio である．彼は 1884 年，イヌの心臓を切開し縫合閉鎖して，その方法を外科学会で発表した．翌年，Cappelen が，そして 1896 年 3 月には Farina が，いずれもヒトの心臓の刺し傷を縫合した．しかし，残念ながらどちらの患者も死亡した．心臓の創の縫合に初めて成功したのは，ドイツの外科医，Rehn であった．彼は 1896 年，ナイフで胸を刺された青年の右室の創を絹糸で縫合閉鎖し，術後感染はあったものの，青年はその後，長く生きた．

　血管吻合は心臓血管外科で最も重要な基本手技である．それを完成させたのは Carrel である．1902 年，Carrel はそれを用いてイヌの頚に腎臓を移植した．その後，この技法は 1944 年に Crafoord によって大動脈縮窄切除端々吻合，1945 年に Blalock によって鎖骨下動脈-肺動脈吻合術に応用された．これに先立って 1938 年，Botallo 管開存の結紮も Gross によって行われた．

　心臓外傷の手術は，ヨーロッパでは 2 度の世界大戦の間も続けられた．戦時中心臓内の銃弾を取り出す手術が行われたといわれている．それとは別に 1913 年頃から，僧帽弁狭窄に対して心臓内に器械を挿入して治す「非直視下交連切開術」が試みられた．そして，1925 年には Souter により，用指的僧帽弁切開術が行われた．

　こうした非開心術の経験を重ねているうちに，外科医たちは次第に無血視野で心臓内の手術をしたいと思うようになった．無血視野を得るには心臓と肺の動きを止めなければならない．そのためには低体温法あるいは人工心肺の開発が必須であった．しかしこれらを完成させるには，麻酔法や心蘇生法，血液凝固の阻止，感染対策，酸素加装置やポンプの開発など，克服しなければならない難題があった．

　初めに実用化されたのは低体温法であった．1950 年 Bigelow が低体温法の実験を行い，1952 年に Lewis が同法を用いて心房中隔欠損の閉鎖術に成功した．一方，人工心肺の開発は，1934 年に DeBakey がローラーポンプを発明し，1935 年には Lindbergh が Carrel の下で人工心肺の実験をしていたが，上記の難問が立ちはだかって，開発はなかなか進まなかった．1951 年に Dennis が人工心肺を用いて一次孔欠損の閉鎖を試みたが，成功しなかった．Gibbon Jr は，1930 年代から研究を続けていたが，IBM 社の技術者の協力を得て，1953 年，ついに人工心肺による心房中隔欠損の閉鎖に成功した．そして 1955 年には Gibbon の技術を改良して，Kirklin が 8 例の小児の開心術を行い，4 例の生存を得た．こうしてようやく心肺停止下に心内修復術を行える基本的技術が整えられた．

　開心術の発展には，麻酔，輸血，各種薬剤に加えて，電気的除細動器やペースメーカ，大動脈内バルーンパンピング，心筋保護法など周辺技術の進化が重要である．これらは 1950〜1970 年代に急速に発達し，それによって心臓血管外科は世界中に広がり，さらに発展して今日の様々な分野が築かれた．

　一方，日本の心臓血管外科も世界の潮流に大きく遅れることなく開始された．1936 年頃，大阪大学の小沢凱夫教授と外科榊原病院の榊原亨博士が，小沢は縫合止血，榊原はガーゼによる圧迫止血が心臓外傷にとって最良の術式であるとして譲らず，両者は 1937 年以後，日本外科学会を舞台に大論争を繰り広げた．こうした血のたぎるような外科医たちの情熱も，太平洋戦

争の激化に伴い次第にかき消され，戦時中，日本では心臓外科が発達しなかった．

しかし戦後，欧米における心臓血管外科発展の知らせがもたらされると，日本の外科医たちはすぐに反応して研究を始めた．東京大学の福田外科教室では，木本誠二博士が血管の吻合術の実験を行った．大阪大学においても小沢教授門下で，また名古屋大学や慶應義塾大学，東京女子医科大学などでも人工心肺や低体温の研究が開始された．こうした研究は，やがて1951年に木本博士によるBlalock吻合術，そして1956年に曲直部寿夫博士による人工心肺を使ったFallot四徴症の開心術として結実した．これらは米国での成功からわずか3〜6年後のことであった．

一方戦前，心臓病治療の研究・臨床を行っていた榊原亨博士は，1951年，台湾の駐留軍人から8歳の娘のBotallo管開存の手術を依頼された．亨博士は，弟の東京女子医科大学の榊原仟教授と相談し，同年5月二人でBotallo管の結紮を行った．木本博士のBlalock吻合に先んじること数ヵ月であった．こうして東京女子医科大学ならびに東京大学の手術を皮切りに，この国の心臓血管外科は発展していった．

これら先駆的な手術の成功は，若い外科医たちの心臓血管外科への関心を一気に高めた．1950年代後半から，上記の大学ならびに全国の主要な心臓血管外科施設に優秀な若者が集まり始め，臨床に研究に鎬を削るようになった．初めの研究対象は主に先天性心疾患の治療であった．心室中隔欠損に続き，当時難関といわれたFallot四徴症の心内修復が臨床研究の中心になった．なかでも注目されたのは，1975年に今野先生が行った「今野手術」であった．心室と大動脈を同時に切開して弁輪を拡大する術式は極めて斬新であり，世界中の外科医から評価された．先天性心疾患の研究は，その後さらに修復困難な乳幼児の大血管転位や単心室，無脾症心などの複雑心奇形の修復に向かった．

弁膜症については，初めは人工弁による弁置換が主流であった．米国で開発されたボール弁に対して，日本では1960年代前半に，SAM弁やWada-Cutter弁のように，ディスク型の人工弁が考案され臨床応用された．特にWada-Cutter弁は，その後世界中で使用されるようになった中心流を妨げないティルティング・ディスク弁の先駆けになった．弁膜症の外科治療には，やがて弁の修復術が加わり，僧帽弁の修復術は長い間，学会のメインテーマの一つになった．冠動脈疾患では，1960年代にバイパス術が導入され，初めは体外循環，心停止下に大伏在静脈を用いた大動脈-冠動脈バイパス術が行われた．その後，内胸動脈などの動脈グラフトが使われるようになり，最近では人工心肺を用いない心拍動下のバイパス術が盛んになった．不整脈の手術は1969年に金沢大学の岩喬教授が日本で最初にWolff-Parkinson-White（WPW）症候群の異常伝導路の切断術を行った．その後，Coxが創始した心房細動のmaze手術が，日本医科大学をはじめ多くの施設で改良され，実施されるようになった．

心臓移植は1967年，南アフリカのBernardの世界初の成功例に続き，翌年1968年8月，札幌医科大学の和田寿郎教授が日本で初めて移植を行った．しかしその適応に疑惑が広がり，日本の心臓移植はその後長い間中断せざるを得なくなった．再開への始動は1980年代に入ってからであり，大阪大学，東京女子医科大学，鹿児島大学，国立循環器病センターなどの研究者が研究会を立ち上げ，再開への準備を始めた．そして1999年2月，大阪大学病院で松田暉教授が執刀して，法改制後国内脳死下第1例の心臓移植が行われた．人工心臓の開発は日本人が最

も貢献した分野である．阿久津哲造博士や能勢之彦博士による米国での研究開発を経て，東京大学や東京女子医科大学，大阪大学，国立循環器病センター，テルモ社などが研究を進め，現在では小型で高性能な人工心臓が普及するようになった．大血管の手術は，初めヒトの大動脈グラフトを用いた実験が行われたが，やがて人工血管が普及すると，まず真性大動脈瘤に対する人工血管置換が行われ，次第に急性大動脈解離にも応用されるようになった．

　手術方法自体も大きく変わった．1990 年代に一部の先天性心疾患に小切開による手術が行われた．それはやがて冠動脈バイパス術や弁膜症の心内修復などにも応用され，低侵襲外科治療は次第に多くの施設で実施されるようになった．そして最近では，各種のデバイスが開発されて，カテーテル手技による血管内治療が冠動脈疾患や不整脈のみならず，弁膜症や大血管疾患にも積極的に行われるようになった．また診断機器を備えたハイブリッド手術室で，内科と外科が協力してワンストップで治療することもあり，有病者により負担の少ない心臓血管手技は，今後ますます進化していく可能性がある．

　日本の心臓血管外科の歩みは，初めは世界の先進技術を追随し，やがてそれらと並び，時には先端に立ちながら，大きな岩のように成長してきた．今日，コンピュータや高精細モニターをはじめとする精密機器，CT や MRI，超音波など診断装置，iPS 細胞を使った組織再生，さらには Web 通信技術が発達したことにより，それらを統合した異次元の外科領域が創出されようとしている．小型で高性能な人工心臓や培養心筋シートの移植による心臓補助，da Vinci などによるロボット支援手術が中核病院や研究機関で研究され，実施されている．かつては心臓血管外科の花形だった弁置換や弁形成，冠動脈バイパス，不整脈の外科治療，大動脈解離の修復，複雑心奇形の心内修復などは国内のどこでも，どの施設でもほぼ大差なく受けられるようになった．榊原仟教授が理想としていた，心臓血管外科を砂のように全国隈なく広げる構想は，今日，ほぼ完了したといえよう．

■文　献

1）榊原　仟：私の履歴書，日本経済新聞，東京，1973.5.23〜1973.6.19
2）Comroe Jr JH（著），諏訪邦夫（訳）：心臓をめぐる発見の物語，中外医学社，東京，1987
3）榊原　宣：「タブー」にメスを入れた外科医，毎日新聞社，東京，1993
4）鬼頭義次：心臓外科の歴史，メディカ出版，大阪，1994
5）阿久津哲三：心臓づくり人生―臓器置換のフロンティア，講談社，東京，1996
6）Westaby S et al：Landmarks in Cardiac Surgery, ISIS Medical Media, Oxford, 1997
7）Suma K et al：One hundred years after Ludwig Rehn's cardiorrhaphy：history and state of the art of cardio-thoracic surgery. J Cardiovasc Surg（Torino）39 [Suppl. 1 to No.2], Minerva Medica, Torino, 1998
8）稗方富蔵：心臓外科はどのようにして進歩したか―苦闘した医師たちの人間ドラマ，メディカルトリビューン，東京，2003
9）川島康生：心臓移植を目指して― 40 年の軌跡，中央公論事業出版，東京，2009
10）小栁　仁：医の心を育む伊賀塾 7 日間の奇蹟，日経 BP コンサルティング，東京，2015
11）新井達太：この道を喜び歩む，幻冬舎メディアコンサルティング，東京，2018
12）日本胸部外科学会（編）：日本胸部外科学会 70 年の歩み 1948-2018，日本胸部外科学会，2018
13）龍野勝彦：榊原仟と今野草二―心臓外科の父と天才外科医の話，三美印刷，2020

第1章

体外循環法

はじめに

　今日の心臓血管外科手術の発展は，人工心肺を用いた体外循環における病態生理の解明，デバイスの革新およびその操作技術の向上によってもたらされたといっても過言ではない．多くの先人たちの貢献により，心筋保護法を含めこれらの領域の概念はほぼ確立されており，安全に開心術が行われる時代となっている．

体外循環・人工心肺

1) 人工心肺の歴史

　1953年にGibbonによってはじめて人工心肺を用いた開心術（心房中隔欠損閉鎖術）が成功し，以後欧米においてはそれまでの低体温法による直視下心臓手術から人工心肺を主軸とした心臓手術へと変化していった．本邦においても1956年，大阪大学・東京大学・慶應義塾大学・東京女子医科大学において立て続けに人工心肺を用いた開心術の報告がされている．機器自体の開発としては，1961年にはローラーポンプが出現し，1984年頃からは遠心ポンプが使われるようになった．ガス交換・酸素化を行う人工肺も同様に発展し，Lilleheiらが気泡型肺の研究を経てDeWall-Lillehei型人工肺を開発し1955年より臨床応用された．東京女子医科大学でも榊原，新井らがイルリガートル式気泡型肺を開発し臨床で用いられていった（**図1**）．1980年代頃より，中空糸の膜を通してガス交換を行う膜型人工肺が主流となり，これは現在でも使用されている（**図2**）．さらにその後，脳分離体外循環法や逆行性脳灌流法など高度な臓器保護の技術が開発され，臨床成績の向上に大きく寄与した．

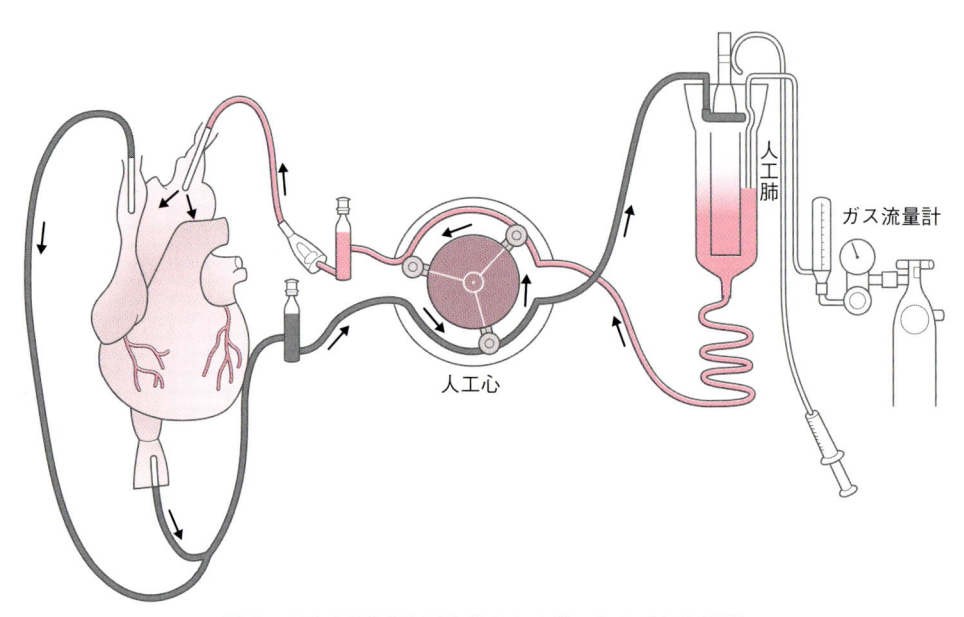

図1　東京女子医科大学式イルリガートル式気泡型肺

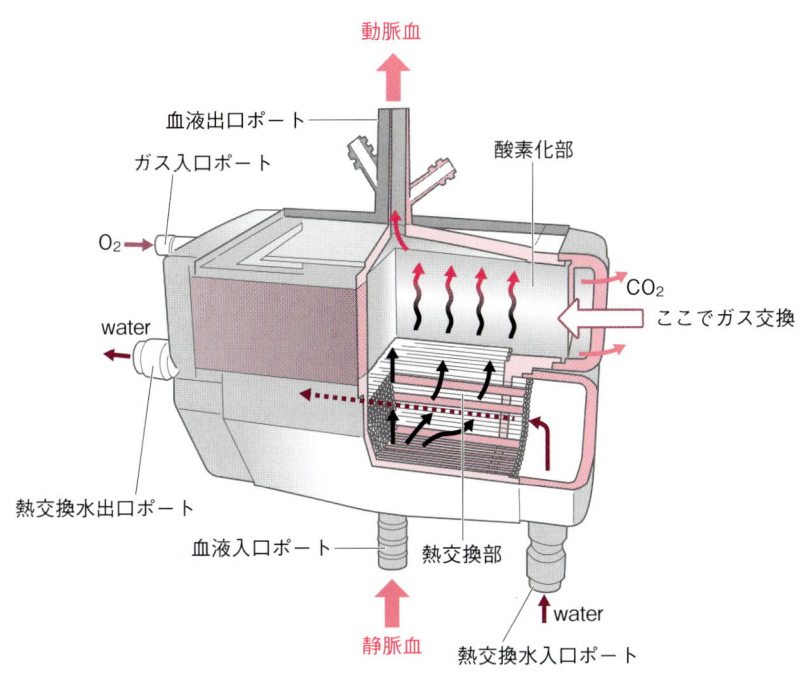

図2 膜型人工肺の例（構造）

2）体外循環・人工心肺の原理

　体外循環は体内の血管からカニューレを通して血液を体外に誘導し，酸素化と二酸化炭素の除去を行い再び体内の血管に返血して生体を酸素化し臓器障害を回避する機械的補助循環法である．遠心ポンプと膜型人工肺を用いた閉鎖回路システムは，体外式膜型人工肺（extracorporeal membrane oxygenation：ECMO）と称され，導入目的や送血方法により分類される．静脈から脱血し動脈に送血する方法は veno-arterial ECMO（VA-ECMO）と呼ばれ呼吸と循環をともに補助するシステムであり，本邦では経皮的心肺補助装置（percutaneous cardiopulmonary support：PCPS）という名称でも用いられほぼ同義である．一方，酸素化された血液を静脈に返血する veno-venous ECMO（VV-ECMO）は，呼吸のみを補助するかたちで重症呼吸不全に対する最終手段として救急救命および集中治療領域で広く用いられている．心臓血管手術で用いられる人工心肺は ECMO と原理はほぼ同じであるが，リザーバーや吸引などが加わり開放回路となる点で大きく異なる（**図3**）．回路中の血液から連続的に血液ガスデータを分析する体外循環用血液学的パラメータモニターなど，多数のモニタリングが装備されており安全性がより高まったシステムとなっている．

　人工心肺・ECMO ともに，通常は脱血量が送血量の規定因子となる．脱血量に影響を与える患者側の因子として循環血漿量や血液粘性などがあげられるが，良好な流量を得るために臨床上で最も重要なことは太い脱血カニューレを挿入することである．体外循環中の至適灌流量については，現在は多くの施設において体表面積を基準とした灌流指数（perfusion index）をもとに管理しており，通常の目標は $2.4\,\mathrm{L/分/m^2}$ である．

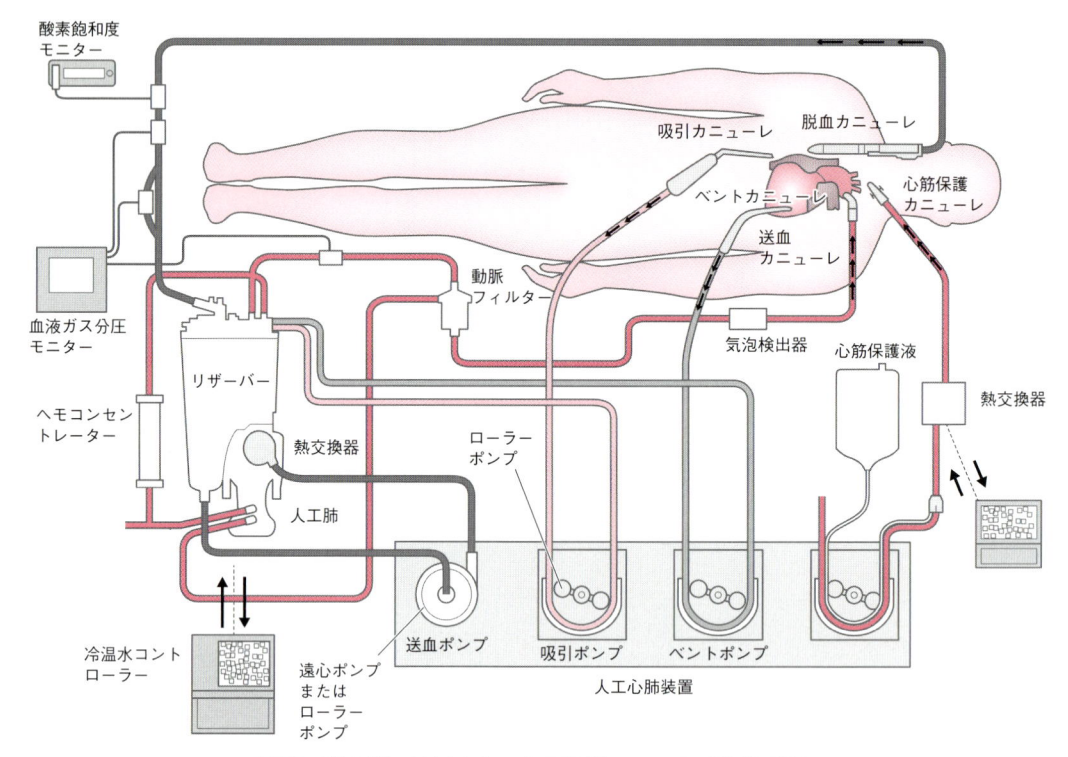

図3　開心術で使用される人工心肺システム（開放回路）

3) 体外循環の特殊性

a) 血液成分への侵襲

　　体外循環において血液は，送脱血管や人工肺など多くの異物に長時間接触する．血管内皮とは異なる非生理的な環境下におかれることで，過剰な免疫反応・炎症反応が惹起される．人工心肺の貯血槽などの開放回路においては血液が空気に触れることで凝固能が亢進する．狭い回路を高速で流れることで血液への剪断応力（shear stress）がかかり血球の損傷や破壊が生じる．これらは臨床的には凝固系データの異常や血小板減少，溶血として現れる．

b) 血液成分の希釈

　　体外循環に用いる回路は使用前にリンゲル液などで充填を行う必要があり，体外循環開始後はこの充填液が体内に送り込まれ血液と混ざることで希釈される．特に小児など循環血漿量が少ない場合は，希釈の程度が強くなり循環管理に影響を与える．

c) 体温調節

　　血液を体外に導くことにより，特別な体温調整を行わなければ徐々に体温は低下し，血液は出血傾向となる．一方で，恒温槽（熱交換器）を用いて意図的に冷却することで脳を含めた臓器保護を行うこともできる．

d) 定常流の臓器への影響

体外循環ではローラーポンプや遠心ポンプを用いて血流を送るため，通常の自己心からの拍動流と異なり，非生理的な定常流での灌流となる．拍動性を失うことが，血管内皮への影響や毛細血管レベルでの動静脈奇形形成と関連するとされている．

◆ 心筋保護法

1) 心筋保護法の歴史

開心術において心拍動を止めている間の心筋虚血への対策として，初期には間欠的遮断や人工心肺の血流を選択的に冠動脈へ灌流させる方法など様々な工夫が行われていた．1959 年に Shumway が冷却したリンゲル液を心嚢内に灌流させる方法を開発したが，これは心臓の局所冷却法として現代においても ice slush を用いるなどで導入されている．1955 年に Melrose によって提唱された高カリウム液を用いて心停止を得るという概念は，現在の心筋保護法の中心となる cardioplegia の原点となるものである．高濃度により重度の心筋障害を引き起こしたため当時は広まらなかったが，その後 1959 年に Young がカリウム・マグネシウムの組成を調整した灌流液を発表し再び注目され，1975 年には Braimbridge が St. Thomas 液を開発し臨床で広く用いられるようになった．これは現在国内で唯一販売されている心筋保護液で，マグネシウム濃度が高く調整されており虚血再灌流障害を予防する効果がある．1960 年代に開発された Bretschneider 液はカリウム濃度が低い一方，ナトリウム濃度も低く調整されている．細胞内液型心筋保護液とされ，細胞外液型とされる前述の St. Thomas 液とは異なる概念で開発され，現在でも欧州を中心に広く使用されている（**表 1**）．

ここまでに登場した心筋保護液が晶質性溶液（crystalloid cardioplegia）であるのに対して，1977 年に Buckberg らが発表した血液成分を主体とした blood cardioplegia は酸素供給度の面で有利であり，血液含有の比率やグルコース組成に違いはあるものの現在多くの施設で用いられている．遮断解除後の再灌流障害（reperfusion injury）への防止策として，1986 年に Teoh らが terminal warm blood cardioplegia（TWBC）法を発表したが，心臓を復温しながら blood

表 1　晶質性心筋保護液の組成

	St. Thomas 液 No.2	Bretschneider 液
Na^+ (mEq/L)	120	12
K^+ (mEq/L)	16	10
Ca^{2+} (mEq/L)	2.4	0
Mg^{2+} (mEq/L)	32	4
HCO_3^- (mEq/L)	10	0
Cl^- (mEq/L)	160	33
プロカイン (mmol/L)	0	7.4
マンニトール (mmol/L)	0	239

cardioplegia を灌流させることで心筋代謝の改善を得られる方法であり，こちらも定着している．今世紀に入ってからは del Nido らが，主として小児未熟心筋を対象とした新しい晶質性溶液を考案したが，1 回の投与で長い心停止時間を得られるなど優れた臨床成績から注目されている．

2) 心筋保護の原理

　心筋細胞は収縮と弛緩を行う細胞であるが，これは静止状態（分極）から興奮（脱分極）し，再び静止状態に戻る（再分極）活動電位をもつためである．心停止を得るためにはこの活動電位をなくす必要がある．細胞内において活動電位はナトリウムの流入（ナトリウムチャネルの開口）によって生じる．これを不活化させるには静止膜電位を脱分極させることが必要となるが，その最も簡単な方法は細胞外カリウム濃度の増加である（St. Thomas 液）．一方，細胞外を低ナトリウム状態にすることで細胞内外のナトリウムの勾配をなくし活動電位を生み出さない心停止法もある（Bretshneider 液）．その他の電解質として，マグネシウムは細胞膜の安定化を保つために重要であり，速やかな心停止の誘導が可能である．

▪ 体外循環および心筋保護の臨床

1) 人工心肺および心筋保護確立までの流れ

　人工心肺および心筋保護の確立方法は施設において様々であるが，本項では東京女子医科大学で行われている標準的な手順を示す．胸骨正中切開に続いて心膜の中央に小切開をおき上下に展開する．心尖部へは横隔膜面に水平に切開を延長する．上端は上行大動脈における心膜反転部で大動脈に沿って左右に切開し，通常は絹糸を用いて数ヵ所の心膜を吊り上げる．大動脈遮断が必要な場合は上行大動脈と肺動脈の間の組織を剝離した後にテーピングを行う．完全体外循環が必要な場合は大静脈周囲の壁側心膜を剝離しテープを通す．上行大動脈の上方で石灰化がないことを確認し，丸針・非吸収糸を用いて二重の巾着縫合を行う．この際に外膜だけをとらず一部中膜にかかるような運針となるよう注意する．右房もしくは両大静脈へはモノフィラメント縫合糸を用いて一重の巾着縫合を行う．血圧を確認しながら大動脈巾着縫合の中央にメスで切開を入れ送血管を慎重に挿入する．巾着縫合糸は通常ターニケットと呼ばれるゴム管を通して締め上げ抜けないように固定する．送血管の中にある気泡を完全に排除した後に人工心肺側の動脈側回路へと接続する．心内操作が必要な際には通常上下大静脈に各々脱血管を挿入する．大動脈と同様に巾着縫合の中央に切開をおき挿入するが，組織が脆弱な場合，損傷や出血に注意する．脱血管も同様に静脈側回路へと接続し，人工心肺を開始する．完全体外循環が必要な際には，両大静脈のテーピングを太めのゴム管を通して締め上げる．術中の心臓（特に左室）の減圧と空気除去のため，右上肺静脈よりベントカニューレを挿入し僧帽弁を越えて左室内に留置する．人工心肺の送血部位は疾患や術式に応じて適切な動脈を選択する．上行大動脈だけではなく大腿動脈や腋窩動脈などがアクセスとして用いられる．血管径が細く挿入部位やより中枢での血管損傷のリスクが高くなるため，ガイドワイヤーを用いた挿入方法

（Seldinger 法）が選択されることも多い．挿入後，末梢側への血流障害を懸念する場合には，人工血管を端側吻合し動脈回路と接続し送血する．

大動脈遮断を必要とする手術では心筋保護を行う．大動脈の送血管挿入部の中枢側で，遮断鉗子をかける位置よりも基部にモノフィラメント縫合糸を用いて一重の巾着縫合を行い，心筋保護用のカニューレを挿入・固定した後に心筋保護回路と接続する．このカニューレは後に大動脈基部からのベントとしても用いられる．大動脈遮断後ただちに心筋保護液の注入を行う．注入圧と流量を適宜調べ，また大動脈弁逆流により心筋保護液が左室内へ逆流し左室の過膨張が生じていないかなど，確実な心筋保護が行われていることを確認する．

大動脈弁置換術など大動脈を切開する手術においては，冠動脈入口部へ特殊な注入管を直接挿入し灌流させる選択的冠灌流法が用いられる．注入管の無理な挿入で入口部を損傷する可能性があるので注意する．心筋保護液を冠静脈洞から注入する逆行性冠灌流法を併用することも多い．カニューレ挿入の際に冠静脈洞の損傷や冠静脈の穿孔に注意する．

2) 人工心肺離脱の流れ

心臓・大血管における操作終了後，大動脈遮断解除前に「hot shot」と呼ばれる37℃の血液心筋保護液（TWBC）を一定時間流し再灌流障害を予防する．遮断解除後，速やかに自己脈が出ることもあるが，多くは徐脈であり70〜80 bpm でペーシングを行う．心室細動を認めた際は電気的除細動を行う．心内操作を行った場合，心臓内に空気が残ることが多い．特に左心系においては脳への血管や冠動脈において空気塞栓を生じる危険性があるため，麻酔科とともに経食道心臓超音波にて確認しながら徹底した脱気を行う．同時に適切な人工心肺の離脱に向けて循環血液量の適正化や体温・アシドーシスの是正，そして強心薬の開始などを麻酔科や臨床工学技士と確認する．心臓の収縮が回復し，自己拍出により適切な血圧・脈圧を出せる状況を確認した後，人工心肺の離脱を始める．一般的には total flow から1/4ずつ区切りながら，各パラメータを指標に流量を下げていき最終的に人工心肺を止める．脱血管は鉗子にて遮断するが，送血管は急な出血や血圧低下時にすぐに血液を送れるよう開けておく．プロタミンを投与し抗凝固を中和させ，人工心肺の吸引はこの時からは使わない．脱血管，送血管の順で抜去し，残しておいた縫合糸を締めて確実な止血を行う．

■ 体外循環法における安全管理

人工心肺は心臓血管外科手術において欠かすことのできない補助手段である一方，全身への臓器灌流のすべてが生命維持装置に完全に依存するという大きなリスクを抱えており，その安全対策は極めて重要である．以前は心臓血管外科医が人工心肺の準備や操作を行っていることも決してめずらしいことではなかったが，2001年に起きた陰圧吸引脱血の医療事故を経て，日本体外循環技術医学会（JaSECT）が2007年に「人工心肺における安全装置設定基準」を提示し，この勧告の後に各施設において人工心肺安全装置の設置率が改善するなど危機意識の向上がみられている．

■**文　献**

1）Gibbon JH Jr et al：Application of a mechanical heart and lung apparatus to cardiac surgery. Minn Med **37**：171-185, 1954

2）Lillehei CW et al：Direct vision intracardiac surgical correction of the tetralogy of Fallot, pentalogy of Fallot, and pulmonary atresia defects；report of first ten cases. Ann Surg **142**：418-442, 1955

3）Stoney WS et al：Evolution of cardiopulmonary bypass. Circulation **119**：2844-2853, 2009

4）Cohn LH et al：Fifty years of open-heart surgery. Circulation **107**：2168-2170, 2003

5）Whittaker A et al：Myocardial protection in cardiac surgery：how limited are the options？ a comprehensive literature review. Perfusion **36**：338-351, 2021

6）Buckberg GD et al：Studies of the effects of hypothermia on regional myocardial blood flow and metabolism during cardiopulmonary bypass：I. the adequately perfused beating, fibrillating, and arrested heart. J Thorac Cardiovasc Surg **73**：87-94, 1977

7）Teoh KH et al：Accelerated myocardial metabolic recovery with terminal warm blood cardioplegia. J Thorac Cardiovasc Surg **91**：888-895, 1986

8）Yamamoto H et al：Myocardial protection in cardiac surgery：a historical review from the beginning to the current topics. Gen Thorac Cardiovasc Surg **61**：485-496, 2013

9）Gajkowski EF et al：ELSO guidelines for adult and pediatric extracorporeal membrane oxygenation circuits. ASAIO J **68**：133-152, 2022

10）日本体外循環技術医学会：人工心肺における安全装置の設置基準に関する勧告，人工心肺における安全装置設置基準（第 6 版），2020 年．＜https://jasect.org/wp/wp-content/uploads/2020/12/cpb_safety_recommendation_2020.pdf＞（2024 年 9 月 1 日閲覧）

第2章

人工弁

▶ 人工弁の発達と歴史

1）機械弁

　人工弁の開発は機械弁から端を発した．機能の廃絶した心臓の弁膜を，なんらかのかたちで，人工物によって代用し正常の弁機能に近づけようという試みは，いつの時代も心臓外科学の主題の 1 つであった．通過血流の安定，耐久性と抗血栓性の向上，これに操作性が極められ現在の人工弁の体系が構成されてきた．

　心臓外科学の黎明期にあたる 1952 年，Hufnagel は water bottle stopper にヒントを得てボール弁を開発した．このボール弁は円筒の plexiglas housing の中を，ちょうどラムネ玉が動くように上下して弁の開閉機構を有するものであった（**図 1**）．大動脈弁閉鎖不全症による心臓の負担を下半身分軽減する目的で下行大動脈に留置され，臨床における世界最初の人工弁使用の成功例となった．人工心肺のない時代に 23 例の臨床例に用いられ，11 ヵ月の経過観察で 17 例の生存例が報告された．

　1956 年に Lillehei が人工心肺装置を用いた体外循環下の心臓手術成功例を報告すると，翌年には同所性の人工弁，すなわち冠動脈より左室に近い subcoronary position への大動脈弁置換術を目的としたモデルの人工弁が Kernan，Newman，Stucky らによって次々と試作された．1958 年に Lillehei がシリコン製の二尖弁を大動脈弁に，1960 年に Braunwald が実際の僧帽弁を模したポリウレタン製の腱索付き弁葉を用いて僧帽弁置換に成功した．しかし当時リーフレットが開閉する機構の弁は，血行力学的に優れていたがそれに見合う耐久性を有する材質はなく，商用としてはじめて登場したのはケージ付きボール弁の Starr-Edwards ボール弁であった．その後，素材の進化とともにケージ付き円盤弁，傾斜円盤弁，二葉弁の順に進化していった（**図 2**）．

　本邦では東京女子医科大学の榊原，新井が，1966 年にケージ構造はもたずテフロンを素材とした碁石状の disk と stopper が 3 本の脚で支持され一体となって動く Sakakibara-Arai-

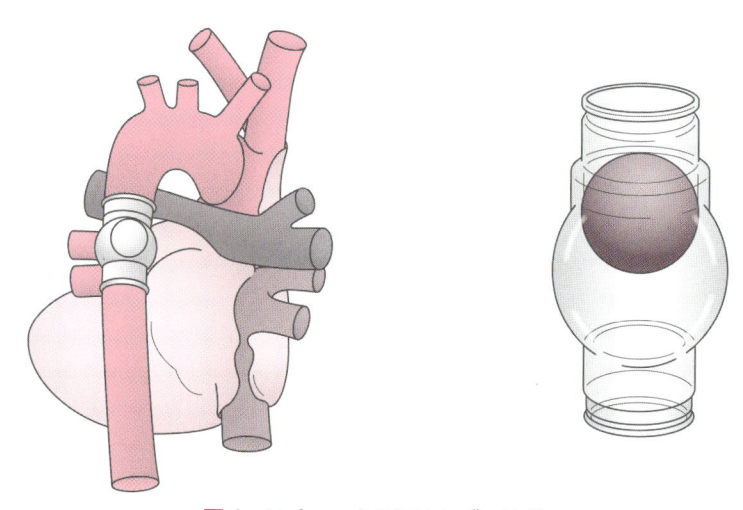

図 1　Hufnagel の用いたボール弁

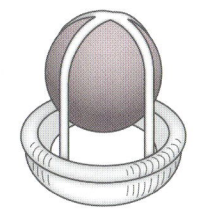
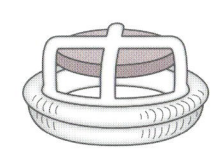
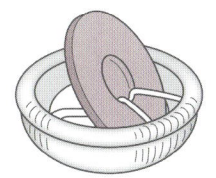
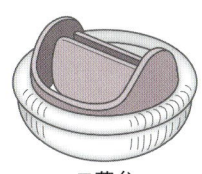

ボール弁　　　　円盤弁　　　傾斜円盤弁（一葉弁）　　　二葉弁

図2　機械弁の進化の図

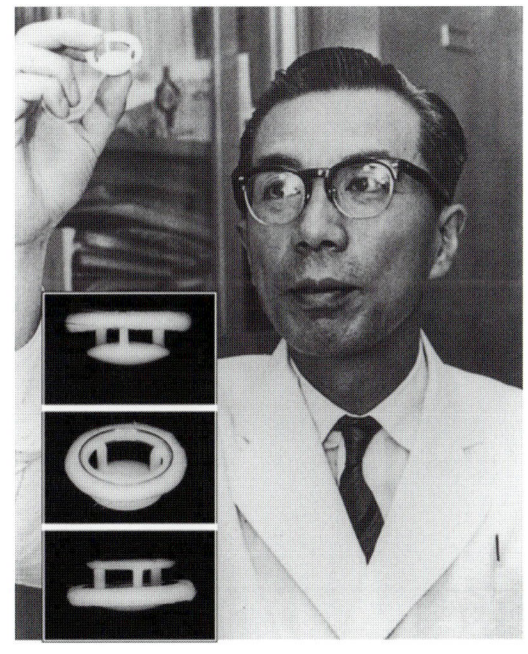

図3　SAM弁と新井達太先生

Mera（SAM）弁を開発した（**図3**）．1974年頃まで実際の臨床で使用され遠隔死亡率23%と一定の成果を認めた．

　1967年に開発されたパイロライトカーボンは抗血栓性に優れ，高い生体適合性と耐久性を持った素材でその後の人工弁に飛躍的な進歩をもたらした．パイロライトカーボンの二葉弁として1977年にSt. Jude Medical（SJM）弁（**図4**）が発売され，中心流と頻脈追従性による血行動態の優位性，優れた耐久性，抗血栓性から長期遠隔成績も良好で機械弁の第一選択機種として頻用されるようになった．二葉弁におけるリーフレットとハウジングの接点はピボットと呼ばれ，蝶番のヒンジ構造に似るが，この部位への血栓形成を完全に予防することは不可能である．このため，機械弁ではワルファリンによる抗凝固療法の継続が不可欠となる．近年ではピボットメカニズムの改良やリーフレットの開放角の改善，パイロライトカーボンからシリコンに独自のコーティングを施した素材で抗凝固薬の軽減をめざした二葉弁や，ソーイングリングを薄くしより弁口を大きくすることで有効弁口面積を確保して狭小弁輪に対応したものなども登場し選択の幅は広がっている（**図5**）．

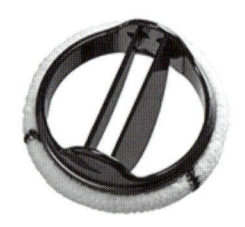

図4　SJM 弁 (SJM Regent 弁)

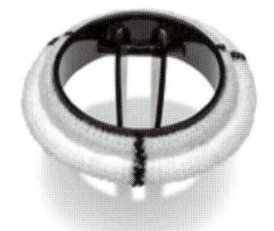 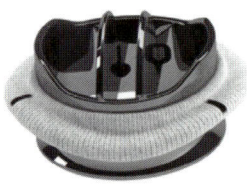

ATS弁　　　　　　　On-X弁

図5　主な二葉機械弁

2) 生体弁

　一方，生体弁の起源は1954年，Murray が死体より採取した同種生体弁（ホモグラフト）を大動脈閉鎖不全症患者の下行大動脈に移植したのがはじまりである．Ross は1962年に同所性にホモグラフトを使用した大動脈弁置換術を行い，1967年に自己の肺動脈弁を用いたオートグラフト移植術（Ross 手術）に成功している．ブタの心臓弁はヒトのそれと大きさや形態が近似しており，比較的入手しやすいことから，異種生体弁としてはじめに用いられ，今日まで使用されている．異種組織の移植で問題となる術後拒絶反応は，グルタールアルデヒドによる処理で解決された．グルタールアルデヒドは皮革製品のなめしに利用されるが，これでブタの大動脈弁を処理すると，①滅菌，②弁尖の強度と柔軟性が維持され，③細胞侵入の予防，④免疫抑制，⑤コラーゲンの変性予防などの利点がある．商用の生体弁は1967年に Carpentier-Edwards の生体弁が，1969年に Hancock 弁が登場した．いずれも切り抜かれたブタ弁がステントと呼ばれる骨格に縫着された構造である．ウシ心膜を張り合わせてグルタールアルデヒド処理を行い，ステントにマウントした Ionescu-Shiley 弁と合わせ第一世代生体弁といわれる（**図6**）．これら第一世代生体弁は術後早期に弁尖に石灰化を生じて機能不全となることが判明し，1980年代後半にこれに対する抗石灰化処理や組織固定法の見直しが施された第二世代生体弁が登場した．最近は高圧処理が一般的であった石灰化抑制工程を低圧処理としたり，ステントに新素材を用いて弁尖のストレスを軽減したりするなどして耐久性の向上を図った第三世代生体弁が登場してきている．ステントの外側にウシ心膜を巻きつけて弁口面積を広くとったものやブタ大動脈弁を大動脈基部ごと切り出したステントレス生体弁も開発され，狭小弁輪や感染性心内膜炎に用いられる（**図7**）．患者の高齢化に伴い，現在人工弁置換術の85％以上にこの第三世代生体弁が使用されている．

■ 今日の人工弁と課題

　2002年に Cribier が経カテーテル大動脈弁置換術（TAVI）に成功し，弁膜症治療は急速に低侵襲化が進んだ．本邦には2013年に導入され，高齢者や透析患者といったハイリスク症例によい適応となっている．これに関しては別項にて詳述する．

　冠動脈病変の合併などで複合手術を要する症例も増加し，心停止時間を短縮する目的で

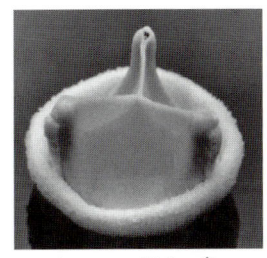
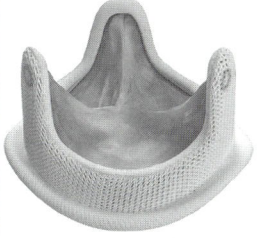

Ionescu-Shiley 弁　　　Hancock 弁

図6　いわゆる第一世代の生体弁

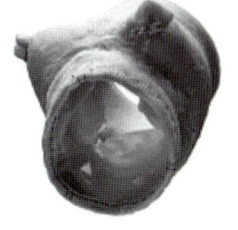
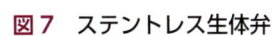

Freestyle 弁

図7　ステントレス生体弁

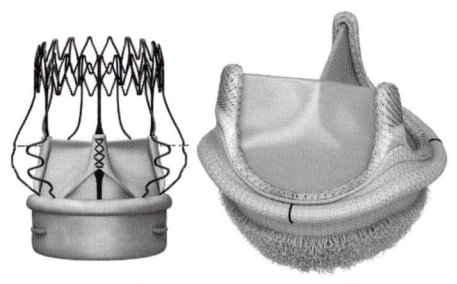

Perceval 弁　　　Intuity 弁

図8　sutureless 生体弁

sutureless 生体弁が登場した．バルーンを用いてステントを大動脈弁輪内へ圧着固定するもので，弁輪への結紮縫合の必要がない．本邦では 2019 年より使用が開始された（**図8**）．

　人工弁の術後にはワルファリンを用いた抗凝固療法が不可欠であるが，生体弁を使用した場合に限り術後 3 ヵ月を過ぎれば内服を中止することが可能である．機械弁で置換された場合は生涯にわたって抗凝固療法を要する．

　一方，生体弁では 10〜20 年で弁組織の劣化を生じるとされ，再弁置換を念頭に対象患者の余命を考慮した弁種の選択が求められる．弁膜症患者の高齢化が進むにつれ，生体弁のニーズは今後も高いと考えられる．しかしながら，いずれもその耐久性において二葉機械弁に匹敵するものはなく，各メーカーによる改良が待たれる．

　2020 年の日本循環器学会ガイドラインでは，生体弁の使用は大動脈弁位では 65 歳以上，僧帽弁位では 70 歳以上が推奨されている．しかしながら今後，valve-in-valve（すでに植込まれている生体弁の中に TAVI を施行する）の技術が進み，どこの施設でも安全に行われるようになれば，外科的な再置換術のリスクを気にせずに生体弁が使用される可能性がある．

第3章

大動脈弁疾患

1 解剖・疫学

　大動脈弁は心臓の中心に位置しており左室と大動脈を隔てる．弁尖は半月状で3つよりなり，各弁尖の付着部にあたる大動脈が膨隆して Valsalva 洞を形成している．この部位の膨隆は流体力学上冠血流に重要な役割を果たす．左・右の冠動脈は，この3つの洞のうちの2つから左後方と前方より起始していて，洞は左・右冠動脈洞と呼ばれ，それに一致した弁尖が左冠尖・右冠尖である．残る1つは無冠動脈洞と無冠尖である．これら大動脈基部の詳細はすでにルネサンス期に描かれた Leonardo da Vinci の人体図に記されているが，1740年に機能と構造上の特徴をはじめて説明したのはイタリア人解剖学者の Valsalva である．おのおのの弁尖と弁尖との付着部は交連と呼ばれる．各弁尖が接触する弁尖の中心部は軽く肥厚していて半月弁結節といわれる．半月弁結節はこれを初めて記述したイタリアの解剖学者の名前をとって Arantius 小体とも呼ばれる[1]．

　左冠尖と無冠尖の一部は僧帽弁前尖につながり線維性連続と呼ばれる．また，右冠尖と無冠尖の交連の直下に心室中隔があり，この交連部のやや下に刺激伝導系が走るため（**図1**），手術操作でここを傷つけて房室ブロックを生じさせぬよう注意せねばならない．

　大動脈弁の弁膜症は狭窄症と閉鎖不全症，またはその合併である．本邦でも以前はリウマチ熱に起因することが多かったが近年は加齢に伴う変性によることが多い．65歳以上の約30%に大動脈弁の硬化がみられ，年齢とともに進行する．このため，弁膜症の中で大動脈弁狭窄症の頻度が高く弁膜症手術症例の43%を占める[2]．一方，大動脈弁閉鎖不全症の原因も変性疾患が多く，心内膜炎などの感染に起因するものや Marfan 症候群に代表される結合組織病変に起

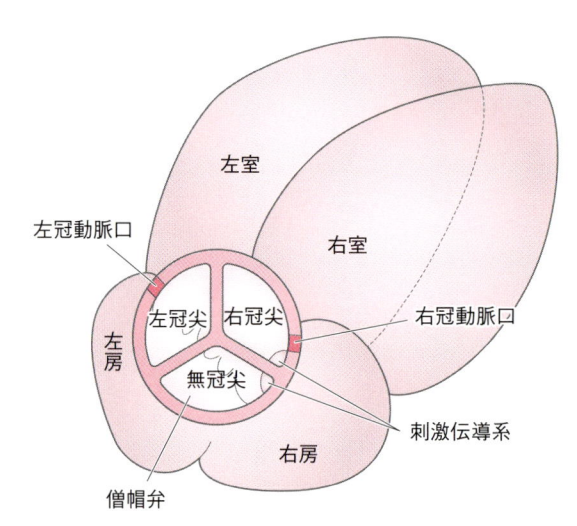

図1　大動脈弁と心臓各部位との位置関係

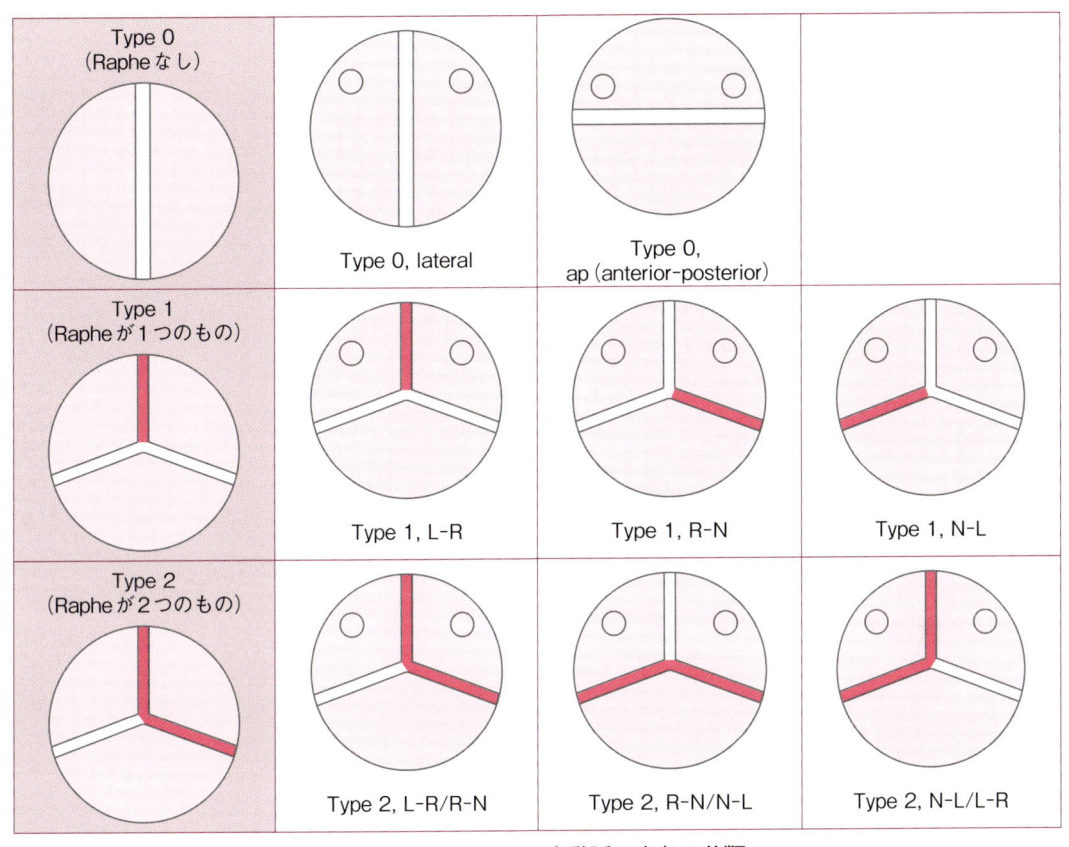

図2 Sievers による大動脈二尖弁の分類

L：left coronary sinus, R：right coronary sinus, N：non-coronary sinus.
［Sievers HH et al：J Thorac Cardiovasc Surg **133**：1226-1233, 2007 をもとに作成］

因するものもある．

大動脈弁疾患の背景に動脈硬化があることから，冠動脈の狭窄の合併が認められることも多い．このため術前に必ず冠動脈造影を行い，病変があれば同時に冠動脈へのバイパス手術を行う．

大動脈二尖弁は先天性の異常で全人口の0.5〜2％にみられ，男女比は2：1で男性に多い[3]．二尖弁であっても中年期までは無症状に経過し，加齢とともに弁が肥厚し石灰化をきたして狭窄や閉鎖不全をきたすものが多い[4]．いくつかの分類法とその臨床的意義が報告されているが，いずれも左右冠尖または前後冠尖に Raphe と呼ばれる縫線の有無を合わせ3〜4つのタイプに分類したもので現在は Sievers の分類[5] を用いるのが一般的となっている（**図2**）．Type 0 は弁尖組織が2枚の純粋な二尖弁であるのに対し，Type 1，Type 2 では，いずれかの弁尖同士が癒合し二尖となっており，癒合部に Raphe を認める．Raphe は弁尖に生じた過剰な組織で通常，強い石灰化を認める．また，大動脈二尖弁では二尖弁症候群と称して上行大動脈など周囲組織の脆弱性が指摘されており，大動脈瘤の合併が多い．

■文　献

1) Reid K：The anatomy of the sinus of Valsalva. Thorax **25**：79-85, 1970
2) Iung B et al：A prospective survey of patients with valvular heart desease in Europe：the Euro Heart Survey on Valvular Heart Desease. Eur Heart J **24**：1231-1243, 2003
3) Tzemos N et al：Outcomes in adults with bicuspid aortic valves. JAMA **300**：1317-1325, 2008
4) Michelena HI et al：Bicuspid aortic valve：identifying knowledge gaps and rising to the challenge from the International Bicuspid Aortic Valve Consortium（BAVCon）. Circulation **129**：2691-2704, 2014
5) Sievers HH et al：A classification system for the bicuspid aortic valve from 304 surgical speciments. J Thorac Cardiovasc Surg **133**：1226-1233, 2007

2 大動脈弁狭窄症

病因

本邦を含め先進国では，加齢に伴う弁尖の変性が大動脈弁狭窄症（aortic stenosis：AS）の主な病因で，手術症例の 80％以上が変性に起因する．また本邦では，欧米先進国に比し透析例が多いのが特徴である．

病態生理

病態は進行性である．弁狭窄により血流が抵抗を受け，大動脈へ流出する血液は減少し，血圧も低下する．この大動脈圧を正常に保つために左室収縮期圧は上昇し，その圧較差は狭窄の重症度に従って高値となる．これにあがなって収縮力を増そうと左室は求心性に肥大していく．求心性肥大が進むと，左室内腔の狭小化をきたし一回拍出量が減少，さらに拡張期の心室筋の伸展力が低下してしまい心機能は低下していく（図1）．また，求心性肥大によって心筋壁厚が厚くなると冠動脈の解剖学的性質上，心内膜側の血流が低下しやすい病態となる．特に，冠動脈病変の合併は心内膜下梗塞を起こしやすく血圧の管理に慎重な注意を要する．大動脈弁狭

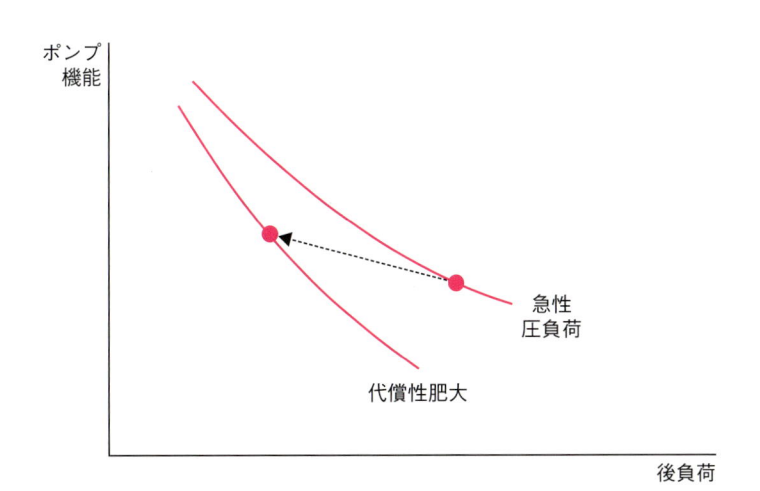

図1　後負荷-ポンプ機能
急性圧負荷のため，後負荷が増大（内圧 P 増加，さらに，壁厚 h 低下）し，ポンプ機能が低下した AS 心筋に代償性肥大（壁厚 h 増加，内径 r 低下）が起こると┈┈▶のごとく壁応力（後負荷）は正常化し，ポンプ機能が改善され，もとの後負荷-ポンプ機能関係を回復する．
［新井達太（編）：心臓弁膜症の外科，第3版，医学書院，東京，p57，2007 より引用］

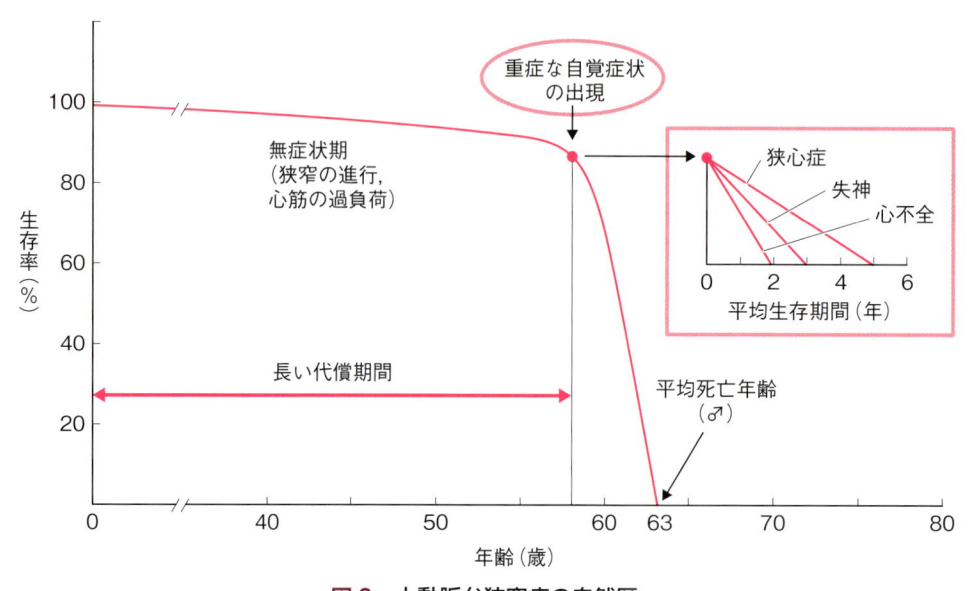

図2　大動脈弁狭窄症の自然歴

［Ross J Jr et al：Circulation 38［Suppl］：61-67, 1968 をもとに作成］

窄の自然歴は 1968 年の Braunwald らの論文がよく知られており，自覚症状が出現すると余命は数年とされる（**図2**）[1]．また，無症状であっても突然死をきたすことがある．当時はリウマチ性病変が多く，変性が主体の現在とは罹患年齢や寿命も大きく異なるが，重症な AS の自然予後が不良であることは現在も変わりない．

臨床所見

　症状は代償期には現れず，健康診断などの際に心雑音から偶然発見される．早期の症状は疲れやすさで，この易疲労が 1～2 年のうちに呼吸困難に発展する．また，狭心痛がみられ，他の弁膜症よりも頻回に起こる．病状が進行すると，運動または体位の変化に伴ってめまいや失神が起こるようになる．末期になると心不全となる．心不全の発現から死亡までの期間は 2 年あまりで，僧帽弁疾患では心不全を繰り返すが，大動脈弁疾患では心不全から完全に回復せず死亡することが多い．このため，AS では正確な重症度の評価を行って手術を決断することが極めて重要である．

検査所見

- **聴診**：心雑音は粗く強い収縮期雑音であり大動脈弁口部で最もよく聴かれ，胸骨左縁さらに心尖部に放散し収縮期の thrill を伴うこともある．この心雑音は症状の発現するかなり以前から聴かれ，健康診断などでも本症を見出すことができる．
- **胸部 X 線**：著明な心拡大がみられることは少ない．これは心拡大なしに求心性肥大が起こることにより説明される．

表1　心エコー検査による AS 重症度評価

	大動脈弁硬化	軽症 AS	中等症 AS	重症 AS	超重症 AS
Vmax (m/秒)	≦2.5	2.6〜2.9	3.0〜3.9	≧4.0	≧5.0
mPG (mmHg)	—	<20	20〜39	≧40	≧60
AVA (cm^2)	—	>1.5	1.0〜1.5	<1.0	<0.6
AVAI (cm^2/m^2)	—	>0.85	0.60〜0.85	<0.6	—
Velocity ratio	—	>0.50	0.25〜0.50	<0.25	—

AVAI：AVA index，Vmax：大動脈弁最大血流速度，Velocity ratio：左室流出路血流速と弁通過血流速の比
日本循環器学会/日本胸部外科学会/日本血管外科学会/日本心臓血管外科学会．2020 年改訂版 弁膜症治療のガイドライン．
https://www.j-circ.or.jp/cms/wp-content/uploads/2020/04/JCS2020_Izumi_Eishi.pdf．2024 年 6 月閲覧

- **心電図**：I，aV$_L$，V$_5$，V$_6$ 誘導に R 波の増高，右下がりの ST 低下，ストレイン型（ゆるやかに下降してきて急峻に上昇する形）の陰性 T 波が特徴的である．単独の AS では洞調律が維持されていることが多いが，右脚ブロックなどの伝導障害の合併もみられる．
- **心エコー**：大動脈弁の開閉の状態を目視で確認し，弁の石灰化による輝度の上昇とカラードプラによる狭窄のフローパターンを認める．大動脈弁位の最大通過血流速度（Vmax）の計測から大動脈弁口面積（AVA）と平均圧較差（mPG）を算出し重症度を評価し手術の適応を決定する（**表1**）．M-mode 法では心機能の評価の他，求心性肥大の程度を左室の後壁径と心室中隔壁径より判断する．本症は重症度評価が極めて重要である．重症になると心拍出量が低下するため mPG がむしろ低下する．AVA 0.75 cm^2 以下でありながら mPG が 50 mmHg を下回る症例には注意が必要である（**図3**）．
- **胸部 CT**：石灰化の有無など上行大動脈の性状を把握するために必要である．未造影のもので十分な情報を得ることができる．また，上行大動脈の狭窄後拡張（poststenotic dilatation）を認めることがある[2]．狭窄した大動脈弁を通過した血流がジェット流となって上行大動脈を押し広げることで生じる．最大横径が 50〜55 mm 以上であれば上行大動脈置換の併施も考慮する．特に，先天性二尖弁では 45 mm 以上あれば行うべきである[3]．
- **心カテーテル検査**：左室から上行大動脈への引き抜き圧曲線で圧較差を実測することができる．心エコー技術の発達で診断技術が上がり，必ずしも必要な検査とはいえず，高度狭窄では大動脈弁口へのカテーテルのアプローチ自体が病態急変をもたらす場合があり慎重に行うべきである．しかしながら，冠動脈病変の有無は術前の情報として必須である．

■ 手術適応

　加齢による変性と石灰化が病態の主であることから，患者は高齢者であることが多い．このため，手術の適応は患者背景を十分に考慮する必要がある．大動脈弁位 mPG 40 mmHg 以上，AVA 1.0 cm^2 以下で有症状の場合は手術の適応となる．大動脈弁位 Vmax が 5.0 m/秒以上（mPG 60 mmHg 以上，AVA 0.6 cm^2 以下）の場合は超重症 AS とされ無症状であっても手術の適応となる（**図3**）．

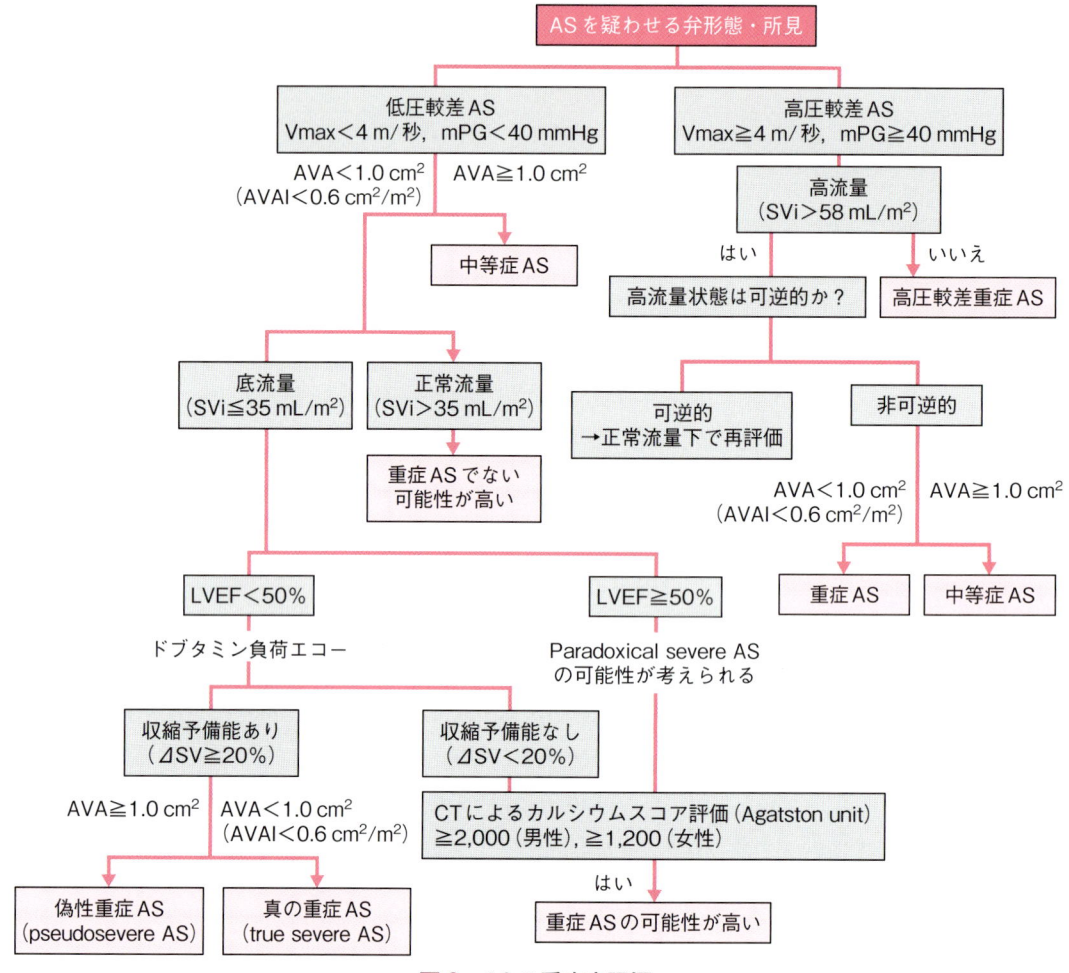

図3　AS の重症度評価

AVAI：AVA index，Vmax：大動脈弁最大血流速度，SV：一回拍出量

日本循環器学会/日本胸部外科学会/日本血管外科学会/日本心臓血管外科学会. 2020 年改訂版 弁膜症治療のガイドライン. https://www.j-circ.or.jp/cms/wp-content/uploads/2020/04/JCS2020_Izumi_Eishi.pdf. 2024 年 6 月閲覧

▶手術

　AS の最初の手術成功例は 1950 年に Bailey が行った経心室性弁口裂開術である．本邦では東京女子医科大学の榊原が 1953 年にはじめて低体温下経大動脈交連切開術に成功している[4]．

　1960 年代に人工心肺を用いた体外循環下の直視下手術が行われるようになり，現在は人工弁置換が一般的である．心筋保護の進歩や技術の向上に伴い 80 歳以上の超高齢者であっても人工弁置換を安全に受けられるようになった．以下，大動脈弁置換術について述べる．

　通常どおり人工心肺を使用して心停止とし，上行大動脈を切開して大動脈弁の視野を確保する．大動脈壁の性状を考慮し，切開は横切開や斜切開，縦切開（ほぼホッケースティック型）とする（**図4**）．いずれの切開法を用いるにしても，右冠動脈から 5～6 mm は離して切開する．近過ぎると，大動脈切開創の縫合閉鎖の際に右冠動脈の狭窄を起したり，閉塞させたりすることがある．また，大動脈弁の交連部に切り込まぬよう注意する．もし切り込むと，人工弁の縫

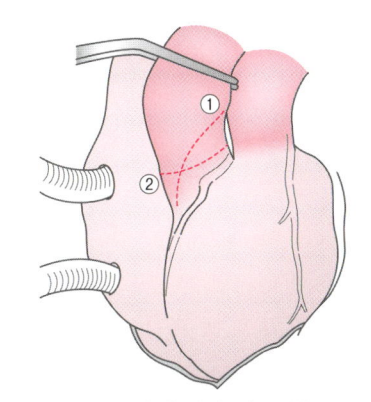

図4　大動脈壁の切開法
①縦切開（ホッケースティック型），②横切開.

着と動脈壁の閉鎖が難しくなる．大動脈壁を切開した後，切開創の心臓側に大動脈弁鉤をかける.

　人工弁と弁輪の良好な接合を得るために，まずは徹底した石灰の除去が必要である．ロンジュールなどを使用し石灰を砕き，摘みとる操作を行う．弁輪にまで及ぶような石灰化の著しいASに対しては，超音波外科吸引装置［Cavitron Ultrasonic Surgical Aspirator（CUSA）：Integral LifeSciences社］を用いて石灰を砕き吸引して除去する方法もある．左室内に石灰片が落下し残れば術後梗塞症の原因となるので，石灰化の除去は左室内にガーゼなどを押し込めて行い，終了時には注水洗浄を行って石灰片の除去に努める．こうして柔軟となった弁輪にプレジェット付き両端針でU字縫合をかけ，人工弁の縫着輪に通し，結紮する．U字縫合は大動脈弁輪側から左室へ向けて行うeverting matress法と左室側から弁輪に刺出するnon everting matress法があり，前者は人工弁が弁輪内（intra-annular position）に留置され，弁輪の組織は弁口内に入り込むため有効弁口面積（EOA）は小さくなる．一方後者では，弁輪上（supra-annular position）に留置される．弁輪がやや小さい時にU字ではなく単結節縫合で人工弁を縫着することがあり，この場合はpara-valvular positionなどと呼ばれる．以下に針糸をかける際の注意を要約する.

　i）右冠尖と無冠尖の交連部の下を刺激伝導系が通るので，この部分に針をあまり深くかけない.

　ii）針糸はremnantだけでなく弁輪部にもかかるように針を通す．組織の脆弱な部位だけに縫着されれば術後に人工弁周囲逆流の原因となる.

　iii）プレジェット付きのより糸を用い，手術に応じてeverting matress法かnon everting matress法を行う.

　iv）この糸はほどけやすいので5回以上結紮する必要がある.

　人工弁のサイズ計測は人工弁種によってラベルサイズと実測径に違いがあり注意を要する．サイズの選択に迷った時は小さいほうを選ぶ．大き過ぎる人工弁を入れると大動脈壁を破ったり，冠動脈開口部より下に人工弁が固定できなくなったり，機械弁であれば大動脈壁閉鎖後に人工弁が動かなくなることなどがありうる.

　大動脈壁の切開創の縫合は水平マットレス縫合を行った後over and overの縫合を行う．い

ずれにしても，切開創の左右の端から出血することが多いため，切開創の端よりも1mmくらい離したところに糸をかける．人工心肺からの離脱時には大動脈基部より十分な左室の空気抜きを行う．左室の拡張を伴っている場合，空気抜きには時間を要することがある．麻酔科医に経食道心エコーにてよく観察を依頼する．

▶狭小弁輪の手術

　ASの弁置換では，徹底的な石灰化除去を行ってもなお最小サイズの人工弁が挿入できない場合がある．このような症例を狭小大動脈弁輪という．ここでいう最小サイズの人工弁とは手術を受ける患者の体表面積によって決まり，各種人工弁のeffective orifice area（EOA）をもって算出される．患者に必要とされる最小サイズの人工弁より小さな人工弁が置換される場合を患者-人工弁ミスマッチ（patient-prosthetic mismatch：PPM）という．術後に心エコーで人工弁の開口面積を計測し，これを患者の体表面積で除した値をEOA index（EOAI）といい EOAI$>$0.85 cm^2/m^{2}であればPPMなし，0.65 cm^2/m^2$<$EOAI$\leq$0.85 cm^2/m^{2}であれば中等度 PPM，EOAI$\leq$0.65 cm^2/m^{2}で重症PPMとされ術後に心不全が残存するなど弊害が生じる場合がある[5]．このため，より大きな人工弁を置換するために弁輪にパッチをあてて拡大する必要がある．狭小弁輪に対する手術には次の方法が行われる．

1）弁輪拡大術

a）Konno法（図5）

　1975年に東京女子医科大学の今野により発案された（図6）[6]．数少ない日本人の名前を冠した世界的に通用する術式で主に小児例に対して行われる．左室流出路の前方を拡大する術式で，大動脈前壁の縦切開を延長し右冠尖弁輪を右冠動脈より3mmくらい左側に離れて切り込む．さらに，その切開線を心室中隔へ延長する（Konno-incisionという）．続いて，右室流出路を横切開し，心室中隔の切開線と連続させ流出路中隔を拡大していく．次に拡大された弁輪に適切な大きさの人工弁（本来の弁輪径より2〜3サイズ大きい人工弁が使用可能となる）を置換する．大動脈壁から心室中隔の切開部を人工血管やDacronパッチにて閉鎖する．人工弁の一部はこの人工血管に縫着する．次いで，右室流出路をDacronパッチやウシ心膜にて閉鎖する．今野の発案以来，刺激伝導路障害を回避することやRoss手術などと組み合わせることもあってKonno-incisionは変遷し，現在の肺動脈弁と平行に右室流出路を切る形態となった[7]．

b）Manouguian法（図7）

　無冠尖と左冠尖の交連部で弁輪を切開し左房切開とともに僧帽弁前尖中央に切開を加え，僧帽弁前尖切開部にパッチをあて弁輪を拡大する．次いで，人工弁を縫着する．この際，切開した左房壁に通した針糸をパッチに通し人工弁を縫着する．この部分が弁輪の拡大部となる．パッチで大動脈切開創を拡大するように形成する．特に僧帽弁置換を併せて行う時に施行される方法で1〜2サイズ大きな人工弁を用いることが可能になる[8]．

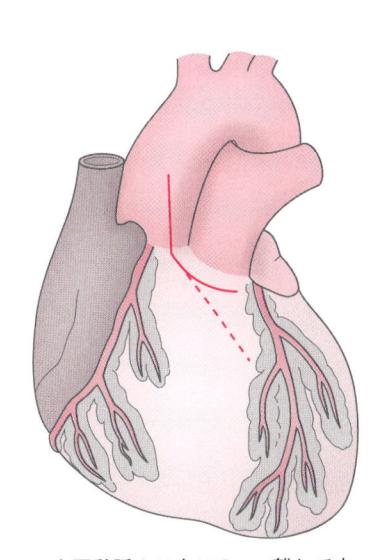

a. 右冠動脈より左に3mm離れて大動脈弁輪を切開し，切開線（点線）を心室中隔まで延ばし，次に右室流出路（実線）を切開する．

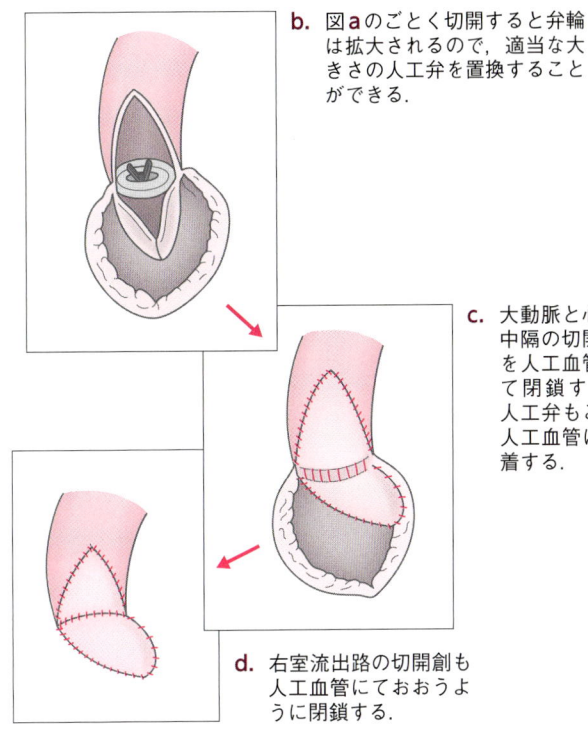

b. 図aのごとく切開すると弁輪は拡大されるので，適当な大きさの人工弁を置換することができる．

c. 大動脈と心室中隔の切開創を人工血管にて閉鎖する．人工弁もこの人工血管に縫着する．

d. 右室流出路の切開創も人工血管にておおうように閉鎖する．

図5　Konno 法による弁輪拡大術

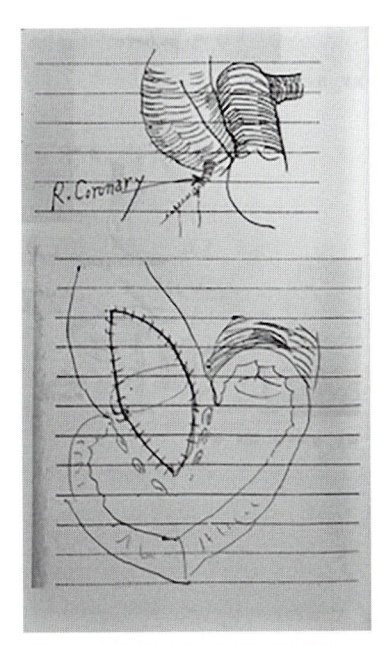

図6　今野教授による手術記録の挿絵

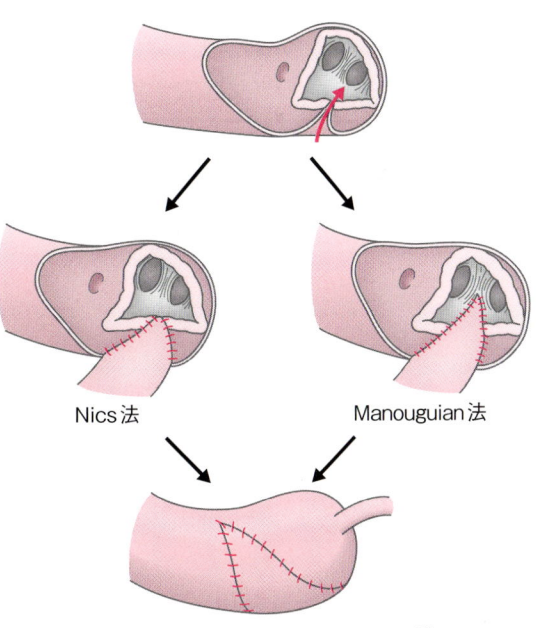

Nics 法　　　　Manouguian 法

図7　Nicks 法と Manouguian 法

大動脈切開より中枢側に切開を追加しそのまま大動脈弁無冠尖の弁輪に切り込む（Nicks 法），または切開をさらに僧帽弁弁輪にまで延長する（Manouguian 法）．その後，舟形に切除した人工血管や異種心膜のパッチを用いて弁輪を拡大する．

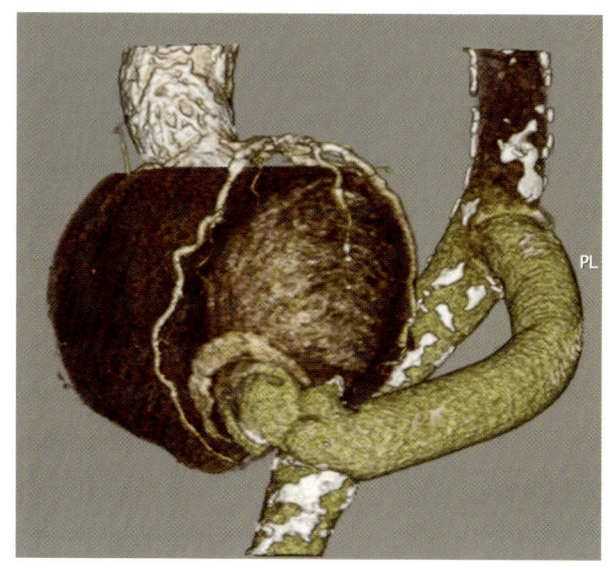

図8　心尖-大動脈バイパス

c) Nicks 法 (図7)

　　大動脈の切開線は前面から入り，やや斜めに後下方の無冠尖に向かって切開線を延ばす．大動脈の弁輪を越えて切開するが，僧帽弁前尖手前で切開を止める．舟型に切った人工血管や異種心膜パッチを用いこの切開線の先端より大動脈弁輪直上までパッチの両側を縫い上げる．この時点で人工弁を単結紮あるいはU字縫合にて置換する．拡大されたパッチ部分に人工弁を縫合するので，パッチで拡大された分だけ大きい人工弁が置換できる．弁置換後大動脈切開部にパッチの残存部を縫着する．この方法は僧帽弁に介入しないため，あまり大きい人工弁は入らないが1サイズ大きい人工弁を置換するのに役立ち，比較的簡便な方法で頻用される[9]．

2) 弁付き導管を用いた左室心尖-大動脈バイパス術 (apico-aortic bypass) (図8)

　　上行大動脈の高度石灰化例（porcelain aorta）などで，解剖学的な流出路の再建を諦め心尖部に弁付き導管を吻合し下行大動脈にバイパスする方法である[10]．経カテーテル大動脈弁置換術（TAVI）の登場で現在では施行されることは極めてまれとなった．

■ 大動脈弁狭窄症に合併した左室流出路狭窄

　　ASでは圧負荷に対する代償的プロセスとして左室肥大を生じることは前述のとおりである．著しい中隔心筋の肥大は時に閉塞性肥大型心筋症（HOCM）様の血行動態を示す場合があり，大動脈弁置換術後に顕著な左室流出路狭窄を認めることがある．術前心エコーで形態的に左室流出路の中隔心筋肥大があれば，左室流出路心筋切除術（Morrow 手術）を考慮するべきである（「第3章-6．閉塞性肥大型心筋症」の項，参照）．

■文　献

1) Ross J Jr et al：Aortic stenosis. Circulation **38** [Suppl]：61-67, 1968

2) Iung B et al：A prospective survey of patients with valvular heart disease in Europe：the Euro Heart Survey on Valvular Heart Disease. Eur Heart J **24**：1231-1243, 2003

3) 日本循環器学会ほか：2020 年改訂版 大動脈瘤・大動脈解離診療ガイドライン．＜https://www.j-circ.or.jp/cms/wp-content/uploads/2020/07/JCS2020_Ogino.pdf＞（2024 年 9 月 1 日閲覧）

4) Sakakibara S：Cardiosurgery for tomorrow：symposium for future advance of cardiac surgery. Jpn Circ J **27**：271, 1963

5) Kaminishi Y et al：Patient-prosthesis mismatch in patients with aortic valve replacement. Gen Thorac Cardiovasc Surg **61**：274-279, 2013

6) Konno S et al：A new method for prosthetic valve replacement in congenital aortic stenosis associated with hypoplasia of the aortic valve ring. J Thorac Cardiovasc Surg **70**：909-917, 1975

7) Maeda K et al：Midterm results of the modified Ross/Konno procedure in neonates and infants. Ann Thorac Surg **94**：156-163, 2012

8) Manouguian S et al：Patch enlargement of the aortic valve ring by extending the aortic incision into the anterior mitral leaflet：new operative technique. J Thorac Cardiovasc Surg **78**：402-412, 1979

9) Nicks R et al：Hypoplasia of the aortic root：the problem of aortic valve replacement. Thorax **25**：339-346, 1970

10) Cooley DA et al：Surgical treatment of left ventricular outflow tract obstruction with apico-aortic valved conduit. Surgery **80**：674-680, 1976

3 大動脈弁閉鎖不全症

病因

　大動脈弁閉鎖不全症（aortic regurgitation：AR）の主な病因を**表1**に示す．変性などによる基質的異常が弁尖に生じている場合と，弁自体は正常であるが大動脈基部が拡大することで弁の接合不良を生じている場合がある．Boodhwani による分類が提唱されている（**図1**）．

　急性のものは外傷や大動脈解離，感染性心内膜炎などに伴って生じる．左室拡張末期圧の急上昇による急激な肺うっ血を生じた場合，迅速に診断して緊急手術を行わなければならない．

表1　AR の病因

機序	病因
弁の異常	先天性の弁葉異常 リウマチ性 加齢による変性 感染性心内膜炎 外傷など
大動脈基部拡大	Marfan 症候群などの遺伝性結合組織疾患 高安病などの自己免疫疾患 特発性基部拡大症 大動脈炎 大動脈解離 外傷など

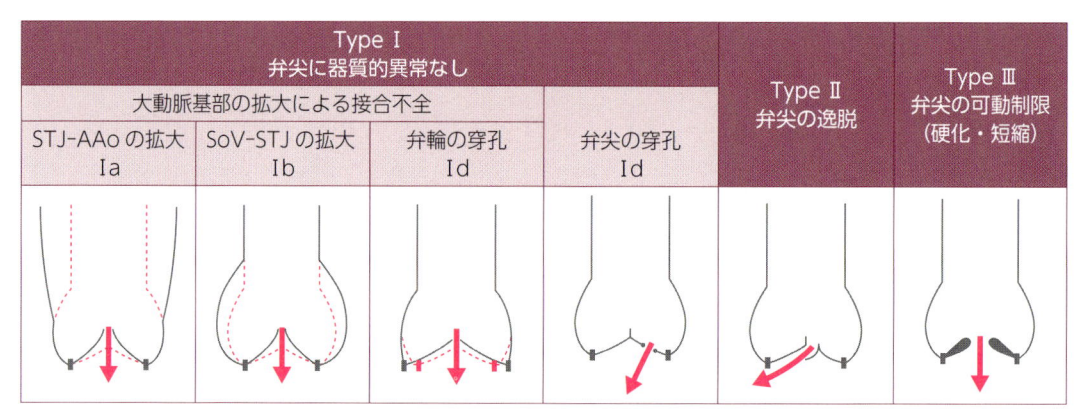

Type I 弁尖に器質的異常なし				Type II 弁尖の逸脱	Type III 弁尖の可動制限 （硬化・短縮）
大動脈基部の拡大による接合不全					
STJ-AAo の拡大 Ia	SoV-STJ の拡大 Ib	弁輪の穿孔 Id	弁尖の穿孔 Id		

図1　発生機序と手術方法からみた AR の機能分類
STJ：sino-tubular junction，AAo：上行大動脈，SoV：Valsalva 洞．
［Boodhwani M et al：J Thorac Cardiovasc Surg **137**：286-294, 2009 より許諾を得て転載］

病態生理

　慢性の AR では大動脈から左室への逆流血により慢性的な左室の容量負荷が生じている．このため一回拍出量の増大と大動脈圧の上昇が起こり後負荷も増大する．これが左心機能の低下を防ぎ，長期間にわたって代償期をもたらして心機能は維持されるが，次第に後負荷に耐えられなくなり心機能が低下していく．一方，急性 AR では拡張末期圧の急速な上昇に左室が耐えられず著しい心機能低下をきたして肺水腫に至る．

臨床所見

　心雑音が発見された後でも，かなり長期間無症状で経過する．体血圧を測定すれば拡張期圧が低い．初期の訴えは疲労感と，頸動脈の大きな拍動，就寝時に心拍動が非常に強いとの訴えなどがある．次に，運動時の呼吸困難と起坐呼吸が出現するようになる．AS とは対照的に失神はほとんどないが，突然死のあることに注意せねばならない．軽症ないし中等度 AR の患者の 10 年生存率は 85〜90％，重症のものは 50％といわれる[1]．

検査所見

- **心雑音**：逆流性拡張期雑音で，左第 3 肋間胸骨左縁に最強点があり，さらに広く Erb 領域全体あるいは心尖部に放散する．これはII音に続いて生ずる典型的な逆流性拡張期雑音で，その音質は灌水様などと形容される．胸部 X 線では心拡大，特に左第 4 弓の拡大がみられる．
- **心電図**：左室肥大で著明に高い R 棘と深い Q 波を認める．心室性期外収縮が高頻度でみられる[2]．
- **大動脈造影**：大動脈から左室への逆流の程度を知ることができる．その判定基準は Sellers の分類により 4 段階に分かれる．
- **心エコー**：左室への逆流ジェットの信号を定性的，定量的に評価が可能である．重症度は表のごとくである（**表 2**）．また，本症の重症度は左室の拡大に反映されるため左室拡張末期径，左室収縮末期径，左室内径短縮率は手術適応判断の指標である．経食道心エコーでは弁尖の接合などの詳細な情報を得ることが可能で大動脈弁形成術の検討には不可欠となる．

手術適応

　急性 AR では緊急手術の適応となる．慢性に経過したものは**図 2**に示すフローチャートに則って自覚症状と心機能の評価，左室径から適応を判断する．逆流が中等度以上であり，日常の身体活動以下の労作で動悸，息切れ，易疲労が起こり，さらに安静時でも心不全症状のある症例（NYHA の分類のIII〜IV度）は手術の対象となる．また症状がなくても逆流が高度で左室駆出率＜50％の心機能低下，左室の収縮末期径が 45 mm 以上に拡大したものは手術を行うべきである（**図 2**）．

表 2　各種検査による AR 重症度の判定

			軽症	中等症	重症
TTE	構造的評価	大動脈弁葉形態	正常または軽度異常	正常または軽度異常	異常/flail，または幅広い接合不良
		左室サイズ	正常	正常または拡大	拡大（急性 AR は除く）
	定性評価	AR ジェット幅（カラードプラ法）	幅が狭いセントラルジェット	中間	幅が広いセントラルジェット（偏位ジェットの場合，幅が狭くても重症の場合あり）
		AR ジェットの吸い込み血流（カラードプラ法）	無し，または非常に小さい	中間	大きい
		ジェット密度（連続波ドプラ法）	薄い	濃い	
		ジェット PHT（連続波ドプラ法），PHT（ミリ秒）	>500	500〜200	<200
		拡張期逆行波（下行大動脈）（パルスドプラ法）	わずかな拡張早期逆行のみ	中間	明らかな全拡張期逆行
	半定量評価	縮流部幅（cm）	<0.3	0.3〜0.6	>0.6
		ジェット幅/左室流出路径（%）（セントラルジェットの場合のみ）	<25	25〜64	≧65
		ジェット面積/左室流出路面積（短軸）（%）（セントラルジェットの場合のみ）	<5	5〜59	≧60
	定量評価	逆流量（mL/beat）：volumetric または PISA 法	<30	30〜59	≧60
		逆流率（%）：volumetric 法	<30	30〜49	≧50
		EROA（cm^2）：PISA 法	<0.10	0.10〜0.29	≧0.30
TEE	半定量評価	縮流部幅（cm）	<0.3	0.3〜0.6	>0.6
心臓 MRI 検査		逆流率（%）：位相コントラスト法	<30	30〜49	≧50
心臓カテーテル検査	大動脈造影検査	Sellers 分類	I	II	III〜IV

日本循環器学会/日本胸部外科学会/日本血管外科学会/日本心臓血管外科学会. 2020 年改訂版 弁膜症治療のガイドライン. https://www.j-circ.or.jp/cms/wp-content/uploads/2020/04/JCS2020_Izumi_Eishi.pdf. 2024 年 6 月閲覧

手術

　　大動脈弁置換術が一般的である．AS と同様，弁輪に石灰化のある場合は徹底的に除去する．AR では石灰化はあっても軽度であることが多い．弁輪が薄い時は針を少し大動脈壁にかけるようにしたほうがよい．

　　経カテーテル大動脈弁置換術（TAVI）は拡張した大動脈弁輪では人工弁の脱落を招きやすく推奨されなかったが，最近 AR に適した機種も開発されている．しかしながら，AR に対しては弁置換術が一般的な治療法である．

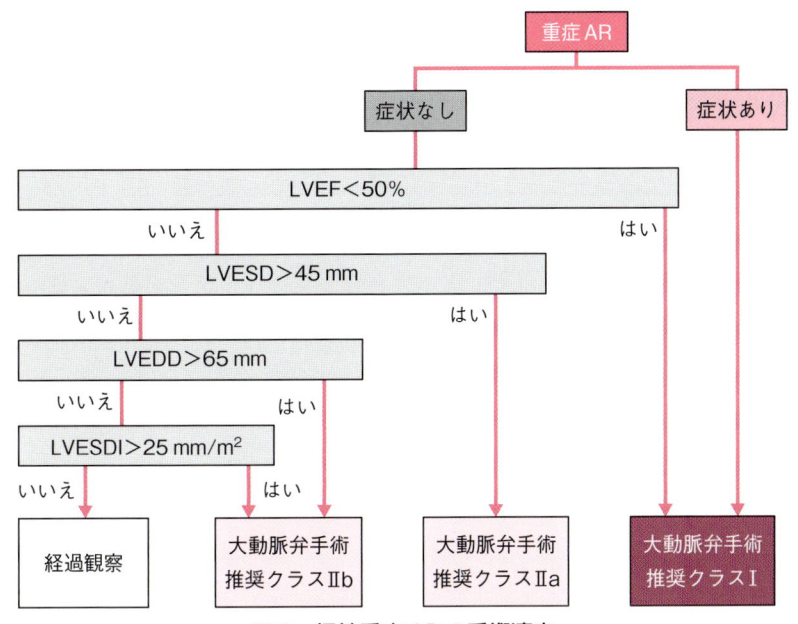

図2　慢性重症 AR の手術適応
LVESDI：LVESD index

日本循環器学会/日本胸部外科学会/日本血管外科学会/日本心臓血管外科学会．2020 年改訂版
弁膜症治療のガイドライン．https://www.j-circ.or.jp/cms/wp-content/uploads/2020/04/
JCS2020_Izumi_Eishi.pdf．2024 年 6 月閲覧

■ 大動脈弁閉鎖不全症術後の重症心不全

　前述したように AR では長期間無症状に経過し手術を行う時にはかなり左室の拡大が進んで低心機能となっていることがある．このため，手術における人工心肺離脱時や術後急性期に大動脈内バルーンパンピング（IABP）や経皮的心肺補助装置（PCPS）などの補助循環が必要になる場合があることを肝に銘じ，準備を怠ってはならない．特に小さな人工弁を使用した場合，術後に圧較差を生じることから，心機能低下例では術後の血行動態に耐容できず高度心不全となることがある．また，術後遠隔期には不整脈による突然死が起こる可能性を念頭におき，注意して経過観察せねばならない．

■ 文　献

1）Mentias A et al：Long-term outcomes in patients with aortic regurgitation and preserved left ventricular ejection fraction. J Am Coll Cardiol **68**：2144-2153, 2016
2）Noji S et al：Relation between preoperative ventricular arrhythmias and postoperative results in aortic valve regurgitation. Gen Thorac Cardiovasc Surg **43**：313-317, 1995

4　大動脈弁輪拡張症

上行大動脈瘤，大動脈弁輪の拡大，大動脈弁逆流を伴う疾患を大動脈弁輪拡張症（annulo-aortic ectasia：AAE）と呼ぶ[1]．本症は Marfan 症候群などの結合組織異常に伴うことが多く大動脈壁の基礎的疾患は idiopathic cystic medial necrosis である．

▶症状

大動脈弁閉鎖不全と同様で逆流性の心雑音でみつかり，心エコーで高度な大動脈弁逆流，造影 CT で大動脈基部の洋梨状拡大を認め本症と診断される．上行大動脈の急性解離が起こり，心不全が急激に進行することもある．このため，診断がつき次第手術を考慮すべきである．家族歴や身体的特徴などから Marfan 症候群と診断されれば，本性に対する手術時期を逸することのないよう若年から経過観察を行わなければならない．心不全が生じると手術は高難度となり術後合併症の危険度も格段に高くなる．

▶手術

1) Bentall 法 (Carrel patch 法)

一般的に人工弁と人工血管を組み合わせた composite graft を使用した大動脈基部置換を Bentall 手術という．冠動脈の再建に際し original Bentall 手術は冠動脈を直接人工血管に吻合するが[2]，大動脈壁をボタン状に残して人工血管に吻合する変法を Carrel patch 法という（**図1**）．Carrel は血管吻合法を開発し血管外科の礎を築いた人物である．軽度低体温体外循環下に瘤の末梢にて大動脈を遮断する．大動脈瘤部の切開は斜切開で無冠尖の方向に切り込む．大動脈弁を切除し弁輪の大きさを測定し，これをもとに助手が人工血管と人工弁を縫着して composite graft を作成する．機械弁を使用する場合は商品化された composite graft もある．この間に術者は左右冠動脈を大動脈壁の外側で剥離し，大動脈壁から冠動脈径の約2倍程度のパッチ状に残して冠動脈をくりぬいておく．Marfan 症候群ではパッチの大動脈壁を残し過ぎると遠隔期に同部位の解離や拡大をきたすので注意が必要である．その後，大動脈弁輪の外側から内側に向かってプレジェット付き両端針でU字縫合を次々とかけておく．composite graft に次々と針糸をかけ弁輪部に縫着固定する．冠動脈パッチの吻合は左から行う．左冠動脈パッチと composite graft が合わさる部位に径約1.5 cm の孔を開ける．外側にドーナツ型のフェルトパッチをおいて補強し連続縫合で行う．この部位の出血は大動脈遮断解除後の止血が困難となるため慎重に行う．右冠動脈も同様の方法を行う．この時点で，心筋保護液を人工血管から

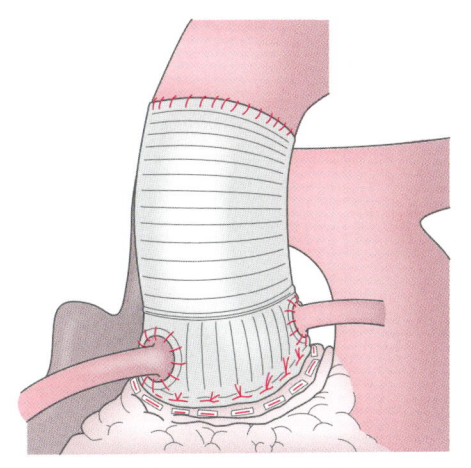

図 1　Carrel patch 法
大動脈壁をボタン状にくりぬいたうえで人工血管に吻合する.

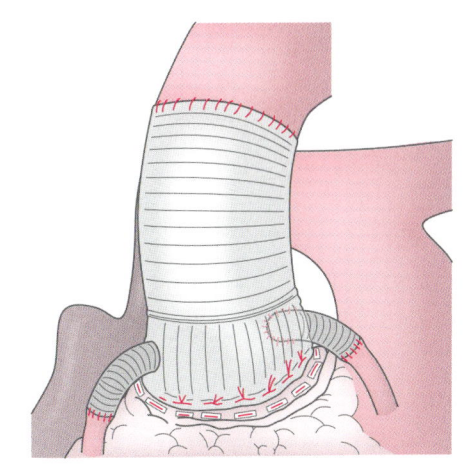

図 2　Piehler 法
冠動脈入口部と composite graft の間に小口径の人工血管を吻合する.

順行性に注入し冠動脈縫合部に出血のないことを確認しておくとよい. 最後にグラフトを適切な長さに切り, 瘤の末梢の大動脈の健常な部分に縫着する.

　冠動脈再建法として, 径 8 mm の人工血管の両側を左・右の冠動脈に吻合し, この人工血管の中央で composite graft と吻合する方法を Cabrol 法という[3]. 中央の吻合口から左・右の冠動脈に血液が流れる. また径 8 mm ないしは 10 mm の人工血管を左右の冠動脈口に吻合しておき, これをそれぞれ composite graft に吻合する方法を Piehler 法という (**図 2**)[4]. 冠動脈の再建が視野のよい場所でできるため癒着の強固な再手術時, 大動脈炎症候群や大動脈壁性状の不良な症例に有用である.

2) 自己大動脈弁温存手術

　大動脈弁輪拡張症に対して自己弁を温存する大動脈基部再建法が行われるようになった. 1992 年にカナダの David が reimplantation 法を発表し[5], 1993 年には英国の Saram と Yacoub が remodeling 法を発表した[6]. これらの方法は自己弁が温存されるため人工弁に起因する合併症がないことが注目され, 日本でも普及した. 両方法とも①大動脈基部を剥離して大動脈弁輪部を露出する, ②左・右冠動脈をパッチ状に切り抜く, ③Valsalva 洞を弁輪部より 2〜4 mm 残して切除する, ことは共通している.

a) reimplantation 法 (図 3)

　David の開発した方法で, **図 3** のごとく, 人工血管の内側に大動脈弁直下の左室流出路を縫着するので大動脈弁輪部は人工血管の中に挿入される方法である.

　手術は, まず大動脈基部外側を十分に剥離することから始める. 主肺動脈と隣接する大動脈弁輪の外側や右房との境界部は心筋の組織が露出するレベルまで剥離しておく. 心停止とした後, 左右冠動脈をパッチ状にくりぬき, Valsalva 洞を弁輪から約 4 mm 残して切除する. 流出路の径を測定して人工血管のサイズを決定し, 各交連部上端と弁輪中央との距離を計測してお

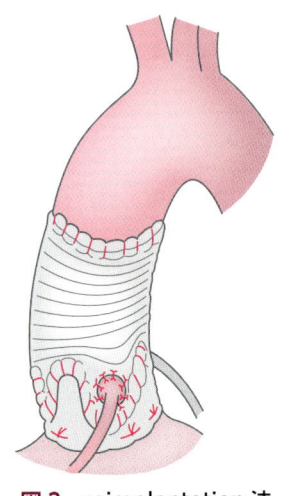

図3　reimplantation 法

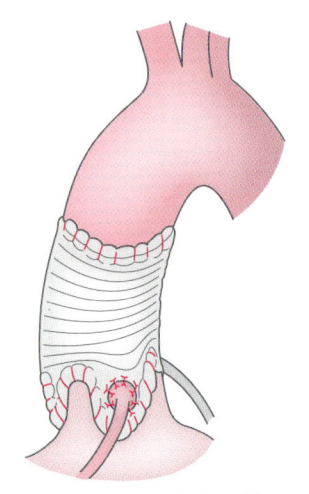

図4　remodeling 法

く．人工血管は Valsalva 付きのものを使用する．計測した値をもとに人工血管内に Valsalva 洞に準じたマーキングをしておく．プレジェット付きの糸にて弁輪直下の左室側より大動脈の外側に向かってマットレス縫合を全周にかけておく．自己弁輪を人工血管の中に挿入しマットレス縫合糸を人工血管に通して結紮縫着する．弁輪部の固定を first row stitch という．

　弁尖の接合が良好であることを確かめてから，まず交連部の上端を人工血管の内側からマーキング部位に縫着し，続いて別の糸で Valsalva 洞を切除した大動脈弁輪部を人工血管に連続縫合する．これが弁尖部の固定で second row stitch という．この縫合は弁輪中央からはじめ両側に向かっていき，交連上端の糸と結紮するとよい．ボタン状に切り抜いた左・右冠状動脈を Carrel patch 法にて人工血管に吻合して手術を終了する．

b) remodeling 法（図4）

　Yacoub の開発した方法で，彼は valve-preserving operation あるいは valve sparing operation といっている．人工血管に3本の切れ込みを入れ，Valsalva 洞を切除し冠動脈をくりぬき，この人工血管で Valsalva 洞を再構築し大動脈基部の立体構造を正常に近づけようとする方法である．

　まず，大動脈瘤壁を完全に切除して弁輪から約2mm大動脈壁を残す．縫合する人工血管径は David の式（大動脈弁高×2/3×2＋大動脈壁厚×2）が用いられるが，これは絶対的な基準ではなく単純に左室流出路径を人工血管径とする術者もいる．人工血管を3等分する部位に切り込みを入れ，その先端を丸みをもった舌状にし，残しておいた大動脈壁と連続縫合にて縫着する．次いで，パッチ状に切離しておいた左・右冠動脈を人工血管に吻合する．

■**文　献**

1）Ellis PR et al：Clinical considerations and surgical treatment of annulo-aortic ectasia：report of successful operation. J Thorac Cardiovasc Surg **42**：363-370, 1961
2）Bentall H et al：A technique for complete replacement of the ascending aorta. Thorax **23**：338-340, 1968
3）Cabrol C et al：Complete replacement of the ascending aorta with reimplantation of the coronary arter-

　　ies：new surgical approach. J Thorac Cardiovasc Surg **81**：309-315, 1981

4）Piehler JM et al：Replacement of the ascending aorta and aortic valve with a composite graft in patients with nondisplaced coronary ostia. Ann Thorac Surg **33**：406-409, 1982

5）David TE：Aortic valve sparing operations. Ann Thorac Surg **73**：1029-1030, 2002

6）Yacoub MH et al：Late results of a valve-preserving operation in patients with aneurysms of the ascending aorta and root. J Thorac Cardiovasc Surg **115**：1080-1090, 1998

5 感染性心内膜炎に起因する弁膜症

　歯科治療や小手術などを契機に敗血症を生じこれが心内膜に及んだ状態である．弁膜症治療の最終型が人工弁や弁輪リングといった人工物を留置した状態であることから，常に再感染の懸念が払拭できないため治療に難渋する．発熱と心不全，疣贅に起因する脳梗塞をはじめとした動脈塞栓症が本症の初発症状となることが多い．血液培養により起炎菌をみつけ，有効な抗菌薬を使用する．

　Streptococcus に代表されるブドウ球菌が多いが起因菌の同定が不可能な場合も多い．適切な抗菌薬の使用により治癒過程をたどる症例も多いが，炎症反応が消退しても弁膜組織が細菌により破壊されたり，疣贅（vegetation）による塞栓症を生じることもある．①弁膜の変化により心不全が進行する場合，②疣贅が増大し梗塞症を繰り返す場合，③長期間抗菌薬による治療を行ってもなお感染の制御がなされない場合は，感染の活動期であっても手術の適応となる．特に内科的治療中の感染活動期でも心不全が進行する場合は緊急手術を決断すべきである．手術は感染巣を完全に除去し感染した弁膜を切除し人工弁置換が基本となるが，感染の程度により弁形成が可能な場合もある．弁輪に感染が及べばウシ心膜などで補填，形成する必要がある．脆く不安定となった支持組織に人工弁を縫着するのは困難で，術後に人工弁周囲逆流を引き起こす原因となる．弁膜だけでなく大動脈壁，心筋にも感染が及び mycotic aneurysm を生ずることもある．手術法が難しいだけでなく，再発（人工弁感染）の危険も大きいので感染活動期の手術は慎重に行う[1]．感染が大動脈弁輪から大動脈弁，僧帽弁の線維性連続に及んだ場合，両弁の弁輪をウシ心膜などで再建し大動脈基部置換および僧帽弁置換を余儀なくされる．術式の困難さが野戦のごとくであることからコマンド手術と称される．術後は一定期間の抗菌薬投与の継続が必要である．感染症専門科と協議し，最新のガイドラインに則った治療を行うべきと考える．

　感染の原因がはっきりしている場合，特に口腔内病変などは術前に歯科を受診し，治療を完了しておくことも術後の再感染を予防する意味で重要である．

■文　献

1）日本循環器学会ほか：感染性心内膜炎の予防と治療に関するガイドライン（2017 年改訂版）＜https://www.j-circ.or.jp/cms/wp-content/uploads/2020/02/JCS2017_nakatani_h.pdf＞（2024 年 9 月 1 日閲覧）

6 閉塞性肥大型心筋症

定義

　閉塞性肥大型心筋症（hypertrophic obstructive cardiomyopathy：HOCM）は肥大型心筋症（hypertrophic cardiomyopathy：HCM）の病態の1つである．すなわち，HCM をその基礎にもたない左室流出路狭窄（LVOTO）の病態を HOCM とは表さない．HCM の基本病態は「明らかな心肥大をきたす原因なく左室ないしは右室心筋の肥大をきたす疾患であり，不均一な心肥大を呈するのが特徴である．心肥大に基づく左室拡張能低下が，本症の基本的な病態である」とされている．基本的には HCM として総称し，左室流出路に狭窄が存在し，狭窄部で30 mmHg 以上の圧較差がある場合に特に HOCM と呼ばれる．

　なお，大動脈弁狭窄症に伴う LVOTO については，「第3章-2. 大動脈弁狭窄症」の項を参照されたい．

病因・疫学

　1998 年に厚生省研究班により行われた本邦での全国疫学調査では，全国推計患者数は 21,900人，有病率は人口 10 万人あたり 17.3 人であった．一方，米国での有病率は 10 万人あたり 200人[1] と報告されている．HOCM は HCM 全体の約 25％程度とされている[2]．近年，HCM の病因解明に分子遺伝学的手法を導入することにより，病因として 16 種類以上の遺伝子における 900 種類以上の変異が報告されており，多くは常染色体顕性遺伝（優性遺伝）であることが知られている．

症状

　HOCM の自覚症状には，労作時呼吸困難や胸痛，息切れ，動悸といった胸部症状および立ちくらみ，眼前暗黒感，失神などの脳虚血症状がある．脳虚血症状は心室頻拍，心室細動などの重篤な不整脈による場合と，流出路狭窄による血圧低下から起こる脳血流減少による場合があり，突然死に至る前駆症状としても重要である．

検査所見

1) 触診

　最も重要な所見は左室のコンプライアンス低下に伴う強い左房収縮（atrial kick）の触知で

あり，左室拍動とともに double apical impulse として触診できる．

2) 聴診

HOCM 患者での聴診所見の特徴は，心尖部から第4肋間胸骨左縁に聴かれる収縮期雑音であり，収縮中期から後期にピークを有する．また僧帽弁逆流を合併することが多く，心尖部あるいは腋窩領域で汎収縮期の高調な音として聴取される．

3) 12 誘導心電図

左室拡張障害に起因する左房負荷所見として P 波の異常を示す．左室肥大に準じた左側胸部誘導の高電位所見を認め，ストレイン型の ST 低下と陰性 T 波が認められる．

4) 心エコー（図1）

心エコーは形態評価および重症度に寄与する心機能，血行動態などの評価を行うことができ，必要不可欠であり，治療方針を決定するうえで最も重要な検査であるといえる．

a) 形態，心機能評価

HOCM の形態学的特徴として，①心室中隔の肥厚，②僧帽弁の拡大と伸長，③僧帽弁前尖に連なる乳頭筋付着部の異常（乳頭筋の前方偏位）と各乳頭筋間の狭小化の3つがあげられる．通常，心エコー上の左室駆出率は一見正常に保たれているが，左室拡張能は障害されており，左室流入血流異常を反映する拡張早期波（E 波）の低下，心房収縮期波（A 波）の増高が認められる．

b) 僧帽弁複合体の異常，僧帽弁の収縮期前方運動

僧帽弁の収縮期前方運動（systolic anterior motion：SAM）が生じる原因を示す．①狭窄した流出路を血液が高速で通過して生じる陰圧により僧帽弁が引っ張られる（Venturi 効果），②

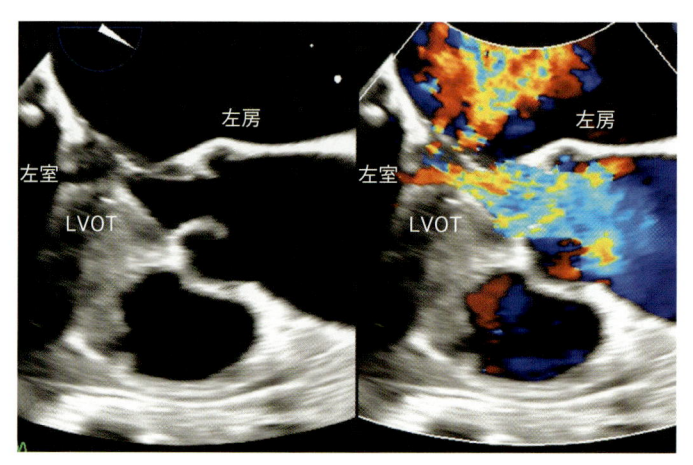

図1　左室流出路（LVOT）加速血流および僧帽弁収縮期前方運動

乳頭筋の前方偏位により，収縮時引っ張られた僧帽弁が流出路内に偏位する，③前尖が伸長して前尖の体部が後尖と接合するため，前尖先端部に余剰部分が生じる，④乳頭筋間が狭小化して，前尖中央部に付着する腱索にたるみが生じるため僧帽弁先端部は緊張がなくなり，流出路の影響を受けて中隔に押し付けられることにより左室収縮期に僧帽弁複合体（mitral complex）の位置が偏位し，それが drag force となり前尖をさらに流出路へと偏位をきたし（flow drag mechanism）流出路の閉塞を生ずる．これら様々な要因が SAM を引き起こすことがわかってきている．

5) 心臓 MRI

近年の MRI の技術の進歩に伴い，高い空間分解能と時間分解能により詳細な心臓の形態や機能の把握，すべての心腔の容量評価が可能となり，心臓 MRI（cardiac magnetic resonance imaging：CMR）の重要性は増加している．心エコーに比し，胸郭や肺に起因する acoustic window の制限を受けない利点がある．HOCM の評価において重要となる僧帽弁や乳頭筋を含む弁下組織の構造的異常に関する追加的情報を得るにおいて，CMR は有用である．

6) 心臓カテーテル検査

左室造影検査による左室形態評価と僧帽弁閉鎖不全症がある場合の逆流の評価，左室内圧較差の正確な評価，心内膜心筋生検による二次性心筋症の鑑別および冠動脈病変の評価などが目的となる．

治療

症候性の HOCM は，まず薬物治療を開始するべきであるというのが一致した見解である．収縮期圧較差 50 mmHg 以上が外科治療を含む侵襲的治療を考慮すべき閾値である[3]．

1) 薬物治療

β 遮断薬は，陰性変力作用および陰性変時作用を有しており，左室内圧較差を軽減する効果が期待される．α 遮断作用（血管拡張作用）を有しない β_1 選択性の β 遮断薬使用が望ましい．β 遮断薬のみでは効果的でない場合，Na チャネル阻害薬（Ia 群抗不整脈薬）の使用が考慮される．Na チャネル阻害薬は強い陰性変力作用を有し β 遮断薬と同様に左室内圧較差を軽減する効果を有する．カルシウム拮抗薬は β 遮断薬が有効でない場合，あるいはなんらかの理由で β 遮断薬が投与できない症例において使用が考慮され，陰性変力作用，陰性変時作用による左室内圧較差軽減を期待して用いられる．

2) 非薬物治療

HOCM に対する非薬物治療の適応としては，左室流出路最大収縮期圧較差が 50 mmHg 以上，症候性 [New York Heart Association（NYHA）分類 class Ⅲ～Ⅳ]，薬物抵抗性の失神発作，SAM 関連の重症僧帽弁逆流，心房細動，重度の左房拡大などがあげられる[3]．

　　HOCM に対する非薬物治療として外科的中隔心筋切除術と経皮的中隔心筋焼灼術（percutaneous transluminal septal myocardial ablation：PTSMA）がある．両者を総称して中隔縮小治療（septal reduction therapy：SRT）と呼ばれる．SRT における治療の選択は，全例において経験豊富な多職種からなるチームによる評価のうえで行われるべきである[3]．薬剤抵抗性の HOCM に対しては，外科手術の禁忌でない限り外科的中隔心筋切除をまず第一に検討する[4]．開胸にて同時に修復できる併存疾患（器質的大動脈弁または僧帽弁疾患など）がある場合も外科的中隔心筋切除の適応となる[4]．CMR で広汎な中隔の瘢痕化が認められる場合や高度の中隔心筋肥厚（中隔壁厚 30 mm 以上）を有する例では PTSMA は中隔心筋切除に比べ治療効果が低い[3]．重大な併存症や高齢のため開心術が禁忌あるいは危険度が高いと考えられる場合には PTSMA が考慮される[4]．

▶ 手術

1）外科的中隔心筋切除術

　　HOCM に対する中隔心筋切除術は 1961 年に米国の Morrow によってはじめて報告され，Morrow 手術と呼ばれている（**図 2〜4**）．

　　手術は経大動脈弁的に行われる．上行大動脈を sino-tubular junction（STJ）より約 2 cm 頭側で切開する．心筋切除には No.15 尖刀を曲および直のメスホルダーにつけて用いる．切除範囲は右冠動脈入口部直下から左冠尖の右/左交連を少し越えた部までである．右冠尖の nadir よりも右側に心筋切除が及ぶと左脚枝が走行している部があり，房室ブロックの危険性が高まる[5]．長軸方向には大動脈弁直下から僧帽弁前尖の対側までである．切除する心筋の厚さ，長軸方向の切除範囲の決定において術中経食道心エコー（transesophageal echocardiography：TEE）による測定が有用である．収縮期に僧帽弁前尖が心室中隔に接する部を確認することで正確に切除部を決定することができ，SAM を確実に解除することが可能である．

　　左室中部に心筋肥大が及んでいる場合（mid-ventricular obstruction：MVO），経心尖アプローチによる拡大心筋切除術が必要となることがある[5]．

　　切除後，心拍動が開始したら，TEE により中隔肥厚部が十分に切除されていること，SAM の改善を評価する．左室流出路の圧較差が十分に解除されない場合，あるいは有意な SAM が認められる場合には再び心停止とし，流出路の追加筋切除を検討するべきである．

　　11〜20％の症例において中隔心筋切除に加え，僧帽弁置換術/形成術あるいは乳頭筋に対するインターベンションが必要になると報告されている[6]．

　　中隔心筋切除術により 90％以上の症例において，LVOTO の解除が得られ，再発はほとんどみられない．中隔心筋切除を含む SRT は経験豊富な施設，術者によって施行されることが 2014 年 ESC ガイドラインの class I として推奨されている[3]．

　　周術期合併症として，房室ブロックなどの徐脈性不整脈，頻脈性致死的不整脈（持続性心室頻拍および心室細動），心室中隔穿孔，大動脈弁損傷などがあげられる．

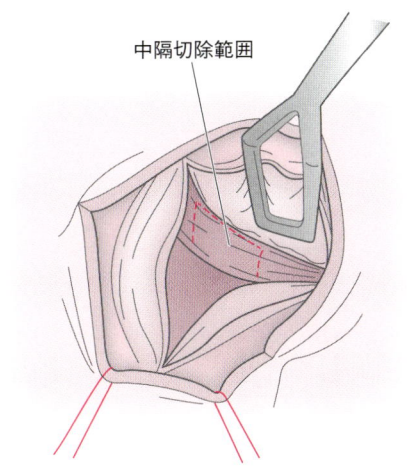

中隔切除範囲

図2 Morrow 手術（非対称性中隔肥大）

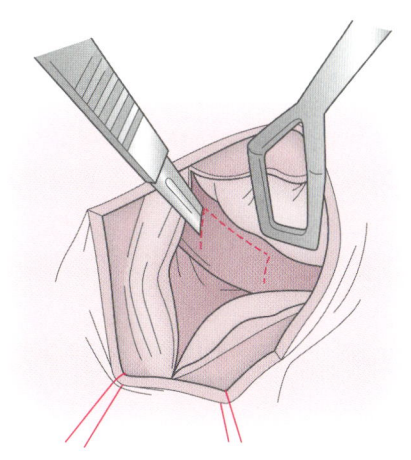

図3 Morrow 手術（肥厚中隔切除）

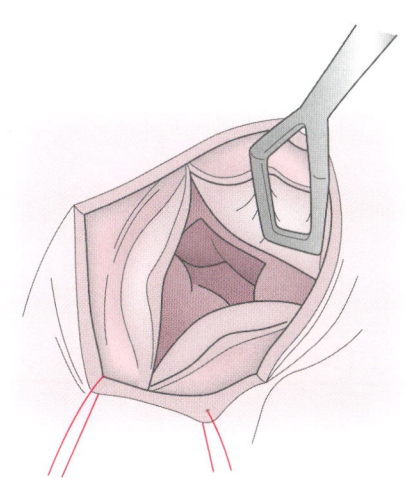

図4 Morrow 手術（肥厚中隔切除後）

2) 経皮的中隔心焼灼術（PTSMA）

　PTSMA の主なものは alcohol septal ablation（ASA）であり，HOCM において，肥大心筋を灌流する冠動脈，多くは左前下行枝から分岐している中隔枝を介してエタノールを注入し，肥大心筋の菲薄化を図り，左室流出路の圧較差の軽減を図る手技である[3]．治療成績としては，流出路圧較差の改善，症状や運動耐容能の改善において外科的中隔心筋切除と同等である[3]とされているが，術後の房室ブロックに対し恒久的ペースメーカ挿入が必要となるリスクが 10～15％と外科的切除に比し高いとの報告がある[7]．また，ASA と外科的切除の間で，生存率では差がなかったが，再インターベンション回避および左室流出路圧較差の改善において外科的切除のほうが優れていたという報告がある[8]．

■文　献

1) American College of Cardiology Foundation/American Heart Association Task Force on Practice Guidelines：2011 ACCF/AHA guideline for the diagnosis and treatment of hypertrophic cardiomyopathy：executive summary：a report of the American College of Cardiology Foundation/American Heart Association Task Force on Practice Guidelines. J Thorac Cardiovasc Surg **142**：1303-1338, 2011

2) 日本循環器学会：循環器病の診断と治療に関するガイドライン（2011年度合同研究班報告）：肥大型心筋症の診療に関するガイドライン（2012年改訂版）

3) Elliott PM et al：2014 ESC Guidelines on diagnosis and management of hypertrophic cardiomyopathy：the Task Force for the Diagnosis and Management of Hypertrophic Cardiomyophathy of the European Society of Cardiology（ESC）. Eur Heart J **35**：2733-2779, 2014

4) 日本循環器学会ほか：心筋症診療ガイドライン（2018年改訂版）. <https://www.j-circ.or.jp/cms/wp-content/uploads/2018/08/JCS2018_tsutsui_kitaoka.pdf>（2024年9月1日閲覧）

5) 内藤和寛ほか：HCMに対する経大動脈アプローチ，経心尖アプローチ．弁膜症の手術，高梨秀一郎ほか（編），中山書店，東京，p50-54，2018

6) Yu EH et al：Mitral regurgitation in hypertrophic obstructive cardiomyopathy：relationship to obstruction and relief with myectomy. J Am Coll Cardiol **36**：2219-2225, 2000

7) Fitzgerald P et al：The effects of septal myectomy and alcohol septal ablation for hypertrophic cardiomyopathy on the cardiac conduction system. J Interv Card Electrophysiol **52**：403-408, 2018

8) Nguyen A et al：Surgical myectomy versus alcohol septal ablation for obstructive hypertrophic cardiomyopathy：a propensity score-matched cohort. J Thorac Cardiovasc Surg **157**：306-315.e3, 2019

第4章

僧帽弁疾患

1 僧帽弁狭窄症

■疫学・病因・形態

　僧帽弁狭窄症（mitral stenosis：MS）の病因は圧倒的多数がリウマチ熱の罹患と考えられる．しかしリウマチ熱の明らかな既往は約 50〜60％のみとされ，性別では 2：1 から 3：1 の割合で女性に多いとされる[1]．リウマチ熱の起因菌は A 群溶血性連鎖球菌である．そのため衛生面の改善，抗菌薬の発達などにより世界的に減少してきている．リウマチ熱は本邦および欧米その他の先進国では激減しており，米国では 10 万人あたり 0.5〜3 例程度である[2]．本邦では日本小児循環器学会のサーベイランス調査によるとリウマチ熱の報告は 4〜10 例/年である[3]．しかし発展途上国においては今でもまれな疾患ではなく，年間約 2,000 万人がリウマチ熱に罹患している．10 万人あたり 50 例を超え，200〜300 例の地域もある[1]．

　リウマチ熱は基本的に汎心炎であるため，様々な程度に心内膜・心筋・心膜に炎症が及ぶが，多くは弁の炎症を含む心内膜炎である．A 群溶血性連鎖球菌それ自体だけではなく，菌体と人体組織との交差反応による免疫反応や，菌体構成成分のタンパク質などが弁の炎症機序に関与していると推測されるが不明な点もある[4]．

　リウマチ熱による弁の炎症は僧帽弁が最も多く，僧帽弁単独で 40％，次いで僧帽弁と大動脈弁との連合弁膜症，大動脈弁単独の順である[1]．

　非リウマチ性 MS の病因は，弁尖や僧帽弁輪の石灰化（mitral annular calcification：MAC），先天性 MS，悪性カルチノイド症候群，心臓腫瘍，左房内血栓，代謝性疾患などがあるが頻度は少ない．しかし，変性による僧帽弁の硬化そして狭窄[5]は最近では高齢者に増加しており，また特に本邦では腎不全患者の血液透析成績が他国と比較して良好であることを考慮すると[6]，今後，弁尖や MAC による MS が増加してくることも考えられる．MAC の程度の分類には Carpentier らによる分類[7]があるが（図 1），石灰化の程度・範囲によっては僧帽弁置換術（mitral valve replacement：MVR）のリスクが非常に高くなり，症例によっては手術非適応となることもあることは念頭におく必要がある．

　リウマチ熱による弁病変の進行は，弁尖の線維増殖による柔軟性の低下，線維性肥厚，交連部の癒合，弁尖の可動性低下，腱索の肥厚・癒合・短縮と進む．これらの変化は時間とともに進行し，炎症の持続や前述したような免疫反応だけでなく変化した弁尖や弁下部を通過する血液の乱流によって助長される．そのため，MS は単に弁尖の弁口面積の低下による血流障害だけではなく，病変の進行により弁下部組織変化による血流障害が加味されてくる．いわば，弁尖という二次元的な狭窄から弁下部も含めた三次元的な狭窄が進行する．最終的には弁尖が直接左室乳頭筋と接合する状態に進行する．これらの病変の形態的重症度は Sellers 分類[8]やこれと対応した心エコー上の分類[9]で評価することができる．

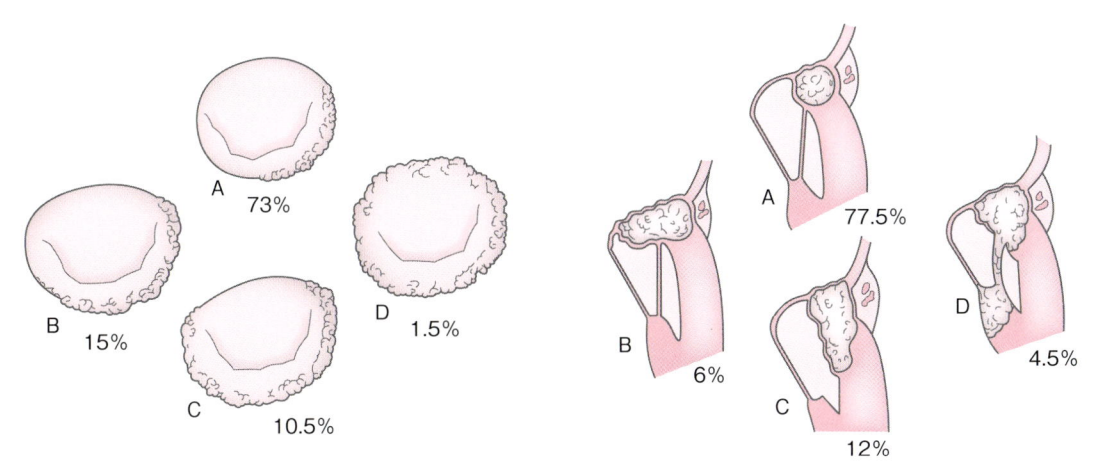

図1 Carpentier らによる MS の弁輪石灰化の分類
［Carpentier AF et al：J Thorac Cardiovasc Surg 111：718-730, 1996 より引用］

■ 病態生理

　僧帽弁口の狭小化により僧帽弁圧較差の増大→左房圧の上昇→肺静脈圧の上昇→肺毛細血管圧の上昇→肺小動脈の収縮→肺血管の器質的狭窄と進行していく．MS は左室への血液流入障害が基本病態であるため，特に MS 単独においては，左室容量は正常か，むしろ小さく，左室拡張末期圧も高くない[10]．そのため，心拍出量の低下は左室のポンプ不全ではなく左室流入血液量の低下による[11]．肺毛細血管圧の上昇が生じると呼吸困難や血痰などの症状が出現する．

　MS の進行の過程で心房細動を発症する．僧帽弁の圧較差は心拍出量と心拍数に影響される．心房細動の発生は心拍出量を 20% 程度減少させるとされており，特に心房細動に伴った著明な心拍数の増加は左室拡張期の短縮となり，左室充満時間短縮による左房内血液の不十分な流出により僧帽弁圧較差が増大して肺静脈圧のさらなる上昇を生ずる．その結果，肺水腫・起坐呼吸の突然の発生となる[12]．肺高血圧により右心負荷がかかり右室の拡大と三尖弁閉鎖不全症とを生ずる．右心負荷が高度になると右心不全を発症する．

　MS では前述したように左室拡張末期圧は低く左室収縮能も保たれていることが多い．しかし心拍出量の低下の持続により左室収縮能低下へつながり，またリウマチ熱は汎心炎であるため心筋炎が左室収縮能低下に関係すると考えられている．

■ 臨床症状

　臨床症状は，心不全の進行度合いによって動悸・息切れ・呼吸困難などを生じる．この他に頬部に暗紫色が現れ，これを facies mitralis という．また，肺高血圧が高度になると太くなった肺動脈に反回神経が圧迫されて嗄声をみることもある．また不整脈をしばしば合併し，これは心房細動のためのことが多く，絶対性不整脈と称する．心房細動を伴う症例の多くは右心不全を起こすが，右心不全の徴候は静脈圧上昇による頸静脈の怒張，肝腫大，下肢の浮腫であ

る．心房細動が起こると心房内に血栓が形成され遊離して脳，その他に塞栓を起こすことがある．また，血栓がなくても弁狭窄部が石灰化しており，石灰が遊離して脳梗塞を起こすこともある．

■ 検査所見

1) 胸部X線

　胸部X線では軽度の肺動脈突出，左房にあたる左第3弓の拡張，肺うっ血がみられるが，症状の進行とともに心拡大，肺動脈の突出，肺うっ血は強度となる．左房は僧帽弁閉鎖不全（mitral regurgitation：MR）を合併すると著明な拡大を示す．さらに合併する三尖弁閉鎖不全症が高度になると心胸郭比は著明に高くなる．

2) 心電図

　心電図では右軸偏位，I，II誘導では二層性で幅広いP，すなわち僧帽性Pを示し狭窄が高度になるにつれ，不完全右脚ブロックあるいは右室肥大を示す．また，心房細動を示す例も多い．

3) 心エコー検査

　MSにおける心エコー検査では形態的観察として弁尖の肥厚や石灰化・可動性・腱索や乳頭筋などの弁下組織の状態・左房内血栓の有無などを評価する．また，カラードプラで狭窄や逆流を視覚的に表示するだけでなく，僧帽弁血流シグナルから最大血流速度（Vmax），pressure-half time などの指標より弁口面積（機能的弁口面積）・弁を介する圧較差などを算出しMSの重症度を評価することができる．

4) 心臓カテーテル検査

　冠動脈の評価は行っておくべきであるが左室造影は必須ではない．Swan-Ganz カテーテルによる心内圧の測定，特に肺高血圧の有無は重症度評価に必要である．

■ 手術適応

　ある程度進行したMSは手術対象となるが，手術方法は以前とは変化しMVRの適応は以前と比べて遅くなっている．歴史的には，MSに対する手術は非直視下僧帽弁交連切開術（closed mitral commissurotomy：CMC）から始まっている．人工心肺技術が確立されていない時代に用指的，次いで器具（榊原式弁切開刀など）を用いて癒合した交連を切離し僧帽弁口面積を拡大する手術である．人工心肺技術の確立によりCMCは直視下僧帽弁交連切開術（open mitral commissurotomy：OMC）に取って代わられたが，そのコンセプトは現在，経皮的僧帽交連切開術（percutaneous transvenous mitral commissurotomy：PTMC）に継承されている．PTMCの適応は僧帽弁尖および弁下部の形態・石灰化の状態・左房内血栓の有無などいくつかの評価

表1 Wilkins スコア

グレード	弁尖可動性	弁尖肥厚	石灰化	弁下組織の肥厚
1	弁尖先端部のみ制限されているが良好な可動性	ほぼ正常	わずかに一部のみ	弁直下腱索のみ
2	弁尖可動性不良，弁中部～基部正常	弁中央は正常，弁辺縁は肥厚	弁辺縁に散在	腱索の1/3
3	弁基部のみ可動性あり	弁全体に肥厚	弁中央部まで及ぶ	腱索の2/3
4	ほどんど可能性なし	弁全体の著明な肥厚	弁全体に著明	乳頭筋まで及ぶ腱索全体の肥厚・短縮

［Wilkins GT et al：Br Heart J **60**：299-308, 1988 をもとに作成］

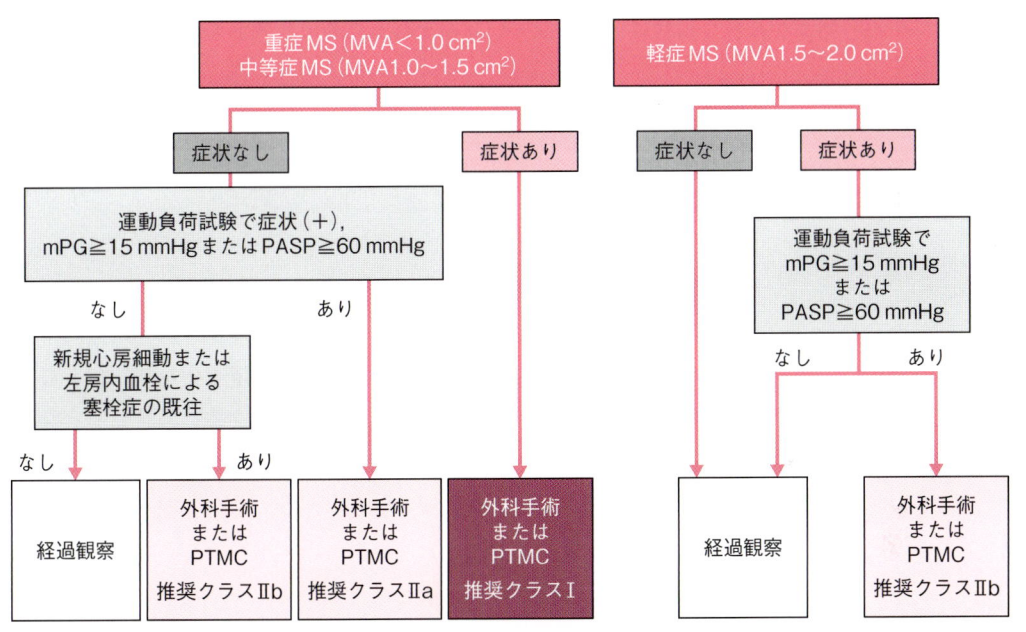

図2 MS に対する外科手術/PTMC の適応
PASP：肺動脈収縮期圧

日本循環器学会/日本胸部外科学会/日本血管外科学会/日本心臓血管外科学会. 2020 年改訂版 弁膜症治療のガイドライン.
https://www.j-circ.or.jp/cms/wp-content/uploads/2020/04/JCS2020_Izumi_Eishi.pdf. 2024 年6月閲覧

基準があるが，Wilkins スコア[13] は特に有用である（**表1**）.

本邦では 2020 年に弁膜症治療のガイドラインが改訂されており[14]，治療に際してはこのガイドラインを基準に総合的に判断して手術適応を決定することが重要であろう（**図2**）.

▶手術

胸部正中切開による僧帽弁へのアプローチについては，「第4章-2. 僧帽弁閉鎖不全症」の項の治療部分の記述と同様である. また，低侵襲心臓手術による僧帽弁手術に関しては別章を参照されたい.

1) 開心術による交連切開術 (OMC)

CMC・PTMC と異なり直視下に弁の狭窄の状態を観察しながら手技を遂行できる．若年者 MS に対して機械弁による弁置換を回避したい場合や，MAC が高度にかかわらず弁尖の肥厚が比較的軽い場合では適応があると考えられる．

「交連」切開ではあるが弁尖のみならず腱索と，場合によっては乳頭筋に対しても操作が必要となる．OMC で重要なことは過剰な切開をしないことと，腱索がどちらの弁尖に由来するものかを正しく判断することである．それを誤ると僧帽弁逆流を発生させる要因となるため注意を要する．両尖に糸をかけて牽引したり，直角鉗子を弁下部に挿入したりして切開するラインをよく観察して行う．切開は弁輪の数 mm 手前までとし，弁輪に切り込まないようにする．弁下部組織の病変が高度な場合は，大きな弁口面積を得るために乳頭筋の縦切開も必要となってくる．

commissurotomy とは別に弁尖の肥厚に対しメスを用いた slicing や北村らによる電動ヤスリを用いた rasping 法による良好な結果の報告もある[15]．

病変が高度な場合は，OMC にこだわらず MVR を選択するのがよい．

2) 僧帽弁置換術 (MVR)

弁置換の場合はまず前尖中央に糸をかけて牽引すると弁輪部付近も展開されて切除しやすくなる．前尖にかけた糸を牽引しながら前尖中央部の弁輪から3 mm 程度離した部位を尖刃で切開する（**図 3a**）．切開は剪刀（メッツェンバウム）で前交連，次いで後交連に延長する．後交連方向への切開に際し，弁下部の心筋を損傷しないように注意する．弁尖の切開を進める際に左房側からだけでなく弁下部左室側からも弁を十分観察して切開を進めていくが，この際前尖に由来する肥厚・短縮した腱索を乳頭筋側で切断しておくと弁尖の可動性がよくなるため弁尖を観察しやすくなる（**図 3b**）．左室機能維持あるいは後述する左室破裂予防のため後尖を温存する場合は，両交連部で前尖を切断・摘出する．しかし，後尖の肥厚・石灰化が強く温存できない場合や，挿入する人工弁のサイズが不十分な場合は後尖も切除する．後尖切除に際し留意することは basal chorda は切除しないこと，過度な牽引をしないこと，剪刀などで心筋を損傷しないことが左室破裂を予防する点で特に大切である．腱索の切断は乳頭筋への付着部で行う．

前尖を温存する際には前尖の弁腹は切除して rough zone を残しこれを人工弁縫合時に弁輪とともに縫合する方法や，前尖腱索の一部とこれに付着する部分の弁尖を短冊状に残して弁輪に縫着する方法もある．これらは後尖温存と同様に心機能維持に有用であろうとする考えに基づく．

弁尖の remnant は3 mm 程度残っているが，人工弁の縫合糸は remnant ではなく弁輪にかける．縫合糸のかけ方には everting mattress 縫合，non everting mattress 縫合，単結節縫合，figure eight 縫合などがあるが，プレジェット付き everting mattress 縫合あるいは non everting mattress 縫合が一般的である．intra-annular position に人工弁を挿入する場合は通常，プレジェット付き everting mattress 縫合で行う．縫合糸はかけやすい部位からかけていけばよい．supra-annular position に人工弁を挿入する場合は，プレジェット付き non

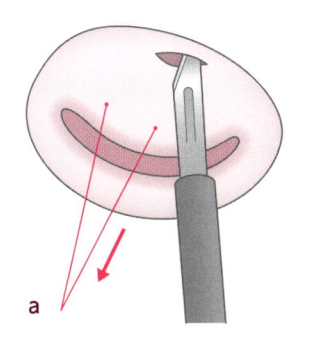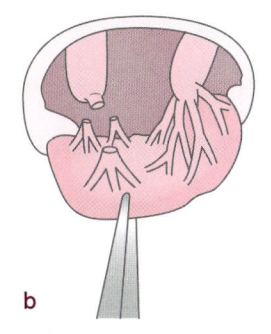

図3 僧帽弁置換術

everting mattress 縫合が一般的である。縫合糸を僧帽弁輪にかけ終わったら trigone の位置，あるいは commissure の位置で大動脈弁の方向を確認する。これは特に生体弁を使用する際に重要で，生体弁の strut が左室流出路に突出して血流障害を引き起こさないように注意しなければならない。機械弁の場合は縫着後に hausing を回転させることができる製品が多い。

　僧帽弁輪にかけた縫合糸は弁輪と人工弁の sewing cuff との位置関係を確認し間隔を調節しながら順次 sewing cuff に刺入していく。全周の縫合糸をいくつかに分割してまとめてペアン鉗子で止めて針を切断しておく。分割してまとめた縫合糸を牽引して糸に緊張をかけながら人工弁を弁輪部に下ろしていく。この際，糸が弛んでいると特に生体弁の場合 strut に引っかかり弁尖の開放・閉鎖障害を発生させる（jamming）原因となるので注意する。縫合糸を結紮する場合は糸の両端を把持して動かし，抵抗なく滑って動くことを確認したうえで結紮する。生体弁の場合，結紮する前に攝子などで弁尖をよけて弁下部に糸のたるみや jamming がないか確認する。機械弁の場合は弁葉部分に valve opener（tester）を挿入しながら結紮すると弁下部がみえて確認しながら結紮できるため，結紮に邪魔にならなければ試みてもよい。

　縫合糸を結紮する順番は，人工弁が確実に正しく挿入されていない場合もあるので，みえにくくなる左室後壁側から始めるとよい。生体弁の場合はその後に strut 部分がしっかり挿入できて結紮されれば，strut 間の結紮には大きな問題はない。機械弁の場合は，後壁側数本を結紮した後は前尖側・左右両側1点ずつしっかり結紮できれば，その間の結紮は容易である。

　everting mattress 縫合の場合はプレジェットが確認できるので弁がしっかり挿入できたか確認しやすいが，non everting mattress 縫合の場合は人工弁の sewing cuff に隠れて特に後壁側で確認できないこともあるので注意する。

　人工弁を縫着したら弁下部を確認して余分な組織が弁口部分に張り出していないか確認するが，これは特に後尖温存術式の場合重要である。弁下の突出した組織は，機械弁では弁葉の開放・閉鎖不全を生じさせるため弁葉の可動性の確認は必ず行う。生体弁では縫着に問題があると弁尖に歪みが生ずるのでそれがないことを必ず確認する。

　左室ベントカニューレは直視下に人工弁を介して留置し左房切開を縫合する。

3) 左心耳閉鎖

　特に心房細動を合併している場合，血栓形成の可能性を低下させるため左心耳を切除・閉鎖

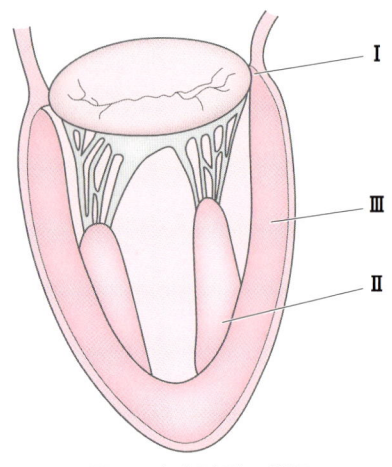

図 4　左室破裂の分類

する．左房内から縫合して閉鎖する場合は表面が窪んで血栓形成の場とならないように注意して縫合する．左房外より閉鎖する場合は脆弱な組織からの後出血を起こさないように注意して縫合する．左房外から左心耳を閉鎖するクリップやステープラーを用いる方法もある．

■ 僧帽弁置換術後左室破裂

　MVR 後に左室破裂が発生することがある．Karlson ら[16] によればその発生頻度は 1.2％で死亡率は 75％とされる．発生時期は体外循環の離脱前後で心拍動が強くなってきた際に多いが，術後集中治療室（ICU）で発生する場合もある．突然，術野に出血してきたり，心嚢ドレーンから大量出血したりして循環動態が破綻する．まれに破裂部位が血餅や癒着組織でシールされ，慢性期に左室仮性瘤としてはじめて診断されることもある．

　左室破裂は破裂部位により Treasure らが I・II 型に分類したが[17]，その後，Miller らが III 型を追加しその分類が広く使用されている[18]（**図 4**）．I 型が最も一般的である．

- **I 型**：房室間溝
- **II 型**：乳頭筋基部の左室後壁
- **III 型**：左室後壁の I 型と II 型の中間部

　左室破裂の原因としては，①弁輪を越えた石灰化症例で弁切除の際の切り込み過ぎ，②弁尖切離後，乳頭筋から切り離す際の過度の牽引，③乳頭筋を基部まで切除することによる血液の浸潤，④弁 remnant にかける縫合糸の深過ぎる刺入で左回旋枝を結紮，⑤生体弁の strut による左室後壁の損傷，⑥弁輪径に対して大き過ぎる人工弁の挿入，⑦肥厚・短縮した腱索を切除することによる左室心筋の伸展，⑧僧帽弁置換後の過度な心臓脱転などが想定されるが原因不明のこともある．左室破裂を予防するためには原因として考えられるこれらの要素を避けることである．また，後尖温存術式が有用であるという意見もある．

　術中に左室破裂を発症した場合はそれを修復しなければならない．II・III 型の場合はフェルトストリップでサンドイッチにして心外から縫合止血できることもあるが，基本的には心外か

らの修復は困難である．Ⅰ型の場合は縫着した人工弁をいったん外して心内からウシ心膜パッチを縫合するなどを行わないと修復できない．Ⅱ・Ⅲ型で心外から縫合するとしても心臓脱転が必要であり，その際に破裂孔が拡大する可能性がある．そのため，左室破裂の修復には心筋のトーヌスをとる必要があり，大動脈遮断・心筋保護液投与による心停止下に行うべきである．

僧帽弁輪高度石灰化

MAC が高度の場合は MVR においてリスクが高まる．MAC は Carpentier らにより分類されている（**図1**）[7]．高度な症例では弁尖・弁輪のみならず腱索・乳頭筋まで進展し左室筋層まで進展していることもあるため弁置換に工夫を要することとなる．MAC の高度な例では縫合糸が刺入できない可能性があるため石灰化を除去しなければならない．しかし，過度の石灰化除去は弁輪や心筋の脆弱化を招き，弁周囲逆流（paravalvular leakage）や前述した左室破裂を引き起こす可能性が出てくるため注意が必要である．石灰化の除去はロンジュール鉗子などを使用して行うが超音波外科吸引装置［Cavitron Ultrasonic Surgical Aspirator（CUSA）：Integra LifeScience 社］はより安全に石灰化を除去するのに有用である．石灰化した弁輪に縫合糸が刺入できない場合は左房壁へ縫合する方法もあるが[19]，左房壁はこれを支持するには十分な強度がないためよい結果が得られない可能性が高い．石灰化した弁輪には手をつけずに後尖と左房壁をそれぞれ二重に利用して弁輪代わりにする方法[20]や，人工弁の sewing cuff にフリンジ［心膜・polytetrafluoroethylene（PTFE）など］を縫合して，弁尖と人工弁 sewing cuff の縫合に加えこのフリンジを左房壁に縫合することにより paravalvular leakage を防ぐ術式が有用との報告もある[21]．後尖部分の弁輪石灰部分を可及的に除去し前尖を弁輪から切離して脆弱になった後尖部分の補強に使用する方法[22,23]や，人工弁の縫着を弁尖のみにする方法[24]も報告されているが，弁尖の硬化が比較的軽い場合に限定される．石灰化が高度な後尖の範囲に左室-左房にわたってパッチを縫合してそれに人工弁を縫着する方法も報告されている[25,26]．

以上のように様々な方法が提唱されているが，これらは裏を返せば確実な方法がないということでもあり，広範囲の高度 MAC に対する MVR は外科医にとっては今でも難易度の高い手術である．

■文献
1) Fann JI et al：Pathophysiology of mitral valve disease. Cardiac Surgery in the Adult, 2nd Ed, ed by Cohn LH et al, McGraw-Hill, New York, p901-931, 2003
2) Shulman ST：Rheumatic fever. Nelson Textbook of Pediatrics, 20th Ed, ed by Kliegmen RM, Elsevier, Philadelphia, p1332-1337, 2016
3) 市田蕗子ほか：平成 21 年度稀少疾患サーベイランス調査結果．日小児循環器会誌 **26**：348-350, 2010
4) Burge DJ et al：Acute rheumatic fever. Cardiovasc Clin **23**：3-23, 1993
5) Marzo KP et al：Valvular disease in the elderly. Cardiovasc Clin **23**：175-207, 1993
6) 新田孝作ほか：わが国の慢性透析療法の現況．日透析医学会誌 **51**：699-766, 2018
7) Carpentier AF et al：Extensive calcification of the mitral valve annulus：pathology and surgical management. J Thorac Cardiovasc Surg **111**：718-730, 1996
8) Sellors TH et al：Valvotomy in the treatment of mitral stenosis. Br Med J **2**：1059-1067, 1953

9) 廣澤弘七郎（監），中村憲司（編著）：心臓超音波診断アトラス―成人編，ベクトル・コア，東京，1989

10) Choi BW et al：Left ventricular systolic dysfunction：diastolic filling characteristics and exercise cardiac reserve in mitral stenosis. Am J Cardiol **75**：526-529, 1995

11) Bolen JL et al：Analysis of left ventricular function in response to afterload changes in patients with mitral stenosis. Circulation **52**：894-900, 1975

12) Thompson ME et al：Effect of tachycardia on atrial transport in mitral stenosis. Am Heart J **94**：297-306, 1977

13) Wilkins GT et al：Percutaneous balloon dilatation of the mitral valve：an analysis of echocardiographic variables related to outcome and mechanism of dilatation. Br Heart J **60**：299-308, 1988

14) 日本循環器学会ほか：2020年改訂版 弁膜症治療のガイドライン．＜https://www.j-circ.or.jp/cms/wp-content/uploads/2020/05/JCS2020_Izumi_Eishi_0420.pdf＞（2024年9月1日閲覧）

15) 野地　智ほか：僧帽弁形成術（M-Rasping＋OMC）の臨床的検討．胸部外科 **48**：704-707, 1995

16) Karlson KJ et al：Rupture of left ventricle following mitral valve replacement. Ann Thorac Surg **46**：590-597, 1988

17) Treasure RL et al：Intraoperative left ventricular rupture associated with mitral valve replacement. Chest **66**：511-514, 1974

18) Miller DW Jr et al：Does prevention of the posterior chordae tendineae enhance survival during mitral valve replacement？ Ann Thorac Surg **28**：22-27, 1979

19) Gandjbakhch I et al：Intra-atrial insertion of a prosthetic mitral valve. J Cardiovasc Surg（Torino）**29**：113-114, 1988

20) Di Stefano S et al：Building a new annulus：a technique for mitral valve replacement in heavily calcified annulus. Ann Thorac Surg **87**：1625-1627, 2009

21) Okita Y et al：Mitral valve replacement with a collar-reinforced prosthetic valve for disrupted mitral annulus. Ann Thorac Surg **59**：187-189, 1995

22) Casselman FP et al：Use of the anterior mitral leaflet to reinforce the posterior mitral annulus after debridement of calcium. Ann Thorac Surg **68**：261-262, 1999

23) Nezic D et al：Mitral valve replacement with posterior transposition of the anterior mitral leaflet which covers and buttresses partially decalcified posterior mitral annular bed. Eur J Cardiothorac Surg **41**：1129-1131, 2012

24) Coselli JS et al：Calcified mitral annulus：prosthetic insertion. Ann Thorac Surg **46**：584-586, 1988

25) Ruvolo G et al："Patch-glue" annular reconstruction for mitral valve replacement in severely calcified mitral annulus. Ann Thorac Surg **63**：570-571, 1997

26) Feindel CM et al：Mitral valve surgery in patients with extensive calcification of the mitral annulus. J Thorac Cardiovasc Surg **126**：777-782, 2003

2 僧帽弁閉鎖不全症

病因・形態

　僧帽弁弁尖の開放・閉鎖は弁尖そのものの能動的な運動によるものではなく，僧帽弁複合体（mitral complex）によって行われる一連の協同運動である．この僧帽弁複合体は左房・弁尖・弁輪・腱索・乳頭筋・左室から構成されており，この構成組織のいずれかの，あるいは複合した異常が生ずることにより僧帽弁の逆流は発生する．異常とは単に形態的によるものだけではなく機能的な異常も考慮に入れなくてはならない．僧帽弁複合体の形態的異常は弁輪の拡大や石灰化，弁尖の組織学的異常や穿孔，腱索や乳頭筋の延長や断裂，短縮などがある．機能的異常は心房細動，左室の虚血性変化などがある．弁尖や腱索の器質的異常による僧帽弁閉鎖不全症（mitral regurgitation：MR）を一次性（器質性）MR と呼び，心室の拡大や弁輪の拡大など機能的な問題にとどまって生じる MR を二次性（機能性）MR とする分類法もある．

　本邦における病因は変性や結合組織異常による弁の逸脱が多くリウマチ性は少ない．その他の病因として感染性心内膜炎，虚血性心疾患，特発性心筋症，結合織疾患，弁輪・弁尖の石灰化，先天性などがあげられるが原因不明のものもある[1~4]．

　弁組織の変性には，ムコ多糖類の蓄積による粘液様変性（myxomatous degeneration），弾性線維やコラーゲン線維の変性あるいは欠如による fibroelastic deficiency（FED），Barlow 病がある．粘液様変性は後尖，前尖，両尖の順に多い．これにより弁尖の肥厚や拡大，腱索の延長・断裂を生ずる．Barlow 病は弁腹が弁輪より著明に左房側に膨隆し（billowing），しばしば弁尖の肥厚・膨隆を呈する．billowing だけでなく腱索の延長を生じて MR が生じ，弁輪の拡大も著明で病変が広範囲に及んでいる[5,6]．しかし Barlow 病は欧米に比較すると本邦では少ない．

　急性心筋梗塞による，いわゆる乳頭筋不全は，乳頭筋そのものの機能不全ではなくその領域の左室壁機能不全であるという概念に変化してきた．前壁梗塞と下壁梗塞ではその頻度が異なり前者では15％，後者では40％に MR が発症するとの報告もある[3,4]．これは前乳頭筋領域と後乳頭筋領域の冠動脈の灌流支配領域の違いによると考えられている[7,8]．また急性心筋梗塞による機械的合併症の1つとして乳頭筋断裂による急性の MR もある．MR は高度なことが多く急性心筋梗塞による心機能障害に加え急激に前負荷が増加し重篤となる（詳細は「第6章 虚血性心疾患」を参照）．

　慢性の虚血による虚血性 MR（ischemic MR：IMR）においては，左室の remodeling により乳頭筋の変位を生じて僧帽弁の可動制限（tethering）を引き起こす．特に前壁梗塞に比べ下壁梗塞は左室全体としては remodeling が軽度でも僧帽弁複合体近辺の local remodeling は高度であるため tethering を引き起こしやすい．

　結合織疾患による逆流は，Marfan 症候群に代表されるような弁構造の組織異常である．そ

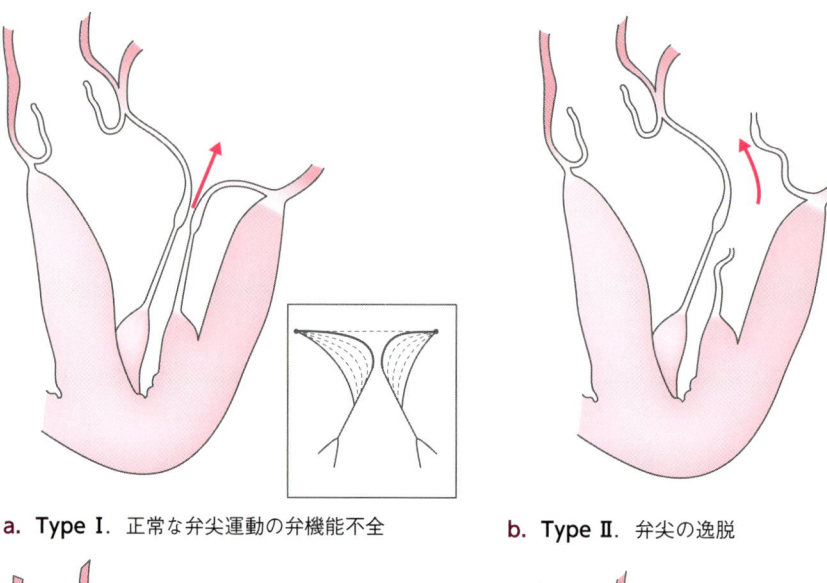

a. Type I. 正常な弁尖運動の弁機能不全　　**b. Type II.** 弁尖の逸脱

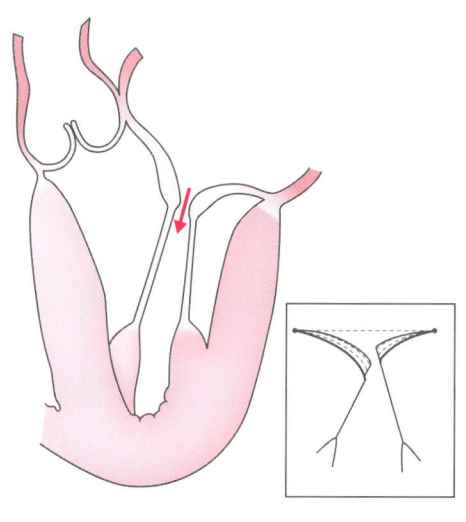
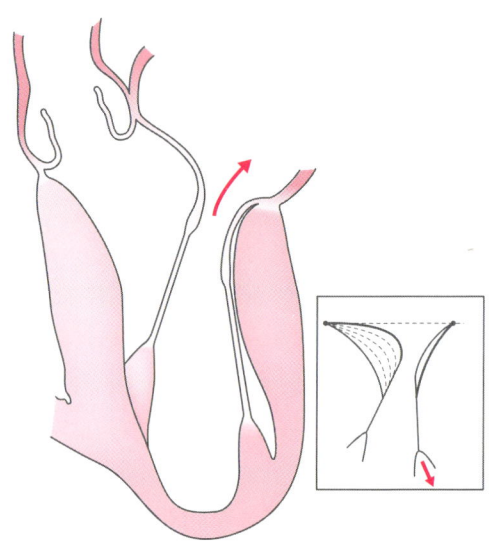

c. Type IIIa. 弁尖の開放制限　　　　　　　**d. Type IIIb.** 弁尖の閉鎖制限

図 1　Carpentier による MR の機能的分類

［Carpentier A：J Thorac Cardiovasc Surg **86**：323-337, 1983 および Carpentier A et al：Valve analysis：the functional classification. Carpentier's Reconstructive Valve Surgery, Saunders Elsevier, St. Louis, p5-10, 2010 を参考に作成］

の他にアミロイドーシス，サルコイドーシス，悪性新生物などによるものがある．

　弁尖や弁輪の石灰化による逆流は多くが後尖弁輪部の石灰化による．弁輪部の石灰化による後尖の変形や，後尖や直下の左室心筋への石灰化の進展による後尖の可動性低下による逆流が生ずる．後尖弁輪部の石灰化は血液透析例では特に多く認められる．欧米に比べ本邦では長期の血液透析患者も多いので遭遇する機会は少なくない．弁輪の石灰化は前尖側まで進展するものもある．

　Carpentier が MR の機能的分類を弁尖と腱索の運動に基づいて提唱した分類は，病態と治療を考えるうえで非常に有用で広く用いられている（**図 1**）[9, 10]．弁の運動様式により Type I 〜

Ⅲに分類されている．Type Ⅰは正常な弁尖の運動状態のMRである．僧帽弁輪の拡大，弁尖の穿孔や裂隙，弁尖接合部に存在する疣贅などによるMRがこのタイプにあたる．Type Ⅱは過剰な弁尖運動によるMRである．腱索延長や断裂，乳頭筋の延長や断裂によるMRはこのタイプである．Type Ⅲは弁尖の運動制限を認めるものである．拡張期に運動制限がある（a）と収縮期に運動制限がある（b）のサブタイプに分かれる．Type Ⅲaはリウマチ性で認められる交連部の癒合・弁尖や腱索の肥厚や癒合，弁尖の石灰化によるものなどである．Type Ⅲbは IMR が典型的である．この分類において弁輪拡張による逆流がType Ⅰであるとしばしば誤って理解している者がいるが，基本的に弁輪拡張はどのタイプでも生じていることであり，あくまでも弁尖の運動が正常であるという特徴によってType Ⅰに分類されるということをしっかりと認識しなくてはならない．

病態生理

僧帽弁逆流を生じると左房に容量負荷を生じ，次第に左房圧が上昇する．これにより肺静脈圧の上昇→左房の拡大→肺高血圧と進行していく．左房の圧負荷が主体の僧帽弁狭窄症（mitral stenosis：MS）に比べ肺高血圧は少ない．また左房径が大きいと肺血管への影響も低下するので，左房径の小さい症例のほうが肺高血圧をきたしやすい．僧帽弁輪は高度の石灰化例を除き柔軟性があり収縮・拡張期で形態が異なるが，MRは左室の容量負荷であるため僧帽弁輪はその柔軟性により弁輪が拡大してさらに逆流が増悪する．僧帽弁輪は前尖側には大動脈弁輪との間に強い線維性骨格があるため弁輪の拡大は主として後尖側に生ずる．左室はMRによって大動脈に駆出されるべき血液が左房に逃げるため，前負荷は増加するが，後負荷は低下する．よって，心エコー検査で計測上左室の収縮性が良好あるいは維持されているようにみえても，後負荷の軽減分を差し引く必要があることを念頭におかなければならない．僧帽弁の修復は逆流を止めることにより長期的には左室の容量負荷をなくして左室機能にプラスに働くが，急性期においては後負荷の増大に耐容できず，左室収縮力が低下してしまうことがある．僧帽弁修復後はβ遮断薬やアンジオテンシン変換酵素（ACE）阻害薬などの後負荷を軽減する薬物を，特に心機能低下例では使用することが重要である．

多くの症例ではMRの進行は緩徐である．しかし突然の腱索断裂や急性心筋梗塞による急性MRで多量の逆流を生じた場合は，急激な左房圧の上昇と，拡大していない左房のために容易に肺水腫に陥る．

臨床症状

臨床症状は急性MRと慢性MRとでは全く経過が異なる．またMRの原因が組織変性によるもの（degenerative）と機能性によるもの（functional）とでは原疾患の違いもあり，異なった経過をたどる．

まず，MRの原因がdegenerativeなもので慢性の経過をたどる最も標準的なMRの臨床症状について述べる．

　軽度のものはほとんどの場合，無症状である．中等度となると上室性期外収縮が増加し心房細動に移行する．また，心室性期外収縮も増加し動悸の自覚症状が増加してくる．逆流により容量負荷で左房および左室の拡大を認める．胸部X線像で心拡大を指摘されたり，収縮期逆流性雑音が増強し循環器専門医以外からも異常を指摘されたりするようになってくるが，心臓の代償作用により自覚症状に乏しいことも多い．

　逆流が重症になるにつれ，動悸，浮腫，息切れ，倦怠感などの症状が出現し，代償作用が破綻すると心拍出量の低下により心不全となり呼吸困難が出現してくる．心不全の治療により症状は改善するが，薬物治療のみではいずれ再び心不全症状が出現し，繰り返すことにより心機能は悪化していく．

　急性のMRの場合は心臓の代償作用がないため，急激な左房負荷により急性肺水腫を起こす．functional MR（FMR）の場合はその原因となる疾患の状態により臨床症状が左右される．

■検査所見

1）胸部X線

　左房・左室の拡大による左第3・4弓の拡大と，右第2弓の拡大による心拡大が特徴的である．逆流が高度になるにつれ肺紋理の増強や胸水貯留を認める．急性MRでは肺水腫を認める．

2）心電図

　波形としてはP波が高く分裂することがあるが，MSほど多くはない．特徴的に認められるのは左室肥大で，症状が進むにつれ右室肥大，両室肥大を示し心房細動を伴う．

3）心エコー検査

　心エコー検査はMRの評価に非常に有用で最も信頼性がある検査である．術前・術中・術後を通して継続的に観察ができる．特に経食道心エコー検査は弁尖の形態評価・逆流の程度，逆流の原因となる弁尖や腱索の評価など関して非常に多くの情報をもたらしてくれる．また3Dエコーを併用することで，外科医にとっては術前に弁のイメージがしやすくなる．

　まず弁の形態的評価であるが，弁尖逆流部位を共通で理解するために名称がついている．前尖は前交連側より後交連方向にA1，A2，A3に，後尖も同様にP1，P2，P3に区分けされている（**図2**）．さらに前交連部をAc，後交連をPcと区分けすることも多い[9,11]．弁尖の逸脱の程度・範囲や弁尖同士の接合の深さなどの形態的評価を行い，そのうえで逆流重症度を評価する．逆流重症度はカラードプラ法により逆流ジェット面積で評価するのが最も一般的である．またパルスドプラ法による連続式や，proximal isovelocity surface area（PISA）法[12]，vena contractaでの逆流の定量化[13]も行われている．FMRの評価をする場合，弁尖の接合の深さ（coaptation depth，tenting height）やtenting areaの計測は重要な指標となる．前尖や後尖の開放角を評価項目としている報告もある[14]．2020年に改訂された本邦の弁膜症ガイドライン[15]の心エコー図検査による重症度評価を**表1**に提示する．

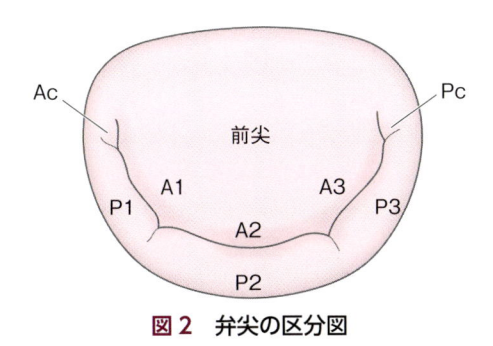

図2 弁尖の区分図

表1 心エコー図検査による MR の重症度評価

	軽症	中等症	重症	備考
心腔の大きさ				
左室や左房の大きさ	正常	―	拡大	急性 MR では，MR が重症でも左室や左房の拡大を伴わないことが多い 機能性 MR よりも慢性器質性 MR の重症度評価に向く
定性評価				
カラードプラ法の下流ジェット面積	小さく細いセントラルジェット，かつ/または持続時間が短い	―	大きなセントラルジェット（＞左房面積の 50％）	偏位して左房壁に沿う場合，ジェット面積からは重症度を過小評価しやすい
カラードプラ法の上流吸い込み血流	みえない，短時間，または小さい	―	収縮期を通して大きい	
連続波ドプラ波形	短時間，または薄い	―	収縮期を通して濃い	
半定量評価				
縮流部幅 (cm)	＜0.3	0.3～0.69	≧0.7	単断面で計測した本指標は機能性 MR の評価には向かない
肺静脈血流	―	―	収縮期陽性波がない，または，収縮期逆流波がある	
左室流入血流速波形	―	―	E 波の増高（＞1.2 m/秒）	
定量評価				
PISA 法による EROA (cm^2)	＜0.20	0.20～0.39	≧0.40	機能性 MR の評価には向かない（過小評価しやすい）
逆流量 (mL)	＜30	30～59	≧60	左室一回拍出量が少ない機能性 MR 例では逆流率が大きくても逆流量は少なくなり，本指標からは重症度を過小評価しやすい
逆流率 (％)	＜30	30～49	≧50	有意な AR 合併例での評価には向かない

（Zoghbi WA, et al. 2017 を参考に作表）
日本循環器学会/日本胸部外科学会/日本血管外科学会/日本心臓血管外科学会. 2020 年改訂版 弁膜症治療のガイドライン．
https://www.j-circ.or.jp/cms/wp-content/uploads/2020/04/JCS2020_Izumi_Eishi.pdf. 2024 年 6 月閲覧

4) 心臓カテーテル検査

　心エコー検査とは異なり侵襲的検査である．心エコー検査が進歩したことに加え，経時的な評価に不向きであることから基本的には術前の検査との位置づけである．左室造影検査による逆流の評価（Sellers 分類）や壁運動の評価がされる．また Swan-Ganz カテーテルによる心内圧の測定により左室機能や肺血管・右心への影響を評価する．肺高血圧の有無と程度の評価は重要である．

▶ 手術適応

　急性 MR と慢性 MR で手術適応は異なる．また慢性 MR でも一次性と二次性では異なってくる．

1) 急性僧帽弁閉鎖不全症

　急性 MR において，重度の逆流を呈している多くの症例では代償機能が十分働かない状態で心不全に陥るため，早期の手術が必要となる．特に，乳頭筋断裂例では緊急手術が必要となる．乳頭筋断裂は通常急性心筋梗塞に伴う合併症であるため，両病態を伴い循環動態は不良であり，弁置換術となることが多い．弁形成術も行われるが今後線維化が進行する乳頭筋の再建で MR が確実に制御できるかは不明である．乳頭筋断裂による MR に関しては，「第 6 章 虚血性心疾患」で詳述しているので参照されたい．

2) 慢性一次性僧帽弁閉鎖不全症

　慢性一次性 MR において多くの場合，弁形成術が試みられ，mild 以下に逆流が制御されない場合は弁置換術に conversion されるのが一般的である．2020 年に本邦の弁膜症治療のガイドライン[15] が改訂されており（図 3），治療にあたってはこの最新のガイドラインを基準にして十分に検討されたい．

3) 慢性二次性僧帽弁閉鎖不全症

　前述のように一次性と二次性 MR は MR の発生機序そのものが異なるため，手術の適応も異なってくる．また本邦の 2020 年改訂の弁膜症治療のガイドラインでは，二次性 MR の中に，最近研究が進んでいる心房性機能性 MR（atrial functional MR）という概念が新たに加わった．これは従来考えられていた二次性 MR の概念がその原因を心室に求めているのとは異なり，多くの場合持続性心房細動を伴う心房拡大をその原因とするものである．

▶ 手術

　胸骨正中切開によるアプローチについて述べる．低侵襲アプローチによる僧帽弁手術に関しては，「第 10 章 低侵襲心臓外科」を参照されたい．

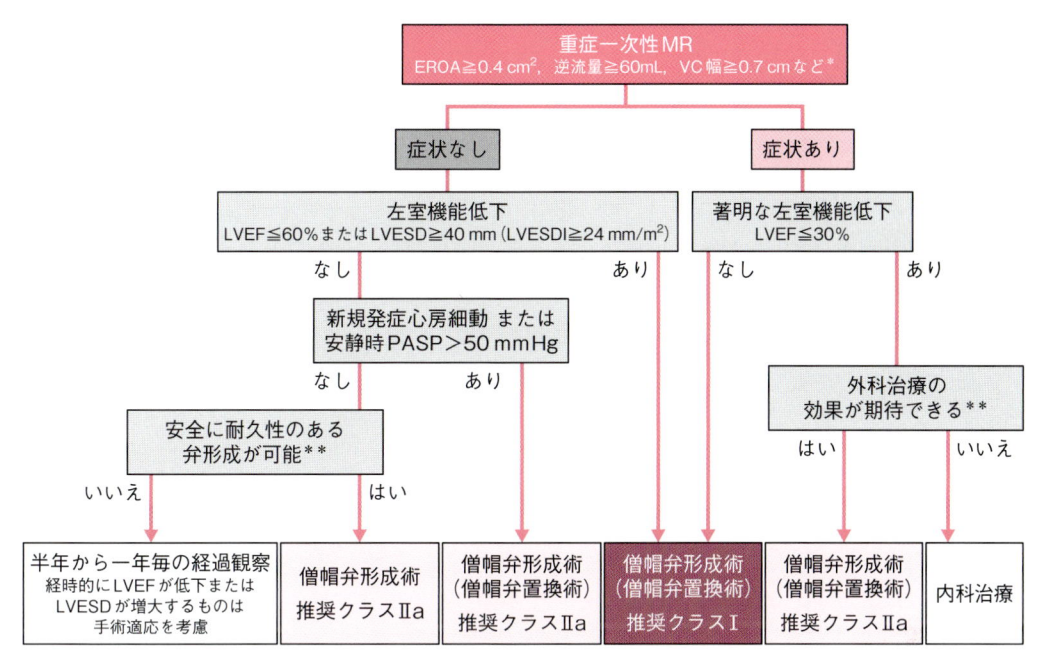

図3　重症一次性 MR の手術適応
*重症度評価については本文参照，**弁膜症チームの協議により判断する
LVESDI：LVESD index（＝LVESD/BSA），PASP：肺動脈収縮期圧，VC：縮流部
日本循環器学会/日本胸部外科学会/日本血管外科学会/日本心臓血管外科学会. 2020 年改訂版 弁膜症治療のガイドライン.
https://www.j-circ.or.jp/cms/wp-content/uploads/2020/04/JCS2020_Izumi_Eishi.pdf. 2024 年 6 月閲覧

　僧帽弁の手術は大動脈弁とは異なり視野展開が困難なことがあり，手術を安全・確実に施行するためには視野の確保が第一歩となる．一般的に胸郭の前後径が大きい場合は僧帽弁がみえにくいため，右開胸のほうが良好な視野をとれることがある．僧帽弁の視野をよくするためには，心膜切開は正中よりやや右側にして右側心膜は十分に吊り上げる．左側心膜は吊り上げないほうがよい．上大静脈（superior vena cava：SVC）の可動性がよいほうが視野は展開しやすいため必要であれば SVC 周囲を剝離する．再手術などで心囊内癒着があれば，人工心肺開始後左室側面・後面を十分に剝離したほうが視野はよい．心囊内剝離が困難な場合には大きく左開胸するのが有効なこともある．脱血カニューレは SVC に直接挿入するほうがよい．手術台は左側下にローテートする．

　僧帽弁へのアプローチにおける心房切開は右側左房切開が標準術式である．僧帽弁に近づくためには心房間溝の脂肪織を切開し心房中隔を十分に剝離するとよい．他のアプローチとして経心房中隔より入る superior approach がある．superior approach は右心耳から心房中隔および左房上面を切開する方法であり，良好な視野が得られる．左房の小さい症例や再手術時に有効であるが，このアプローチの注意点として，洞結節の栄養血管の1つである左房上面を通る枝が切断され，術後に洞機能不全を引き起こす可能性があげられる．

　左房切開前に左心ベントを引き過ぎると左房が虚脱して左房切開が不正確となることがある．一時的にベントを中止し左房がある程度張った状態で切開し，ベントを再開してから左房切開の延長を行えばよい．

1) 僧帽弁形成術

　僧帽弁形成術（mitral valve plasty：MVP）を行う場合，弁尖の評価が最も重要である．左房切開をして十分な視野を展開した後に僧帽弁を観察する．十分な視野が展開できないと僧帽弁の評価が不正確となり，質の高い手術に帰結しない．もちろん病変部が目につくであろうが，まず僧帽弁全体を観察する．第一に弁の変形がないか，弁輪拡大の程度を確認する．第二に弁輪部や弁尖の石灰化・硬化・疣贅・穿孔，逆流による jet lesion の有無を確認する．第三に弁尖と腱索を観察する．弁尖の肥厚・菲薄化，腱索の断裂・延長・短縮・癒合，弁尖の可動制限の有無などを観察する．また，乳頭筋を観察し形態や位置の異常・断裂・線維化による延長などを確認する．最後に左室への注水試験を行い逆流の状態を確認する．術前検査でおおよその病変は推測されていても，直接これらの病変を観察して最終的な形成手技の戦略を決定する．弁尖の逸脱の程度や両弁尖接合部の高さを評価する場合，一般的に P1 が病変となる可能性が低いため，ここを基準点（reference point）として弁尖を順番に観察していく．P1 が病変であれば正常と考えられる他の部分の弁尖を基準とする．

a) 粘液様変性
　以下に述べる MVP の手技は，最も代表的な対象病因である粘液様変性を基本としている．

① resection and suture
　腱索が断裂した部分や延長している部分の弁尖を切除し，切除した両断端の弁尖を縫合する方法である．後尖の切除は三角あるいは四角切除が代表的である（**図 4**）．四角切除では切除した弁尖部位に当たる僧帽弁輪は 2-0 あるいは 3-0 ブレイド糸を使用して弁輪を縫縮する．切除した弁尖の両断端は 5-0 ポリプロピレン糸で単結節あるいは連続縫合する．この際，弁尖の

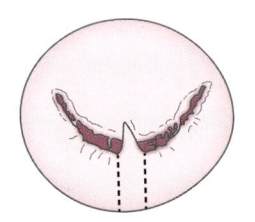

a. 逸脱後尖を断裂した腱索より2〜3 mm 離して矩形に切除する．

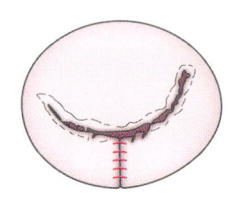

b. 両端針で切離した後尖の弁輪部を縫合する．次いで切離した左右の弁尖を縫合する．

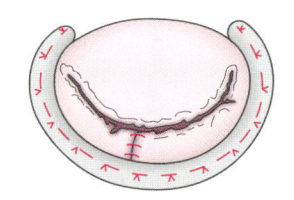

c. 人工弁輪にて弁輪形成を行う．

図 4　resection and suture

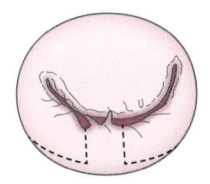
a. 後尖の高さが前尖より著しく高い症例に行う。切開線を点線で示す。

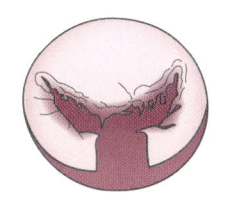
b. 後尖逸脱部を矩形に切除し、弁輪部を左右交連方向に切開する。

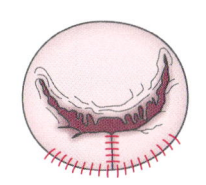
c. 矩形に切除した左・右の弁尖を縫合し、それに合わせて切開した弁輪部と弁尖基部を3:2くらいの割合で縫合する。

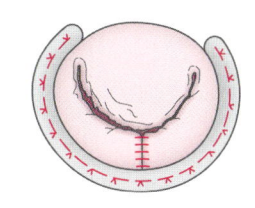
d. リングにて弁輪形成を行う。

図5 sliding plasty

縫合距離をしっかりとることが大切で、それが不十分であると後に弁尖裂開が発生し逆流の再発の原因となることもある。切除する範囲を少なくしてその分縫合距離をしっかりとればよい。四角切除する場合は弁輪縫縮を確実にしなくてはならない。これは縫合する弁尖切除端にかかる緊張をとり弁尖裂開を防ぐことにつながる。後尖では単純に切除する場合は切除範囲が1/3を超えないように留意する。それを超える切除は過剰な弁輪縫縮により左冠動脈回旋枝の屈曲や閉塞をきたす可能性がある。1/3を超える場合は、余剰な弁尖組織を使用してsliding plasty（**図5**）[16,17]を行うか、後述する人工腱索を使用した腱索再建を選択する。四角切除による resection and suture を行うと後尖の可動性が低下するという意見もあり、三角切除として弁輪縫縮を行わない方法もある。

　前尖の切除は後尖切除に比べるとあまり行われない手技である。Barlow 病などのように前尖が高度に余剰組織がある症例などに限定される。切除する場合は三角切除[18]を行う。この際、前尖の rough zone を底辺とした二等辺三角形となるわけであるが、底辺が他の辺より長くならないことと、頂点を弁尖の高さの2/3程度までとし大きく切除し過ぎないように注意する。

② 腱索の再建

　腱索の再建は、Carpentier は延長した腱索を乳頭筋に折り込むようにしてループをかけて固定する方法（chordae shortening）[9]を提示したが、現在では人工腱索による腱索の再建[19〜21]が一般的である。腱索の延長・断裂どちらに対しても使用できる。前尖に対して行われることが多いが、後尖の逸脱が広範囲に及ぶ場合などでは後尖に対しても行われる[22]。後尖の resection and suture は後尖の可動性を低下させるとの理由で後尖の形成に積極的に人工腱索を使用する術者もいるが、人工弁輪を縫着すると多かれ少なかれ後尖運動は制限されるので、術者として熟練するまでは後尖病変範囲が限局されているならば resection and suture のほう

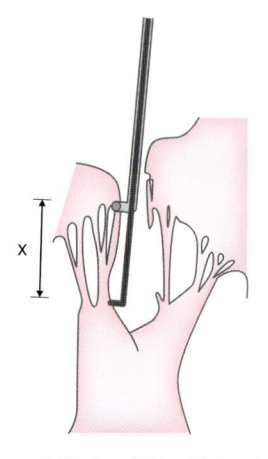

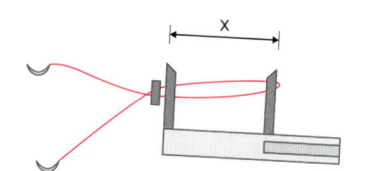

b. 人工腱索の糸をプレジェットに通し，測定しておいたXをループ長とする．

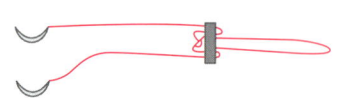

c. 針をさらにプレジェットに二重に通す．

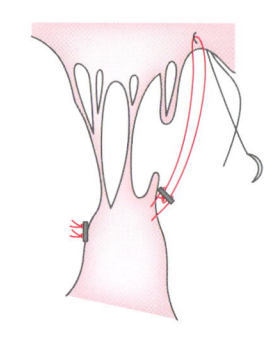

d. 人工腱索の糸は乳頭筋にかけ対側をプレジェットを通して固定する．ループは別の糸で弁尖に固定する．

a. 再建する部分の近く，あるいは対側の正常な腱索長を測定する（X）．

図6　loop technique

［von Oppell UO et al：Ann Thorac Surg **70**：2166-2168, 2000 より引用］

が確実で再現性が高い．polytetrafluoroethylene（PTFE）糸を乳頭筋に anchoring して逸脱した弁尖にかける．乳頭筋部の anchoring は結紮して固定する場合，結紮しない場合，腱索の再建方法として他に loop technique[23]（**図6**）も有用である．

　人工腱索による腱索再建で一番大切なことは，その長さの決定である．術前の心エコーで計測しておく，仮固定して逆流試験で決定する，人工弁輪の高さに合わせるなど術者により様々である．いずれにしても遮断解除後の経食道心エコーによる評価が重要で，逆流が強ければ再遮断を躊躇すべきではない．

③ 弁輪縫縮

　resection and suture での弁輪縫縮や sliding plasty での弁輪縫縮以外には，交連部での弁輪縫縮がある．代表的な方法は Kay 法で[24]，この方法単独で弁形成を行うことはあまりないが，弁輪拡大が著明な場合は交連部を Kay 法で縫縮したうえで人工弁輪を縫着する方法も用いられる．

④ 弁尖の補填

　粘液様変性ではあまりないが，リウマチ性で弁尖の面積が不十分な場合，Carpentier 分類 type Ⅲa，感染により弁尖に弁瘤や穿孔が認められる場合などで弁尖を補填することがある．補填材料としては自己心膜やウシ心膜，PTFE などがある．自己心膜を使用する場合は将来の退縮を予防するためグルタールアルデヒド処理を行う．

⑤ 人工弁輪縫着

　人工弁輪縫着は MVP において大切な要素である．MVP において人工弁輪使用の有無は MR 再発率に影響する．人工弁輪を使用しないことは MR の再発を有意に高くする[25~28]．人工弁輪は形態により full ring と partial ring に，また柔軟性により rigid/semi-rigid と flexible に分類される．これらは，もともと ring 製作コンセプトが異なっている．代表的な full/rigid ring には Carpentier ring（classic）があり，拡張し変形した弁輪を正常形態に remodeling させるというのが基本のコンセプトである．それに対して full/flexible ring には Duran ring がある．これは，弁輪は収縮と拡張で形態が異なりその動きを妨げないように柔軟性が必要であるというのが基本コンセプトである．そのため，remodeling ではなく弁輪は全体的に縫縮されることとなる．

　partial ring のコンセプトは，大動脈弁と僧帽弁前尖間の線維組織は強固で拡大しないという考えに基づいているが，この部位の弁輪も拡大することが明らかになってきた[29]．しかし，弁輪拡大の少ない後尖病変例にはよい適応となる．

　弁輪に糸をかける際は，大動脈弁・冠動脈左回旋枝・刺激伝導系といった弁輪周囲の構造物を損傷しないように糸を深くかけすぎないように注意が必要である．

　rigid/semi-rigid の full ring を使用する場合の注意点としては，1つは弁輪にかける糸の刺入点から刺出点の幅を大きすぎずに均等に行うことである．この幅が大き過ぎると人工弁輪を縫着した際に自己弁輪組織の裂開を起こし，リークや ring detachment を生ずる可能性が出てくるため 8〜10 mm 幅が適当である．もう1つは後尖弁輪の中央部を決定し，人工弁輪の後尖部分の中央と一致させることである．MR では弁輪は拡大しているが，均等に拡大しているわけではない．特に後内側に拡大しやすいが，均等に糸をかけた場合その部分にはかける糸の本数も多くなるはずで，後尖弁輪にかけた本数の真ん中の糸が後尖の中央部となるわけではない．人工弁輪の中央部と後尖の中央部を一致させることで，拡大した弁輪部分が ring の形状に合わせてより縫縮されることとなる．

　人工弁輪のサイズの選択は，製品によって測定場所が異なるので使用する人工弁輪の測定部が commissure 間なのか trigone 間なのかを理解しておかなければならない．そのため，サイズの決定には使用する人工弁輪専用のサイザーを使用する．サイズは2段階で決定する．第一段階は commissure 間あるいは trigone 間距離である．基本的にはこれでサイズはほぼ決定するが，続いて第二段階で前尖の左室側に直角鉗子や鉤を挿入し rough zone の腱索を後尖側に牽引して前尖の高さを確認する．多くは第一段階で仮決定されるサイザーとほぼ合致するが，2 mm 以上サイザーより前尖が高ければもう1サイズ大きな人工弁輪を選択する．

⑥ edge to edge suture（Alfieri stitch）

　Alfieri によって提唱された[30, 31]．MR の原因となる prolapse している弁尖部分を対側弁尖と縫合することによって MR を制御する方法である．代表的な例は A2-P2 間の edge to edge suture で，これにより僧帽弁口が double orifice の形態となる．長期予後の問題や狭窄を生じる危惧も指摘されたが良好な成績も報告されている[30]．このコンセプトは，catheter intervention の MitraClip に反映されている．

　A1-P1 間，A3-P3 間の弁輪に近い部分，あるいは交連部に edge to edge suture を行うこともあり magic suture と呼ばれる．簡便にわずかなリークの制御が行うことができることからこのように呼ばれる．

⑦ 僧帽弁形成術後の収縮期前方運動

　小さい人工弁輪の使用や後尖の高さが高い場合の切除・縫合において，後尖が前方（左室流出路側）に移動した形態に仕上がると，大動脈遮断解除後に前尖の収縮期前方運動（systolic

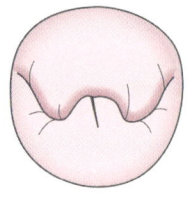
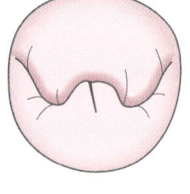
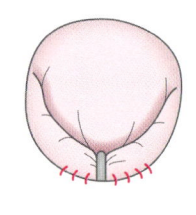

a. 後尖が高い（P2）
b. P2 を切除し，両切除端の後尖の高さとして残す部分より，弁輪側の点（①，②）を弁輪（③）に縫合する.
c. 弁輪と弁尖を縫合し，切除端同士を縫合する.

弁輪は縫縮しない

図 7　folding plasty

［Grossi EA et al：Ann Thorac Surg **65**：1057-1059, 1998 より引用］

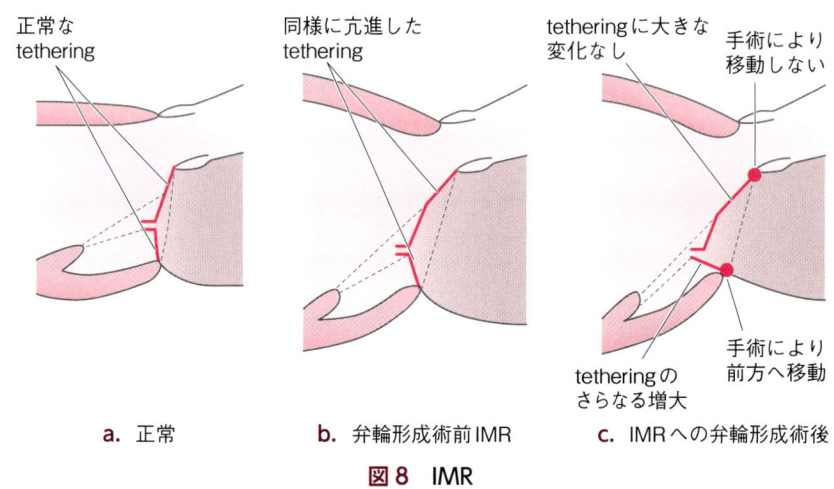

正常な tethering
同様に亢進した tethering
tethering に大きな変化なし
手術により移動しない
tethering のさらなる増大
手術により前方へ移動

a. 正常
b. 弁輪形成術前 IMR
c. IMR への弁輪形成術後

図 8　IMR

［Matsui Y et al：Ann Thorac Cardiovasc Surg **11**：164-171, 2005 より引用］

anterior motion：SAM）を引き起こし，MR 増強や左室流出路狭窄を生じることがある．これを予防するために後尖の高さが高い弁では folding plasty を行う[32]（**図 7**）．病変部分の弁尖を切除するとともに後尖の高さを減じることができる．また，26 mm 以下の小さい人工弁輪の使用はできるだけ控えることも SAM を防ぐのに重要である．

b）functional MR（FMR）

　FMR の弁形成は粘液様変性とは異なってくる．MR の原因が弁尖そのものに起因するのではないからである．IMR，拡張型心筋症では MR の原因の首座は左室であり僧帽弁そのものではない．収縮期における弁尖の tethering の発生が MR を引き起こす．左室拡大に伴う僧帽弁輪拡大に対し通常より 1〜2 サイズダウンした人工弁輪を縫着する undersized annuloplasty 法が提唱された[33,34]．しかしこれは後尖を前方に寄せることとなるため tethering をさらに強める結果となり（**図 8**），遠隔期に MR の再発を引き起こすことや狭窄を引き起こす可能性が報告されてきた[35〜39]．そのため，乳頭筋同士を縫合する approximation[40,41]や乳頭筋を僧帽弁輪

に吊り上げて固定する方法[42,43]，secondary chorda の切断[44]，弁尖のパッチ拡大[45,46] なども提唱されているが長期成績は不明である．前述したように FMR は低心機能であることが多いため MR の残存は予後に関してリスクとなる．そのため，腱索を温存した僧帽弁置換術（MVR）も考慮すべきである．

c) Barlow 病タイプの疾患

Barlow によって報告された僧帽弁の特異な形態[5,6] は，Barlow 病あるいは他の症状と合わせて Barlow 症候群と呼ばれることとなった．また，結合織疾患でこれに類似する形態を呈するものもある．これらは弁尖や腱索に著明な肥厚をきたすが，特徴的なのは著明な余剰弁尖組織である．後尖・前尖・両尖に発生する．billowing が著明で心エコー検査では弁尖組織が大きく左房側まで落ち込んでいる．両尖が同様に billowing を起こしていれば MR は発生しないが，それはまれである．外科医が目にするのはすでに手術適応となっている状態であり，弁尖全体が病変であると認識されるような広範囲のものもある．そのため，様々な手技を駆使した複雑な形成術が必要となることが多い．余剰弁尖組織により SAM の危険性もあるため，余剰組織の切除も必要なことが多い．それとともに人工腱索を用いた複数個所の弁尖の固定と大きな人工弁輪が必要となってくる．

2) 僧帽弁置換術

MVP で逆流が十分制御できない場合は弁置換術に conversion する．この際，心停止時間が長時間となるため，弁置換術に要する時間を考慮して conversion の決定をしなければならない．弁置換術の方法は「第4章-1. 僧帽弁狭窄症」の項を参照されたい．MS の弁置換と異なり弁尖の温存は容易なことが多いが，その分，余剰な組織が人工弁弁葉の開閉を阻害しないようにより注意しなければならない．自己弁尖組織と人工弁の癒合による人工弁機能障害の報告や自己弁尖の収縮期左室流出路への突出による血流障害の報告もある．

FMR では低心機能のことが多く，MR の残存が予後に関してリスクとなると考えられるため[47~49]，不十分な MVP よりも自己弁温存の MVR を推奨する者もいる．

■文　献

1) Fenstee MS et al：Mitral regurgitation：an overview. Curr Probl. Cardiol **20**：193-280, 1995
2) Waller BF et al：Pathology of mitral valve stenosis and pure mitral regurgitation, part I. Clin Cardiol **17**：330-336, 1994
3) Waller BF et al：Pathology of mitral valve stenosis and pure mitral regurgitation, part II. Clin Cardiol **17**：395-402, 1994
4) Olsen LJ et al：Surgically pathology of the mitral valve：a study of 712 cases spanning 21 years. Mayo Clin Proc **62**：22-34, 1987
5) Barlow JB et al：Mitral valve prolapse, the specific billowing mitral leaflet syndrome, or an insignificant non-ejection systolic click. Am Heart J **97**：277-285, 1979
6) Barlow JB et al：Billowing, floppy, prolapsed or flail mitral valves？ Am J Cardiol **55**：501-502, 1985
7) Nishimura RA et al：Papillary muscle rupture complicating acute myocardial infarction：analysis of 17 patients. Am J Cardiol **51**：373-377, 1983
8) Chen Q et al：Mitral valve surgery for acute papillary muscle rupture following myocardial infarction. J Heart Valve Dis **11**：27-31, 2002

9）Carpentier A：Cardiac valve surgery：the French correction. J Thorac Cardiovasc Surg **86**：323-337, 1983

10）Carpentier A et al：Valve analysis：the functional classification. Carpentier's Reconstructive Valve Surgery, Saunders Elsevier, St. Louis, p5-10, 2010

11）Foster GP et al：Accurate localization of mitral regurgitant defects using multiplane transesophageal echocardiography. Ann Thorac Surg **65**：1025-1031, 1998

12）Yoshida K et al：Value of acceleration flow signals proximal to the leaking orifice in assessing the severity of prosthetic mitral valve regurgitation. J Am Coll Cardiol **19**：333-338, 1992

13）Bonow RO et al：ACC/AHA 2006 guidelines for the management of patients with valvular heart disease：a report of the American College of Cardiology/American Heart Association Task Force on Practice Guidelines（writing committee to revise the 1988 Guidelines for the Management of Patients With Valvular Heart Disease）：developed in collaboration with the Society of Cardiovascular Anestheologists：endorsed by Society for Cardiovascular Angiography and Interventions and the Society of Thoracic Surgeons. Circulation **114**：e84-e231, 2006

14）Otsuji Y et al：Insights from three-dimensional echocardiography into the mechanism of functional mitral regurgitation：direction in vivo demonstration of altered leaflet tethering geometry. Circulation **96**：1999-2008, 1997

15）日本循環器学会ほか：2020 年改訂版 弁膜症治療のガイドライン．＜https://www.j-circ.or.jp/cms/wp-content/uploads/2020/05/JCS2020_Izumi_Eishi_0420.pdf＞（2024 年 9 月 1 日閲覧）

16）Carpentier A：The sliding leaflet technique. Le Club Mitrale Newsletter I-5, 1988

17）Perier P et al：Carpentier "sliding leaflet" technique for repair of the mitral valve：early results. Ann Thorac Surg **57**：383-386, 1994

18）Saunders PC et al：Anterior leaflet resection of the mitral valve. Semin Thorac Cardiovasc Surg **16**：188-193, 2004

19）Zussa C et al：Artificial mitral valve chordae：experimental and clinical experience. Ann Thorac Surg **50**：367-373, 1990

20）Frater RW et al：Chordal replacement in mitral valve repair. Circulation **82**［Suppl］：Ⅳ125-Ⅳ130, 1990

21）David TE et al：Mitral valve repair by replacement of chordae tendineae with polytetrafluoroethylene sutures. J Thorac Cardiovasc Surg **101**：495-501, 1991

22）Perier P et al：Toward a new paradigm for the reconstruction of posterior leaflet prolapse：midterm results of the "respect rather than resect" approach. Ann Thorac Surg **86**：718-725, 2008

23）von Oppell UO et al：Chordal replacement for both minimally invasive and conventional mitral valve surgery using premeasured Gore-Tex loops. Ann Thorac Surg **70**：2166-2168, 2000

24）Kay JH et al：The repair of mitral insufficiency associated with ruptured chordae tendineae. Ann Surg **157**：351-360, 1963

25）Flameng W, et al：Recurrence of mitral valve regurgitation after mitral valve repair in degenerative valve disease. Circulation **107**：1609-1613, 2003

26）David TE, et al：Late outcomes of mitral valve repair for mitral regurgitation due to degenerative disease. Circulation **127**：1485-1492, 2013

27）Javadikasgari H et al：Simple versus complex degenerative mitral valve disease. J Thorac Cardiovasc Surg **156**：122-129, 2018

28）David TE et al：Long-term results of mitral valve repair for regurgitation due to leaflet prolapse. J Am Coll Cardiol **74**：1044-1053, 2019

29）Hueb AC et al：Ventricular remodeling and mitral valve modifications in dilated cardiomyopathy：new insights from anatomic study. J Thorac Cardiovasc Surg **124**：1216-1224, 2002

30）Alfieri O et al：The double-orifice technique in mitral valve repair：a simple solution for complex problems. J Thorac Cardiovasc Surg **122**：674-681, 2001

31）Alfieri O et al："Edge-to-edge" repair for anterior mitral leaflet prolapse. Semin Thorac Cardiovasc Surg **16**：182-187, 2004

32）Grossi EA et al：Early results of posterior leaflet folding plasty for mitral valve reconstruction. Ann Thorac Surg **65**：1057-1059, 1998

33）Bolling SF et al：Mitral valve reconstruction in elderly, ischemic patients. Chest **109**：35-40, 1996

34）Bolling SF et al：Intermediate-term outcome of mitral reconstruction in cardiomyopathy. J Thorac Cardiovasc Surg **115**：381-386, 1988

35) Kuwahara E et al：Mechanism of recurrent/persistent ischemic/functional mitral regurgitation in the chronic phase after surgical annuloplasty：importance of augumented posterior leaflet tethering. Circulation 114 [Suppl I]：I529-I534, 2006

36) Otsuji Y et al：Restricted diastolic opening of the mitral leaflets in patients with left ventricular dysfunction：evidence for increased valve tethering. J Am Coll Cardiol 32：398-404, 1998

37) Kubota K et al：Functional mitral stenosis after surgical annuloplasty for ischemic mitral regurgitation：importance of subvalvular tethering in the mechanism and dymanic deterioration during exertion. J Thorac Cardiovasc Surg 140：617-623, 2010

38) Calafiore AM et al：Mitral valve procedure in dilated cardiomyopathy：repair or replacement. Ann Thorac Surg 71：1146-1153, 2001

39) 心臓弁膜症評価のための心エコー諸指標の解説作成小委員会：成人心臓弁膜症の心エコー図診断（案）. 超音波医 40：601-640, 2013

40) Matsui Y et al：Impact of papillary muscles approximation on the adequacy of mitral coaptation in functional mitral regurgitation due to dilated cardiomyopathy. Ann Thorac Cardiovasc Surg 11：164-171, 2005

41) Shingu Y et al：Papillary muscle suspension concomitant with approximation for functional mitral regurgitation. Circ J 73：2061-2067, 2009

42) Kron IL et al：Surgical relocation of the posterior papillary muscle in chronic ischemic mitral regurgitation. Ann Thorac Surg 74：600-601, 2002

43) Fattouch K et al：Papillary muscle relocation and mitral annuloplasty in ischemic mitral valve regurgitation：midterm results. J Thorac Cardiovasc Surg 148：1947-1950, 2014

44) Messas E et al：Efficacy of chordal cutting to relieve chronic persistent ischemic mitral regurgitation. Circulation 108 [Suppl II]：II111-II115, 2003

45) Kincaid EH et al：Anterior leaflet augmentation for ischemic mitral regurgitation. Ann Thorac Surg 78：564-568, 2004

46) de Varennes B et al：Initial results of posterior leaflet extension for severe type IIIb ischemic mitral regurgitation. Circulation 119：2837-2843, 2009

47) Serri K et al：Is a good perioperative echocardiographic result predictive of durability in ischemic mitral valve repair？ J Thorac Cardiovasc Surg 131：565-573, 2006

48) Magne J et al：Preoperative posterior leaflet angle accurately predicts outcome after restrictive mitral valve annuloplasty for ischemic mitral regurgitation. Circulation 115：782-791, 2007

49) Gillinov AM et al：Is repair preferable to replacement for ischemic mitral regurgitation？ J Thorac Cardiovasc Surg 122：1125-1141, 2001

3 心房細動に対する外科治療

疫学

1902 年，Einthoven によって心房細動がはじめて心電図として記録されて以来，心房細動は最も一般的な不整脈として知られる．心房細動の有病率は，米国の報告では全人口の0.89%[1]，日本では 0.56%[2] で，80 歳を超えると有病率は 10% を超える．また，全世界的に年々増加傾向にあり，日本の心房細動患者数は 2050 年に 100 万人を超える（有病率 1.09%）と推定されている．

症候および自然歴

心房細動そのものは致死的ではないが，心房細動の存在により患者は，①不規則な脈や頻拍による動悸の自覚，②atrial kick の消失による心機能低下，③心原性血栓塞栓症のリスクというデメリットを被る．9,483 例を対象とした本邦の 19 年間の観察研究[3]では，心房細動が脳卒中死・心血管死・全死亡を増加させ，心房細動をもつ者は心房細動をもたない者に比べて観察期間終了時点での生存率が有意に低下した．これは 65 歳未満の若年層でより顕著であった．

診断

心房細動の診断は，心電図上，QRS 間隔の絶対的不整，P 波消失，基線変動（f 波）の存在で診断される．心房細動歴が長い永続性心房細動では，心房興奮能の低下で基線変動（f 波）が消失し平坦になることが多い．また，心房内伝導や房室結節機能が低下し徐脈となることが多い．図 1 に 2 枚の心電図を示す．図 1a の心電図は心房細動出現後 3 ヵ月の患者のもので，図 1b の心電図は別の患者で心房細動出現後 15 年のものである．

心房細動の発生機序

心房細動が起こっている心房筋を細分化すると心房細動が停止することから，心房細動維持のためにはある程度の心筋塊の大きさが必要であることが知られている．さらに，早期刺激により心房細動誘発が可能であることから，リエントリーが心房細動の機序であるという理論が有力視されている．Allessie らは，遊離心房筋片において心房細動中に多数のリエントリー回路が存在することを確認した．心房筋細胞に容量および圧負荷がかかると不応期が異なる心筋細胞の領域が存在するようになり，局所の機能的ブロックが発生する．すると，その部分を旋

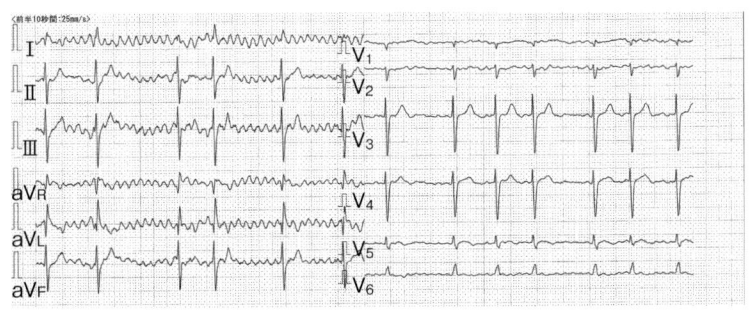

a. 心房細動出現後3ヵ月

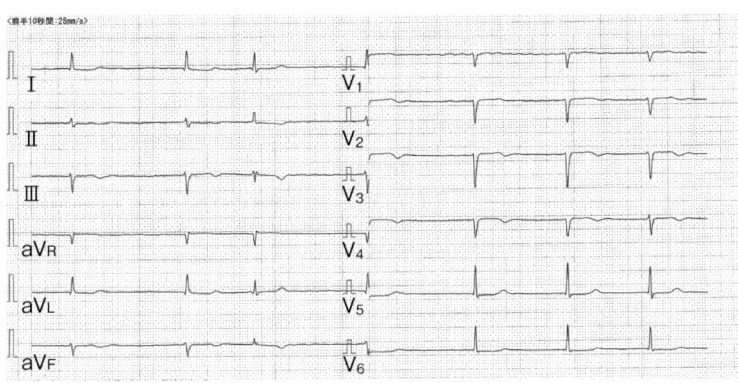

b. 心房細動出現後15年

図1　心房細動の心電図
心房細動となって間もない **a** の心電図では明瞭な f 波を認めるが，心房細動歴が
長い **b** の心電図では f 波は消失し，徐脈を伴う（a と b は別患者）．

回するリエントリー回路が生じ心房細動の発生へとつながると考えられる．弁膜症では左房筋
や肺静脈に伸展した心筋鞘（myocardial sleeve）への容量負荷・圧負荷から高頻度異常興奮が
発生しやすくなるとされ，これに心房筋不応期のばらつきが加わり，心房細動が発症すると考
えられている．こうした理由から弁膜症，特に僧帽弁膜症では心房細動を合併しやすい．

外科治療とその適応

　米国の Cox が 1991 年にメイズ手術を発表した．メイズ手術とは，洞結節の興奮が心房全体
に行き渡り房室伝導も維持されることを前提に，①リエントリーが発生・維持されない大きさ
に心房筋を一度細分化（「メイズ（maze）」とは迷路という意味．心房に迷路を描くように心房
筋を切離）する，②可能性としてあげられるマクロリエントリー回路は断ち切る，という概念
に基づき，一定の心房切開線（lesion set）を作成する手術である（Cox メイズ手術[4]）．その後，
症例の蓄積で得られた知見から，刺激伝導を意識して lesion set が改良された．また，肺静脈
に伸展した心筋鞘において高頻度異常興奮が発生しやすくなることが明らかにされ，心房細動
の起源となる高頻度反復性興奮が発生している肺静脈を電気的に隔離することが心房細動治療
の重要なコンセプトと認識された．さらに，「cut and sew」であった lesion set の大部分がク
ライオアブレーション・高周波アブレーションに置き換わり，デバイスの開発に伴って全世界

に普及した.

　また，簡略化手術として，肺静脈を含む左房後壁の電気的隔離と左心耳切除のみを行い右房の lesion set を省略する左房メイズ手術や，後述するような肺静脈隔離術のみの手術も，適切な症例を選んで適応することで良好な成績が報告され，心房細動手術の選択肢として認識されている.

　心房細動に対する非薬物治療の目的は，①不整脈と頻拍の解除，②心房収縮回復による心機能の改善，③血栓塞栓症の予防，の 3 点に集約される.　心房細動が洞調律に回復すると，動悸などの不快な症状から解放されるだけでなく，心房収縮が回復することで心臓全体の拍出量が増加し，脳梗塞など心原性の血栓塞栓症が予防される.　心房細動手術の適応はこれらが安全に達成できるかで規定され，器質的心疾患に合併した心房細動と孤立性心房細動を別々に考える必要がある.

1) 器質的心疾患に合併した心房細動に対する心房細動手術

　心房細動を合併した器質的心疾患患者に対して開心術を行うと，心房細動手術を同時施行した群で 30 日以内の死亡率が有意に減少した[5,6].　その理由として，術後の脳梗塞発症が少ないこと，挿管時間が短いこと，腎不全発症が少ないことなどをあげている.　遠隔期に関しても，心房細動手術を同時施行した群で遠隔期の心機能が有意に改善し，生存率も上昇した.

　遠隔期の脳梗塞予防に関しては，5 つの非ランダム化比較試験のメタ解析で，遠隔期での有意な脳梗塞予防効果が認められた[5].　さらに術後遠隔期の生活の質 (QOL) は，心房細動手術後に洞調律が維持された群で改善した[7].

　心房細動手術併施のリスクについて，器質的心疾患に対する手術は，左房を切開する僧帽弁手術などと左房を切開しない大動脈弁手術，冠動脈バイパス術などに大別される.　いずれにおいても心房細動手術併施によって手術に伴う合併症や手術死亡は上昇せず，むしろ術後 30 日死亡率が改善した[8~10].　これらのことから，器質的心疾患に合併した心房細動に対する心房細動手術は，原疾患に対する手術が左房切開を必要とするかどうかにかかわらず推奨されている.

　心房細動を外科的に洞調律に復帰させるメイズ手術[10]後の洞調律復帰率は極めて高く，適切な症例に施行されれば 70～90 ％の確率で心房細動を洞調律に復帰させる[11,12].　一方，心房細動手術を行って洞調律に復帰しても再び心房細動に戻ってしまう例や，洞調律に復するも有効な心房収縮が得られない例も存在する.　本邦でも症例の蓄積が行われ，術前状態として，①左房径が 70 mm を超える巨大左房例，②心電図 V_1 の f 波高が 0.1 mV 以下，③心房細動歴が 15 年を超える症例では術後洞調律の復帰が期待できず，仮に心房細動が消失しても洞不全症候群が前面に出る可能性が高いと考えられている[13].　このような症例に対してメイズ手術を完遂することはいたずらに手術時間を長引かせるだけであり，器質的心疾患の手術に加え後述する左心耳閉鎖のみ追加する術式を考慮すべきである（**図 1b**）.

　大動脈弁置換術や冠動脈バイパス術など左房切開を必要としない手術との同時手術は，肺静脈隔離術だけでも有効である.　しかし，左房径が 45 mm を超えて拡大しているとその効果は限定的となることが示されている[14].

2) 孤立性心房細動に対する心房細動手術

　薬剤抵抗性の孤立性心房細動に対しては，カテーテルアブレーションでの治療が主流であり，その長所は低侵襲性と反復治療が比較的容易な点である．メイズ手術は胸骨正中切開・人工心肺使用下に心停止を要する侵襲の大きな治療法であり，孤立性心房細動に対してはより低侵襲な手術が望まれる．胸腔鏡下・心拍動下で行われる肺静脈隔離術は，全身麻酔が必要ではあるが人工心肺を使用せず，放射線被曝もなく，直視下もしくは胸腔鏡補助下に確実な治療を行うことが可能で，発作性心房細動・持続性心房細動のどちらに対してもカテーテルアブレーションよりも良好な成績が示されている[15, 16]．さらに，カテーテルアブレーション不成功例だけを対象としてその二次治療を胸腔鏡下肺静脈隔離術または再カテーテルアブレーションに振り分けた試験で，胸腔鏡下肺静脈隔離術がカテーテルアブレーションよりも洞調律復帰率が有意に優れていた[17]．また，心原性塞栓症の原因として重要な左心耳を同時に処理できるのも外科治療の利点である．しかし，合併症は胸腔鏡下肺静脈隔離術のほうが多い．心嚢液貯留・心タンポナーデは胸腔鏡下肺静脈隔離術でもカテーテルアブレーションでも同程度（2〜3%）発生するが，気胸や胸水貯留といったカテーテルアブレーションではほぼ起こらない合併症が，胸腔鏡下肺静脈隔離術で6%前後発生するとされる[16]．これらのことから，胸腔鏡下肺静脈隔離術はカテーテルアブレーションに比較し，孤立性心房細動に対する有効性は高いが治療に伴う侵襲性も高いといえる．胸腔鏡下肺静脈隔離術がメイズ手術よりも低侵襲で行えるとはいっても，孤立性心房細動に対しては，カテーテルアブレーション不成功例や，左房内血栓があり左心耳閉鎖と組み合わせて新たな左房内血栓の発生と血栓塞栓症を予防すべき症例などが手術適応になると考えられる．

3) 左心耳閉鎖術

　左心耳は心房細動患者における心内血栓の好発部位として知られる．左心耳の処理は，心房細動手術の際に同時に施行されることでその後の脳梗塞を予防することが示されている．さらに器質的心疾患に心房細動が合併している症例では，原疾患に対する手術に左心耳閉鎖を追加することで，心房細動を制御することはできないが術後30日・遠隔期の両方で脳梗塞の発生を有意に抑制し[18]，生命予後も改善した[19]．したがって，器質的心疾患に永続性心房細動を合併した症例に対して，原疾患に対する開心術と同時に左心耳閉鎖術を行うことは理にかなっている．近年，左心耳閉鎖専用のデバイスが開発された．これを用いることで心拍動下でも容易に左心耳を隔離閉鎖することが可能で，その安全性や確実性も証明されている[20]．

◼ メイズ手術の変遷と標準術式

1) メイズ I

　1991年に発表されたメイズ手術原法である．右房・心房中隔切開から左房天井へ大きく切り込み，両心耳と，4つの肺静脈開口部を含む左房後壁を切離する．これらの lesion set は冠

静脈洞以外のすべてが「cut-and-sew」で作成された．この術式では右房・上大静脈接合部に位置する「sinus tachycardia site」が切断されることで，運動に反応しての適切な頻脈が生じなくなった．さらに，Bachmann 束を介する右房から左房への早い伝導が失われた．これによって左房興奮が著しく遅れ，左室収縮のタイミングで左房が収縮することになり左房から左室への血液運搬が阻害された．

2) メイズⅡ

前述の2つの問題が明らかになり，lesion set の変更が行われた．心房中隔切開が後方に移動し，これが上大静脈へ向かう切開線とつながった．十分な視野を得るため上大静脈を離断することになりその修復が非常に複雑となったため，14 例に行われたのみとなった．

3) メイズⅢ

中隔切開がさらに後方に移動し左房後壁の切開線（右側左房切開＝いわゆる，box lesion の一部を構成）と直接つながることで，両心房天井にまたがる切開線が廃止された．運動時に適切な頻脈が出現しないことや，心房収縮様式の不均等といった問題は解決されたが，それでも切開線は複雑多岐にわたり，外科医に広く受け入れられたわけではなかった．

4) メイズⅣ

メイズⅢで確立された lesion set の大部分が，デバイスによる焼灼ラインもしくは凍結凝固に置き換わった．切開縫合が必要なのは，右房切開線，右側左房切開線，左心耳切除線のみとなり，デバイスの開発に伴って全世界に普及し minimally invasive cardiac surgery（MICS）などの低侵襲手術にも応用されるようになった．

5) 現在多く行われている術式 (図 2〜10)

メイズ手術は，肺静脈隔離，左房 lesion set（左心耳閉鎖を含む），右房 lesion set，の各要素から構成される．以下に標準術式を示す．lesion set には用いるデバイスや術者の考えなどによって variation が存在するが，術式の概念は共通する．

正中切開で心臓に到達し，上行送血，上下大静脈脱血で人工心肺を開始する．右下肺静脈-下大静脈間，右上肺静脈-右肺動脈間を鈍的に剝離し斜洞に達し，右上下肺静脈を一塊としてテーピングする．心房間溝（Waterston's groove）を剝離した後，上下の右肺静脈を一緒にクランプ型双極高周波デバイスでクランプし，肺静脈開口部の左房を円周状に焼灼する（**図 2**，**図 9-①**，**図 10-①**）．焼灼の際は不完全な焼灼を避けるため，肺静脈周囲のテーピングを抜去することが肝要である．

次いで，Marshall 靱帯を電気メスで鋭的に切離し左上肺静脈-左肺動脈間を鈍的に剝離し，左上下肺静脈を一塊としてテーピングする．左肺静脈を上下一緒にクランプ型双極高周波デバイスでクランプし，右側と同様に焼灼する（**図 3**，**図 9-②**，**図 10-②**）．

完全体外循環として下位右房横（斜）切開し，切開口からクランプ型双極高周波デバイスを用いて分界稜（crista terminalis）の背側で上大静脈・下大静脈までのブロックラインを作成す

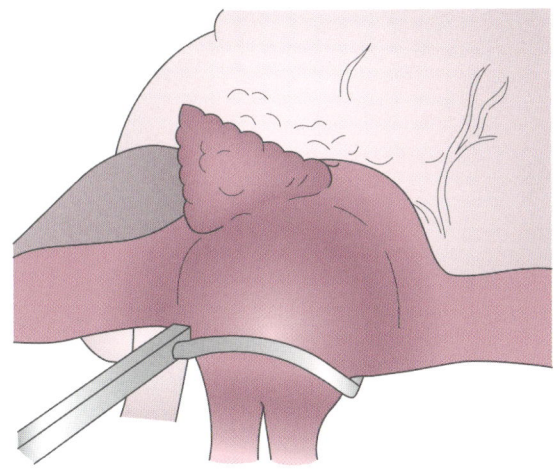

図2 右肺静脈隔離

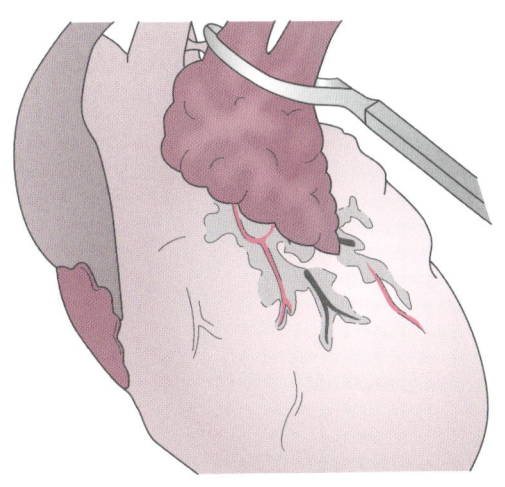

図3 左肺静脈隔離

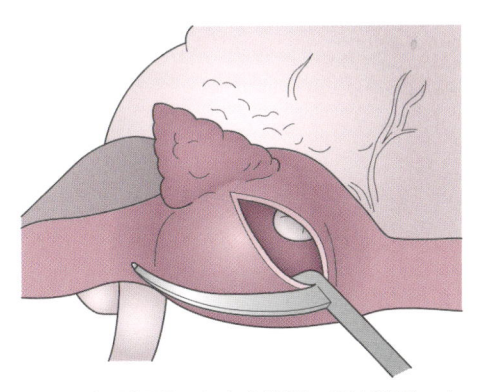

図4 右房切開から上大静脈・下大静脈・右心耳への lesion set 作成

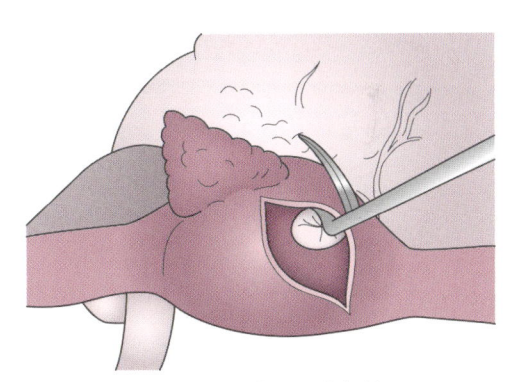

図5 右房切開から三尖弁輪まで

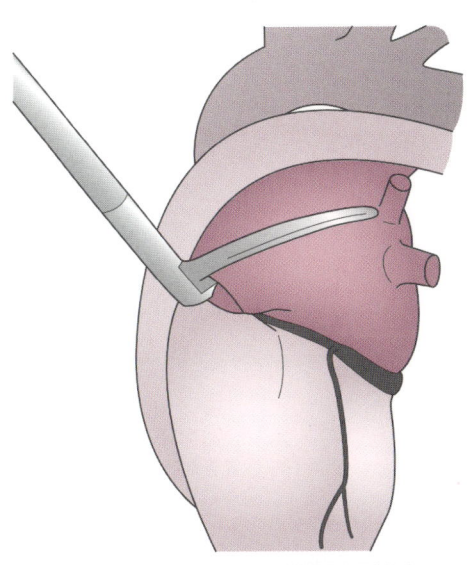

図6 左心耳切開から左上肺静脈隔離線へのブロックライン接続

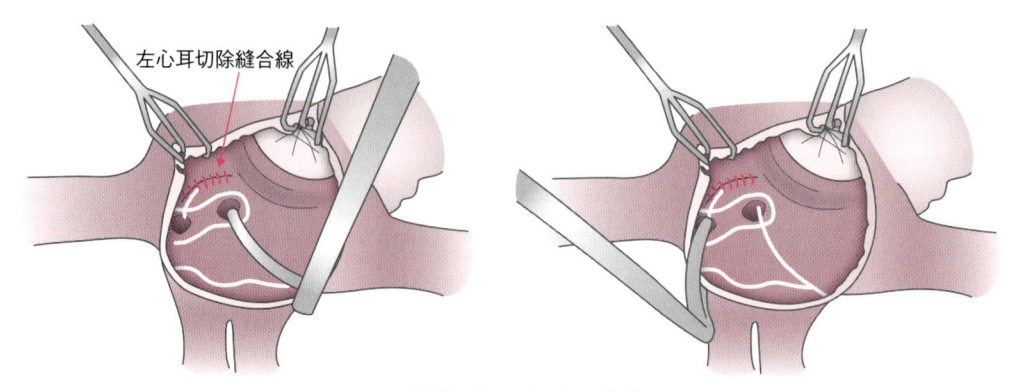

図 7　box lesion 作成

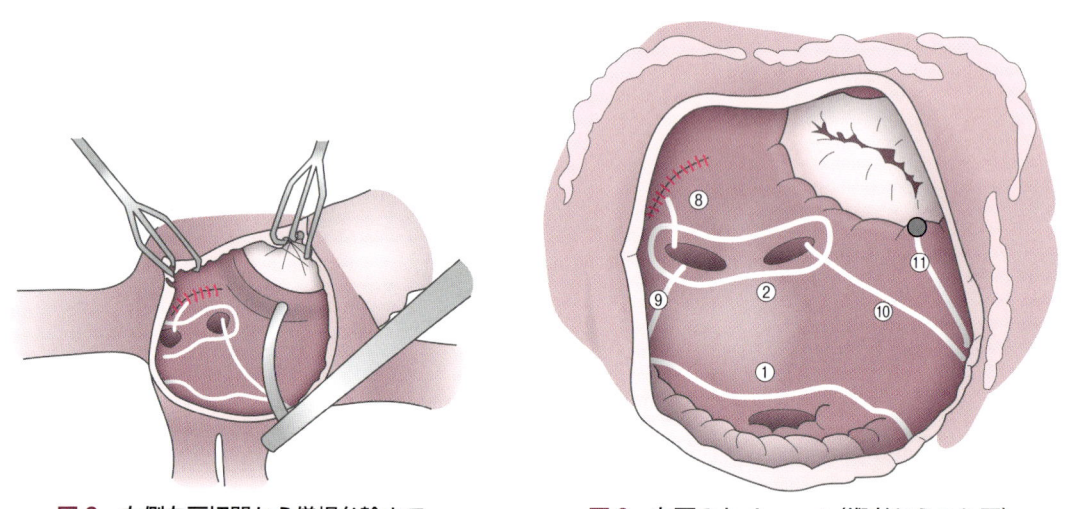

図 8　右側左房切開から僧帽弁輪まで

図 9　左房の lesion set（術者からみた図）

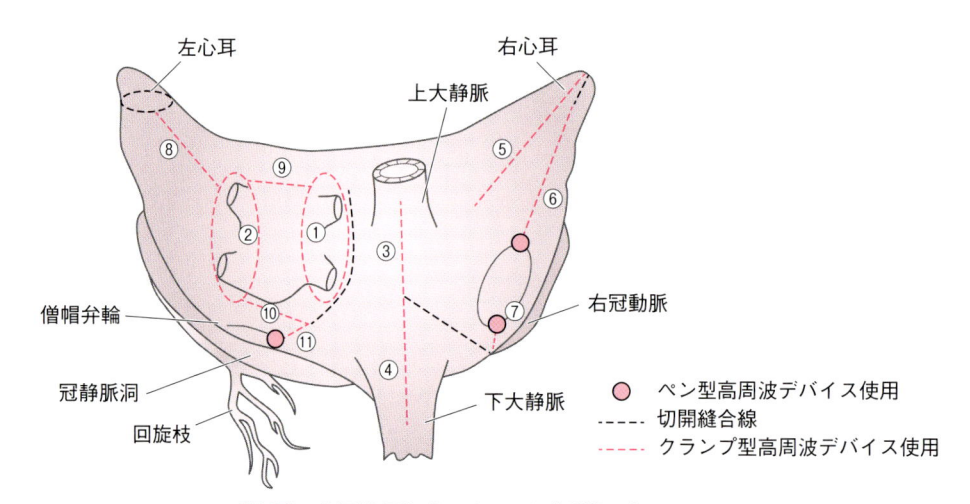

図 10　心房後面からみたメイズ手術の lesion set

［Lall SC et al：J Thorac Cardiovasc Surg **133**：389-396, 2007 をもとに作成］

る（図4，図10-③，④）．同様に右房切開口から右心耳先端までのブロックラインを作成する（図10-⑤を右房切開口から行うことで図10-⑥を省略できる）．次いで，右房切開から三尖弁輪の前尖/後尖の交連部付近に向かってクランプ型双極高周波デバイスでブロックラインを作成し，弁輪部はペン型双極高周波デバイスで焼灼する（図5，図10-⑦）．これらの右房側アブレーションは大動脈遮断解除後でも可能である．

心停止後，まず左心耳を切除し，その開口部からクランプ型双極高周波デバイスを用いて左肺静脈隔離線に接続するラインを作成し（図6，図9-⑧，図10-⑧），その後左心耳を閉鎖する．続いて右側左房切開から視野展開して，クランプ型双極高周波デバイスを用いて開口部から左の上下肺静脈隔離線までの box lesion を作成する（図7，図9-⑨，⑩，図10-⑨，⑩）．同様に僧帽弁輪の P2/P3 間方向へクランプ型双極高周波デバイスでブロックラインを作成し，弁輪部はペン型双極高周波デバイスで焼灼する（図8，図9-⑪，図10-⑪）．

■ 合併症と対策

器質的心疾患に対する開心術にメイズ手術を併施しても，周術期において脳梗塞や腎不全などの主要心脳血管イベント（major adverse cardiac and cerebrovascular events：MACCE）や死亡率は上昇しない．しかし，徐脈によるペースメーカ植込み，頻脈などの調律異常は増加する．

1）徐脈性調律異常

メイズ手術後の徐脈が原因でペースメーカ植込み術が必要となる確率は米国で7〜20％，本邦では4〜10％と報告されている．ペースメーカ植込みの原因としては「complete heart block」があげられ，sinoatrial（SA）ブロックと atrioventricular（AV）ブロックがある．

SA ブロックは洞不全症候群の1つ（Rubenstein II型）である．たとえば，既存の弁膜症や罹患歴の長い心房細動などで心房壁が伸展され線維化が起こると，洞結節と房室結節をつなぐ結節間路にも線維化が及んでおり術前から SA ブロックになっているが，心房細動の存在に隠れて SA ブロックが認識されていないことがある．メイズ手術が成功すると心房細動は消失するが SA ブロックが前面に出てきてしまうことになる．また，メイズ手術で右房のブロックラインを作成すると，洞結節から房室結節への前・中・後の3本の結節間経路のうち後結節間路は切断されてしまう．さらに，左房アプローチが superior-transseptal incision だった場合，前・中結節間路が切断されメイズ手術後に SA ブロックとなることも知られる．このことが認識された以後，メイズ手術は右側左房切開で行われるようになった．しかし右側左房切開でも，心房間溝を剥離する際に右房を過度に牽引することで「atrial pacemaker complex」を損傷して徐脈が生じることもある．メイズ手術後に SA ブロックが生じる確率は21〜26％と報告されている．SA ブロックの存在を術前から知ることは困難であるが，術前心電図の低電位は SA ブロック（洞不全症候群）の存在を予測する指標となる．また superior-transseptal incision を避けることや右側左房の剥離を愛護的に行うことで，医原性心房性徐脈を防ぐことができる．

2) 頻脈性調律異常

　メイズ手術後に生ずる頻脈として，心房粗動や脈拍調節障害による心房頻拍が知られる．それらが生じる確率は40％前後に達するとされるがそのほとんどが一時的であり，その発生が遠隔期の除細動成功には影響を及ぼさないとされる[21]．

　メイズ手術後に生ずる心房粗動の多くは，冷凍凝固や高周波通電による弁輪部の伝導遺残が原因である．弁輪部の不完全焼灼によって医原性に峡部が作成され，そこを通る遅延伝導によって弁輪周囲を旋回するリエントリー回路ができあがり心房粗動となる．これを防ぐには，当たり前ではあるが弁輪部の伝導遺残を残さないことが肝要である．弁輪部につながる心房壁の焼灼はクランプ型双極高周波デバイスを用いるが，弁輪部は特にペン型双極高周波デバイスで焼灼を行う．また，冠静脈周囲は時として不完全焼灼を生じやすく，これを防ぐため心外膜側からのアブレーションを追加したり，冠静脈洞から挿入している逆行性心筋保護カテーテルを抜去してアブレーションを行ったりするなどの工夫がされる．

　また，メイズ手術の不適切なlesion setが原因で，術後に心房頻拍が生じることがある．メイズ手術の右房lesion setは，前述したように右房切開から上大静脈/下大静脈，右房前面から右心耳まで，右房切開から三尖弁輪までの3つで構成される．これに加えて下大静脈-三尖弁輪間の解剖学的峡部（isthmus：三尖弁輪周囲を旋回する心房粗動に対するカテーテルアブレーションの至適焼灼部位としてよく知られている部分）にもアブレーションラインを作成すると，右房切開よりも下の部分（右房の下1/3～1/2に相当する）が電気的に完全に隔離されてしまう．脈拍の調整は右房全体の「atrial pacemaker complex」で行われているとされ，上大静脈に近い高位右房では速い脈が生じ，下位右房では遅い脈が生じる．徐脈の発生にかかわる下位右房が電気的に切り離されてしまうことで，たとえば睡眠中や安静時にあるべき適切な徐脈が生じなくなり常に頻脈傾向になってしまうのである．

　外科医としては術後の心房粗動を予防したいがため，右房lesion setを作成する際に下大静脈-三尖弁輪間峡部（isthmus）にもアブレーションラインを追加したくなる．しかし，この組み合わせが脈拍調節障害による心房頻拍の原因となってしまうことを認識すべきである．

■文　献

1) Feinberg WM et al：Prevalence, age distribution, and gender of patients with atrial fibrillation：analysis and implication. Arch Intern Med **155**：469-473, 1995
2) Inoue H：Prevalence of atrial fibrillation in the general population in Japan：an analysis base on periodic health examination. Int J Cardiol **137**：102-107, 2009
3) Ohsawa M et al：Mortality risk attributable to atrial fibrillation in middle-aged and elderly people in the Japanese general population：nineteen-year follow-up in Nippon Data80. Circ J **71**：814-819, 2007
4) Cox JL et al：The surgical treatment of atrial fibrillation：III. Development of a definitive surgical procedure. J Thorac Cardiovasc Surg **101**：569-583, 1991
5) Ad N et al：Expert consensus guidelines：examining surgical ablation for atrial fibrillation. J Thorac Cardiovasc Surg **153**：1330-1354, 2017
6) Badhwar V et al：Surgical ablation of atrial fibrillation in the United States：trends and propensity matched outcomes. Ann Thorac Surg **104**：493-500, 2017
7) Johansson B et al：Short-term sinus rhythm predicts long-term sinus rhythm and clinical improvement after intraoperative ablation of atrial fibrillation. Europace **10**：610-617, 2008

8) Ad N et al：Do we increase the operative resk by adding the Cox Maze III procedure to aortic valve replacement and coronary artery bypass surgery？ J Thorac Cacdiovasc Surg **143**：936-944, 2012

9) Attaran S et al：Does the outcome improve after radiofrequency ablation for atrial fibrillation in patients undergoing cardiac surgery？ Eur J Cardiothorac Surg **41**：806-810, 2012

10) Takai H et al：Comparison of early outcomes of surgical ablation procedures for atrial fibrillation concomitant to non-mitral cardiac surgery：a Japan Adult Cardiovascular Surgery Database study. Gen Thorac Cardiovasc Surg **65**：500-505, 2017

11) Cox JL et al：Impact of the maze procedure on the stroke rate in patients with atrial fibrillation. J Thorac Cardiovasc Surg **118**：833-840, 1999

12) Damiano RJ et al：The long-term outcomes of patients with coronary disease and atrial fibrillation undergoing the Cox maze procedure. J Thorac Cardiovasc Surg **126**：2016-2021, 2003

13) Kosakai Y et al：Cox maze procedure for chronic atrial fibrillation associated with mitral valve disease. J Thorac Cardiovasc Surg **108**：1049-1054, 1994

14) Kainuma S et al：Dilated left atrium as a predictor of late outcome after pulmonary vein isolation concomitant with aortic valve replacement and/or coronary artery bypass grafting. Eur J Cardiothorac Surg **48**：765-777, 2015

15) Boersma LVA et al：Atrial fibrillation catheter ablation versus surgical ablation treatment（FAST）：a 2-enter randomized clinical trial. Circulation **125**：23-30, 2012

16) Phan K et al：Thoracoscopic surgical ablation versus catheter ablation for atrial fibrillation. Eur J Cardiothorac Surg **49**：1044-1051, 2016

17) Pokushalov E et al：Cryoballoon versus radiofrequency for pulmonary vein re-isolation after a failed initial ablation procedure in patients with paroxysmal atrial fibrillation. J Cardiovasc Electrophysiol **24**：274-279, 2013

18) Tsai YC et al：Surgical left atrial appendage occlusion during cardiac surgery for patients with atrial fibrillation：a meta-analysis. Eur J Cardiothorac Surg **47**：847-854, 2015

19) Yao X et al：Association of surgical left atrial appendage occlusion with subsequent stroke and mortality among patients undergoing cardiac surgery. JAMA **319**：2116-2126, 2018

20) Ailawadi G et al：Exclusion of the left atrial appendage with a novel device：early results of a multicenter trial. J Thorac Cardiovasc Surg **142**：1002-1009, 2011

21) Ishii Y et al：Atrial tachyarrhythmias after the maze procedure：incidence and prognosis. Circulation **110**：II164-II168, 2004

第 5 章

三尖弁疾患

1 三尖弁閉鎖不全症

　三尖弁閉鎖不全症（tricuspid regurgitation：TR）に対する治療の重要性は，歴史的には左心系の弁疾患に対する重要性と比較すると強調されなかった．TR は左心系の弁疾患の二次的病変であり，左心系の弁疾患が適切に治療されれば，TR は自然に改善すると考えられてきたからである．

　しかしながら，近年長期成績が明らかになり，TR の治療遷延や TR の増悪が，予後規定因子となることが報告されるようになり[1] TR を評価・治療することは重要視されている．

　TR は三尖弁固有の器質的変化を伴う疾患と血行動態的負荷による二次的な機能的変化によって生じる場合とがあるが，器質的変化を伴う場合は比較的まれで，その原因は Ebstein 病，心内膜欠損症，感染性心内膜炎に伴う弁破壊，医原性（ペースメーカ/植込み型除細動器植込み後，右室心筋生検後など），リウマチ性，粘液腫変化による逸脱などがある．

■解剖

　三尖弁の弁尖は，前尖（anterior），中隔尖（septal），後尖（posterior）の三尖で構成され，弁尖，腱索ともに僧帽弁より薄く脆弱である．前尖が最大で，中隔尖から前尖にかけては変異がある．正常な三尖弁は同一平面にはなく，波状を呈して三次元構造である．三尖弁の乳頭筋のうち，前乳頭筋（anterior）は最大で，右室前壁のやや心尖寄りから起始する．後乳頭筋（posterior）は1〜3個あり，中隔乳頭筋（septal）は小さく，多数あるのが普通である（**図1**）．

　三尖弁周囲において外科的に重要なのは刺激伝導系である．冠静脈洞，Todaro 腱索，中隔尖付着部で構成される Koch の三角（triangle of Koch）内に房室結節がある．膜様部（中隔）は左室流出路と右房・右室の間にある線維性中隔である（**図1**）．三尖弁手術施行時には刺激伝導系への配慮が特に必要である．

■三尖弁の機能と閉鎖不全の病態生理

　右室に対する圧負荷または容量負荷による右室拡大，心房細動による右房拡大，右室心筋障害などで，三尖弁輪拡大や三尖弁の tethering が生じ，その結果，三尖弁尖の接合（coaptation）がわるくなることにより生じることが TR の発生の主な機序である．

　右室に対する圧負荷を生じる疾患としては，肺高血圧（post-capillary PH）が最も多く，肺動脈性肺高血圧や肺性心（pre-capillary PH）でも生じる．右室に対する容量負荷は，心房中隔欠損症などの左右短絡疾患がある．また，心房細動による弁輪拡大も二次性 TR の重要な原因である．左心系弁膜症手術後（主には僧帽弁）慢性期に TR が増悪することが報告されている．

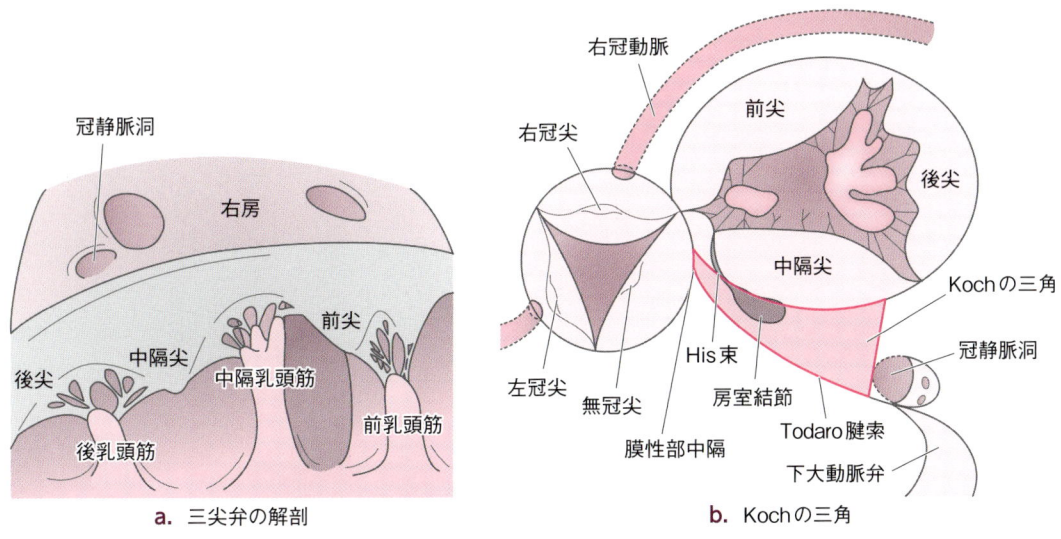

a. 三尖弁の解剖　　　　b. Kochの三角

図1　三尖弁周囲の解剖

症状

　TR は重症であっても，長期にわたって症状に乏しく，心雑音聴取の頻度も低く，心エコー検査ではじめて診断されることもある．症状としては静脈圧上昇のため下腿浮腫，呼吸困難，腹部膨満感などの症状が出現する．うっ血肝が進行して肝機能障害から肝硬変に進行し，手術適応から除外される場合もある．

診断

　心エコー検査は TR の重症度と病態評価として必須な検査である．TR の重症度評価法は，カラードプラ法が広く使われているが，実は逆流の定量化には限界がある．

　TR の治療方針を決めるうえで，右室拡大の程度と収縮能の評価は重要であるが，しっかりとした定量化の指標はまだない．三尖弁輪径の計測も重要で，米国心臓協会/米国心臓病学会（AHA/ACC）ならびに欧州心臓病学会（ESC）ガイドラインでは，三尖弁輪拡大の基準を三尖弁輪径 40 mm 以上としている[2]．

　同様に二次性 TR では三尖弁の tethering について評価することが推奨されている．右室拡大が進行して心尖方向へ三尖弁の弁尖が牽引され弁の接合が不良の状態を tethering が生じていると判断する．

　このように TR は右心不全症状が主体となり自覚症状に乏しく，また右室機能評価も左室機能に比して定量困難である．このため，大動脈弁疾患や僧帽弁疾患に比して TR の自然歴や遠隔成績に関するデータは少ない．手術適応とその時期についてはいまだ議論が多い[2,3]（**図2**）．

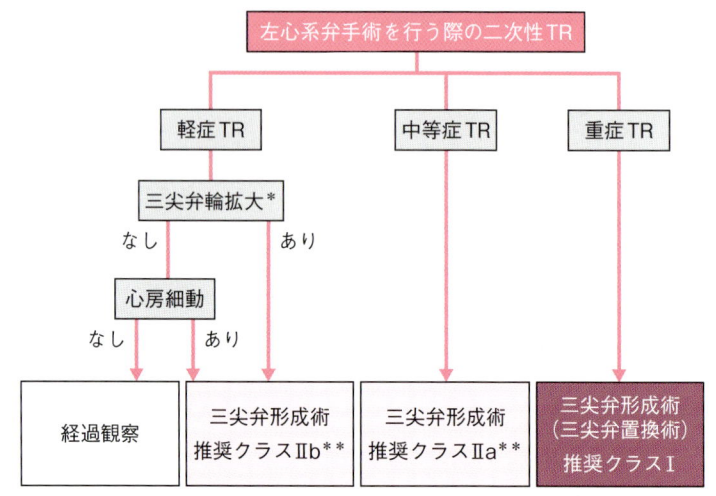

図 2　左心系弁手術を行う際の二次性 TR に対する手術適応
＊ TTE 四腔断面での計測で＞40 mm または＞21 mm/m^2
＊＊ 軽症/中等症 TR に三尖弁置換術は推奨しない
日本循環器学会/日本胸部外科学会/日本血管外科学会/日本心臓血管外科学会.
2020 年改訂版 弁膜症治療のガイドライン. https://www.j-circ.or.jp/cms/wp-content/uploads/2020/04/JCS2020_Izumi_Eishi.pdf. 2024 年 6 月閲覧

▪️手術

TR に対する外科治療は弁形成術もしくは人工弁置換術である.

TR の病因の多くは二次性 TR であり，その病態は前述のように三尖弁輪が外側に拡大し，三尖弁の立体的な構造が失われ，右室拡大に伴う三尖弁の tethering 発生が主な病態である. このことから多くの症例では三尖弁輪縫縮術（tricuspid annuloplasty：TAP）によって閉鎖不全の修復が可能である.

しかしながら弁尖の変形や破壊が著明な症例や，高度な弁輪拡大，tethering を有する症例においては，症例に応じて弁尖形成術または人工弁置換術の適応を考慮するのが一般的である.

日本胸部外科学会の全国心臓手術統計では，左心系手術時に施行された三尖弁手術では 99.0％の症例に TAP を含む弁形成術が施行されている.

1）三尖弁輪縫縮術（TAP）

歴史的には後尖と前尖の弁輪を巾着縫合して縫縮する DeVega 法（semicircular annuloplasty）などの suture annuloplasty が基本術式であった. suture annuloplasty は短時間で施行可能で安価であるが再発率が高いとの報告があり，近年では人工リングを弁輪に縫着する ring annuloplasty が TAP の主体となっている（**図 3**）. リングはセミリジッドの partial ring と flexible band が用いられている. どちらが優れているかの検討については弁輪縫縮効果や三次元構造維持効果などから比較検討の研究は多いが，いまだ結論には達していない.

ring annuloplasty の弁輪への運針は刺激伝導系への配慮から中隔尖部分には行わず，中隔尖-前尖の交連部から冠静脈洞まで運針を行うのが一般的で，前尖部分と後尖部分の弁輪を

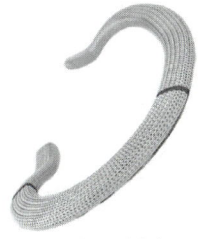 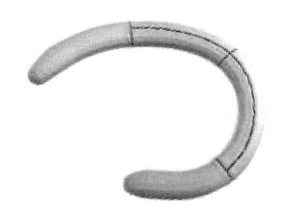

a. Physio tricuspid ring
（Edwards Lifesciences社）

b. Tri-Ad 2.0 Adams tricuspid annuloplasty band
（Medtronic社）

図3 三尖弁形成リング
［各社より提供］

しっかりと縫縮することが可能である.

　ring annuloplasty の術後中等症以上の TR 再発率は5年で10％程度で, suture annuloplasty による発症率 20～35％と比較して良好な結果であると報告されている[4].

2) 三尖弁形成術

　高度 tethering 例や, 弁尖の接合不良が高度な症例では, 右室拡大, 機能不全を合併し, TAP のみでは不十分な場合がある. このような症例に対して自己心膜や異種心膜にて弁尖をパッチ拡大することにより弁接合を改善させる leaflet augmentation 法や edge-to-edge 法, また弁下組織に対する手技として乳頭筋接合術なども報告されているが長期成績などはいまだ不明である. 一般的には TAP と併せて施行することが多い[5].

3) 三尖弁置換術

　三尖弁置換術は従来より, 三尖弁形成が不可能な病態に対して施行され, TAP 例よりも右室機能の回復がわるく予後不良と報告されてきた.

　TR 制御のための安易な人工弁置換術の選択は推奨されないが, 三尖弁形成術では逆流制御困難な症例や, 弁尖の高度変性, 破壊の症例では弁置換術の適応である.

　一般的に機械弁では血栓弁と抗凝固療法による出血リスクが, 生体弁では長期耐久性が問題となる. 近年, 本邦では機械弁のリスク回避から生体弁が選択されやすい傾向にあり, 三尖弁置換術のうち 89.2％に生体弁が用いられている. しかし, 早期および遠隔期予後の比較検討の結論はいまだ少ない.

　三尖弁置換術の弁輪への運針は, 完全房室ブロックを回避するため中隔尖部分では弁尖をたたむようにして人工弁輪を弁尖に装着するのが一般的である. また術後の完全房室ブロックの発生に備え, 機械弁を用いた場合には右室自由壁に心外膜リードを予防的に植込む.

　最近, Eishi, Miura らは重症機能性 TR に対する新たな術式 spiral suspension 法を考案した. 重症の三尖弁の tethering に対して三尖弁輪形成術に加えて前乳頭筋, 副後乳頭筋, および後乳頭筋を螺旋状に接合させたうえで, 三尖弁中隔尖の中央部に吊り上げるという術式である. 弁下組織および右心室の形態が再形成され, 三尖弁尖の可動性も改善されるという特徴を有している. この術式は従来, 三尖弁置換術となっていた重症例に対するもので, その適応や

効果について検証中であり，二次性 TR に対する新たな術式としてその有効性が期待されるところである[6].

4) 心臓手術後，心房細動に伴う二次性 TR などについて

左心系弁手術後遠隔期の二次性 TR に対する再手術は，従来は高い周術期死亡率を伴うと考えられてきた．内科治療にもかかわらず右心不全を繰り返す場合は，近年では不可逆性の高度肺高血圧や肝機能障害をきたす前に再手術を検討することが推奨される．また，右心機能の高度低下例，不可逆性の高度肺高血圧や肝機能障害例では，再手術の適応は総合的に判断する必要がある．

心房細動に伴う重症 TR においても，まずは内科治療を試みる．内科治療にもかかわらず右心不全を繰り返す場合は外科手術を考慮すべきである．

左心系手術の際には，TR 軽症例でも術後 TR 増悪のリスクが高いと考えられる例を適切に選別し，弁輪拡大が高度な例では予防的な同時三尖弁形成術を行う必要がある．現時点では左心系弁手術の際，軽症の TR であっても弁輪拡大が高度（>40 mm）な場合には，三尖弁形成を加えてもよいと考えられている．

5) 今後の TR 手術の方向性

近年，様々な方法による低侵襲のカテーテルによる TR 治療が報告されている[7]．本邦でも施行可能となれば，TR に対する侵襲的治療の適応は危険性の高い症例や再手術例などに対しては，より積極的なものに変わる可能性があり，今後の動向を注視する必要がある．

■文　献

1) Nath J et al：Impact of tricuspid regurgitation on long-term survival. J Am Coll Cardiol **43**：405-409, 2004
2) Nishimura RA et al：2014 AHA/ACC Guideline for the Management of Patients With Valvular Heart Disease：a report of the American College of Cardiology/American Heart Association Task Force on Practice Guidelines. Circulation **129**：e521-e643, 2014
3) 日本循環器学会ほか：2020 年改訂版 弁膜症治療のガイドライン．<https://www.j-circ.or.jp/cms/wp-content/uploads/2020/04/JCS2020_Izumi_Eishi.pdf>（2024 年 9 月 1 日閲覧）
4) Parolari A et al：Ring or suture annuloplasty for tricuspid regurgitation？a meta-analysis review. Ann Thorac Surg **98**：2255-2263, 2014
5) Dreyfus GD et al：Secondary tricuspid regurgitation or dilatation：which should be the criteria for surgical repair？ Ann Thorac Surg **79**：127-132, 2005
6) Eishi K et al：Spiral suspension, a novel repair technique for severe functional tricuspid regurgitation. J Thorac Cardiovasc Surg **156**：649-652, 2018
7) Taramasso M et al：Outcomes after current transcatheter tricuspid valve intervention：mid-term results from the international TriValve registry. JACC Cardiovasc Interv **12**：155-165, 2019

第6章

虚血性心疾患

1　冠動脈外科の歴史

　冠動脈硬化症は古代からあった疾患である．明確な冠動脈アテローム性動脈硬化症が，3500年以上前のミイラの CT 検査で存在したと報告がある．古代エジプトのヒエログリフのパピルスには，狭心症，急性心筋梗塞，うっ血性心不全と一致する症状が記されている[1]．

　本邦の死亡数を疾患別にみると，最も多いのは悪性新生物で 2 番目が循環器系疾患である．このうち虚血性心疾患による死亡者は約 20 % となっているが，先進国における日本の虚血性心疾患の死亡率は低く，欧米先進国の人口 10 万対死亡率は 1.5〜8 倍程度高い．

　このような冠動脈疾患に対する外科治療は 1920 年代に始められた．当初は間接的な心筋虚血の改善に始まり，1920 年に Jannesco は狭心痛を軽減する目的で上胸部交感神経切除術を行い，1933 年に Blumgart は全身の代謝を低下させて心臓の負担を軽減し，同時に酸素消費を少なくする目的で甲状腺全摘出術を行った．1930 年代には側副血行路により心筋虚血の改善をめざす Beck の心外膜癒着作成術や大網などの有茎組織を植込む手術が試みられた．本邦でも1938 年に榊原享が大網移植術を考案した．この他，様々な方法が実験的に試みられ，あるものは臨床応用されたが，その多くは効果の点で問題があり，また，その効果を直接証明する方法がなく，実験的研究で終わったものが多い．

　その後，内胸動脈を心筋に植込み，虚血性心筋に体循環系より動脈血を供給しようとするVineberg 手術[2]（**図 1**）が考案された．Vineberg 手術は当初 Vineberg 本人しか行っていなかったが，1962 年に Sones が Vineberg 手術を受けた 2 人の患者の術後 5 年以降の内胸動脈造影を行い，2 人とも内胸動脈から虚血心筋への血流を確認できたことを報告した．以来，この手術

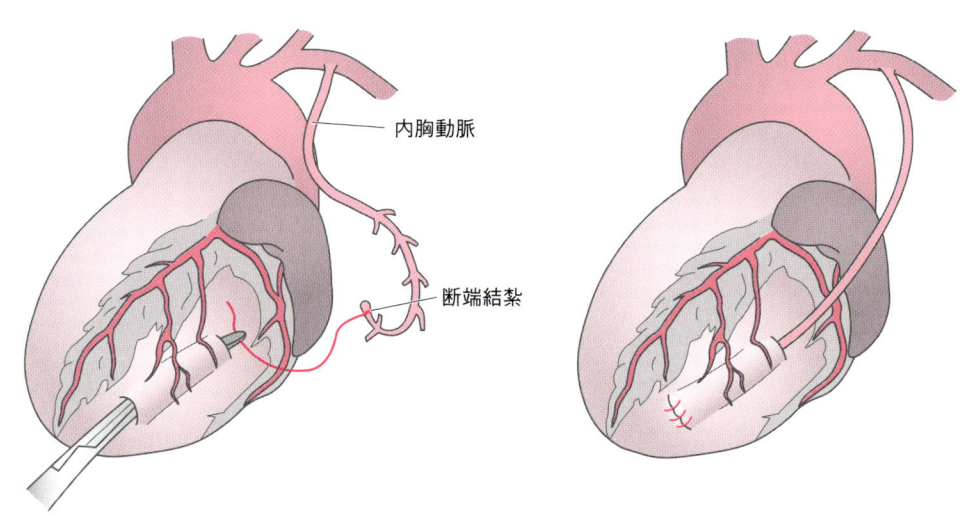

内胸動脈

断端結紮

図 1　Vineberg 手術

が各国で盛んに行われるようになり本邦でも行われた．それ以降，冠動脈外科は急速に進歩し，今日一般的に行われている直接的冠血行再建術の時代に入っていく．このような先人の苦労と努力の礎のうえに現在の治療法が行われていることを知っておくことは大切である．

　歴史上初の冠動脈バイパス術（coronary artery bypass grafting：CABG）は，1961 年に Goetz による内胸動脈-冠動脈吻合術[3] である．この手術は今日のような縫合糸による吻合ではなく，リングを用いた端々吻合で，人工心肺を用いずに心拍動下で行われた．1967 年，当時のソビエト連邦の Kolessov による左内胸動脈-左前下行枝バイパス術が人工心肺を使用せず心拍動下に縫合糸による端側吻合で行われたことが東西冷戦下米国の雑誌に報告された[4]．本邦初の左内胸動脈-左前下行枝バイパス術の成功は東京女子医科大学の林により 1971 年に報告されている[5]．

　大伏在静脈を用いた，いわゆる「A-C（aorto-coronary）bypass」は，1970 年に Cleveland Clinic の Favaloro により発表され爆発的に普及した[6]．

▉文　献

1) Allam AH et al：Atherosclerosis in ancient Egyptian mummies. JACC Cardiovasc Imaging 4：315-327, 2011
2) Vineberg AM：Development of an anastomosis between the coronary vessels and a transplanted internal mammary artery. Can Med Assoc J 55：117-119, 1946
3) Goetz RH et al：Internal mammary-coronary artery anastomosis：a nonsuture method employing tantalum rings. J Thorac Cardiovasc Surg 41：378-386, 1961
4) Kolessov VI：Mammary artery-coronary artery anastomosis as method of treatment for angina pectoris. J Thorac Cardiovasc Surg 54：535-544, 1967
5) 林　久恵ほか：狭心症に対する冠血管直接吻合法による 1 治験例―左内胸動脈-左冠状動脈前下行枝吻合. 心臓 3：351-357, 1971
6) Effler DB et al：Coronary artery surgery utilizing saphenous vein graft techniques：clinical experience with 224 operations. J Thorac Cardiovasc Surg 59：147-154, 1970

2　冠動脈造影法

　1958 年に Cleveland Clinic の Sones により選択的冠動脈造影法[1] が報告され，冠動脈疾患の診断と治療に画期的な進歩をもたらした．時を同じくして人工心肺が普及したことと，冠動脈造影法により冠動脈病変の部位と程度が把握できるようになったため，冠動脈に対する直接的な手術が開発された．時代の移り変わりとともにカテーテルは細径化され，今日の診断的カテーテルは橈骨動脈アプローチが主流となっている．冠動脈造影検査による死亡は 0.2% 以下，主要合併症は 0.5% 以下の頻度とされているが，侵襲的な検査であることは念頭におく必要がある．

　冠動脈造影の最も重要な目的は冠動脈の狭窄の程度の視覚的評価，冠動脈疾患の重症度の診断である．冠動脈造影上の冠動脈疾患の複雑性を点数化した SYNTAX スコアが冠動脈バイパス術（CABG）と経皮的冠動脈インターベンション（percutaneous coronary intervention：PCI）の治療法選択に欠かせないため，冠動脈疾患患者の術前評価としては不可欠なモダリティである．冠動脈造影により病変部位，狭窄度，血管径，病変長，血栓の有無，プラークの性状，石灰化の有無などの情報が得られるため，CABG や PCI の適応評価に重要である．また，PCI 後の再狭窄や CABG 術後のグラフト開存を評価するためにも冠動脈造影は有用である．

　このように冠動脈造影法は PCI や CABG の適応決定に用いられているが，視覚的な狭窄度の評価では機能的重症度の判定が不正確となることが示され，冠血流予備量比（fractional flow reserve：FFR）が計測されるようになり，特に PCI の適応に応用されている．冠動脈の狭窄遠位圧と狭窄近位部圧の比が FFR で狭窄がなければ FFR＝1 であり，FFR＜0.80 であると虚血ありと定義され，CABG にも応用されつつある．

　21 世紀に入り CT の多列化，撮影時間の短縮化に伴い，心周期に同期した CT の撮影が可能となり，さらにコンピュータ画像処理の進歩で三次元再構築画像が容易に作成できるようになったために冠動脈 CT が急速に普及している．ただし，一般的な冠動脈造影の X 線被曝量が 3～6 mSv 程度に対し，冠動脈 CT では 8～15 mSv であり，被曝リスクが高いことには注意が必要である．また，現時点では時間分解能と空間分解能ではまだ冠動脈造影法を凌駕できておらず，時間分解能不足による motion artifact，ステントや石灰化，金属クリップなどの存在による beam hardening artifact などの課題は残っているため，冠動脈造影法の完全な代用にはなり得ていない．冠動脈造影法の FFR を CT 画像データから推定する FFR-CT も実用化されている．

　MRI の進化も著しく，撮像時間の短縮化が進み，冠動脈 MR angiography（MRA）が可能となった．最大のメリットは造影剤が不要で放射線被曝がなく，さらに石灰化の影響を受けないという特徴があるため普及しつつある．また，MRI は心筋バイアビリティ評価に有用である．遅延造影 MRI により心筋梗塞領域を鮮明に描出可能であり，負荷心筋パーフュージョン

MRIでは心筋虚血領域が鑑別可能である．虚血性心疾患領域の診断と治療においては冠動脈造影と心エコー，核医学検査に加えて欠かせない検査法となっている．

■文　献

1）Sones FM Jr et al：Cine coronary arteriography. Mod Concepts Cardiovasc Dis **31**：735-738, 1962

3 冠動脈バイパス術の手術適応

　本邦では欧米先進国と比較して冠動脈疾患における経皮的冠動脈インターベンション（PCI）の割合が高いことが指摘されていた．欧米諸国では PCI と冠動脈バイパス術（CABG）の比率は3：1前後であるのに対し，本邦では10：1前後と極めてアンバランスな比率で推移してきた．PCI には確かに手技の侵襲が少ないという利点があるが，再狭窄率が高いため，CABG と比較して追加治療介入率が高い．近年，エビデンスに基づく治療方法選択の指針であるガイドラインに準拠した治療が医療全般に普及し，特に侵襲を伴う治療を選択する際にはガイドラインに従うことが一般的になってきた．欧米先進国に続き日本でもガイドラインが作成され，数年ごとに改訂されている[1]．安定冠動脈疾患に対する PCI，CABG の手術適応は SYNTAX スコア，STS リスクモデル，Japan SCORE によってリスク評価したうえで決定すべきで，適応の境界領域の症例はハートチームカンファレンスで検討して決定する．1枝病変の場合，左前下行枝（left anterior descending artery：LAD）近位部病変がなければ PCI の適応で，LAD 近位部病変があれば CABG の適応である．糖尿病のない多枝病変は，SYNTAX スコア22以下は PCI でもよいが，一般には CABG の適応である．一方，糖尿病のある多枝病変は CABG がふさわしい．左冠動脈主幹部（left main trunk：LMT）病変は SYNTAX スコア22以下で2ステントを要しない病変は PCI の適応となるが，一般には SYNTAX スコアにかかわらず CABG の適応となる．また，駆出率（ejection fraction：EF）35％未満の低心機能患者の場合は CABG の適応となり，慢性腎臓病合併の多枝病変患者も CABG の適応である．

■文　献

1）日本循環器学会ほか：安定冠動脈疾患の血行再建ガイドライン（2018年改訂版）．<https://www.j-circ.or.jp/cms/wp-content/uploads/2018/09/JCS2018_nakamura_yaku.pdf>（2024年9月1日閲覧）

4 急性冠症候群に対する補助循環装置の使用と手術適応

　補助循環装置としては大動脈内バルーンパンピング（intra-aortic balloon pump/pumping：IABP），経皮的心肺補助装置（percutaneous cardiopulmonary support：PCPS），左室補助人工心臓（left ventricular assist device：LVAD）があり，急性冠症候群や急性心筋梗塞にはIABP と PCPS が使用されている．なお，PCPS という言葉は日本と一部の国でしか使用されておらず，世界的には体外式膜型人工肺（extracorporeal membrane oxygenation：ECMO）のほうが一般的である．近年，日本で新しい補助循環装置として循環補助用心内留置型ポンプカテーテル（IMPELLA：Abiomed 社）が保険承認され，治療戦略に変化が起こりつつある．IABP，PCPS，IMPELLA はいずれも経皮的に挿入が可能で，迅速な機械的補助が求められる急性冠症候群や急性心筋梗塞には最適である．循環補助関係については，「第1章 体外循環法」を参照されたい．

　急性冠症候群では，PCI 不成功例や困難例は緊急 CABG の適応であり，虚血範囲の大きい患者も緊急 CABG の適応である．血行動態が安定していれば，緊急 CABG の適応は待機的CABG と同等と考えて，糖尿病患者や複雑多枝病変ではハートチームで協議して治療方針の適応を検討すべきであろう．

5　冠動脈バイパス術の手術手技

　手術体位は仰臥位とし，下肢は股関節を軽度外旋，膝関節を軽度屈曲させた，いわゆる「カエル脚」とする（**図1**）．橈骨動脈（radial artery：RA）を採取する場合には上肢を90°近く外転させ，肘関節は伸展した状態とする．その際に過伸展による腓骨神経麻痺や尺骨神経麻痺に留意する．

　胸骨正中切開を行い，内胸動脈（internal thoracic artery：ITA）を使用する際には心膜を切開前に採取する．両側を採取する場合は，通常は左，右の順で採取する．大伏在静脈（saphenous vein：SV）やRAを使用する場合は，ITAと同時進行で行えるが，右胃大網動脈（gastroepiploic artery：GEA）はITAとの同時採取は困難である．冠動脈バイパス術（CABG）とITA採取に必要な胸部正中切開長は胸骨切痕の2横指程度尾側から剣状突起までで十分であり，GEAを採取する場合には剣状突起よりも尾側に5cm創を延長して開腹する．

■バイパスグラフト

1）内胸動脈（ITA）

　ITAは太さが2mm程度であり，冠動脈と口径差が少ない．血管平滑筋は他の動脈グラフトよりも少ないため，spasm（攣縮）が起こりにくい．人体の動脈の中では最も動脈硬化を生

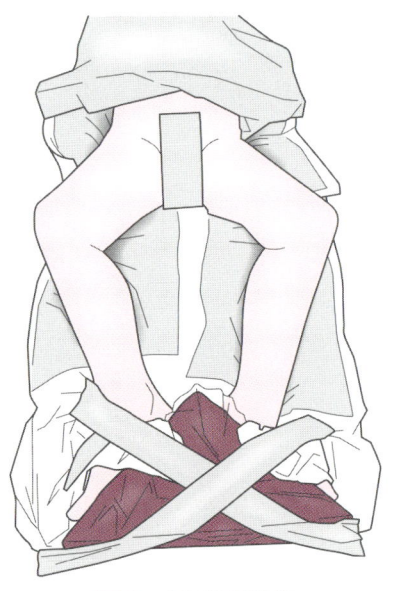

図1　カエル脚体位

じにくいとされていることは有名である．冠動脈に吻合した後も，グラフトの動脈硬化が進行することが少なく，長期の開存性が証明されている．

剝離の範囲は，中枢側は鎖骨下静脈と交差する付近まで，末梢側は筋横隔動脈と上腹壁動脈に分岐するところまで行うことで，左前下行枝（LAD）末梢や左回旋枝（left circumflex artery：LCx）の後側壁枝に十分に届くことが可能となる．ITA の採取法としては，周囲組織を一緒に採取する pedicle 法と静脈などの周囲組織は胸壁に残し動脈のみを採取する skeletonize 法がある．本邦では skeletonize 法が主流となっている．長所としては pedicle 法に比較するとグラフト長が長く sequential バイパスを行う際などには都合がよく，さらに縦隔洞炎などの合併症が少ないこともあげられる．短所としては採取時間が pedicle 法よりも長いことと技術的に習熟に時間がかかることがあげられる．採取に超音波メス（Harmonic Scalpel：Ethicon 社）を使用することで[1]，surgical clip の使用を少なくすることができ sequential バイパスを行う際には便利である．

2) 大伏在静脈（SV）

CABG で用いられるグラフトの中で，最も長い歴史を有するのが SV であり，動脈グラフトが脚光を浴びている現在でも使用頻度は高い．

SV は大腿，下腿いずれからも採取できるが，大腿の SV は径が太いことがあり冠動脈とミスマッチを生じる場合があり，また創合併症は下腿のほうが少ないため，下腿から採取する施設のほうが多い．皮膚切開は連続した長い切開よりも，2つないしは3つに分割したスキップにしたほうが創合併症を少なくできる．スキップの長さは 2〜3 cm が適当である．術前に超音波で径や走行を十分に評価することが重要で，側枝の少ない部分にスキップを配置することも肝要である．SV の特性は，狭窄が高度でない冠動脈に吻合した際に冠動脈の血流と競合を起こしにくいことがあげられ，動脈グラフト多用時代でも使用されることは多い．

低侵襲グラフト採取法として内視鏡下グラフト採取術（endoscopic saphenous vein harvesting：EVH）が欧米先進国では標準化してきている．EVH の最大の長所は創合併症の減少であるが，本邦ではデバイスが高額で保険適用されていないため欧米ほど普及していない．

3) 橈骨動脈（RA）

RA は 1973 年に Carpentier[2] により最初に使用されたが，術後造影の閉塞率が 35％ にも及んでいたため使用されなくなった．ところが，術後早期に閉塞したと思われたグラフトが 20 年後の造影で動脈硬化の所見もなくきれいに開存していたことより，再度脚光を浴びるようになった[3]．早期に閉塞した理由は spasm と考えられ，カルシウム拮抗薬の使用などにより欧米では使用率が高い．

手の虚血を予防するために術前に Allen test を行う．Allen test は簡便であるが客観性に欠けるとの懸念もあり，ドプラ血流計を用いた評価も併用すべきである．RA の採取は肘関節のやや末梢から手関節のやや中枢までを切開して行う．

EVH を RA に応用することで切開創をわずかにすることも行われているが，コストの問題で本邦では普及率が低いのが現状である．

4) 右胃大網動脈 (GEA)

GEA の冠動脈外科への応用は，ITA による Vineberg 手術が行われていた時代に米国において Hirose により，心筋内埋没法として行われたことから始まるが，冠動脈へのバイパスグラフトとしての使用は 1987 年に Suma，Pym により同時に発表された[4,5]．

GEA の剝離には，胸骨正中切開創を 5 cm 程度延長して開腹する．GEA を使用できるか否かは性状とサイズが重要になる．剝離を行う前に触診で全長の性状をおおまかに調べて硬化病変が散在性に認められる場合は使用を断念する．また，サイズは起始部で 3 mm 以上を目安とする．GEA の剝離範囲は胃大弯部 2/3 から幽門部直下あたりで，膵十二指腸動脈は犠牲にすべきではない．

GEA は筋性血管であることから spasm を生じやすい．このため，最近では GEA も ITA 同様に超音波メスによる skeletonize 法が推奨されており spasm 予防に効果があると考えられる．

▶ conventional CABG

人工心肺を使用し，心停止をして冠動脈の末梢側吻合を行う方法を conventional CABG と呼ぶ．一般的には上行大動脈送血，two-stage 脱血管を用いた右房脱血により人工心肺を確立する．左室ベントは左室機能の悪い場合には使用するが，心機能が温存されている場合はルートベントのみで十分である．心筋保護法は通常は順行性のみで行うが，冠動脈完全閉塞例など冠動脈狭窄の高度な症例や低左心機能例，急性心筋梗塞例では逆行性心筋保護液を併用することが有効である．

末梢側吻合は心停止下で行うが，心停止とする前に標的冠動脈の吻合予定部位にマーキングしておくとよい．心臓を脱転する場合には心臓を助手にもたせるか，ネットを用いるか，deep pericardial suture をかけて牽引するなど様々な方法がある．冠動脈を切開する際には虚脱した状態では冠動脈後壁を傷つける恐れがあるので，心筋保護液を注入した状態で切開する．心停止下の CABG ではグラフトの長さ合わせに注意が必要である．心臓にボリュームを戻し，心臓の虚脱を解除し，グラフトには適度な圧をかけて長さを合わせないと，心拍再開後にグラフトが短過ぎたり，逆に長過ぎて kinking を生じたりする恐れがある．

末梢側吻合を終えたら中枢側吻合を行う．上行大動脈の性状がよければ大動脈遮断解除後に部分遮断鉗子を用いて行うことが可能であり，大動脈遮断時間の短縮につながる．大動脈の性状がわるい症例や高齢者などでは大動脈を遮断したまま吻合するほうが安全である．

▶ off-pump CABG (OPCAB)

人工心肺と大動脈遮断下心筋保護液を用いた心停止下の CABG では，炎症性サイトカインなどの産生，凝固能異常，塞栓，溶血などの生体反応が生じ，各種臓器に障害を引き起こす可能性のあることが知られている．人工心肺を使用しなければ理論的にそのような合併症を回避できることになる．

人工心肺を用いずに CABG を行う方法の歴史は古く，1967 年旧ソビエト連邦の Kolesov に遡るが，人工心肺の普及で conventional CABG が隆盛となった．その後，1990 年代に Benetti により左開胸による左内胸動脈（LITA）-LAD の OPCAB の良好な成績が報告されるようになり，本邦でも導入されるようになった．しかしながら LAD の 1 枝病変に限定されたことで，普及には限界があった．21 世紀に入った頃より標的冠動脈の静止野保持のスタビライザーや視野展開の方法の開発により胸骨正中切開による冠動脈全領域に対する方法が報告されるようになると，本邦では右肩上がりに CABG に占める OPCAB 率が上昇し，2017 年度の日本胸部外科学会の学術調査[6] では約 6 割が OPCAB で行われており，本邦において OPCAB は CABG の標準術式となっている．

OPCAB は本邦に導入された時期には適応が議論されていたが，現在ではほぼ全例 OPCAB で行っている施設もあり，適応症例を定義することはあまり意味がないと考えられる．しかしながら conventional CABG と大きく異なり，OPCAB ではひとたび血行動態が破綻し，緊急に人工心肺に移行する術中 conversion を要した症例では手術死亡率が数倍に上昇することが報告されているため，厳に注意が必要である．外科医の技術的習熟のみならず，医療チームとしての習熟が極めて重要である．OPCAB が困難な症例としては左室拡大を伴う左室駆出率 30％以下の症例，急性心筋梗塞例，再心臓手術例などがあげられる．

胸骨正中切開で OPCAB を行う際の視野展開を標的冠動脈ごとに解説する．

1）視野展開

a）左前下行枝（LAD）

正中切開の視野で LAD 吻合の視野を得ることは，他の部位の吻合に比較して血行動態の変化が少なく最も容易である．左側心嚢にラップスポンジを挿入して心臓を中央に位置させることで LAD を術者の視野の中央に移動させることができる．

b）左回旋枝（LCx）

胸骨正中切開で行う LCx 領域に対する OPCAB での吻合は最も難易度が高い．視野展開には心膜に牽引糸をかけてこれを牽引する Lima suture 法と heart positioner を用いて機械的に心臓の位置を移動させる方法がある．

① Lima suture 法

ブラジルの Ricardo Lima によって考案された方法である[7]．deep pericardial suture 法とも呼ばれている．心臓後面の最深部心膜（上下の左肺静脈付近）に糸をかけて心臓を心膜ごと持ち上げる方法（**図 2**）で，通常は 2 針かける．長所は安価であることであるが，短所は心膜に糸をかける際の肺や大動脈の損傷が起こりうることである．

② heart positioner 法

吸盤状のパッドを陰圧により心臓の一部に吸着させて固定し，そのまま心臓を引っ張り上げる装置を heart positioner といい，Medtronic 社製の Starfish が最も普及している（**図 3**）．長所は視野展開に際し，心臓が宙吊りになっているため右心系の圧迫が少なく，血行動態を保ちやすい．さらに心膜牽引を必要としないので，左室側壁と心膜の間に十分なワーキングスペー

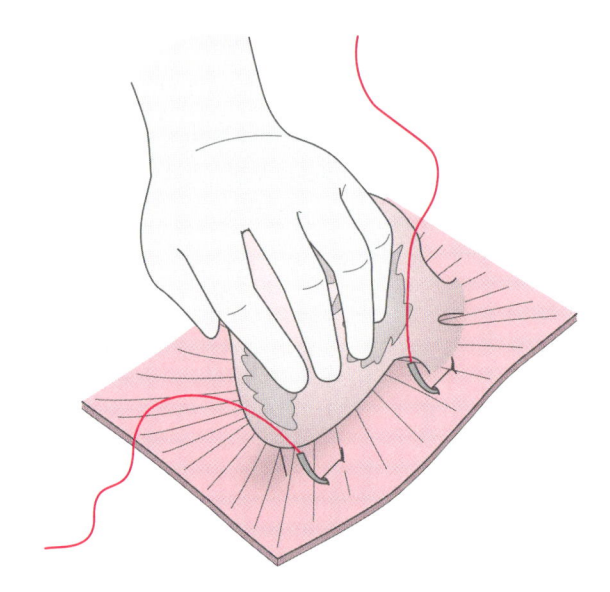

図2　Lima suture (deep pericardial suture) 法

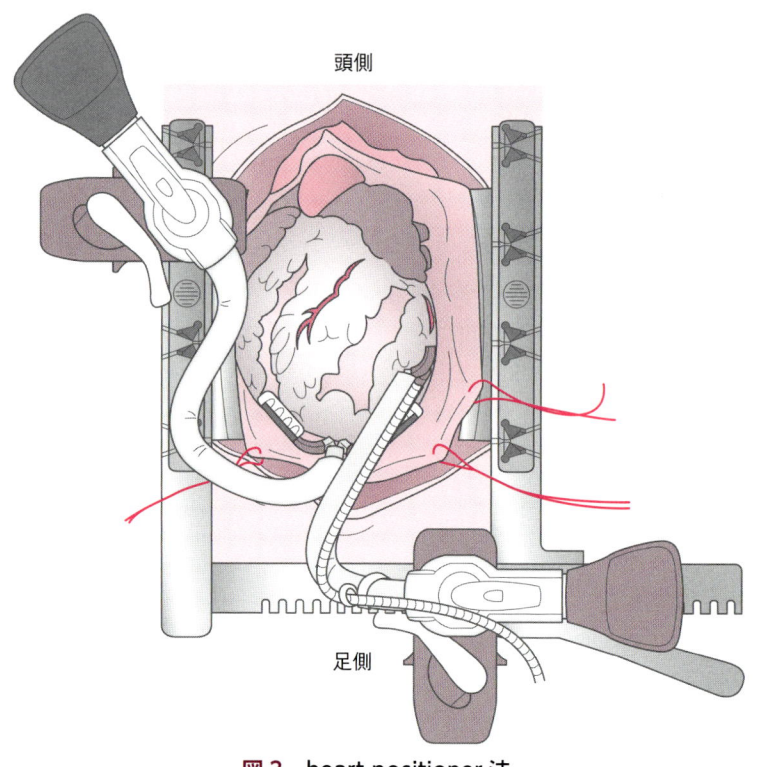

図3　heart positioner 法

スをつくることができ，吻合が Lima suture 法に比較して行いやすい．短所は心表面に血腫を
つくる可能性があることとコストである．

c) 右冠動脈後下行枝（PDA）

　右冠動脈遠位の後下行枝（posterior discending artery：PDA）に対する視野展開は，Lima suture や heart positioner を用いて左室心尖部を頭側に脱転することで血行動態を維持したまま心臓の下壁の視野展開を行うことができる．

　視野展開を行い，血行動態が安定したところで標的冠動脈の静止野を得るためスタビライザーを使用する．OPCAB の黎明期は圧迫型のスタビライザーであったが，Medtronic 社により開発された吸引型の Octopus の出現により，簡便に，さらに血行動態を維持したまま冠動脈の静止野獲得が可能となった．

吻合法

　冠動脈へのグラフトの末梢側吻合法に関しては，人工心肺の使用の有無で基本的には差はない．最も一般的な方法はパラシュート連続縫合である．基本的には運針はグラフトの外内・冠動脈の内外に針を通す．heel に 4 針程度針を通したところでグラフトを冠動脈に引き寄せる．その後，約 12 針程度で吻合を終了する．

　conventional CABG を行う際には大動脈遮断を行うと標的冠動脈がわかりづらくなることがあるため，遮断前にマーキングを行うとよい．また，遮断後は心臓が小さくなるため in situ グラフトでは遮断前にグラフトの長さを決めておくことが重要である．SV や RA で末梢側吻合を行った後に中枢吻合を行う際には，心臓に血液を戻してある程度心臓を張らせて長さを決めるとよい．

　OPCAB では冠動脈の血流を制御する糸をかける際には吻合の中枢側のみとし，末梢側にはかけてはいけない．これは末梢側にかけた糸が将来狭窄の原因になりうるからである．また，内シャントを挿入する場合は，内腔にちょうどのサイズよりワンサイズ落とすことが重要である．ちょうどであると冠動脈の内膜を損傷する可能性があり，また冠動脈吻合がしづらいからである．

　中枢側吻合法も人工心肺の使用の有無で差はない．上行大動脈の性状が悪い際に，各種中枢吻合器具を使用することで塞栓症などの合併症を回避することが可能となる．

文　献

1) Higami T et al：Skeletonization and harvest of the internal thoracic artery with an ultrasonic scalpel. Ann Thorac Surg **70**：307-308, 2000

2) Carpentier A et al：The aorta-to-coronary radial artery bypass graft：a technique avoiding pathological changes in grafts. Ann Thorac Surg **16**：111-121, 1973

3) Acar C et al：Revival of the radial artery for coronary artery bypass grafting. Ann Thorac Surg **54**：652-660, 1992

4) Suma H et al：Coronary artery bypass grafting by utilizing in situ right gastroepiploic artery：basic study and clinical application. Ann Thorac Surg **44**：394-397, 1987

5) Pym J et al：Gastroepiploic-coronary anastomosis：a viable alternative bypass graft. J Thorac Cardiovasc Surg **94**：256-259, 1987

6) Shimizu H et al：Thoracic and cardiovascular surgeries in Japan during 2017：annual report by the Japanese Association for Thoracic Surgery. Gen Thorac Cardiovasc Surg **68**：414-449, 2020

7）Lima R：Revascularization a o da arteria circunflexa sem auxilio da CEC. In：XII encontro dos discipulos do dr. EJ Zerbini, Curitiba, 1995. Sessa ode videos. Curitiba, Parana, Sociedade dos discipulos do dr. EJ Zerbini Outtubro de 1995, 6.b.

6 グラフトデザイン

　限られたグラフトをどのように標的冠動脈の再建に用いるかは，患者の状態のみならず，術者や施設の経験によって様々なバリエーションが考えられる．内胸動脈（ITA）を左前下行枝（LAD）の血行再建に用いることの有用性は多くのエビデンスが蓄積され，広くコンセンサスが得られているが，第2，第3のグラフトの選択にはいまだに結論が出ていない．

　若年者に対しては長期開存性を期待して動脈グラフトが積極的に用いられてきた．橈骨動脈（RA）はITAと同時に採取可能で手術時間を短縮できるが，spasmの問題があり，標的冠動脈の狭窄度が軽度な場合には使用を控えるべきである．遊離グラフトは大動脈に中枢側吻合をおいて使用することが一般的であるが，大動脈への外科的操作には脳合併症のリスクが伴う．ITAに吻合してコンポジットグラフトとして用いることもできるが，血流競合の問題が残る．大伏在静脈（SV）は長さの制約がなく，RAと同様にITAと同時採取可能であるため広く用いられているが，中枢側吻合が不可避であり，長期開存性の点では動脈グラフトには及ばない．右胃大網動脈（GEA）はITAとともに有茎グラフトとして使用可能で，大動脈への外科的操作が不要であるが，RA同様spasmの問題がある．さらに，GEAは大動脈の三次分枝であるために標的冠動脈の狭窄度が高度な場合以外は使用を避けるべきである．

　近年，特に本邦では両側ITAが積極的に用いられている．長期開存性に優れたITAでLADと左回旋枝（LCx）の左冠動脈系をともに血行再建することで，片側ITAよりもさらに良好な長期予後が期待されている．当初は両側ITAを使用することで胸部正中創感染のリスクが高くなることが懸念されていたが，採取をskeletonize法で行うことや胸骨閉鎖デバイスの適切な使用によりほぼ問題ないことがわかってきた．

　左ITA（LITA）と右ITA（RITA）のいずれをLADの再建に用いるべきかは結論が出ていない．RITAがLCxに届く場合にはLITAをLADに用い，RITAがLCxに届かない場合やLAD以外の複数の枝をITAでsequential吻合しなければならない場合は，RITAをLADに用いてLITAで対角枝やLCxを再建するのが最もコンセンサスが得られるグラフトデザインであろう．これに加えて右冠動脈を血行再建する場合，右冠動脈の狭窄度が軽度でなければ，GEAを用いることで周術期脳合併症を最大限回避可能かつ長期開存性を期待できるグラフトデザインとなる．

　東京女子医科大学では以前より両側ITAとGEAを組み合わせたCABGを標準術式として行っており，優れた成績を報告してきた．近年ではそれをoff-pumpで行うことで安全性，低侵襲性，長期開存性がさらに向上した．両側ITAとGEAを用いた症例の術後3D-CTを示す（**図1**）.

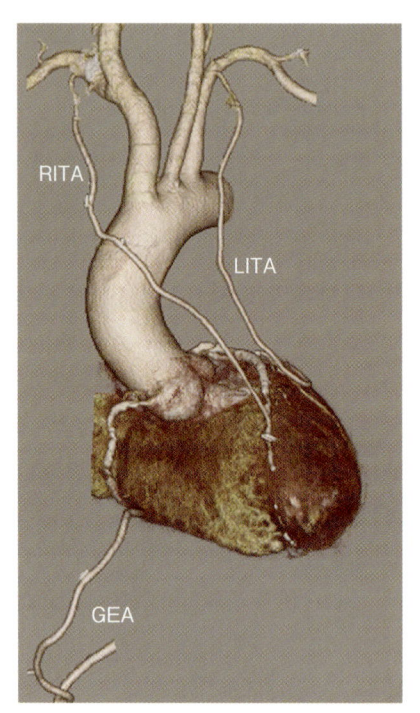

図 1　all arterial graft による術後 3D-CT

7 心筋梗塞後機械的合併症に対する手術

心筋梗塞に続発する機械的合併症は急性期と慢性期に分けることができる．急性期合併症には左室自由壁破裂（left ventricular free wall rapture），心室中隔穿孔（ventricular septal perforation：VSP）と乳頭筋断裂による僧帽弁閉鎖不全があり，いずれも死亡率が高く，早期に診断して治療できなければ致命的となる．慢性期合併症には左室瘤，虚血性心筋症がある（図1）．

本邦の「急性冠症候群診療ガイドライン（2018年改訂版）」では，心エコー法により機械的合併症を迅速に診断し，外科治療について心臓外科医にコンサルトすることが推奨されている[1]．

左室自由壁破裂

急性心筋梗塞（AMI）患者の機械的合併症の中でも予後不良な合併症であり，不整脈に次いでAMIの院内死因の第2位を占める．その発生頻度は0.8〜6.2％と報告されている[2]．心筋梗塞発症後24時間以内が最も多く，ほとんどが1週間以内に出現する．発症すると短時間で心タンポナーデをきたし，循環不全による死にいたるため，速やかな診断と治療を行う必要がある．病理学的な所見としては，全例が貫壁性心筋梗塞であり，1枝病変が大部分を占め，典型的には60歳以上の女性で高血圧の既往を有する患者に多いとされている．

発症様式にはblow-out型とoozing型がある．blow-out型では発症後短時間のうちに心肺停止に至り，多くの症例では外科治療に至る前に死亡する．外科治療を行い得ても予後は不良である．oozing型は梗塞部心筋からの出血によって心タンポナーデを呈する．blow-out型に比

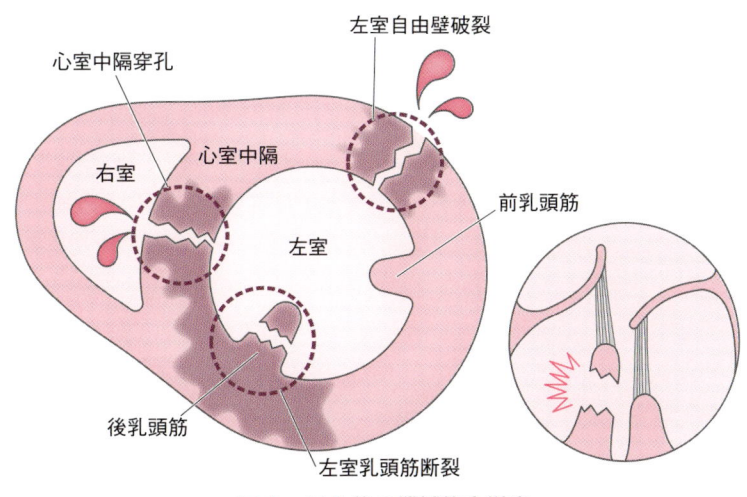

図1 AMI後の機械的合併症

べて血行動態の悪化は緩徐で，救命の可能性が高い．

1) 診断と手術適応

　臨床の場では，AMI 患者を管理しているのは循環器内科医であり，AMI 患者管理中に急激なショックや electromechanical dissociation をきたした場合に，心エコーで速やかに診断をつけ，心肺蘇生処置とともに，心嚢ドレナージ，心拍出が得られる場合には大動脈内バルーンパンピング（IABP），経皮的心肺補助装置（PCPS）などの心・臓器保護策を行って，心臓外科にバトンタッチし緊急手術を行うことが重要となる．

2) 手術方法

　治療の主眼は梗塞による壊死心筋に発生した破裂孔の閉鎖であるが，破裂部周囲の心筋は極めて脆弱であり，以前は人工心肺下に直接縫合閉鎖やパッチ閉鎖が試みられたが，血圧の上昇とともに縫合部が裂けて出血のコントロールができなくなる可能性が高いため，現在ではあまり行われていない．最近はウシ心膜パッチと生体糊で破裂部をおおって修復する sutureless 法が一般的に普及している．人工心肺は必ずしも必要ではない．oozing 型では心外膜表面の凝血塊を除去すると，心筋表面から染み出るような出血がみられるので，この部位を中心に広い範囲にウシ心膜を貼付する．blow-out 型でも，破裂孔が小さければ応用可能である．経過中の再破裂や慢性期の仮性瘤形成には十分な注意が必要である．

▶ 心室中隔穿孔（VSP）

　1847 年に Latham によって報告され，1957 年に Cooley がはじめて手術に成功した[3]．その自然歴は 24 時間以内に 33％，1 週間以内に 65％が死亡する[4]．AMI 患者の 1〜3％に発生し，AMI による死亡の 5％前後を占める．多くは AMI 後 7 日以内に生じ，突然生じる thrill を伴う汎収縮期雑音と穿孔数時間後に生じる心不全で発見される．穿孔は数 mm から数 cm に及び，左右短絡の大きい例や心機能障害合併例ではショックとなる．前壁梗塞では心尖部中隔に（anterior type），下壁梗塞では心基部付近に生じることが多い（posterior type）．

1) 診断と手術適応

　AMI の診断の後，汎収縮期雑音を聴取した場合に速やかに心エコーを施行し，カラードプラ法にて VSP か乳頭筋断裂による僧帽弁閉鎖不全かを鑑別し，VSP であれば穿孔部の位置を確認する．VSP の診断が確定した後に Swan-Ganz カテーテルを留置して右房–肺動脈間に酸素飽和度の step-up を確認し，左右短絡率を計測する．短絡率が低く，血行動態が安定している場合は内科治療により，慢性期まで待機して手術を行うことも可能であるが，まれである．多くは両心室の急激な容量負荷からうっ血性心不全さらには心原性ショックを呈する．カテコラミンの点滴静注とともに IABP による補助により後負荷の軽減を行うことが重要である．冠動脈造影検査は AMI 発症時に施行されていることが多いが，未施行の場合は責任血管の同定とその他の狭窄病変を確認するために重要である．ここまでの検査が終わった時点ですぐに穿

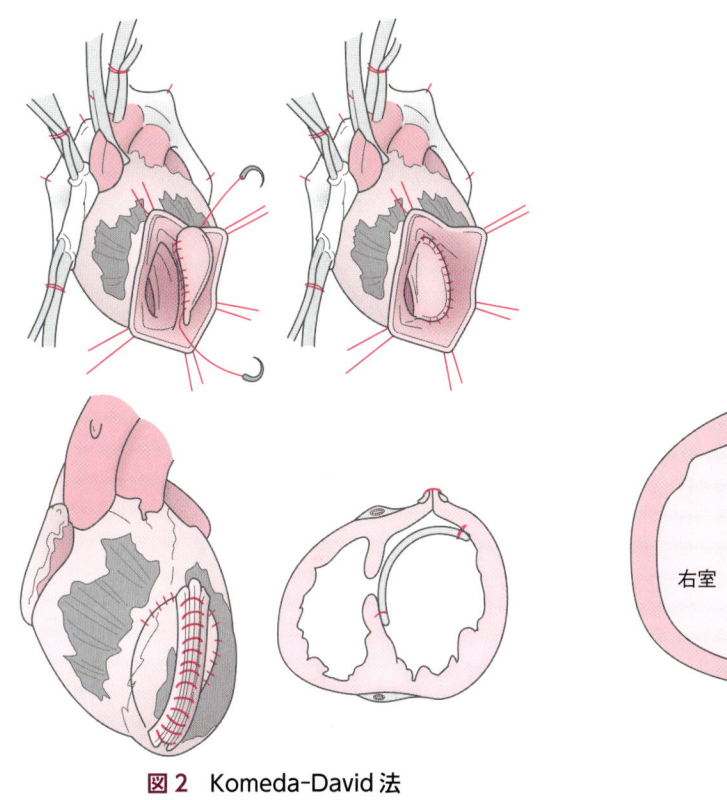

図2 Komeda-David 法

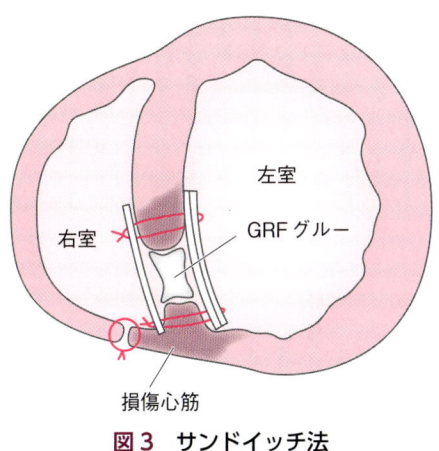

図3 サンドイッチ法

孔部の閉鎖術を外科的に行うべきである.

2) 手術方法

　当初の術式はDaggettに代表されるVSP閉鎖と心室中隔・両心室壁の再建が行われていたが，出血と術後心不全のため手術死亡は40％以上と報告されていた[5]．これに対し，infarct exclusion法（Komeda-David法）[6]はVSPを閉じるというより左右短絡をなくすという考えで，左室内の健常部心筋に大きなウシ心膜パッチをあてて，VSPと梗塞心筋を左室から排除する方法である（**図2**）．従来の方法に比して，①左室形態が保たれる，②右室への手術侵襲がない，③左室切開の縫合部にかかる圧が右室圧となるなどの利点があり，手術成績も改善した．Isodaはinfarct exclusion法とは異なり，右室切開で入り，穿孔部から左室側に大きなパッチを挿入し，右室側にもあてたパッチとで心室中隔をサンドイッチする方法を考案した[7]（**図3**）．手術死亡の危険因子としては，①発症から手術までの時間（逆相関），②術前ショック，③右室梗塞の存在，④posterior typeがあげられる．また，同時手術として完全血行再建を行うことが重要である.

◾乳頭筋断裂による僧帽弁閉鎖不全症

　1803年にMeratがはじめて報告した．自然歴では24時間以内に半数が死亡し，2ヵ月以上

の生存は 10% 以下とされている．乳頭筋の栄養動脈は後乳頭筋では右冠動脈あるいは左回旋枝（LCx）のいずれか 1 本であり，前乳頭筋は左前下行枝（LAD）と LCx の 2 枝支配であることが多い．これより後乳頭筋のほうが 3〜6 倍断裂の頻度が高い．

　心筋梗塞から 7 日以内に発症することが多く，乳頭筋完全断裂では 2 日以内が過半数とされる．突然に僧帽弁閉鎖不全が発生し左心不全による呼吸困難から肺水腫，心原性ショックへと短時間に進展する．心筋梗塞後に心尖部から左腋窩に放散する汎収縮期雑音と第Ⅲ音が聴取されれば疑い，心エコー検査で確定診断を行う．逆流部位や程度を把握するとともに VSP との鑑別も重要である．冠動脈造影未施行例では検査を行い，可及的早期に外科治療を施行すべきである．術式としては乳頭筋断裂急性期では梗塞乳頭筋が脆弱であるため，弁形成は困難であり弁置換術となることがほとんどである．手術死亡は 25〜45% と報告されている[8]．

■ 心筋梗塞後心室瘤

　心室瘤の歴史は古く，イギリスの解剖学者 John Hunter により 18 世紀にすでに記載がある．しかしながら，外科的修復術は 20 世紀になってからである．

　梗塞後心室瘤（post-infarct ventricular aneurysm）は心筋梗塞により壊死を起こした心室壁が菲薄化して瘤状に突出することにより形成される．梗塞後左室瘤は心筋梗塞の亜急性期から慢性期の合併症で，貫壁性心筋梗塞の 10〜35% に発生する[9]．心室瘤は心筋梗塞に合併するものがほとんどであるが，まれに胸部外傷や心サルコイドーシスなどによるものが報告されている．心筋梗塞による心室瘤は前壁梗塞例での心尖部に好発し，再疎通療法未施行例に多いとされている．瘤壁は心筋梗塞巣の瘢痕化に伴い収縮能を失い，周囲の健常心筋とは反対の，収縮期に突出する奇異性運動を示す．左室瘤の予後は左室瘤の範囲，心腔内血栓，心室性不整脈，残存心筋の収縮能，左室拡張末期圧などにより規定される．

1) 診断と手術適応

　心筋梗塞の既往があり，心電図上，前胸部誘導で持続性 ST 上昇を認め，かつ胸部 X 線で特徴的な心陰影の膨隆を認める場合に疑うことができる．確定診断は心エコー，MRI，CT，左室造影などの検査所見から比較的容易である．瘤の存在のみでは手術適応にならず，狭心症状，難治性心不全，血栓塞栓症，致死性不整脈が発生した場合は手術適応である．

2) 手術方法

　左室瘤の外科的切除術は 1950 年代の Cooley による瘤の linear closure 法がはじめである[10]．Cooley の原法では中隔の瘢痕心筋が残存するため，その後 1980 年代まで様々な変法が考案され，左室瘤に対する外科治療の基礎となった．しかし，linear closure 法は瘤が大きい場合には術後の血行動態や長期予後に課題が残った．この問題を解決すべく，Dor は梗塞部瘢痕化心筋と健常心筋の境界を円周状に縫縮して，パッチを縫着し左室瘤を除外する endo-ventricular circular patch plasty 法（Dor 法）を考案した[11]．この方法は心室中隔の梗塞領域を除外でき，より生理的な左室形態の再構築が可能で，成績は向上した．Isomura は，Dor 法では左室形態

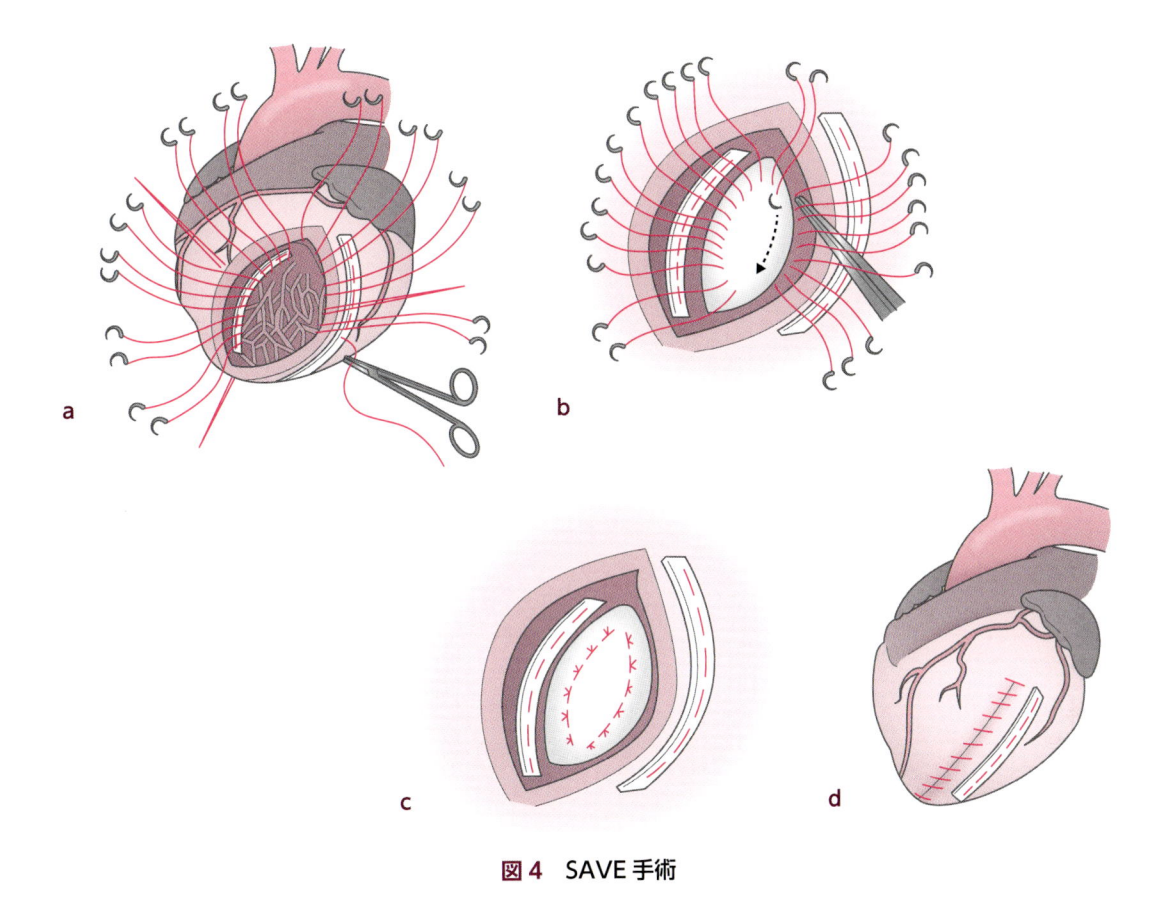

a

b

c

d

図4　SAVE 手術

が球形になってしまうため前壁中隔を楕円形のパッチで形成する septal anterior ventricular exclusion（SAVE）法（**図 4**）を考案し，本邦では普及している[12]．

■**文　献**

1）日本循環器学会ほか：急性冠症候群ガイドライン（2018 年改訂版）. ＜https://www.j-circ.or.jp/cms/wp-content/uploads/2018/11/JCS2018_kimura.pdf＞（2024 年 9 月 1 日閲覧）

2）Birnbaum Y et al：Ventricular fre wall rapture following acute myocardial infarction. Coron Artery Dis **14**：463-470, 2003

3）Cooley DA et al：Surgical repair of ruptured interventricular septum following acute myocardial infarction. Surgery **41**：930-937, 1957

4）Heitmiller R et al：Surgical management of postinfarction ventricular septal rupture. Ann Thorac Surg **41**：683-691, 1986

5）Daggett WM et al：Surgery for post-myocardial infarct ventricular septal defect. Ann Surg **186**：260-271, 1977

6）Komeda M et al：Surgical repair of postinfarction ventricular septal defect. Circulation **82**［Suppl］：Ⅳ243-Ⅳ247, 1990

7）Isoda S et al：Sandwich technique via right ventricle incision to repair postinfarction ventricular septal defect. J Card Surg **19**：149-150, 2004

8）Figueras J et al：Comparison of patients with and without papillary muscle rapture during acute myocardial infarction. Am J Cardiol **80**：625-627, 1997

9）Mills NL et al：Technical advances in the treatment of left ventricular aneurysm. Ann Thorac Surg **55**：792-800, 1993

10）Cooley DA et al：Ventricular aneurysm after myocardial infarction：surgical excision with use of temporary cardiopulmonary bypass. J Am Med Assoc **167**：557-560, 1958

11）Dor V et al：Left ventricular aneurysm：a new surgical approach. Thorac Cardiovasc Surg **37**：11-19, 1989

12）Isomura T et al：Septal anterior ventricular exclusion operation（Pacopexy）for ischemic dilated cardiomyopathy：treat form not disease. Eur J Cardiothorac Surg **29**：S245-S250, 2006

第7章

大動脈疾患

1 大動脈疾患に対する外科治療

はじめに

　大動脈疾患に対する外科手術は，近年，技術的な進歩，術式の改良，脳・脊髄保護の確立，人工血管の改良，経験の蓄積などによって治療成績の向上がみられる．また高齢者など外科手術のリスクが高い症例に対するステントグラフト内挿術（TEVAR/EVAR）が優先的に導入され，さらなる治療成績の向上も認められている．

　第 7 章-1〜4 では，特に大動脈疾患に対するいわゆる，従来からの外科手術（open surgery）について記載し，第 7 章-5，6 では，大動脈疾患に対する TEVAR/EVAR について詳細に記述する．

　大動脈疾患は大動脈解離および大動脈瘤とも Marfan 症候群・Ehlers-Danlos 症候群などの先天性（変性）疾患を除き，高血圧・動脈硬化をもとにした後天性疾患群である．その発生頻度は年々増加の一途にあり，おのおのの疾患概念・病態を理解し，正しい治療法の選択を導かなければならない．形態的分類から内膜・中膜・外膜の血管構造を保持する真性動脈瘤は，fusiform（紡錘状）および saccular（嚢状）に分けられる．他に通常の動脈壁構造をとらず，動脈周囲の血腫や結合織により瘤壁が形成される仮性動脈瘤および血管解離後に大動脈径が拡張し動脈瘤を形成する解離性大動脈瘤に大別される．また，部位的分類では胸部・腹部・胸腹部大動脈瘤に分けられ，病因・症候・治療により大きく予後に差異がある．

　歴史的には大動脈手術の発展は術中の補助循環法の発展そのものであったといっても過言ではない．1966 年に東京女子医科大学の榊原が本邦ではじめて行った胸腹部大動脈瘤切除術は，表面冷却による全身低体温法を用い DeBakey の方法に準じて主要分枝を再建する方法であった．その後の人工心肺の発展，超低体温循環停止法，選択的順行性脳灌流法，逆行性脳灌流法などの脳保護法の発展により近年の手術成績は安定した．

2 腹部大動脈瘤

背景・病因

腹部大動脈瘤（abdominal aortic aneurysm：AAA）の多くは粥状動脈硬化が基本病変として存在し，近年患者数は増加している．男性は女性の約5～6倍高い発症率とされ，多因子の要因が複合的に関与しているが喫煙は最も重要な危険因子とされる．しかしながら，破裂の危険率は女性が高いとされている．

病理

腎動脈分岐部の末梢から発生する真性動脈硬化性の fusiform（紡錘状）type の腎動脈下は，横隔膜下から腎動脈分岐部までに生じる腎動脈上より頻度は高い．胸腹部大動脈にまたがる場合や末梢側の総腸骨動脈を巻き込む場合がある．一方，saccular（囊状）type の瘤は動脈瘤径よりも小さな入口部があり大動脈内腔と交通している．瘤内に堆積した血栓はコレステリン結晶やその他の壊死産物とともに塞栓症の原因となる．

合併症

AAA の最も重篤な合併症は破裂であり，左後腹膜への破裂頻度が高い．腹腔内に穿破した場合，短時間に大量の出血をきたし致死的である．大動脈消化管瘻や大動脈瘤静脈瘻を形成した場合も死に至る重篤な合併症である．また，瘤壁に細菌感染し瘤壁および壁在血栓に壊死を伴った炎症性変化を認める場合がある．

症状および臨床所見

非破裂 AAA の多くは無症状であり，他の疾患に伴う検査で発見されるか腹部の拍動性腫瘤を他人から指摘され発見される場合が多い．また，冠動脈疾患の合併が高率に認められるため，術前精査では冠動脈疾患の検索が必要である．

手術適応

腹痛や腰背部痛を伴った場合は緊急手術を考慮した切迫破裂，または感染性・炎症性動脈瘤を念頭におく必要がある．身体所見は臍周囲に拍動性腫瘤を触知することが多い．画像診断上

最も有効な検査は造影 CT であり，動脈瘤径，形態（fusiform/saccular type），大動脈瘤と腹部分枝との関係の把握に有用である．AAA の治療目的は，①動脈瘤の破裂，②動脈瘤由来の末梢塞栓，③動脈瘤による凝固障害という 3 つのリスクを予防することである．破裂が差し迫っていない場合は破裂リスクを回避するための内科治療を行い，破裂の可能性が増大した瘤では外科治療を優先することが原則となる．fusiform type は本邦のガイドライン[1] では瘤径（最大短径）≧55 mm が侵襲的治療の絶対的適応であり，瘤径≧50 mm も適応として許容される．また，女性では破裂のリスクが高く，瘤径≧45 mm で侵襲的治療が考慮される．ただし，嚢状瘤や瘤の一部が突出している瘤は破裂のリスクが高いため，瘤径にかかわらず手術を検討する必要がある．

■ 外科治療（図 1）

1）アプローチ

経腹膜経路と後腹膜経路を患者により選択する．後腹膜経路では術後の経口摂取可能時期が早く，腸閉塞などの合併症は少ないが，後腹膜血腫や遠隔期の創部トラブルの発生率が高いとの報告がある．経腹膜経路の皮膚切開は，正中切開が基本である．後腹膜経路の皮膚切開には正中切開，傍腹直筋切開，左側腹部斜切開など動脈瘤の部位，置換範囲などを検討して選択する．

2）動脈瘤の剝離

腸管を右上腹部に脱転し Treitz 靱帯を切離して大動脈前面に到達する．動脈瘤の部位によって腎動脈下，腎動脈上など剝離部位を決める．末梢側は腸骨動脈の剝離の際，腸骨静脈を損傷する可能性があるため無理にテーピングする必要はない．

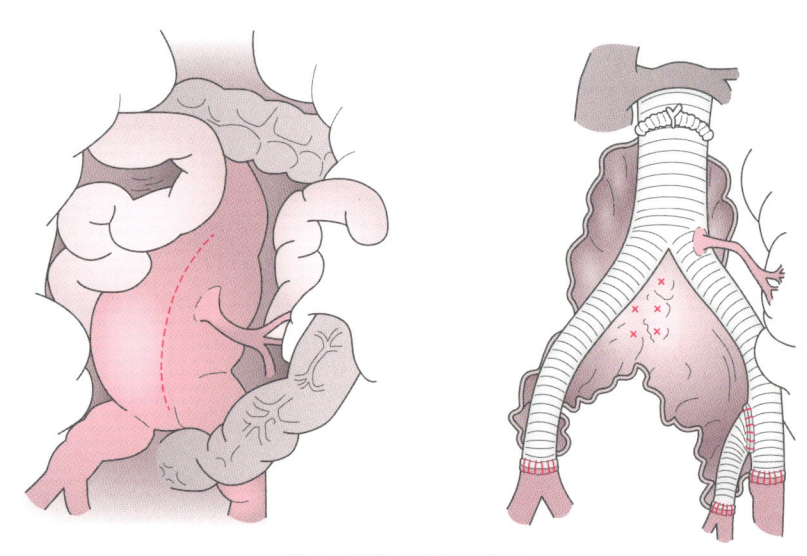

図 1　腹部大動脈瘤手術

3) 大動脈遮断

ヘパリン化（100 単位/kg）後，血圧の変動に注意し大動脈遮断を行う．人工血管を選択し中枢側吻合を行う．吻合法には全周性に大動脈を離断して行う方法（exclusion 法）と，後壁を離断せずに縫合する方法（inclusion 法）があるが exclusion 法が主流である．

4) 骨盤血流維持

AAA の手術では下腸間膜動脈，内腸骨動脈の血流が障害され，S 状結腸・直腸虚血，臀筋跛行，性機能障害，脊髄虚血の問題が生じる場合があるが，その発生は複数の因子に影響される．下腸間膜動脈，内腸骨動脈再建の有無に関しては明確なエビデンスはない．

破裂性 AAA の場合は可能な限り早く手術室に搬送し，血腫の状況で腹腔動脈上部の大動脈あるいは腎動脈下部の大動脈を遮断し，出血をコントロールする．治療成績は病院へ到着した患者でも死亡率 40〜70％である．循環不全に伴う多臓器不全，呼吸不全，腎不全，腸管虚血を合併する．破裂によるショック状態から大動脈遮断までの時間が救命のカギとなる．

外科治療の現況と成績

AAA の術後の遠隔生存率は高齢者に対する治療であり，5 年で約 70％，10 年で約 40％程度である[2]．術後の遠隔死因の 2/3 は心・脳・血管疾患である．生存率に影響を与える因子は，年齢，心疾患，高血圧，慢性閉塞性肺疾患（chronic obstructive pulmonary disease：COPD），腎機能，継続する喫煙である．AAA の手術成績の向上とともに対象患者も高齢化しており，術前の全身状態の入念な精査は，術後合併症を予防するうえで必須である．

■文　献
1) 日本循環器学会ほか：2020 年改訂版 大動脈瘤・大動脈解離診療ガイドライン．＜https://www.j-circ.or.jp/cms/wp-content/uploads/2020/07/JCS2020_Ogino.pdf＞（2024 年 9 月 1 日閲覧）
2) Johnston KW et al：Multicenter prospective study of nonruptured abdominal aortic aneurysms：I. population and operative management. J Vasc Surg **7**：69-81, 1988

3　胸部大動脈瘤

背景・病因

　胸部大動脈瘤（thoracic aortic aneurysm：TAA）の頻度は上行大動脈瘤 30%，弓部大動脈瘤 30%，下行大動脈瘤 30%，胸腹部大動脈瘤 10%と報告されている．破裂に関与する因子として，年齢，痛み，慢性閉塞性肺疾患（COPD），大動脈径があげられる．大動脈径に関しては，破裂・大動脈解離との強い正相関が報告されている．

病理

　囊状中膜壊死の組織像は弾性線維の減少や断裂と中膜内の酸性ムコ多糖類の沈着，平滑筋細胞の減少を伴った中膜壊死である．これらの変化によって動脈壁の弾性や強度が失われて囊状の拡張病変を形成する．外傷による TAA の仮性瘤は，通常，動脈管索と左鎖骨下動脈の起始部遠位のところで起こる．つまり，大動脈の固定部位と可動性のある部位の境界で発生しやすい．

合併症

　TAA は無症候性のことが多いが，瘤径の拡大に伴い，①大動脈基部や上行大動脈の拡大による大動脈弁閉鎖不全症，②反回神経の圧迫による嗄声，③食道の圧排による嚥下障害，④気管や主気管支の圧排による咳，息切れ，喘鳴，反復性の肺炎，⑤胸腔内の周囲臓器の圧迫や肋骨への侵食による胸痛や背部痛などの症状を呈することもある．症状発現時には，瘤径の拡大進行が示唆されるため，CT や MRI などによる画像検査を早急に行う．

症状および画像所見

　しばしば無症状で健康診断などの胸部単純 X 線像で発見されることがある．上行大動脈瘤は正面像で上行大動脈の輪郭に連続して右方に突出する陰影として，弓部大動脈瘤は正面像で左第 1 弓の部分に腫瘤状の陰影を呈することが多く，下行大動脈瘤では大動脈の輪郭に連続する紡錘形ないしは円形の陰影として認められる．

手術適応

胸部大動脈置換術は，TAA および Stanford A 型大動脈解離の治療のゴールドスタンダートである．しかしながら治療成績の向上した現在においても，胸部・胸腹部大動脈瘤手術全体で 5% 以上の早期死亡率は考慮すべきと思われる．TAA の外科手術での死亡リスクを 5% と仮定した場合，内科治療における破裂および大動脈解離のリスクとの比較では，大動脈径 50〜59 mm が手術適応として妥当な基準と判断される．下行大動脈瘤および胸腹部大動脈瘤では，下肢対麻痺の合併頻度が高く，手術適応としては内科治療における破裂および大動脈解離のリスクとの比較により，本邦のガイドラインでも大動脈径 60 mm が手術適応と推奨されている[1]．

胸部下行および胸腹部大動脈瘤手術の最も重篤な合併症は対麻痺である．脊髄下部への主な血流は大動脈からの直接分枝である肋間動脈や腰動脈分枝によって保持されている．胸椎下部から腰椎上部において前脊髄動脈に結合する分枝は Adamkiewicz 動脈と一般に呼ばれており，通常他の脊髄枝に比して太く，大根動脈（arteria radicularis magna）と呼ばれる．

近年，この Adamkiewicz 動脈の解剖学的な位置を術前に同定する方法が試みられている．Adamkiewicz 動脈を同定するには造影 CT の際に multiplanar reformation（MPR）法を用いて脊柱管内を斜位冠状断像で観察する．Adamkiewicz 動脈は前脊髄動脈と合流する際に特徴的な「ヘアピンターン」を描くので，これを目印として同定を行う．また，大動脈から肋間（腰）動脈，その後枝，神経根髄質静脈，Adamkiewicz 動脈そして前脊髄動脈へと至る経路を，curved planar reformation（CPR）法を用いて「一筆書き」のように 1 本の血管として描出することで連続性を証明する[2]．

外科治療

TAA に対する外科治療は動脈瘤の発生部位によってアプローチ・手術手技・合併症・置換範囲の選択などが異なり，病態に応じた考慮が必要である．以下に，大動脈基部，上行大動脈，弓部大動脈，胸部下行および胸腹部大動脈に分類し個々に記述した．

1）大動脈基部置換

「第 3 章 大動脈弁疾患」を参照されたい．

2）上行大動脈置換

a）標準的手術術式

大動脈基部に拡大などの異常がない場合には，上行大動脈置換術単独の対象となる大動脈弁の性状により弁置換を併施する場合もあるが，sino-tubular junction（SJS）・Valsalva 洞・上行大動脈結合の拡大に伴う大動脈弁閉鎖不全の場合は中枢側吻合において SJS 縫縮を併施することにより大動脈弁逆流を制御できる．上行大動脈ラッピングは，1 つの選択肢ではあるが一般的ではない．

　　遠位側吻合に関しては大動脈遮断を用いない open distal 吻合術が用いられることが多いが，真性瘤においては大動遮断下に施行されることもある．

3) 弓部大動脈置換 (図1)

a) 標準的手術術式

　　弓部，遠位弓部大動脈瘤への到達法は胸骨正中切開法が一般的である．一方，主に末梢側へ進展した遠位弓部大動脈瘤には左開胸法などの工夫を要する．広範囲大動脈瘤に際しては，elephant trunk を挿入し，二期的治療（手術ないしはステントグラフト）に備える．現在は遠隔期の再手術の減少のためにステントグラフトを挿入するオープンステントグラフト（frozen elephant trunk：FET）法も普及している（**図1**）．

b) 脳保護法

　　弓部再建中の補助手段は超低体温循環停止（deep hypothermic circulatory arrest：DHCA）を基本とするが，より長時間の脳保護を安全に行う方法として選択的順行性脳灌流法（selective cerebral perfusion：SCP）ないしは逆行性脳灌流法（retrograde cerebral perfusion：RCP）が追加され，成績の向上をみている．左開胸法の場合は，DHCA ないしは DHCA ＋ RCP/SCP を用い，open proximal technique 下に弓部を再建する．

　　SCP 法は，26℃ 程度の超低体温下にバルーン付きカニューレを腕頭動脈，左総頸動脈，左鎖骨下動脈に挿入し，10 mL/kg/分の流量を目安に順行性に脳を灌流する方法が一般的である．安全性の観点から生理的な灌流で時間的制限の少ない SCP が本邦で最も普及している脳保護法となっている．RCP 法は，低体温は脳保護時間の制限があり 18℃ 前後の超低体温下に上大静脈経由で，中心静脈圧 15〜20 mmHg を目安に逆行性に脳を灌流する．

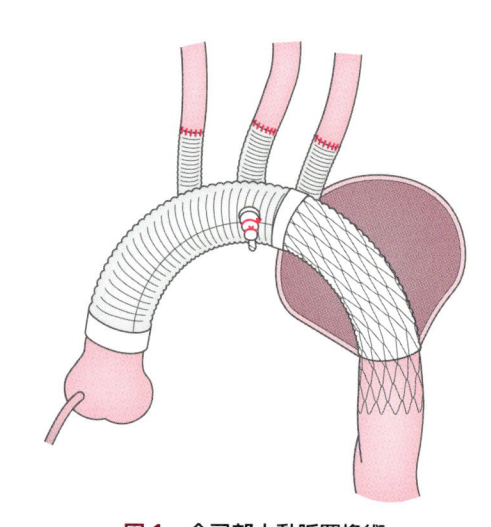

図1　全弓部大動脈置換術

4) 胸部下行および胸腹部大動脈置換

a) 標準的手術術式

　Crawford は胸部下行および胸腹部大動脈瘤（thoracoabdominal aortic aneurysm：TAAA）の分類を報告し，現在ではこれが一般に受け入れられている．これは TAAA の手術において連続して人工血管が置換される範囲による分類で，報告時はⅠ型からⅣ型までの4種類であったが，現在はⅤ型を加え5種類となっている（**図2**）．TAAA 手術に関連するリスクは置換される大動脈の部位と置換範囲に依存するため，この分類で適切にリスクを評価して外科的アプローチを計画し，特定の治療法を選択することが可能であり，臨床的有用性の高い分類法である[3]．

　下行大動脈置換の場合，置換範囲によって肋間もしくは肋骨床開胸の部位を選択する．通常は第5～第6肋間左開胸下に下行大動脈瘤に到達することが多いが，近位下行大動脈瘤に対しては第4～第5肋間開胸，横隔膜近傍の遠位下行瘤の場合には第7～第8肋間開胸を用いる場合もある．TAAA の場合には，第5～第6肋間開胸から腹部に至る spiral incision 下に到達する．肋間動脈や腹部分枝は8，10 mm の小口径人工血管を用い個別に再建するか，島状に一括再建する．Marfan 症候群においては島状に再建するとその部位の瘤化の懸念があるため個別再建を原則とする．

b) 補助手段

　単純遮断下の再建も可能であるが，一般的には脊髄および腹部臓器保護のため部分体外循環（F-F バイパス）ないしは左心バイパスによる遠位側灌流（distal perfusion）が用いられる．弓部近傍の中枢側遮断困難例や再手術による剝離困難例に対しては，完全体外循環下の HCA 法が用いられる．

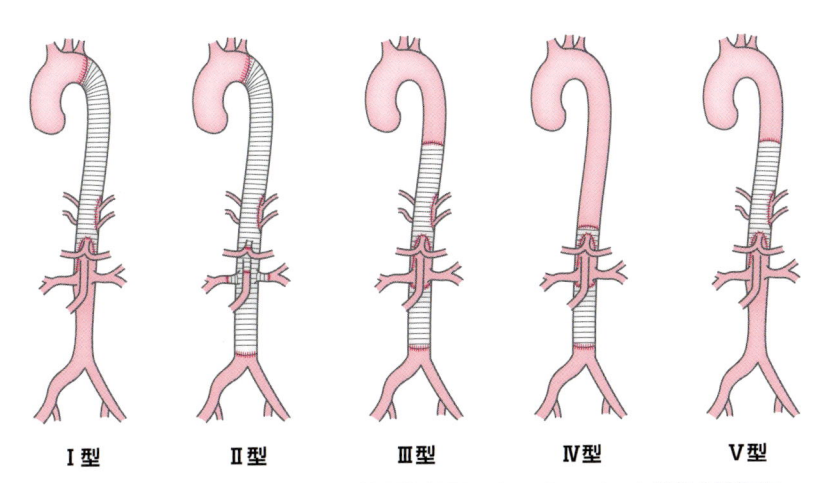

Ⅰ型　　　Ⅱ型　　　Ⅲ型　　　Ⅳ型　　　Ⅴ型

図2　胸腹部大動脈瘤の人工血管置換範囲による Crawford 分類の修正版
［Safi HJ et al：Ann Thorac Surg **66**：1204-1209, 1998 をもとに作成］

c) 脊髄保護法

　術前に CT などにより Adamkiewicz 動脈を同定し，術中の肋間動脈再建，温存の手がかりとする．これに加え，脳脊髄液ドレナージを術中から術後 3 日間行うことの有用性を検討する．術中は，運動性脊髄誘発電位（MEP）や体性知覚電位（SEP）により脊髄虚血をモニタリングする．これらを参考にしながら，第 8 胸椎〜第 1 腰椎の責任肋間（腰）動脈を再建する．大動脈の再建は脊髄虚血時間短縮のため分節遮断法を用いる．一方，出血や肺障害のリスクが高まるが，DHCA 下の手術の良好な成績も報告されている．

d) 腹部臓器保護法

　部分体外循環や左心バイパス回路の側枝からバルーン付きカニューレを用いて各腹部分枝の選択的分枝灌流を行う．また，左右腎動脈の選択的灌流または 4℃ Ringer's lactate solution の灌流にて再建を行うこともある．

■文　献

1)　日本循環器学会ほか：2020 年改訂版 大動脈瘤・大動脈解離診療ガイドライン．＜https://www.j-circ.or.jp/cms/wp-content/uploads/2020/07/JCS2020_Ogino.pdf＞（2024 年 9 月 1 日閲覧）
2)　Tomioka H et al：Scaning the Adamkiewicz artery and collateral supply via dorsal thoracic artery. Ann Thorac Surg **93**：1733, 2012
3)　Safi HJ et al：Effect of extended cross-clamp time during thoracoabdominal aortic aneurysm repair. Ann Thorac Surg **66**：1204-1209, 1998

4 大動脈解離

背景・病因

　急性大動脈解離（acute aortic dissection）では初期の死亡率が高く，特に病型により治療・予後に大きな差があるため，病型分類を正確かつ迅速に時期を逸することなく治療に結びつけることが重要である．本邦では，10万人あたりの年間発症数はおよそ3例前後と思われる．剖検例からの推定では大動脈解離（aortic dissection）の発症のピークは男女とも70歳代であり，大動脈解離の発症は冬場に多く夏場に少ない傾向がある．また，時間的には活動時間帯である日中が多く，特に6〜12時に多く逆に深夜から早朝は少ないと報告されている．

病理

　大動脈解離とは大動脈中膜に解離が起こる疾患であり，「大動脈壁が中膜のレベルで二層に剝離し，動脈走行に沿ってある長さをもち二腔になった状態」で，大動脈壁内に血流もしくは血腫が存在する動的な病態である．

病型分類（図1）

　大動脈解離の臨床的病型には3つの病型分類がある．解離の範囲からみた分類，偽腔の血流状態による分類と病期による分類である．

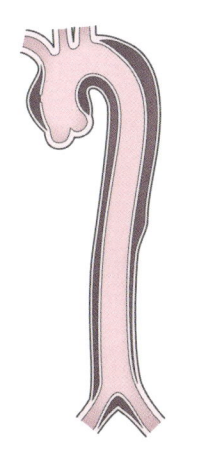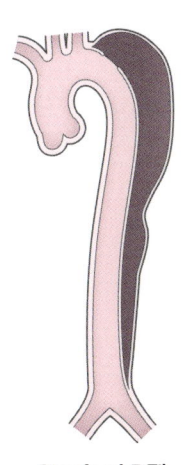

Stanford A型　　　Stanford B型

図1　大動脈解離の分類

　解離の範囲からみた分類には Stanford 分類と DeBakey 分類がある．Stanford 分類はエントリーの位置にかかわらず解離が上行大動脈に及んでいるか否かで A 型と B 型に分けている．DeBakey 分類は解離の範囲とエントリーの位置により I 型，II 型，III 型（a，b）と分類されている．上行大動脈に解離が及ぶ Stanford 分類 A 型解離は極めて予後不良の疾患で，侵襲的治療を行わなければ 48 時間以内の致死率が約 50％であり緊急手術の適応である．このような臨床的な有用性から，近年 Stanford 分類が一般的に用いられている．

　偽腔の血流状態による分類は偽腔開存型，偽腔内血流（ulcer-like projection：ULP）型，偽腔閉塞型の 3 つに分類され，それぞれ偽腔に血流があるものを偽腔開存型，偽腔の大部分に血流を認めないがエントリー近傍に限局した ULP を認めるものを ULP 型，三日月形の偽腔を有し偽腔内血流を認めないものを偽腔閉塞型とされている．

　病期による分類では，発症後 2 週以内を急性期，2 週間を超えて 3 ヵ月までを亜急性期，3 ヵ月を超えた場合を慢性期とする．

■合併症

　大動脈壁の解離と壁内への血液流入を本態とする大動脈解離は，発症直後から経時的な変化を起こすために，動的に様々な病態を呈する．血管の状態を，①拡張，②破裂，③狭窄または閉塞と分け，さらに解離の生じている部位との組み合わせでとらえると，この多様な病態を理解しやすい．

1）拡張

- ・大動脈弁閉鎖不全
- ・瘤形成

2）破裂

- ・心タンポナーデ
- ・胸腔内や他の部位への出血

3）分枝動脈の狭窄・閉塞による末梢循環障害

- ・狭心症，心筋梗塞
- ・脳虚血
- ・上肢虚血
- ・対麻痺
- ・腸管虚血
- ・腎不全
- ・下肢虚血

4) その他の病態

- ・播種性血管内凝固症候群（DIC），pre-DIC
- ・胸水貯留
- ・全身の炎症反応（SIRS）

▶画像診断

　CT は解離の診断に関して信頼度の高い非侵襲的検査法であり，客観的に全大動脈を評価できること，さらに緊急に対応して短時間で検査可能なことから，大動脈解離，特に急性解離の診断に必要不可欠な検査法といえる．単純 CT では，内膜の石灰化の偏位が重要な診断のポイントとなる．

1) 偽腔開存型

　偽腔開存型解離の中には偽腔の血流が非常に遅い場合があり，造影早期相で偽腔が造影されず後期相で造影剤の流入を認める症例があるので，造影後期相まで撮像する必要がある．エントリーはフラップの断裂像として認識される．

2) 偽腔閉塞型

　CT では，急性期に凝血塊あるいは血腫により満たされた偽腔が三日月状あるいは輪状の壁在血栓に似た陰影を呈し，大動脈の長軸方向に連続して広範囲に存在するのが特徴である．発症早期例ではこの陰影が単純 CT で血流腔よりも高い濃度を示すことがある．造影後の CT では，閉塞した偽腔内部は造影されない．

3) ULP (ulcer-like projection) 型

　CT では，閉塞した偽腔内への局所的な内腔の突出部として ULP が認識される．

4) 合併症の診断

　大動脈解離の合併症には，破裂，心タンポナーデ，臓器や四肢の虚血など重篤なものが多い．CT では心周囲の液体貯留の有無や，分枝動脈と解離腔との関係や分枝動脈への解離進展の有無を評価することも大切である．

　心エコー検査も大動脈解離の迅速な診断を行ううえで非常に有用であり，腎機能障害や造影剤アレルギーなどで造影剤が使用困難な場合にも施行できる．特に体表エコーは非侵襲的に簡便に解離の診断を行うだけでなく，分枝解離や解離に伴う合併症の評価を行うこともでき，Stanford A 型解離の合併症である心タンポナーデ・大動脈弁逆流・分枝への解離の進行や血流状態・心機能を評価しておくことは非常に重要である．

■ 急性期の治療

1) Stanford A 型急性大動脈解離

　　上行大動脈に解離が及ぶ Stanford A 型は極めて予後不良な疾患で，発症から 1 時間あたり 1〜2％の致死率があると報告されている．破裂，心タンポナーデ，循環不全，脳梗塞，腸管虚血などが主な死因である．一般に内科療法の予後は極めて不良で，外科治療すなわち，緊急手術の適応である．原則的にエントリーを含んだ大動脈人工血管置換術を施行する．その際に解離腔を閉鎖するために吻合部分に断端形成を併用するのが一般的である．

　　以下に各術式別に記述する．

a) 上行大動脈置換

　　大腿動脈あるいは上行大動脈真腔送血，腋窩動脈送血による体外循環を補助手段として用いる．臓器 malperfusion を合併している場合には送血路を複数にすることがある．末梢側吻合には大動脈遮断を行わず open distal anastomosis 法を用いることが一般的であり，標準的な補助手段は中枢温を 26℃ 程度に冷却する超低体温循環停止（DHCA）で手術時間（循環停止時間）に応じて選択的順行性脳灌流法（SCP）または逆行性脳灌流法（RCP）を併用する．

b) 弓部全置換

　　エントリーが弓部に存在する場合には，エントリー切除を原則とするという観点からは上行-弓部全置換が望ましい．Marfan 症候群に発生した Stanford A 型大動脈解離においては hemiarch 置換を行った場合，残存する弓部大動脈の拡大が認められることがあるため，弓部全置換の適応である．内膜側からの補強，吻合部のリーク予防，末梢解離腔の閉鎖目的に elephant trunk 法が用いられる．また近年，ステントグラフトを使用した frozen elephant trunk（FET）を下行大動脈に挿入し，弓部全置換術を行うハイブリッド手術も増加してきた．

c) 急性大動脈解離に合併した大動脈弁逆流に対する術式

① 大動脈弁吊り上げ

　　大動脈弁輪拡張症や器質的大動脈弁病変を有する症例以外では，大動脈交連部を吊り上げることにより逆流制御が可能である．

② 大動脈基部置換

　　エントリーが Valsalva 洞深くに侵入している症例，すでに大動脈弁輪拡張症を伴っていた症例などでは，従来から Bentall 手術が適応とされ，現在も標準術式であるが，自己弁温存基部置換術も普及している．

d) 大動脈の主要な分枝灌流異常

　　分枝灌流異常は急性大動脈解離の病態を複雑化，重症化させている主要原因であり，20〜40％の症例で様々な症状で発現する．原則は大動脈解離が不安定な挙動を示せば，大動脈修復

が先決で，末梢血管病変への介入は二次的に行う．分枝灌流異常を合併した症例に対する大動脈解離修復術の成績は不良で，早期死亡率は 30～50％ と報告されている．

2) Stanford B 型急性大動脈解離

Stanford B 型急性大動脈解離は急性 A 型大動脈解離よりも自然予後がよいため，内科治療が初期治療として選択されることが一般的である．一方，破裂，治療抵抗性の疼痛，臓器虚血などの合併症をきたした症例は極めて予後不良のため外科治療が必要である．しかしながら，急性期の外科治療の院内死亡率も低くないため，外科治療に代わる治療が望まれている．近年，血管内治療である胸部ステントグラフト内挿術（thoracic endovascular aortic repair：TEVAR）は合併症を有する急性 B 型大動脈解離の治療の方法として良好な治療成績が報告されており，致死的合併症を有する急性 B 型大動脈解離に対して第一選択になりつつある．

▶慢性期の治療

慢性大動脈解離例の予後は良好で，状態が安定している場合は，Stanford A 型であっても B 型であっても内科治療が勧められる．破裂や切迫破裂例，大動脈径の拡大を認める例，大動脈弁閉鎖不全症を認める例，分枝閉塞を認める例，解離の進展，再発を認める例などは外科治療あるいは血管内治療を考慮すべきである．

慢性期大動脈解離に対する外科治療では，慢性解離ゆえに留意せねばならない点もあり，症例に応じた戦略が必要である．

1) Stanford A 型慢性大動脈解離

送血部位として腋窩動脈，大腿動脈，心尖部送血などが選択されるが，症例に応じた送血部位の決定が重要である．

2) Stanford B 型慢性大動脈解離

a) 下行大動脈置換

左開胸，遠位側大動脈灌流［大腿動脈送血-大腿静脈脱血（F-F）バイパス，左心バイパスなど］下に拡大した下行大動脈を人工血管にて置換する．中枢遮断に伴う逆行解離を危惧し，下行置換でも open proximal anastomosis を選択する外科医も多い．末梢側吻合を真腔吻合とするか両腔吻合とするかは症例ごとに末梢血流を考慮して検討する必要がある．Adamkiewicz 動脈が偽腔から供血されている場合には両腔吻合または同動脈の再建が望ましい．

b) open proximal anastomosis による部分弓部・下行大動脈置換

内膜亀裂が弓部大動脈に存在する症例，拡張が弓部に及ぶ症例，中枢側遮断が不可能な症例が適応となる．逆行性大腿動脈送血のみでも可能であるが，中枢側へも送血路を確保する場合も多い．20℃ 程度に冷却した後，循環停止とし，弓部大動脈を開放下に中枢側大動脈を離断後，人工血管と吻合する．

c) 胸腹部大動脈置換

脊髄虚血に関しては，遠位側大動脈灌流に加えて血圧を高めに維持，脳脊髄液ドレナージの施行，大動脈開放時の肋間動脈，腰動脈からのスチールの防止，術前の脊髄栄養動脈の同定および同動脈の再建，小範囲分節遮断法，薬理学的脊髄保護，中等度低体温などが用いられているが，これらに留意した手術計画が必要である．腹部主要分枝動脈の再建は，腹腔動脈と上腸間膜動脈の選択的灌流および左右腎動脈の選択的灌流または 4℃ Ringer's lactate solution の灌流にて再建を行う．

▶外科治療の現況と成績

画像診断法の進歩により大動脈解離発症直後の早期診断が可能となり，また補助手段の改良による弓部置換，さらに最近では生体糊やステントグラフトの導入により治療成績も向上しており，Stanford A 型急性大動脈解離手術の病院死亡率は 10% 前後に向上している[1]．急性 A 型大動脈解離における手術死亡の危険因子として，80 歳以上の高齢者，術前ショック，臓器灌流異常（malperfusion），術前の脳障害，術中の大量出血などがあげられ，その在院死亡率は 80% を超える報告もある[2]．

Stanford B 型急性大動脈解離の治療成績は一般に uncomplicated と complicated で大きく異なり，uncomplicated 急性 B 型大動脈解離の治療原則は内科治療であり外科手術の適応はない．complicated 急性 B 型大動脈解離における破裂や malperfusion は TEVAR を含む早急な対応が必要であるが，いまだ発展途上である．

慢性大動脈解離の手術成績は個々の病態に応じて大きく異なる．慢性 B 型大動脈解離に対する外科的胸腹部置換術の成績は比較的良好であり，また手術死亡や合併症の発生に対しては血管内治療の有利性は明らかであるものの，再治療率が血管内治療で明らかに高いことも事実である[3]．

■文　献

1) Committee for Scientific Affairs, The Japanese Association for Thoracic Surgery：Thoracic and cardiovascular surgery in Japan in 2016：annual report by the Japanese Association for Thoracic Surgery. Gen Thorac Cardiovasc Surg **67**：377-411, 2019

2) Bossone E et al：Usefulness of pulse deficit to predict in-hospital complications and mortality in patients with acute type A aortic dissection. Am J Cardiol **89**：851-855, 2002

3) Estrera AL et al：Open repair of chronic complicated type B aortic dissection using the open distal technique. Ann Cardiothorac Surg **3**：375-384, 2014

5 大動脈瘤に対するステントグラフト治療

概要

　ステントグラフト治療とは，真性および解離性大動脈瘤を対象とする血管内治療である．動脈瘤の治療は患者の臨床症状を改善するのではなく，突然死を予防することが目的であるため可能な限り侵襲が少ないほうが望ましい．現時点でステントグラフト内挿術は最も低侵襲で効果的であるが，外科手術と比べて再発や再治療の可能性が高いため定期的な経過観察が必須となる．患者の年齢や耐術能に加え，定期的な外来受診が可能かどうかインフォームド・コンセントを行ったうえで術式を選択すべきである．

　血管内治療ゆえに透視装置で撮影した画像をもとに手元でカテーテルを操作して治療を行う．撮影角度，撮影方法，造影方法［造影剤の量，注入スピード（mL/秒）］，カテーテル操作方法に慣れる必要があり，適切な防護服を着用し，周囲のスタッフへの放射線による健康被害にも留意しながら手技を進める必要がある．

　この治療は新しく，1991 年に Parodi らがアルゼンチンで腹部大動脈瘤に対して行った[1]．次いで，1994 年に Dake らの米国での胸部大動脈瘤に対する初期の治療成功が報告されている[2]．

　当時は企業製デバイスが存在せず，医師による手作りのステントグラフトを使用した治療法が実施されたが，西欧では世界に先駆け 1997 年にはじめて企業製ステントグラフトの臨床使用が認められ，従来手術と比べてより安全に，同等もしくはそれ以上の治療成績が得られることが証明された．

　本邦では 2006 年に腹部大動脈用のステントグラフトが，次いで 2008 年に胸部大動脈用のステントグラフトが薬事承認された．2013 年には本邦で開発された開窓型ステントグラフト（カワスミ Najuta 胸部ステントグラフトシステム，SB カワスミ社）が大動脈弓部の治療に対し薬事承認されている．

画像診断とサイジング

　造影 CT データを読み込んだ画像計測ソフトを用いて計測する．腹部大動脈瘤に対するステント治療を例にすれば，はじめに水平断（axial）像で動脈瘤より中枢側の正常な血管径を計測し，メインボディのデバイス径を決定する．続いて，動脈瘤より末梢側の血管径を計測して脚デバイスの径を決定する．アクセスルートの血管径や屈曲，ネックの傾き，腎動脈の位置，カニュレーションのしやすさを総合的に評価しメインボディのアプローチサイドを決定する．最後に治療長を計測しデバイスの長さおよび脚との組み合わせを決める．

　図 1 に詳細なサイジング手順を紹介する．

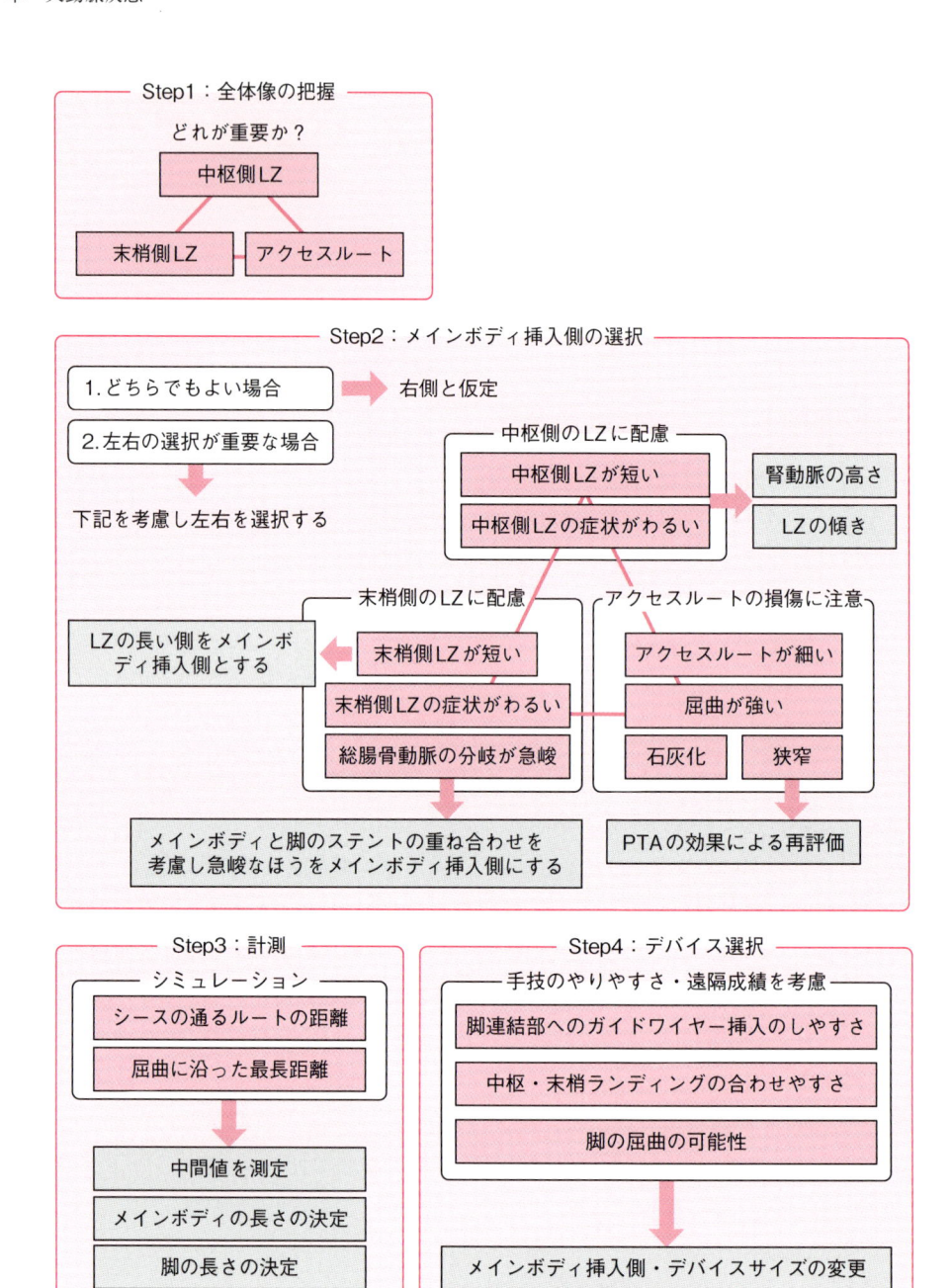

図 1　サイジング手順

LZ：ランディングゾーン，PTA：経皮的血管形成術.

［東　隆ほか：日心臓血管外会誌 37：311-316, 2008 をもとに作成］

■腹部大動脈瘤に対する腹部ステントグラフト内挿術（EVAR）

　動脈が屈曲する部分，分岐する部位では血管へのシェアストレスが増加するため動脈が瘤化しやすい．腎動脈下腹部大動脈や大動脈終末端から腸骨動脈にかけての部位は血管が左右に分岐するとともに骨盤内に沈み込むように前後に大きく屈曲するため動脈瘤の好発部位である．

ステントグラフト内挿術では人工血管を吻合する代わりにステントの拡張力で人工血管を健常な血管に圧着させる．そのため，動脈瘤の前後に十分なランディングゾーンが必要となる．腹部大動脈瘤の場合，腎動脈下および両側総腸骨動脈をランディングゾーンにするために Y 型のステントグラフトを使用する．通常は 2 ピースを血管内で連結する形で Y 型を形成するが，長さを調節しやすいよう 3 ピースで構成されているものや，つなぎ目のないユニボディ（1 ピース）を特徴とするデバイスも存在する．

▶ 胸部大動脈瘤に対する胸部ステントグラフト内挿術（TEVAR）

胸部大動脈瘤は鎖骨下動脈直下を中枢ランディングゾーンとすることが多く鎖骨下動脈起始部より遠位を Zone 3 とし，腕頭動脈起始部から中枢側を Zone 0 と決めた分類法をもって表現する[3]（図 2）．

胸部ステントグラフトは腹部と同様に中枢部のランディングゾーンを十分に活かすため様々な工夫が施されている．通常，遠位弓部では血管の屈曲が急峻であるためステントグラフトが追従できずにバードビーク（小弯側が浮いてしまう）という現象が起こる．バードビークが起こるとランディングゾーンを有効に活用できないうえにエンドリークの原因となるため，デバイスごとに様々な対応策が講じられている．ステントを細かく密にすることで柔軟性を向上させたり，先端にベアステントを追加することでステントグラフトを血管とのアライメントを向上させたりする工夫もその 1 つである．ステント同士が小弯側にだけ重なり合うようにする，

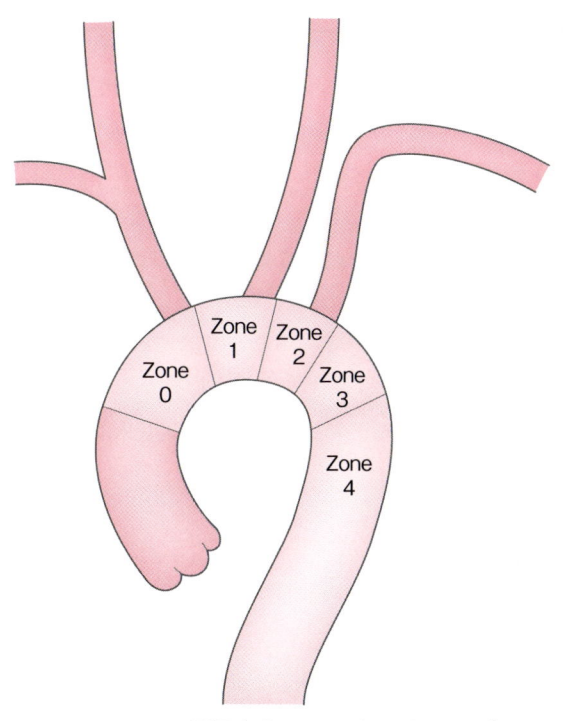

図 2 Zone 分類 (Ishimaru classification)

または大弯側が短縮しないようにステント連結部に背骨を入れるといった工夫もある．Zone 3 に十分なランディングゾーンが確保できないと判断した場合には debranch や開窓，枝付きステントグラフトなどを用いて中枢側へランディングゾーンを延長する必要がある．

▶胸部大動脈瘤に対する debranch TEVAR および開窓・枝付きステントグラフト治療

中枢および末梢側へランディングゾーンを延長する場合には，そこから起始している分枝の血流を確保する必要がある．中枢側では左鎖骨下動脈バイパスを行うことで Zone 2 まで，左総頸動脈までバイパスを行えば Zone 1 までランディングすることが可能となる．頸部分枝は脳内で相互ネットワークを形成しているため左鎖骨下動脈に関してだけは単純閉塞も可能であるが，左椎骨動脈の支配領域の虚血のリスクが高まるだけでなく盗血症候群の症状が出現する場合もあるため適応は慎重に判断すべきである．また，バイパスを行った血管の根部をいつ，どのように閉鎖するかはバイパスを開存させ，分枝から動脈瘤へエンドリークを止めるのに重要である．基本的にはバイパスと TEVAR は同時に施行し，ステントグラフトで入口部をカバーするだけでなく，外科的に結紮するかコイル塞栓術を行い確実に閉塞させる必要がある．また，バイパスを行う際にインフローや非解剖学的バイパスルートをどこにとるかは術者や施設で多様である．末梢側でも同様に，腹腔動脈や上腸間膜動脈，腎動脈へのバイパスによりランディングゾーンを延長することが可能であるが，いずれの分枝バイパスも開胸下や後腹膜アプローチで行う必要があり侵襲は大きくなる．腹部臓器はお互いに腹側血行路によりつながっており，とりわけ腹腔動脈からつながる臓器（肝臓，脾臓，胃など）の血流は多重支配となっているため，腹腔動脈を単純閉塞しても臓器虚血が起こることは少ない．しかし分枝末梢で塞栓した場合はその限りではないので，腹部分枝の側副血行路解剖をよく理解して手技を行う必要がある．

debranch を行うよりも低侵襲な方法として開窓/枝付きステントグラフトがある．開窓型ステントグラフトには本邦で開発されたカワスミ Najuta 胸部ステントグラフトシステムがある．デバイス先端の開窓部を頸部分枝に合わせて留置することで Zone 0 までランディングゾーンを延長することが可能であり，大動脈弓部の解剖に合うように彎曲した骨格構造をしている．患者の解剖に合わせたカスタムメイドであるため製造に 3〜4 週間程度必要である．開窓型で治療困難な場合には枝付きステントグラフトを考慮するが，現在弓部および胸腹部領域のデバイスがないため自作による枝付きステントグラフトを選択することとなる．

■文　献

1) Parodi JC et al：Transfemoral intraluminal graft implantation for abdominal aortic aneurysms. Ann Vasc Surg **5**：491-499, 1991
2) Dake MD et al：Transluminal placement of endovascular stent-grafts for the treatment of descending thoracic aortic aneurysms. N Engl J Med **331**：1729-1734, 1994
3) Mitchell RS et al：First International Summit on Thoracic Aortic Endografting：roundtable on thoracic aortic dissection as an indication for endografting. J Endovasc Ther **9** [Suppl 2]：II98-II105, 2002

6 解離性大動脈瘤に対するステントグラフト治療

概要

　大動脈解離の病型分類については,「第 7 章-4. 大動脈解離」の項を参照されたい.

　上行大動脈に解離が生じた Stanford A 型解離は, 開胸による緊急手術の適応であってステントグラフト治療が行われることは一般的ではない. 下行大動脈以遠に解離が発生した Stanford B 型解離に対しては, ステントグラフト内挿術による治療介入が効果的であることがある.

　胸部下行大動脈や胸腹部大動脈の開胸下人工血管置換術では広範囲置換が必要となるケースが多く, 炎症により周囲組織と大動脈が癒着しており, 癒着剝離による出血や肺損傷などで長い手術時間や大量輸血が必要になるため手術成績は不良である. そのため, 代替治療としてステントグラフトを用いたリエントリー閉鎖や偽腔閉鎖デバイスを用いて偽腔血流を遮断させる治療が開発されている.

B 型大動脈解離の分類

　造影 CT による偽腔の形態評価が一般的になったことや大動脈解離の急性期においてステントグラフト治療が選択できるようになったことで, 従来の Stanford 分類や DeBakey 分類に加えて新しい分類法が用いられるようになった.

1) 偽腔の形態による分類 (図 1)

　偽腔の血栓化の形態により自然予後が異なる, それぞれに介入的治療の必要性が異なるため以下の 3 つのタイプに分類されている[1].

a) 偽腔開存型

　開存した偽腔の中枢, 末梢に大きなエントリーを有するため偽腔血流が豊富で偽腔の血栓化が進行しない. 多くの症例で鎖骨下動脈直下に大きなプライマリーエントリーが存在する.

　ここで注意すべきなのは, 最も中枢側のエントリーをプライマリーエントリーと呼んでいるのであって解離発症の契機となった最初の内膜の亀裂をさしているわけではないということである. もちろん, 鎖骨下直下のプライマリーエントリーが解離発症の契機となる場合もあるが, この部分に大きなエントリーがあるということはすなわち, 下行大動脈以下から進展してきた解離腔が鎖骨下動脈入口部で枝抜けすることで同部位の内膜に大きな亀裂が生じたと考えるのが自然である.

　同様に腹部分枝近傍や, 大動脈終末端 (terminal aorta) や内腸骨動脈分岐部で枝抜けを起こ

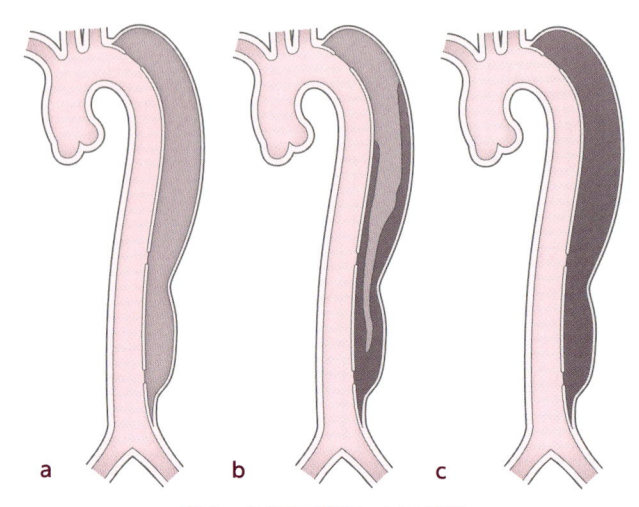

図 1 　偽腔の形態による分類

し内膜に大きな亀裂を生じるためリエントリーが形成され偽腔の進展がそこで終わる．これが中枢に大きなエントリーと末梢にリエントリーを有する典型的な偽腔開存型 B 型大動脈解離である．

　通常，このような偽腔形態の場合，真腔と偽腔を隔てる内膜フラップは血圧に応じて可動し真腔，偽腔とも血流が保たれるため真腔狭小化による血流不全は起こしにくく，緊急手術の適応にはなりにくい．しかしながら，偽腔血流が豊富なため早期に偽腔拡大をきたしやすく早いタイミングで治療介入が必要になる場合がある．

b）部分血栓型

　大きなエントリーに対して偽腔末梢に十分なリエントリーが形成されない場合，偽腔は血流が遅くなり部分的な血栓化を起こす．偽腔が袋小路となるため偽腔開存型と比較して偽腔の平均血圧は高くなり，偽腔の急速な拡大や部分的な血栓化による真腔圧排症状が起こりやすく偽腔開存型と比較して予後が不良である．このような症例では，エントリー閉鎖や真腔狭窄を解除するために緊急でステントグラフト内挿術が選択される．

c）血栓閉塞型

　解離発生後の安定した病態で偽腔が全長にわたり血栓化した状態をさす．大きなリエントリーが形成されず偽腔内の血流が停滞し速やかに血栓化が進行したと考えられる．発症初期のCT ではエントリーが確認できなくとも，エントリー周囲の不安定血栓は二次線溶の作用により溶け出し ulcer-like projection（ULP）として顕在化することがある．この ULP の発現は偽腔拡大や偽腔開存型の進行の危険因子ととらえることができるため，ステントグラフト内挿術の適応になる．ULP 発現部位の大動脈径は周囲に比べ幾分か拡大するのが CT 上の特徴的な変化である．大動脈解離後の慢性期に真性大動脈瘤へ進行する原因の 1 つと考えられる．

2) 臨床的重症度による分類

臨床的な重症度に応じて complicated/uncomplicated type B dissection に分類される．介入的治療の必要性を表現するために用いられる用語である．

a) complicated type B

緊急もしくは準緊急的に介入的治療が必要な病態をさす．偽腔末梢にリエントリーが形成されない場合，偽腔内圧の急激な上昇により外膜側に血液が染み出し破裂・切迫破裂の病態を呈する．造影CTで偽腔が造影されなくても大量の胸水（血胸）があり，持続する背部痛・頻脈・血圧低下を認める場合には緊急手術が必要となる．また，真腔が圧排された状態で偽腔の血栓化が進みフラップの可動性が失われると下肢や腹部分枝の虚血症状が進行する．腋窩動脈-大腿動脈（Ax-F）や左右大腿動脈（F-F）バイパス手術で急場をしのぐ判断も重要であるが，可及的速やかにプライマリーエントリーを閉鎖し，偽腔の減圧を行うことが肝要である．プライマリーエントリーの閉鎖だけで真腔の拡張が得られない場合には，大動脈ステントによる真腔狭窄部の解除（PETTICOAT法：大動脈用のベアメタルステントを留置する方法）を行う．プライマリーエントリーを閉鎖せずに圧排の解除やリエントリー閉鎖のみを行うと逃げ場を失った偽腔血流により偽腔内圧が上昇し，破裂に発展する危険性がある．

b) uncomplicated type B

保存的治療のみで経過が安定している病態をさす．経過観察中に保存的治療抵抗性に胸痛が持続，または再発する場合には，切迫破裂や解離進展の徴候であるため complicated type B として扱い，介入的治療を行う．造影CTで偽腔が造影されなくとも可動するフラップやエントリー経由で偽腔にストレスがかかり続けるため，血圧コントロールを厳格に行わなければならない．降圧治療に難渋する場合は，complicated type B として扱い介入的治療を行う．保存加療中に偽腔の急速な拡大を認める場合には，偽腔が不安定な状態と考えられる．その場合は症状がなくても complicated type B として介入的治療を行う．

▶解離性大動脈瘤に対する緊急 TEVAR

解離性大動脈瘤に対する緊急胸部ステントグラフト内挿術（TEVAR）では，鎖骨下動脈直下にプライマリーエントリーを有する亜急性期B型大動脈解離に対するエントリー閉鎖を行うことが多い．プライマリーエントリーは大きく，フラップは脆弱であるため，Zone 3 ランディングではエンドリーク発生のリスクが高いと考えられる．Zone 3 に十分なランディングゾーンが確保できないと判断した場合には，debranch や開窓，枝付きステントグラフトなどを用いて中枢側へランディングゾーンを延長する必要がある．緊急手術であればやむなく鎖骨下動脈を単純閉塞することもあるが，左鎖骨下動脈（LSA）は椎骨動脈経由で前脊髄動脈につながっているため，広範囲にステントグラフトを留置する場合には積極的に再建する必要がある．LSA を閉塞することで対麻痺発症率が上昇したエビデンスはないが，それを示唆する症

例報告は散見され，ガイドラインでも LSA 再建は推奨されている．LSA 再建の方法は非解剖学的な人工血管バイパス術か，開窓/枝付きステントグラフトによる血管内再建になる．非解剖学的バイパス経路には左右鎖骨下動脈バイパス，左総頸動脈（LCA）-LSA バイパスがあり，より中枢へのランディングゾーンを確保するためには LCA および LSA への T-バイパスが選択される場合もある．

慢性 B 型解離に対する TEVAR

解離性大動脈瘤の慢性期には偽腔が拡大すれば治療適応となる．発症早期であればプライマリーエントリーの閉鎖のみで胸部の大動脈は 70％程度 remodeling するが，発症後半年以上経過すると remodeling 率は 50％以下に低下する．これは不可逆的な変化を起こしてしまった偽腔を縮小させるためにはプライマリーエントリーの閉鎖のみでは不十分であり，リエントリー閉鎖や偽腔の吹き上がり血流を遮断する必要があることを示唆している．

ステントグラフト治療の合併症

1) エンドリーク

エンドリークとは動脈瘤内へ漏れ出てくる血流をさす用語である[2]．以下の原因により 4 種類に分類されている（図 2）．

● **type I エンドリーク**：中枢または末梢のランディングゾーンからの漏れをさし，それぞれ type Ia は中枢から，type Ib は末梢からをさす．type I エンドリークは動脈瘤拡大の原因となるため，その同定は非常に重要である．

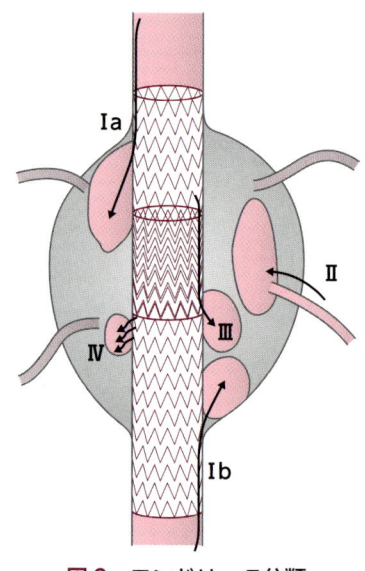

図 2　エンドリーク分類

●**type Ⅱエンドリーク**：動脈瘤内に開口する分枝から逆流した漏れをさす．術直後に発生し，type Ⅱエンドリークが起こるほど動脈瘤内圧が効果的に減圧できていることの証明となる．type Ⅱエンドリークは術後中期から遠隔期にかけて増悪する点に注意する必要がある．血流を供給する副側血行路が発達することがその理由である．リーク量の増加は動脈瘤の再拡大につながるため注意深い経過観察が必要である．

●**type Ⅲエンドリーク**：ステントグラフト同士のつなぎ目（メインボディと脚など）からの漏れをさす．遠隔期に接合部が引き抜けてくることで起こり，瘤径拡大の原因となる．経年変化により自然に発生することもあれば，他の原因による瘤径拡大に伴い二次的に発生することもある．

●**type Ⅳエンドリーク**：グラフト素材からの染み出しによるエンドリークをさす．不織布であるePTFEはポロシティ（孔隙率）がゼロであるため漏れることはないが，ポリエチレン線維を織ったグラフトでは治療早期に発生する．術中造影所見にて確認できるtype Ⅱエンドリークと同様に動脈瘤内圧が効果的に減圧できていることの証明となる．

　TEVAR後の遠隔期で問題になるのがtype Iaエンドリークである．これはステントグラフト先端が末梢側にマイグレーション（位置移動）することによって引き起こされる．動脈瘤が血栓化されていても血圧に押されたステントグラフトはゆっくりと何年もかけて動脈瘤内へ落ち込んでいくため，中枢側のランディング長が短い場合は先端部が動脈瘤内へ落ち込むことで血管壁との隙間が生まれエンドリークへ発展する．

　腹部ステントグラフト内挿術（endovascular aortic repair：EVAR）後の遠隔期で問題になるのは，下腸間膜動脈（IMA）・腰動脈経由のtype Ⅱエンドリークである．各デバイス間で発生頻度に違いがあるものの必ず起こる可能性のある病態である．IMAであれば上腸間膜動脈（SMA）経由で，腰動脈であれば内腸骨動脈からilio-lumber動脈の副側血行路経由で塞栓術が可能である．SMA-IMA経由で動脈瘤までマイクロカテーテルを進めることは手技に慣れる必要はあるものの難しくはない．ilio-lumber動脈は細く，屈曲が強いためマイクロカテーテルを進めることができない場合もある．そのような場合には，液体塞栓物（市販の瞬間接着剤で使用されるものと同じ成分であるヒストアクリル：B. Braun Aesculap社）を用いて治療を行う．液体塞栓は塞栓範囲をコントロールするのが難しいため，広範囲塞栓による腰背部痛や筋力低下の合併症が懸念される．そのため近年では，ステントグラフト留置前に予防的に分枝をコイル塞栓する試みが行われている．

2) stent graft-induced new entry (SINE)

　大動脈解離に対するステントグラフト治療において起こりうる合併症の1つである．解離発症後に新たにエントリーが形成される機序は可動性のあるフラップとないフラップの境目に引裂応力がかかることにより内膜に亀裂が入ることと考えられる．elephant trunkの血流ジェットが当たる部分や，オープンステント遠位端，留置されたステントグラフトの両端で発生しうる．ステントグラフト中枢端で起こる場合には，retrograde type A dissection（RTAD）となるため重篤な合併症である．遠位端で起こる場合には，distal SINE（dSINE）と呼んで区別する．真性動脈瘤に対するステントグラフト治療後においても起こりうる合併症である．ステン

トグラフトの拡張力による物理ストレスも一因であるが，この病態の本質はステントグラフト留置部と周囲の血管との間に生まれる血管コンプライアンスの差異である．

3) 脳梗塞・対麻痺

　ステントグラフト治療は低侵襲であるが，時に脳梗塞・対麻痺という重篤な合併症を引き起こす．カテーテル治療ということで患者側の心構えが不十分であることが多いため，脳梗塞・対麻痺についてのインフォームド・コンセントは十分に行わなければならない．Shaggy aortaに対しての血管内治療は脳梗塞の危険性が高いため適応を慎重に判断しなければならない．TEVAR 後の対麻痺予防に対して術中・術後の血圧の維持は重要であり，平均血圧 80～90 mmHg 以上を心がけるとともに，術後の降圧薬点滴投与は極力避けるべきである．われわれは局所ブロック麻酔と止血デバイスを用いた局所麻酔下 TEVAR を推奨しており，対麻痺発生がなく良好な治療成績を収めている．昇圧薬を使用せずに術中血圧を有意に高く維持することが可能であり，症状確認をその場で行えることがその理由であると考えられる．

■文　献
1) Tsai TT et al：Partial thrombosis of the false lumen in patients with acute type B aortic dissection. N Engl J Med **357**：349-359, 2007
2) White GH et al：Endoleak as a complication of endoluminal grafting of abdominal aortic aneurysms：classification, incidence, diagnosis, and management. J Endovasc Surg **4**：152-168, 1997

第8章

先天性疾患および
複合心奇形

1 動脈管開存

概要

　胎生期には，胎児循環の低い酸素分圧と高いプロスタグランジン濃度により動脈管が維持され，右室からの血液の約90％は動脈管を通じて大動脈に流れ体血流となる．成熟児では，出生後に高い酸素分圧と低い血中プロスタグランジン濃度により動脈管中膜の平滑筋が収縮し，生後約10～15時間の間に機能的に動脈管は閉鎖する．生後2～3週間で器質的に閉鎖した動脈管の内膜と内膜下組織が変性，線維化したものを動脈管靱帯または動脈管索という．未熟児で動脈管が閉鎖しにくいのは，動脈管組織の未熟性と，プロスタグランジンに対する反応性が高いが代謝が未発達のためである．

　単独の動脈管開存の発生頻度は先天性心疾患の約3～5％である．発生過程で，左第Ⅵ鰓弓動脈の末梢が動脈管となる（**図1**）．収縮-拡張期相で短絡の向きや血流量は，生後の肺血管抵抗と大動脈-肺動脈間の圧較差，動脈管の径などに規定されるが，基本は左右短絡が優位となる．ただし，肺高血圧状態の症例では，短絡の方向，血流量が変わり，動脈管径を増大することもある[1~5]．

　乳児期では多呼吸，頻脈，多汗，哺乳不良，体重増加不良などがみられ，短絡が遺残する

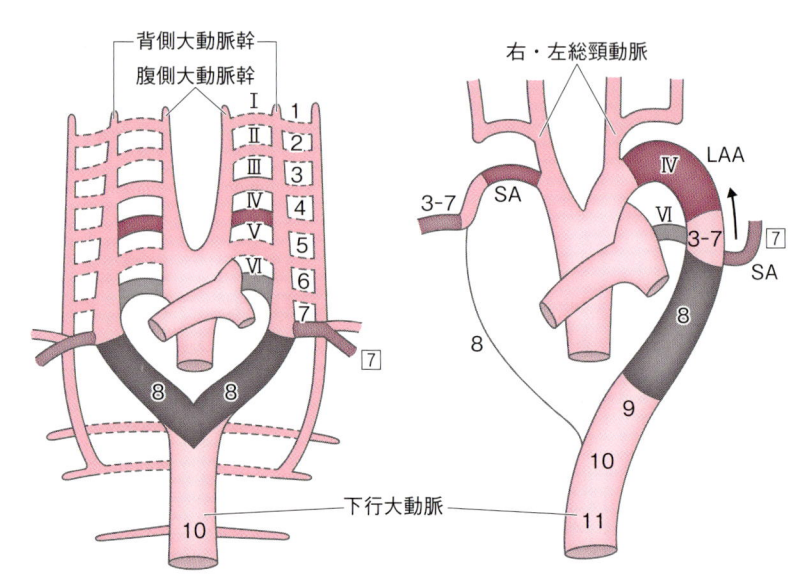

図1　大動脈弓の発生
Ⅰ～Ⅵ：原始大動脈弓，1～11：背側大動脈幹分節，[7]：第7分節間動脈．
LAA：左大動脈弓，SA：鎖骨下動脈．

と，肺血流量増加に伴う左心系容量負荷から心不全症状，肺炎，気管支炎などの原因となる．さらに長期にわたり短絡遺残状態が継続すると4〜5歳以後には肺血管の閉塞性病変を生じ，次第にEisenmenger化することがある．逆に少ない短絡量の遺残は，心不全を起こすことはないものの細菌性心内膜炎のリスクとなる．鑑別疾患には，冠動脈瘻，大動脈肺動脈中隔欠損，肺動静脈瘻，末梢性肺動脈狭窄などがある．

身体所見としては，左鎖骨下窩を最強点とする連続性雑音を聴取するが，この所見は肺血管抵抗がまだ治療域に入っていることを示すとされている．四肢の脈には，反跳脈（bounding pulse）を触知する．Eisenmenger化してしまうと右左短絡が主体となるために下肢の酸素飽和度が上肢に比べて低値となる．

検査

胸部X線像では，肺野は肺血流量増加による肺血管陰影の増強を，そして心陰影は左第2〜4弓の突出を認める．心拡大の進行は予後不良の徴候とされ注意を要する．成人例では，動脈管部に石灰化や瘤化を認めることもある．心電図では，左房負荷所見と左室肥大所見，肺高血圧合併例では，右室負荷による右室肥大所見を呈する[1,3]．

心エコー検査による形態評価は，治療法を選択するためには重要であり，動脈管の太さ（内径），長さなどの測定は重要である．動脈管から主肺動脈へ向かう連続性モザイク像を認めれば診断はほぼ確定である．さらに，拡張期相において下行大動脈の血液が動脈管を通じて肺動脈に引き込まれる逆行性血流（reverse flow）を確認することも大切である．動脈管開存は多くの心血管奇形に併発するため，他の合併心奇形の検索は重要である．他の心内短絡疾患に動脈管開存が併存した場合，術前に血流がないからといって動脈管開存が否定できるわけではない．術中から後の血行動態の変化，すなわち動脈圧と肺動脈圧の圧較差増大により動脈管が再疎通することもあるからである．よって，術中に動脈管の血流の有無を再確認し，必要に応じて動脈管を結紮する場合がある．

その他の超音波所見として，左心系の負荷による左房，左室内径の拡大，上行大動脈径の増大がみられることがある．肺高血圧を伴うと動脈管内の収縮期血流速は減弱する．Eisenmenger化すると右室の負荷増大，主肺動脈の拡張を認め，カラードプラ法では右左短絡優位となる．

心臓カテーテル検査は，全例に行う必要はないが，カテーテル治療の可能性がある場合や肺高血圧症の重症度を評価するのに有用である[2]．造影CTならびにMR angiographyでは動脈管が複雑な形態の場合や気管，気管支，大動脈弓などとの空間的位置関係の診断に有用である．

治療

薬物治療抵抗性で腎機能に影響が出てしまう未熟児・新生児の動脈管開存は手術となることが多い．手術は，左開胸にて結紮術，切離・離断術，クリップ閉鎖術などが選択される（**図2**）．胸腔鏡下にて，クリップ閉鎖術を行うこともある．また，血管内治療が可能と思われる

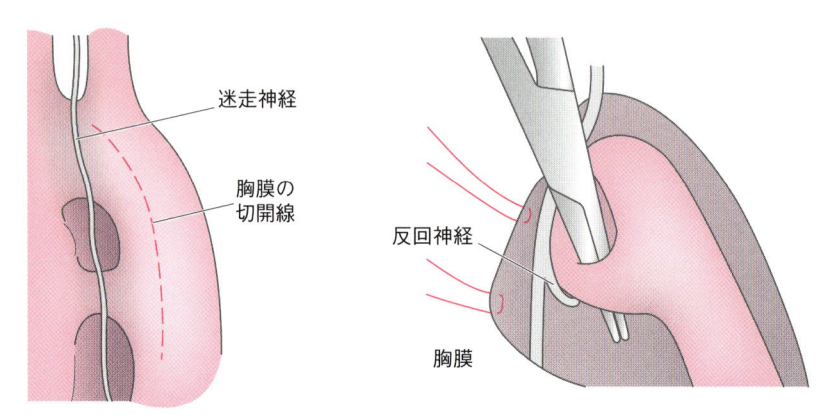

図2　動脈管と迷走神経の位置関係

年齢・解剖学的条件・病態であれば，コイルないし閉鎖栓［Amplatzer Duct Occluder/ Amplatzer Piccolo Occluder（Piccolo）：Abbott 社］を用いたカテーテル治療を行う．瘤形成を伴っている場合や非常に短い window type ではステント・グラフト内挿術や外科手術が選択される．右左短絡が主体の高度の肺高血圧症の場合は外科治療に適応がない[2,4,5]．

　一般的に閉鎖術後の予後はいずれも良好である．しかし，治療介入後に連続性雑音を聴取する遺残短絡を認める場合は再介入が勧められる．一方，雑音を聴取しない遺残短絡に対して追加治療を行うかの是非についてはコンセンサスがない．他の合併疾患や肺高血圧を合併していた例は，長期の経過観察が勧められる．

■**文　献**
1) 濱岡建城ほか：先天性心疾患の診断，病態把握，治療選択のための検査法の選択ガイドライン．Circ J **73** ［Suppl III］：1115-1186, 2009
2) 日本循環器学会：2021 年改訂版先天性心疾患，心臓大血管の構造的疾患（structural heart disease）に対するカテーテル治療のガイドライン．<https://www.j-circ.or.jp/cms/wp-content/uploads/2021/03/JCS2021_Sakamoto_Kawamura.pdf>（2024 年 9 月 1 日閲覧）
3) 日本循環器学会ほか：先天性心疾患並びに小児期心疾患の診断検査と薬物療法ガイドライン（2018 年改訂版）．<https://www.j-circ.or.jp/cms/wp-content/uploads/2020/02/JCS2018_Yasukochi.pdf>（2024 年 9 月 1 日閲覧）
4) 藤原　直：小児心臓血管外科手術—血行動態と術式の図説・解説，中外医学社，東京，2011
5) 髙本眞一（監），角　秀秋（編）：心臓外科 Knack & Pitfalls 小児心臓外科の要点と盲点，文光堂，東京，2006

2 大動脈縮窄

概要

　大動脈縮窄は，主に遠位大動脈弓部から下行大動脈への移行部で動脈管の開口部近傍での狭窄のことである．合併奇形を認めない単純型大動脈縮窄と，心室中隔欠損を合併する大動脈縮窄複合に大別され，発生割合は複合型のほうが約2倍多い．さらに，複雑な心奇形に合併することもある．

　形態学的に大動脈峡部下端が動脈管側に牽引され，棚状に組織が内腔側に突出（shelf）し狭窄部を形成する場合や全周性にwaistを形成している場合があり，これらを限局狭窄型といい，峡部の病変長が長い場合を管状狭窄型と分類することもある．大動脈縮窄複合や後述する大動脈弓離断では，心室中隔欠損の合併が多く，漏斗部中隔の後方偏位（posterior deviation）による心室中隔欠損のmalalignmentとそれに伴う大動脈弁下狭窄がみられることがある．さらに大動脈弓部の低形成，鎖骨下動脈起始異常，大動脈二尖弁，大動脈弁狭窄，僧帽弁疾患などを合併することがある．Turner症候群の約30％に合併する[1~4]．

　血行動態は，大動脈縮窄の程度，弓部の形成度，動脈管の開存状態，心室中隔欠損の有無と大きさ，肺血管抵抗などに規定される．心室中隔欠損を合併する場合は，posterior deviationにより左右短絡が増加し高肺血流となり，新生児期から高度の心不全症状を呈する．動脈管を介して下半身が灌流される場合は，酸素飽和度の低い血流が下半身にいくために上下肢で酸素飽和度の解離をきたす（differential cyanosis）．心室中隔欠損が大きく，肺血管抵抗が高い時期では，上下肢の血圧差が小さくなることもあり注意が必要である．また，下半身の血流が動脈管依存の場合，生後に動脈管が狭小化すると下半身は低血圧，低灌流となり，心不全による静脈圧の上昇も加わり，時としてショック状態となりうる（ductal shockともいわれる）．無尿，代謝性アシドーシス，腸管の血流不足などが進行し，播種性血管内凝固症候群（DIC）状態に進展すると治療に難渋し，時として死亡することもあるため血行動態のモニタリングは重要である．

　病態としては，狭窄が高度の場合，後負荷増加により乳児期から心不全をきたすために早期の手術介入が必要であることが多い．心不全を呈さなくとも，予後の観点より乳幼児期の手術介入が必要である．特に3~5歳以降の手術例では，遠隔期で高血圧を合併すると心血管イベントを予防するために生涯にわたる降圧療法が必要となる．よって，適切な手術時期の判断と術後の経過観察は重要である．無症状の未手術の成人例は，上半身は高血圧となり，脳出血，大動脈瘤形成・破裂，冠動脈硬化，心筋梗塞，心不全などを合併するリスクを有するために注意深い経過観察が必要である．

検査

　左心系に負荷がかかるために心電図では，左室肥大の所見を呈する．高肺血流となりうる大動脈縮窄複合の場合は，両室肥大の所見を呈する．胸部 X 線では，心拡大を認めることがあり，大動脈縮窄複合の場合は肺血管陰影の増強が認められる．心臓超音波検査は，診断と治療方法を決定するためには有用であり，大動脈の狭窄所見が描出される．縮窄部の流速は速くなり，また乱流を認める．動脈管開存も認める場合がある．大動脈縮窄複合の場合は，心内病変，特に大動脈弁狭窄や大動脈弁下狭窄の程度なども評価しなくてはならない．

　心カテーテル，造影検査では，大動脈の狭窄が描出され，狭窄部での圧差を認める．CT および MRI による検査にても狭窄を認め，診断可能である．確定診断には，これら心エコー，大動脈造影，CT，MRI のいずれかで大動脈縮窄を証明する．特に，術後の再狭窄例ではカテーテル治療ないし再手術を行わなくてならないため，適宜，心エコー検査や CT・MRI などの画像検査を行う必要がある[1~4]．

治療

　大動脈の再建には，縮窄部ならびに動脈管組織の切除と端々吻合が基本である（**図 1, 2**）．狭窄の程度，範囲によりパッチ形成術，鎖骨下動脈の遠位側を切離しフラップを作成して縮窄部を拡大する subclavian flap 法，成人例では人工血管置換術などが行われる．無症状の場合でも，前述の理由により遅くても 5 歳までには手術を行う[3,4]．

　大動脈縮窄複合の場合は，人工心肺を用いない第一期手術として左開胸で縮窄部の修復と肺動脈絞扼術を行って新生児期の救命を図り，乳児期早期に第二期手術として正中切開から人工心肺を用いて心室中隔欠損閉鎖および肺動脈絞扼解除を行う場合や，正中切開から人工心肺を用いて一度にすべて修復する方針がある．その際に大動脈の再建には大動脈弓部の狭窄回避の

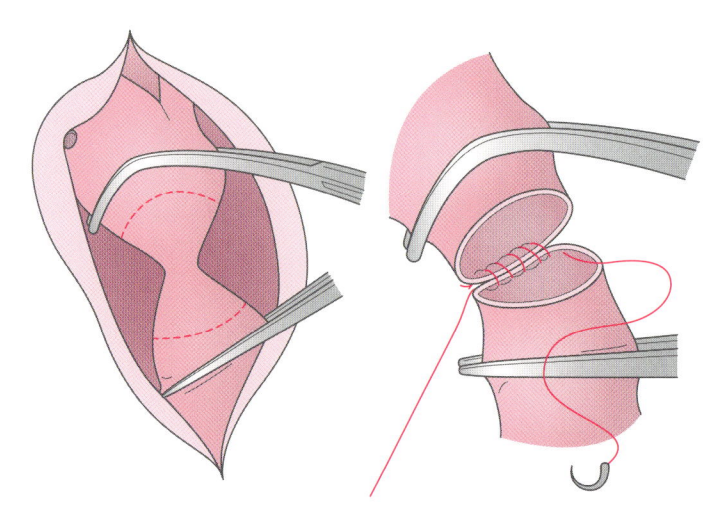

図 1　狭窄部切除端々吻合
縮窄部の短い場合はその部分を切除し直接縫合する．

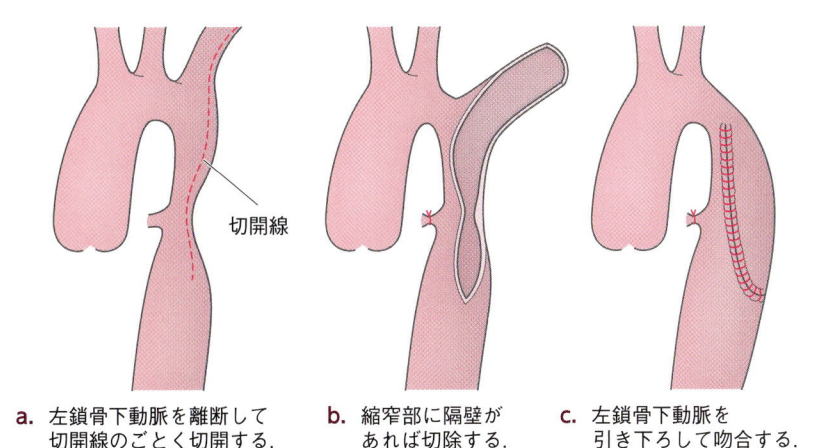

a. 左鎖骨下動脈を離断して切開線のごとく切開する.

b. 縮窄部に隔壁があれば切除する.

c. 左鎖骨下動脈を引き下ろして吻合する.

図2 subclavian flap 法

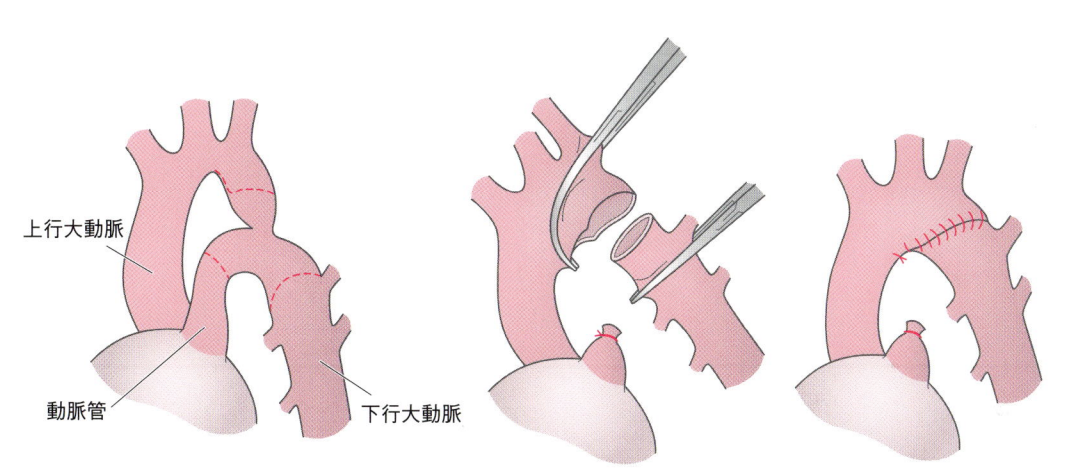

a. 遠位弓部大動脈および下行大動脈の切開をする.

b. 単純遮断下に弓部大動脈と下行大動脈を切開する.

c. 弓部大動脈と下行大動脈を引き寄せ吻合する.

図3 拡大大動脈弓吻合法

ために大動脈弓部下面と下行大動脈を吻合する拡大大動脈弓吻合法（extended aortic arch anastomosis：EAAA）を用いる（**図3**）.

　血行動態が動脈管依存性の場合，まず心不全に対する治療およびプロスタグランジン製剤持続点滴による動脈管開存療法を行い，早期に外科手術を実施する.

　3歳以前の手術では遠隔期での再狭窄が，3歳以降の手術では遠隔期の高血圧が起こりやすく，いずれも術後内科的管理・治療を行い，必要に応じてカテーテル治療ないし再手術を実施する. カテーテル治療は術後再狭窄に対する治療として有効である.

■**文　献**

1) 濱岡建城ほか：先天性心疾患の診断，病態把握，治療選択のための検査法の選択ガイドライン. Circ J **73** [Suppl III]：1115-1186, 2009

2) 日本循環器学会ほか：先天性心疾患並びに小児期心疾患の診断検査と薬物療法ガイドライン（2018年改訂版）．＜https://www.j-circ.or.jp/cms/wp-content/uploads/2020/02/JCS2018_Yasukochi.pdf＞（2024年9月1日閲覧）
3) 藤原　直：小児心臓血管外科手術―血行動態と術式の図説・解説，中外医学社，東京，2011
4) 髙本眞一（監），角　秀秋（編）：心臓外科 Knack ＆ Pitfalls 小児心臓外科の要点と盲点，文光堂，東京，2006

3 大動脈弓離断

▪概要

　大動脈弓離断は，大動脈弓の一部が欠損・離断している病態をいい，左Ⅳ咽頭弓動脈の発生異常（**図1**）ないしは上行大動脈への血流減少が病因と考えられている．心室中隔欠損，心房中隔欠損，完全大血管転位，両大血管右室起始などの心内奇形を合併する．病型分類には，Celoria-Patton 分類（**図2**）がよく用いられ，離断部位により A 型（左鎖骨下動脈の末梢で離断），B 型（左総頸動脈と左鎖骨下動脈の間で離断），C 型（右腕頭動脈と左総頸動脈との間で離断）に分類されている．日本人には A 型が多く，B 型は 22q11.2 欠失症候群に併発することが多く，C 型はまれである．大動脈弓離断では，大動脈縮窄と異なり，孤立性に大動脈弓離断のみ存在することはまれである[1~4]．

　新生児早期から多呼吸，陥没呼吸，哺乳困難，尿量低下などの心不全症状が出現する．狭窄

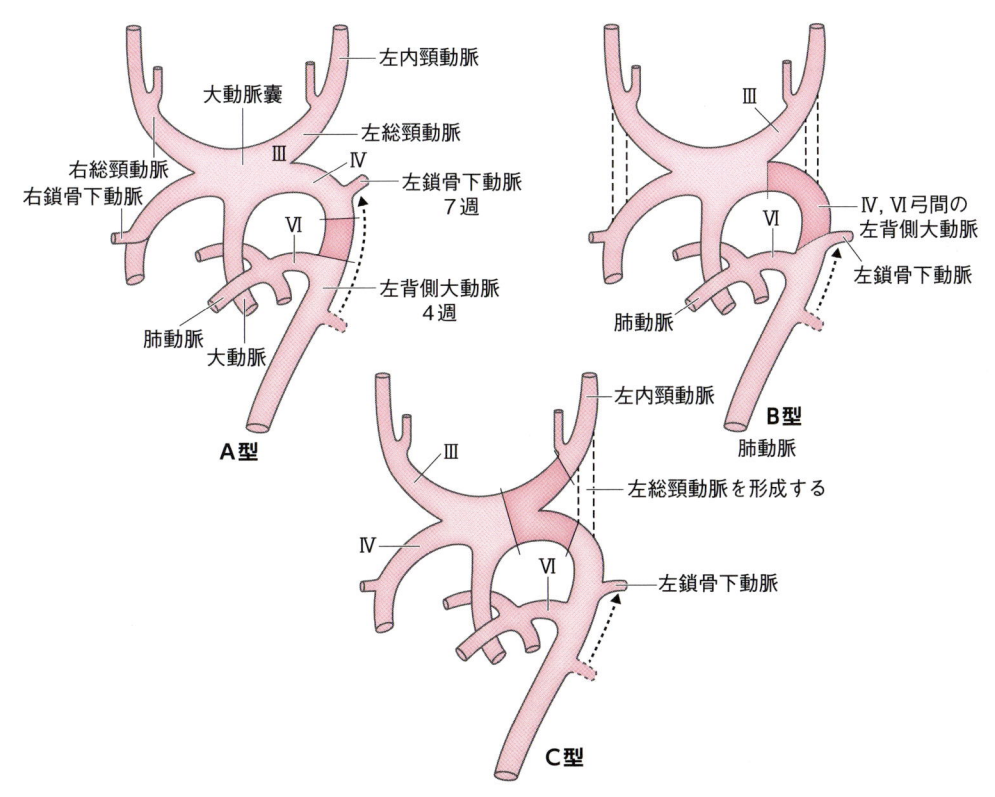

図1　大動脈弓離断の発生模型図（Celoria による）

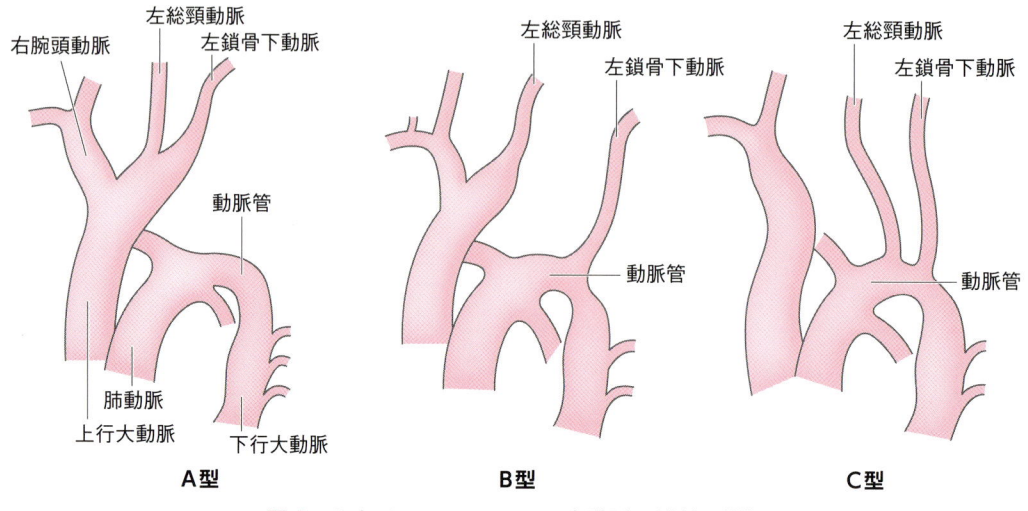

図2　Celoria-Patton による大動脈弓離断の分類

部位と心内合併疾患の組み合わせにもよるが，肺動脈–動脈管–下行大動脈経由（pulmonary-ductus-descending aorta-trunk：PDDT）を介して下半身が灌流される場合は，酸素飽和度の低い血流が下半身にいくために上下肢で酸素飽和度の解離をきたす（differential cyanosis）．B型，C型では，左鎖骨下動脈が離断部より遠位にあるために左上肢にもチアノーゼが出現する．大血管転位合併例では，逆に上半身でチアノーゼが出現する reversed differential cyanosis と呼ばれる病態となる．離断部より遠位の大動脈の血流は，肺動脈から胎生期の血行路である PDDT を介して供給されるため，生存には PDDT の開存が必須である．PDDT が狭いと多呼吸，陥没呼吸，哺乳困難，尿量低下などの心不全症状の原因となり，閉塞すれば下半身のショック状態となる．よって，生直後よりプロスタグランジン E_1 の点滴による心不全治療を行い，早期の外科的介入に進む必要がある．PDDT が太い場合もあるが，その場合は症状の出現が乳児早期となり，心不全症状の出現も遅れる．

検査

　上下肢の圧較差や下肢のみのチアノーゼが出現するために身体所見が重要である．四肢に対する皮膚・爪床の色，呼吸の状態などの視診のみならず，上下肢の血圧差，脈圧，上下肢2ヵ所で酸素飽和度の差違・変動を評価することは，外科治療が行われるまでのモニタリングとして重要である[1~4]．心聴診所見では病態に伴った合併心疾患の心音，心雑音および PDDT の雑音（胸骨左縁および左側背部に収縮期雑音あるいは左側連続性雑音）が聴取される場合がある．胸部 X 線では心拡大，主肺動脈の拡大，末梢肺血管の増強など，高肺血流の所見を認め，心電図では右軸偏位，両室肥大を呈するが，合併奇形の程度により多彩である．心臓超音波検査にて弓部大動脈，PDDT の形態評価を行いつつ，治療方針を決定するためにも早期に大動脈縮窄との鑑別，合併心内奇形を同定することは重要である．新生児に対する鎮静や気管内挿管の有無，モニタリングなどの問題がクリアできれば，MRI の撮像も診断価値は高い．さらに，

　低侵襲的方法に multi detector-row CT（MDCT）もあり，いずれも形態診断と術式の決定には有用である．新生児・乳児例では心臓カテーテル・心血管造影検査は省くことが多い．

　MRI と CT の優位性について，日本では CT が一般的であるが，被曝を避けるため海外では MRI を第一選択とする施設もある[1]．

■治療

　PDDT の開存療法が生命維持に必須であり，診断がつき次第，プロスタグランジン E_1 の持続静注を行う．患児の体重などにもよるが，心内奇形が心室中隔欠損，心房中隔欠損の場合には一期的に大動脈弓再建術と心室中隔欠損閉鎖術を行う．一方，患児が低体重や他の合併症や複雑心奇形を合併する場合は，第一期手術として大動脈弓再建術と肺動脈絞扼術を行ったうえで，二期的に心内修復術を行うこともある．両心室に十分容量があり，大動脈弁が小さい（上行大動脈が細い）かつ大動脈弓部に狭窄がある場合の術式として安井法がある（**図 3**）．安井法は，大動脈弁下狭窄および狭小大動脈弁のために心室中隔欠損を必要に応じて拡大し，左室の血流を肺動脈弁にリルートし左室流出路を形成する．さらに，細い上行大動脈と肺動脈を側々吻合，上行大動脈と遠位弓部を端側吻合し，弓部から肺動脈断端まで補填し上行弓部大動脈を形成する．最後にホモグラフトなどを用いて右室流出路を形成する術式である[3~5]．

　また，患児が非常に小さい・未熟である場合や他臓器疾患を合併している場合には，bilat-

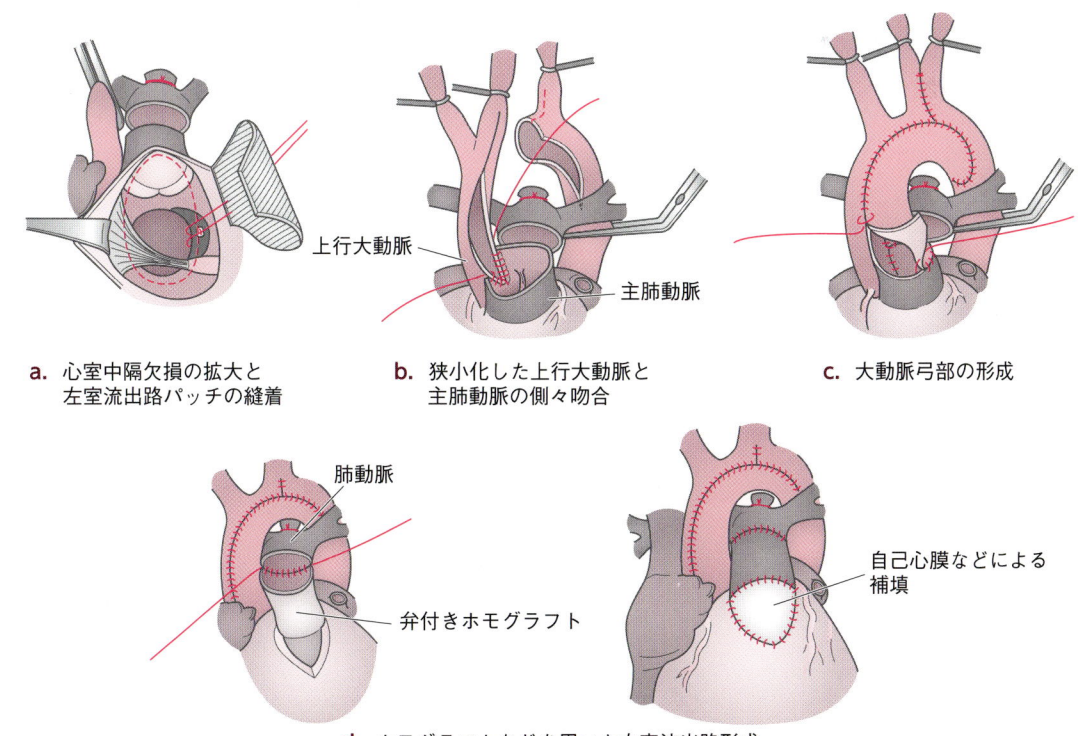

a. 心室中隔欠損の拡大と
　　左室流出路パッチの縫着

b. 狭小化した上行大動脈と
　　主肺動脈の側々吻合

　　上行大動脈
　　主肺動脈

c. 大動脈弓部の形成

　　肺動脈
　　弁付きホモグラフト

　　自己心膜などによる
　　補填

d. ホモグラフトなどを用いた右室流出路形成

図 3　安井法

eral PA banding を行うこともある．大動脈弓再建の多くは拡大大動脈弓吻合法（EAAA）を用いる．A型の大動脈弓離断では，左開胸下に自己の鎖骨下動脈を離断部遠位の下行大動脈に吻合する modified Blalock-Park 法も考慮される．

　僧帽弁・左室・左室流出路などが低形成の場合は，左心低形成症候群に準じて対応する．

　術後の合併症は，人工心肺による低体温，低灌流による合併症（脳虚血，脊髄虚血，腸間虚血，腎不全，肝不全など）には注意が必要である．術後の心不全の程度は，心内奇形の程度や術式に伴う負荷，心内修復レベルによるためにさまざまである．これら合併症を回避するために，超低体温や循環停止を併用しない，下行送血も行い下半身を灌流する，弓部再建中に可能な限り冠血流を残し心筋虚血時間を短縮する，などの工夫がなされている．

　近年，画像検査の進歩による早期診断と外科的手術成績の向上により予後は比較的良好である．ただし，術後に大動脈弁・弁下狭窄が顕性化することや，大動脈の狭窄・拡大，まれであるが瘤化がある．長期にわたる経過観察が必要である．

■文　献
1) 濱岡建城ほか：先天性心疾患の診断，病態把握，治療選択のための検査法の選択ガイドライン．Circ J **73** [Suppl III]：1115-1186, 2009
2) 日本循環器学会ほか：先天性心疾患並びに小児期心疾患の診断検査と薬物療法ガイドライン（2018年改訂版）．<https://www.j-circ.or.jp/cms/wp-content/uploads/2020/02/JCS2018_Yasukochi.pdf>（2024年9月1日閲覧）
3) 藤原　直：小児心臓血管外科手術—血行動態と術式の図説・解説，中外医学社，東京，2011
4) 髙本眞一（監），角　秀秋（編）：心臓外科 Knack & Pitfalls 小児心臓外科の要点と盲点，文光堂，東京，2006
5) Yasui H et al：Primary repair of interrupted aortic arch and severe aortic stenosis in neonates. J Thorac Cardiovasc Surg **93**：539-545, 1987

4 左冠動脈肺動脈起始

　左冠動脈肺動脈起始［anomalous origin of left coronary artery from pulmonary artery（ALCAPA），Bland-White-Garland 症候群］の特徴は，他の多くの先天性心疾患と異なり初診時に左室機能低下を呈している点である．かつては乳児期に発症した当疾患を心筋症と誤診することもあったが，今日，心臓超音波検査による診断でその率は低減した．30,000〜300,000 人に 1 人の確率で発症[1] し，生後 1 年までの死亡率は約 90% に上るとの報告[2] もある．男女比は 1：2 で女児に多い．心外膜動脈叢から生じる左冠動脈は，通常左冠動脈洞から生じる突起と結合するが，それが正常に行われずに肺動脈幹あるいは肺動脈分枝近位部に結合した疾患である．結合部位は leftward and posterior sinus が一番多く，次に non facing sinus，肺動脈幹後面，右肺動脈起始部の順である．胎児期，肺動脈圧と大動脈圧はほぼ同等であるため，上大静脈→右室→肺動脈→左冠動脈の循環は右冠動脈に比し低酸素であるもののほぼ適切に行われる．生後，動脈管の閉鎖と肺血管抵抗の低下により肺動脈圧が下がり，左冠動脈領域に低灌流を生じ，左室収縮力低下，左室容量拡大，壁の菲薄化，僧帽弁逆流を呈する．診断は前述のとおり，心臓超音波検査により確定診断される．

　手術は，姑息術として左冠動脈圧を上昇させる目的で肺動脈絞扼術や大動脈肺動脈窓（AP window）作成（Waterston shunt），冠血流増加のためにバイパス手術（左鎖骨下動脈，左総頸動脈，左内胸動脈，静脈グラフトを使用）が施行された．修復術として 1979 年 Takeuchi らは，肺動脈幹前面を帯状に切離し，AP window を作成，切離した帯状の baffle を左冠動脈の orifice まで肺動脈後壁に縫合し，大動脈→ baffle →左冠動脈への血流を灌流させる術式を報告[3] した．肺動脈幹欠損部位はパッチで閉鎖した（**図 1**）．術後 baffle の閉塞，肺動脈狭窄などを併発した．一方，左冠動脈移植法の最初の報告は 1974 年になされ，1990 年代からの大血管スイッチ手術の普及とともに今日の第一選択となっている．

　人工心肺確立において，遠位の上行大動脈送血部位を選択すること，あらかじめ左右肺動脈に tourniquet をおいて人工心肺開始後左右肺動脈を遮断し左冠動脈圧の低下，右冠動脈からの steal を防止することが肝要である．直接移植法では，肺動脈幹を切断後，左冠動脈口を確認し，肺動脈弁の損傷を避けて可能な限り大きなボタンとして切離し，左冠動脈の可動性を得るために剥離し，対面の大動脈に吻合する．肺動脈欠損部位はパッチを用いて補填する（**図 2**）．冠動脈の緊張を軽減させる目的で，肺動脈壁を用いたフラップで導管を作成し延長させる方法[4]（**図 3**），大動脈壁と肺動脈壁による導管作成[5]，大動脈壁のみを用いた延長法など種々の方法が報告されている．

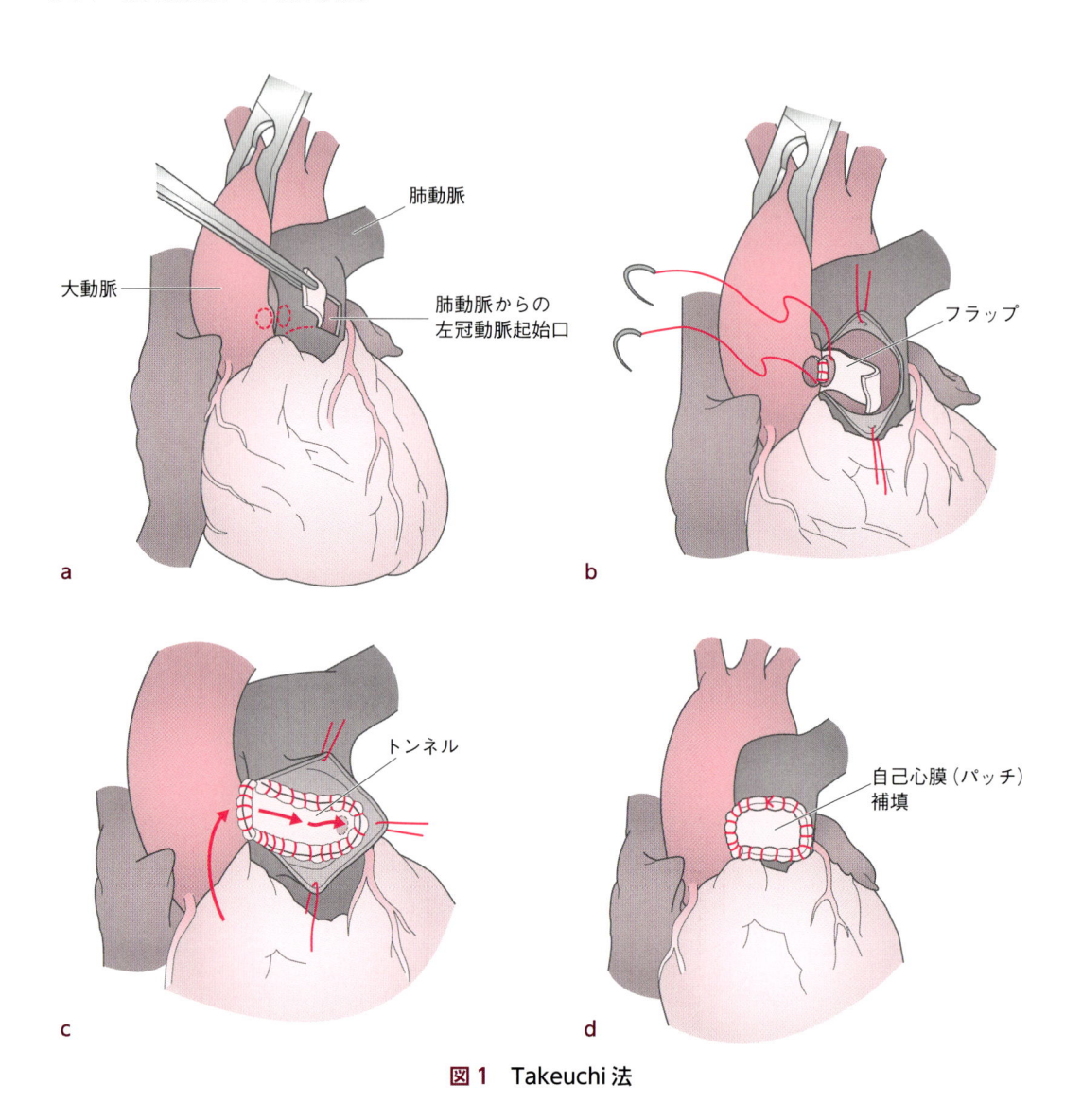

図 1　Takeuchi 法

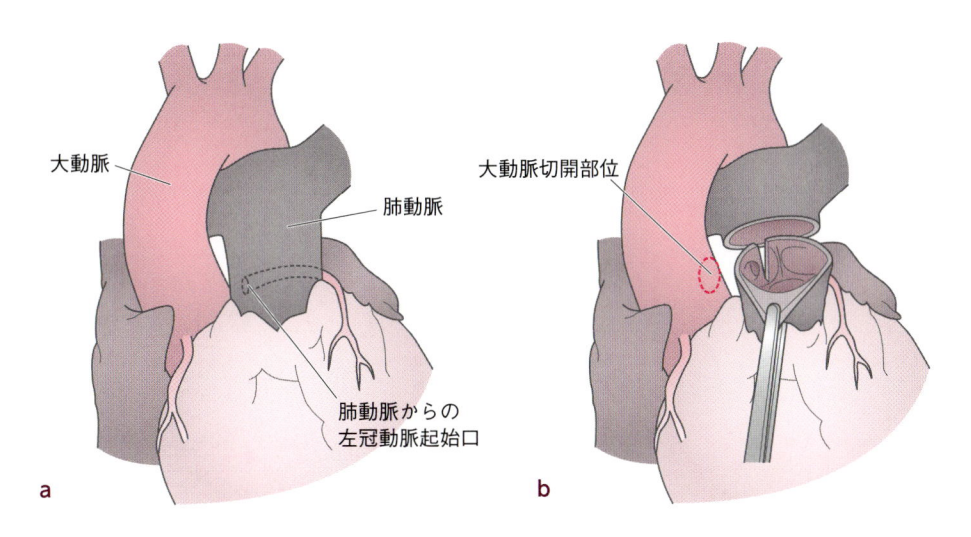

大動脈

肺動脈

肺動脈からの
左冠動脈起始口

a

大動脈切開部位

b

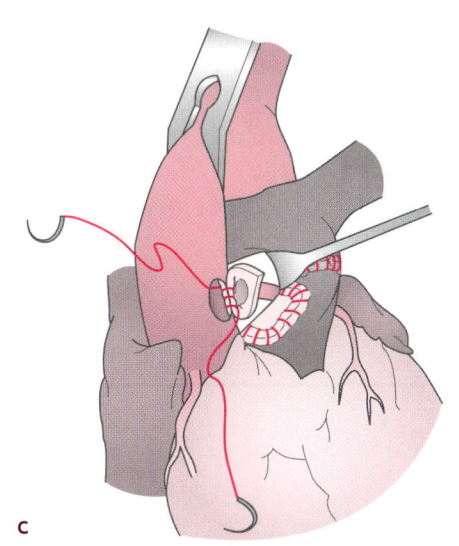

c

図2 冠動脈移植法

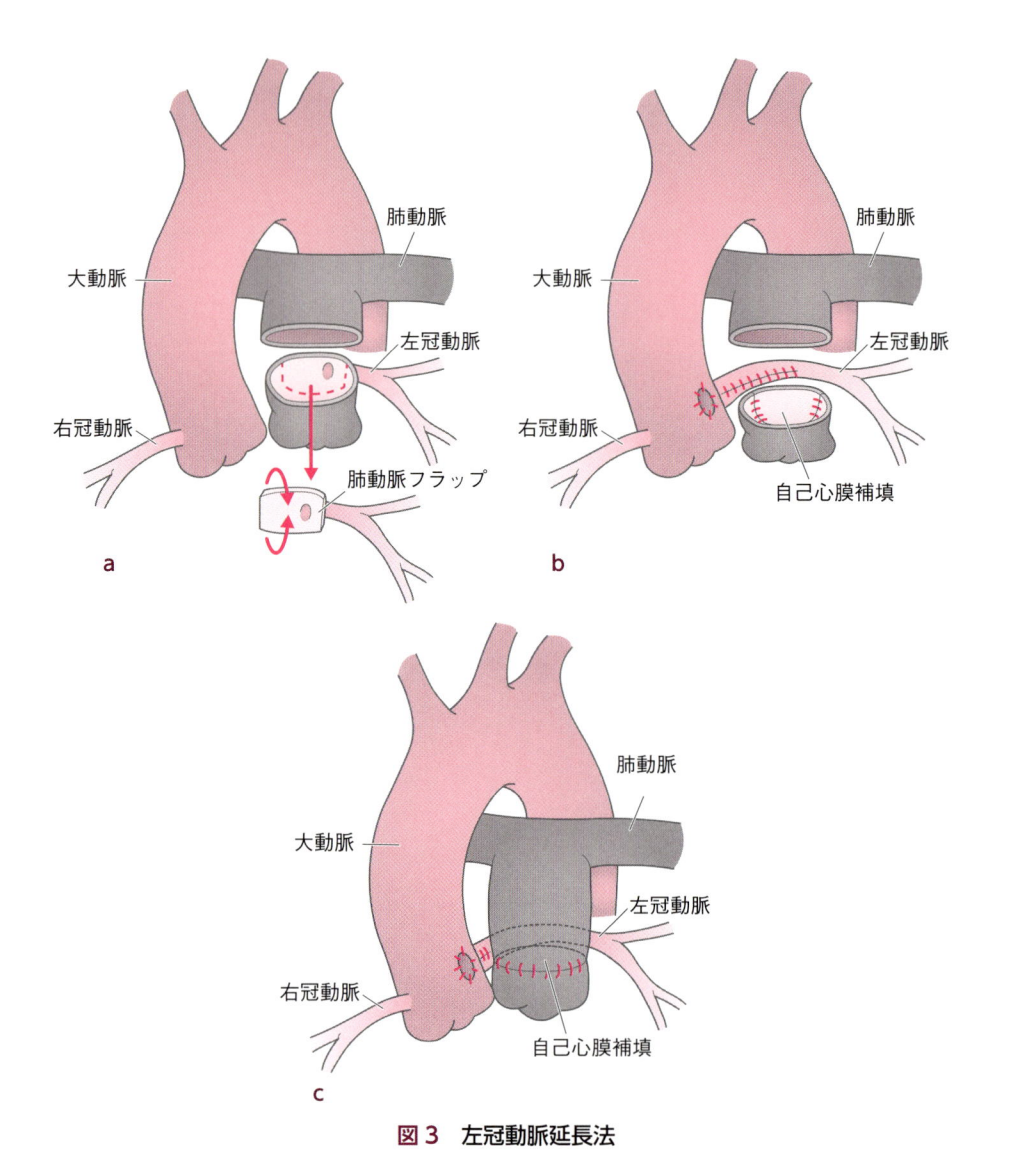

図3　左冠動脈延長法

■文　献

1) Askenazi J：Anomalous left coronary artery originating from the pulmonary artery：report on 15 caces. Circulation **51**：976-987, 1975

2) Vouhe PR：Anomalous left coronary artery from the pulmonary artery in infants. J Thorac Cardioovasc Surg **94**：192-199, 1987

3) Takeuchi S：New surgical method for repair of anomalous left coronary artery from pulmonary artery. J Thorac Cardiovasc Surg **78**：7-11, 1979

4) Wu Q：An alternative procedure for correction of anomalous origin of left coronary artery from the pulmonary artery. Ann Thorac Surg **84**：2132-2133, 2007

5) Jonas RA：Anomalies of the coronary arteries. Comprehensive Surgical Management of Congenital Heart Disease, 2nd Ed, CRC Press, Florida, p667, 2014

5 部分肺静脈還流異常

概要

　部分肺静脈還流異常［partial anomalous pulmonary venous return/connection：PAPVR/PAPVC］は，肺静脈の一部が左房に還流せず，右心系に還流する異常である．右肺静脈の一部が上大静脈に還流するものが最も多いが，右肺静脈すべてが還流するものもある．左肺静脈は無名静脈に還流するものが最も多い．右肺静脈が下大静脈に還流し右肺低形成や異常血管，肺分画症などを伴うものを scimitar 症候群と呼ぶ．心房中隔欠損（atrial septal defect：ASD）を伴うものがほとんどである（90％）[1]．

　近年，上部静脈洞型心房中隔欠損に伴う部分肺静脈還流異常を veno-venous bridge という概念で発生学的に心房中隔の欠損ではなく部分肺静脈還流異常が主因であるとする学説が発表され興味深い[2]．

診断

　現在では，心エコー，3D-CT でほぼ診断自体はでき術式の決定もできるが，シャント量の決定，肺高血圧の有無，それらによる手術時期決定のために心臓カテーテル検査を現在でも行うことがある．

術式

　自己組織だけで修復する術式が多数報告されているが，遠隔期に不整脈や上大静脈狭窄，肺静脈狭窄など，さまざまな問題点が報告されている．まれではあるが，右部分肺静脈還流異常に左上大静脈遺残を合併した例では右上大静脈が遠隔期に狭小化，閉塞することもある．

1) 右部分肺静脈還流異常

a) single パッチ法

　異常肺静脈が直接右房，もしくは低位上大静脈に還流している場合に用いられ，異常肺静脈口と ASD をパッチでトンネルをつくるように閉鎖することで修復する方法である．上大静脈-右房接合部は通常は拡大しているがどちらかに狭窄をきたす懸念があり，肺静脈路を優先した場合，上大静脈をさらにパッチで拡大する two-patch 法もある．洞結節の心房壁内側面やその周囲の縫合が必要となり将来的な不整脈も懸念される．

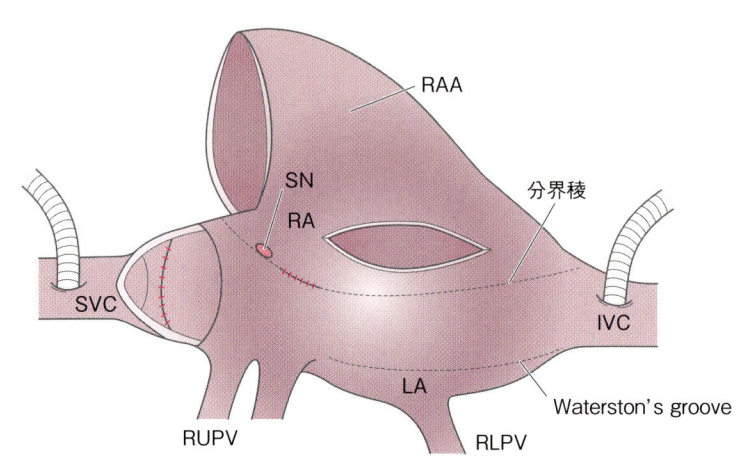

図1　double decker 法
RAA：右心耳，RA：右房，SVC：上大静脈，SN：洞結節，IVC：下大静脈，
LA：左房，RUPV：右上肺静脈，RLPV：右下肺静脈.

b) 心房壁フラップ法

　右房自由壁を有茎フラップとして使用して異常肺静脈口と ASD をフラップで閉鎖することで修復する方法である．自己組織だけで修復できる利点はあるが，心房壁の切開と縫合線が長くなり遠隔期の上室性不整脈が懸念される．

c) Warden 法[3]

　上大静脈の中枢側（心臓側）を異常還流する肺静脈の血流路として用いるため，異常肺静脈（1本とは限らない）が還流する末梢側で上大静脈を離断し縫合閉鎖（奇静脈も離断）し，心内で上大静脈の流入口をパッチで ASD を介して左房に還流させる．上半身からの静脈血の還流は，離断した上大静脈と右心耳を端々吻合して右房に還流させる．心房フラップを使う方法と違い洞結節周囲の縫合がないため不整脈が問題となることは少ない．肺静脈の血流路が問題になることはないが吻合部にテンションがかかることにより上大静脈狭窄が問題になる．

d) double decker 法（図1）[4]

　2000 年に Yamagishi らが報告した，Warden 法を発展させた変法である．この術式では異常肺静脈の還流する上大静脈を離断せず，その末梢側（頭側）で半切して中枢側を縫合閉鎖することで上大静脈を肺静脈の血流路として使うのは同じであるが，離断しないことによって右心耳との吻合に tension がかからず余裕ができ，上大静脈狭窄を回避でき，奇静脈も温存できる．また，他の自己組織で行う修復とは違い，Warden 法の利点である洞結節周囲での縫合を避けることにより，不整脈の発生も回避できる利点がある．

2) 左部分肺静脈還流異常

a) 左肺静脈-左心耳直接吻合法（合掌吻合法）（図2）[5]

　左部分肺静脈還流異常はそのほとんどが無名静脈に還流する．そのため無名静脈に還流する

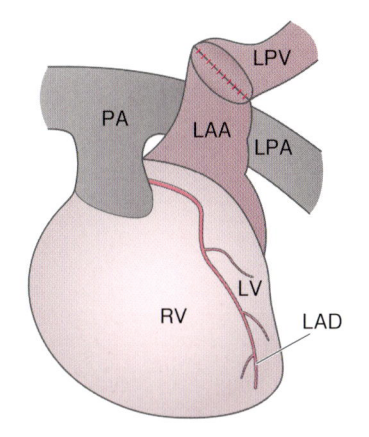

図2 左肺静脈-左心耳直接吻合法（合掌吻合法）
PA：肺動脈，LAA：左心耳，LPV：左肺静脈，LPA：左肺動脈，
LV：左室，RV：右室，LAD：左前下行枝.

部位で離断して，左心耳と吻合するのが基本術式となる．問題はその吻合法と吻合部狭窄の発生頻度である．かつてはシンプルに端々吻合が行われたが，狭窄の発生が必発であった．改善するため吻合部の延長が試され狭窄率は減少したが，肺動脈と気管支を乗り越え背側に向かう左房へのルートを狭窄なく確保するのは症例によっては難しく，吻合部というよりは吻合した血管自体がストレッチされて狭くなることがあった．これを回避するために後壁を肺動脈前面で吻合し，その前方を大きく膨らませて吻合する合掌吻合法（prayer hands anastomosis）が考案された．筆者は好んでこの吻合法を用いている．

■**文　献**
1) 白石修一：部分肺静脈還流異常. 小児・成育循環器学, 日本小児循環器学会（編）, 診断と治療社, 東京, p465-468, 2018
2) Butts RJ et al：Veno-venous bridges：the forerunners of the sinus venosus defect. Cardiol Young **21**：623-630, 2011
3) Warden HE et al：An alternative method for repair of partial anomalous pulmonary venous connection to the superior vena cava. Ann Thorac Surg **38**：601-605, 1984
4) Hongu H et al：Double-decker repair of partial anomalous pulmonary venous return into the superior vena cava. J Thorac Cardiovasc Surg **157**：1970-1977, 2019
5) 末次文祥：手術図・心臓の図を描くための心臓構造解剖学. 心臓外科医が描いた正しい心臓解剖図 増訂版, p166, メディカ出版, 東京, 2023

6 総肺静脈還流異常

概要

　総肺静脈還流異常［total anomalous pulmonary venous return/connection：TAPVR/TAPVC］は，すべての肺静脈が左房に連絡せず静脈系（右房あるいは体静脈）に還流している疾患をいう．肺静脈血が右心系に還流し混合動脈血となり右房，卵円孔を介して左房，左室，大動脈へと還流するため必ずチアノーゼを認める．そのため卵円孔の大きさ，肺静脈狭窄（pulmonary venous obstruction：PVO）の程度が本疾患の重症度を決める．共通肺静脈（common pulmonary vein：CPV）を形成して垂直静脈（vertical vein：VV）を介して体静脈系に還流する心外型や，VV を介さず右房に還流する心臓型がある[1]．病型の分類として，本邦では Darling 分類が一般的に用いられている[2]．心房錯位症候群に合併することが多く，無脾症候群に合併する心外型総肺静脈還流異常は最重症例である．

診断

　心エコーでほぼ診断自体はできるが，垂直静脈の同定，術式，アプローチの決定のために 3D-CT は現在では欠かせない検査となっている．心臓カテーテル検査は現在では術前には行われていない．

1）Darling 分類

● **Ⅰ型（上心臓型）**（図 1a）：CPV から VV を介して無名静脈に還流するものを Ⅰa 型，上大静脈に還流するものを Ⅰb 型としている．肺動脈による VV の圧排，無名静脈への流入部で PVO をきたしやすい．

● **Ⅱ型（心臓型）**（図 1b）：CPV が冠静脈洞に還流するものを Ⅱa 型，直接右房へ還流するものを Ⅱb 型としている．PVO を呈することはほとんどない．

● **Ⅲ型（下心臓型）**（図 1c）：CPV から VV を介して，門脈系に還流するものや静脈管を介して下大静脈や肝静脈に還流するもの，直接下大静脈や肝静脈還流するものもある．横隔膜や肝臓を介するため還流が障害を受けやすく PVO となりやすい．

● **Ⅳ型（混合型）**（図 1d）：上記のタイプの混合型．左は Ⅰa 型，右が Ⅱa 型など．

肺静脈狭窄（PVO）

　術前・術後を含め，PVO はこの疾患の重要なポイントである．

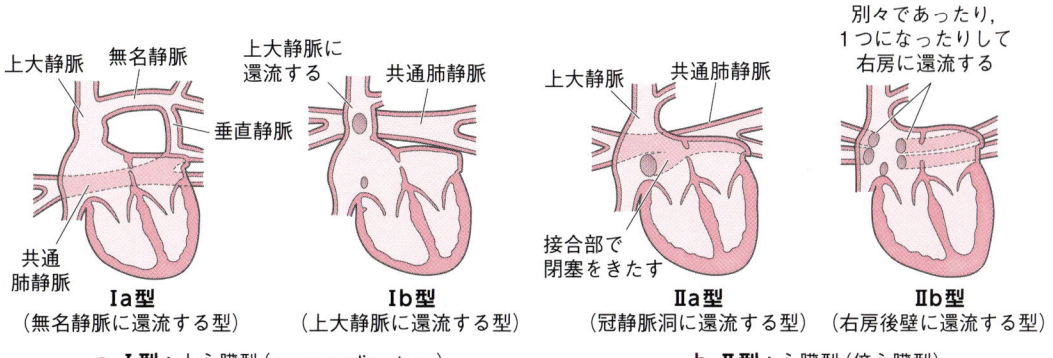

a. I型：上心臓型（supracardiac type）

Ia型
（無名静脈に還流する型）

Ib型
（上大静脈に還流する型）

上大静脈　無名静脈　上大静脈に還流する　共通肺静脈　垂直静脈　共通肺静脈

b. II型：心臓型（傍心臓型）
［cardiac type（paracardiac type）］

IIa型
（冠静脈洞に還流する型）

IIb型
（右房後壁に還流する型）

上大静脈　共通肺静脈　接合部で閉塞をきたす　別々であったり，1つになったりして右房に還流する

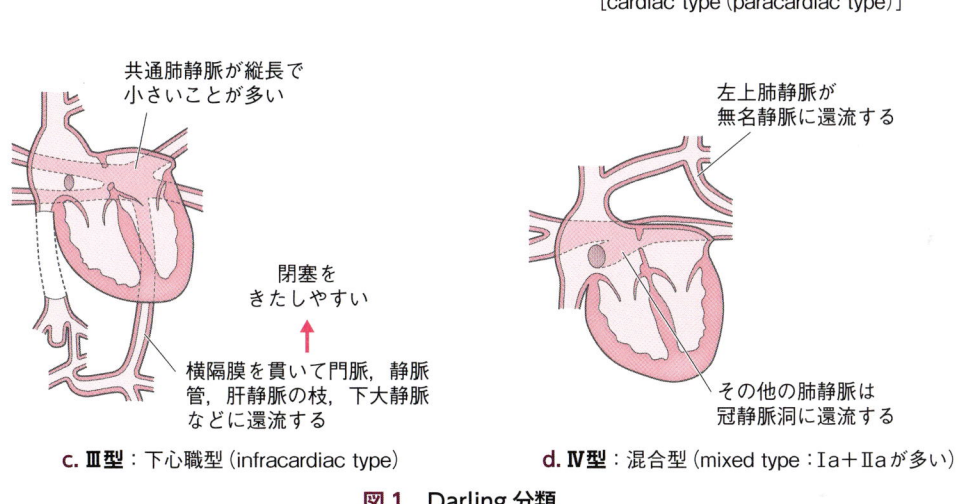

c. III型：下心職型（infracardiac type）

共通肺静脈が縦長で小さいことが多い　閉塞をきたしやすい　横隔膜を貫いて門脈，静脈管，肝静脈の枝，下大静脈などに還流する

d. IV型：混合型（mixed type：Ia＋IIaが多い）

左上肺静脈が無名静脈に還流する　その他の肺静脈は冠静脈洞に還流する

図1　Darling 分類

　術前，心外型で VV を介するものはその途中の圧迫や還流障害による狭窄，卵円孔の狭小化などで肺静脈血流が障害されて肺うっ血をきたす．また，この時期では顕在化していないが，末梢（肺側）の肺静脈が狭い（細い）場合もある．

　術後の PVO の多くは吻合部自体の狭窄によるものであるが，前述したように元々細く成長するポテンシャルが乏しい場合，末梢肺静脈分枝だけが PVO となることもある．1本の場合もあれば4本とも PVO になることもある．術前の PVO が強い場合や心房内臓錯位症候群に多くみられる．

■ 術式

　PVO を認める場合は基本的に緊急手術の適応である．心臓型はほとんどが PVO を呈さないので待機手術となることが多い．基本的に手術は CPV と左房を吻合して交通をつくることである．CPV と左房の位置関係でまずアプローチ方法を決める．そして吻合方法を決める．術者の好みにもよるが，初回から後述する sutureless 法を用いる場合もある．

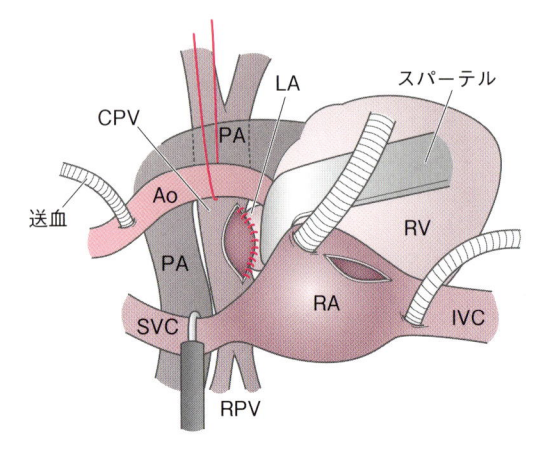

図 2　superior approach
PA：肺動脈，Ao：大動脈，CPV：共通肺静脈，
SVC：上大静脈，LA：左房，RV：右室，RA：右房，
IVC：下大静脈，RPV：右肺静脈.

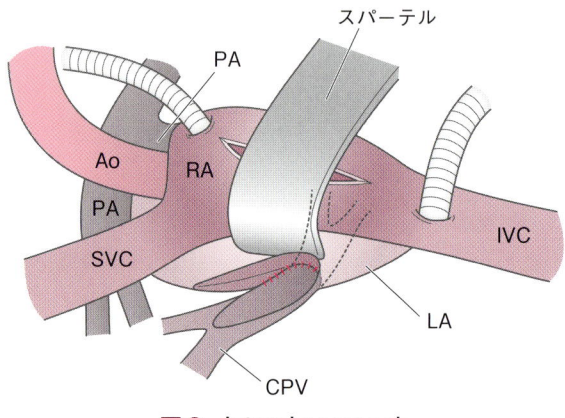

図 3　lateral approach

1）アプローチ

　どのアプローチが優れているかではなく，どのアプローチがいかにストレスなく吻合できるかで選択が決まってくる．組み合わせて使用する場合もある[3]．

a) superior approach（図 2）

　上大静脈と上行大動脈を各々外側に牽引して，その間から CPV と左房天井を吻合する到達法である．狭い視野に感じるが思ったより吻合しやすい．特に CPV が頭側に位置し左房の天井と同レベル以上の高さの場合に用いやすい．

b) lateral approach（図 3）

　右側心房全体を心膜から剝離して上大静脈，下大静脈まで剝離して全体を左側に牽引して吻合する到達法である．CPV が右側に寄っていたり，右上方に向かって走行していたりする場

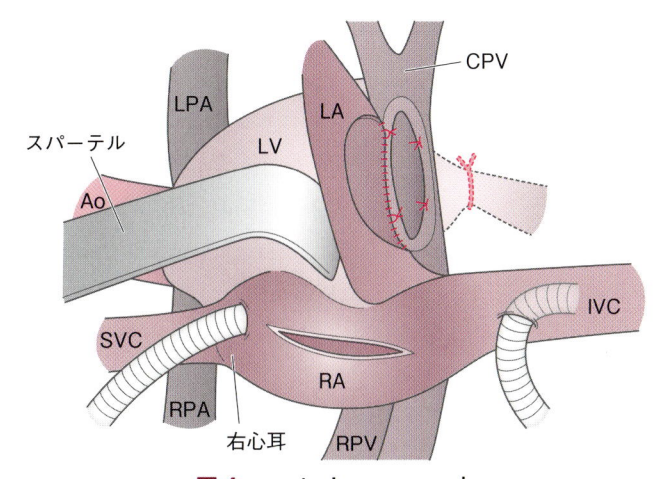

図 4　posterior approach
LPA：左肺動脈，LV：左室，RPA：右肺動脈

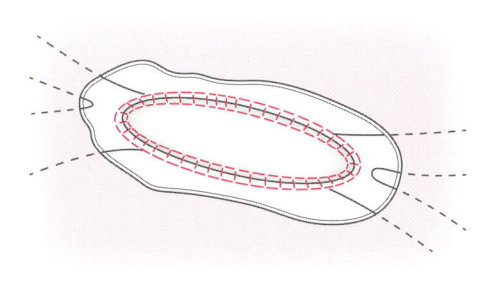

図 5　直接吻合法

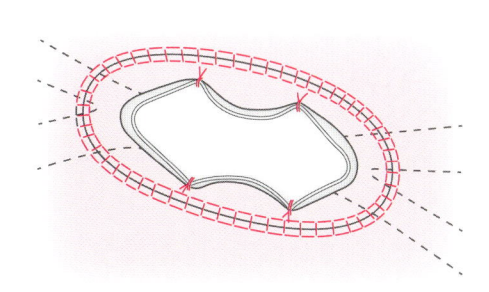

図 6　sutureless 法

合に用いやすい.

c) posterior approach（図 4）

　心臓全体を頭側に向かって脱転して上方に持ち上げた状態で吻合する到達法である. CPV の位置が低かったり，Ⅲ型に用いられる. 広い視野が得られる一方で，吻合部位が深くなる傾向がある. また，愛護的に心臓を脱転しないと術後に心機能低下をきたす懸念がある.

2) 吻合法

a) 直接吻合法（図 5）

　切開した CPV と切開した左房を直接吻合する. 連続縫合のみで吻合する外科医もいれば，結節縫合を多用する外科医もいる. 術後の吻合部狭窄を回避するのはもちろんのこと，遠隔期の PVO の発生（約 10〜20％）を抑制することが現在の重要な課題である[4].

b) sutureless 法（図 6）

　もともとは術後の PVO に対して行われた方法である. 術中の CPV の内膜損傷がその原因とも考えられ，近年，心房内臓錯位症候群や他に重症心奇形を合併した場合に，初回から sutureless 法を用いる primary sutureless 法が術後 PVO 予防に有効とする報告[5]がされ，シンプルな TAPVR/TAPVC に対しても行われるようになってきた．最も狭窄が懸念される CPV の切開両端のみを sutureless にする partial sutureless 法まである．

　sutureless 法は，背側心膜を切開し CPV を切開する際に CPV 周囲の心膜を剝離せず，最小限にとどめ生理的な癒着をできる限り保っておく（出血予防のため）．次に，しつけ縫合（fix suture）を数ヵ所行い，CPV から離れた心膜と切開した左房を縫合する方法である．心膜と吻合することで CPV の内膜を損傷したり，ねじれが生じたりするストレスがなく大きな吻合ができるメリットがある．

c) cut back 法

　Ⅱa 型に行われる方法で，冠静脈洞を切開して CPV に切り込み，肺静脈の還流孔を作成し，心房中隔欠損をパッチもしくは自己組織（心房中隔フラップ）で閉鎖して修復する方法である．冠静脈洞のみを切開するだけでは遠隔期に PVO をきたすことが報告されているため，確実に CPV に切り込み，必要があれば隔壁を切除してできる限り大きな交通孔を確保することが必要である．

■文　献

1) Moss and Adams' Heart Disease in Infant, Children, and Adolescents, Including the Fetus and Young Adult, 9th Ed, ed by Allen HD et al, Lippincott Williams & Wilkins, 2016
2) Craig JM et al：Total pulmonary venous drainage into the right side of the heart；report of 17 autopsied cases not associated with other major cardiovascular anomalies. Lab Invest **6**：44-64, 1957
3) 藤原　直：総肺静脈還流異常症．小児心臓血管外科手術—血行動態と術式の図説・解説，中外医学社，東京，p102-114，2011
4) 保土田健太郎：総肺静脈還流異常．小児・成育循環器学，日本小児循環器学会（編），診断と治療社，東京，p461-464，2018
5) Yoshimura N et al：Current topics in surgery for isolated total anomalous pulmonary venous connection. Surg Today **44**：2221-2226, 2014

7 心房中隔欠損

概要

　心房中隔欠損（atrial septal defect：ASD）は心房中隔に欠損孔が存在することで心房間の血流の短絡が生ずる病態である．出生 1,500 例に対して 1 例の割合で発症し，単独で発生することが多く先天性心疾患の 7〜19.4％ 程度を占める[1]．一次中隔または二次中隔，あるいは両方の欠損により起こる二次孔欠損が最も多く ASD 全体の 80％ 程度を占める．欠損孔はほとんど卵円窩の範囲に位置しているが，時に下縁が欠損していたり欠損孔を心房中隔組織が索状に横断していたりする．すのこ状に欠損孔が存在する場合もある．

　次に多い一次孔欠損は，心房中隔の内側で房室弁輪に接して存在する．多くの場合，僧帽弁前尖にクレフトを生じている．一次孔欠損単独で存在することは実際にはまれであり，通常，不完全型房室中隔欠損の主病変として存在する．

　静脈洞型欠損（図 1）は，心房中隔が上下大静脈に移行する，いわゆる静脈洞に欠損孔を生じるもので，上大静脈近傍に存在することが大半であるが，まれに下大静脈側に生じる．上大静脈近傍に存在する型では，右上肺静脈の部分還流異常を合併することが多い．

　冠静脈洞型欠損は，冠静脈洞の左房側の天井が欠損するタイプであるが非常にまれである．欠損の程度や左上大静脈遺残の合併の有無など，いくつかのバリエーションがある．図 1 に ASD の部位別分類を示す．

　卵円孔開存は二次中隔の上縁と一次中隔の癒合不全により起こるが ASD ではない．通常は左房圧により塞がれており左右短絡は生じないが，腹圧などにより右房圧が上昇した瞬間に

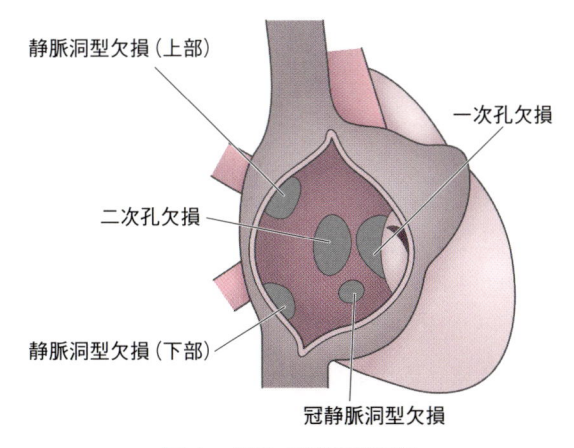

図 1　ASD の部位別分類

右左短絡を生じ奇異性塞栓症の原因となることがある．

臨床所見

1) 血行動態

　欠損孔を通して多くの場合は左房から右房への左右短絡を呈する．小さな欠損孔では左房圧のほうが高いが，ある程度以上の大きな欠損孔では左右心房の圧較差はなくなり，左室と右室のコンプライアンスの違いから左右短絡を生ずる．左右短絡は右房，右室の容量負荷となり右心系の拡大をきたす．肺血流量は増加し肺動脈も拡張する．小児期に肺高血圧を呈することはまれであるが，Down症に発症した場合には乳児期から肺高血圧を呈し早期に肺血管の器質的閉塞病変をきたすことがある[2]．成人期に達すると右心系の拡大が進行しそれに伴い欠損孔も拡大して左右短絡がさらに増大することがある．右心系の容量負荷の結果として右心不全や心房細動などの不整脈を発症することも多くなり，時に肺高血圧を合併する．

2) 臨床症状

　重症例では乳児期に心不全症状を呈することがあるがまれであり，通常小児期はほぼ無症状で経過し，心雑音や学校健康診断の心電図異常をきっかけに発見されることが多い．思春期以降年齢が進むとともに労作時息切れや易疲労性などが出現してくるが，かなり大きな欠損孔でも無症状で経過することもめずらしくない．浮腫や肝腫大など右心不全症状の出現は病期としてはかなり進行した病態である．動悸症状は心房性期外収縮や心房粗細動の発症とともに現れ，やはり進行した病態の現れである．肺血管閉塞性病変が高度に進行すれば，まれにEisenmenger症候群に至る．

　聴診上は胸骨左縁第2～第3肋間で聴取される駆出性収縮期雑音とII音の固定性分裂が特徴的であり，いずれも肺動脈弁を通過する血流増加に伴う所見である．短絡量が多い場合は三尖弁流入血流増大に伴う低いピッチのランブルを胸骨左縁第3～第4肋間から心尖部にかけて聴取する．

3) 検査所見

　胸部X線では右心系の容量負荷により様々な程度の心拡大を認める．典型的な所見は肺血流増加に伴う肺野の血管陰影の増強と左第2弓の拡大である（図2）．心電図上は右心系の容量負荷の所見としてほとんどの場合，軽度右軸偏位と右側胸部誘導におけるrsR'パターンを呈する（図3）．経胸壁心エコーでは右室容量負荷所見として，短軸像にて右室の拡大と心室中隔の奇異性運動が特徴的である．

　ASDは二次孔欠損や一次孔欠損であれば断層像でもわかることが多く，カラードプラ法により左右短絡血流が容易に確認される（図4）．静脈洞型欠損では経胸壁心エコーのみでは診断がつかないことが多く，経食道心エコーが有用であり，肺静脈還流異常の有無も確認できる．冠静脈洞型も経胸壁心エコーでは診断が困難であり，経食道心エコーや造影CTによる精

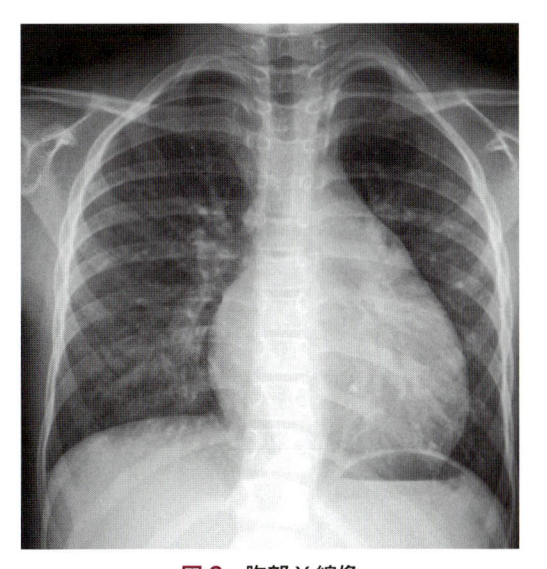

図2 胸部 X 線像
心拡大, 左第 2 弓突出, 肺野の肺動脈陰影増強を認める.

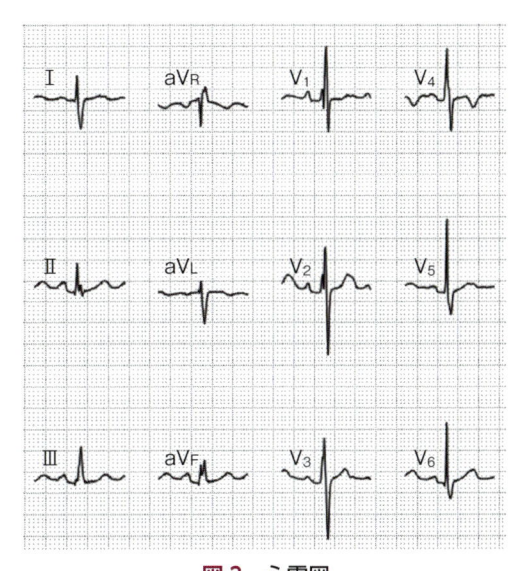

図3 心電図
右軸偏位, 不完全右脚ブロックを認める.

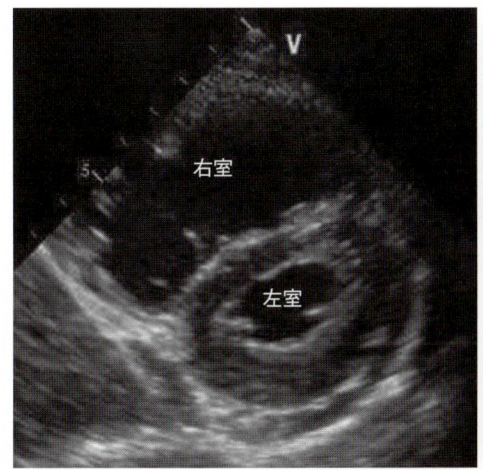

a. 右室の拡大と心室中隔の圧排を認める.

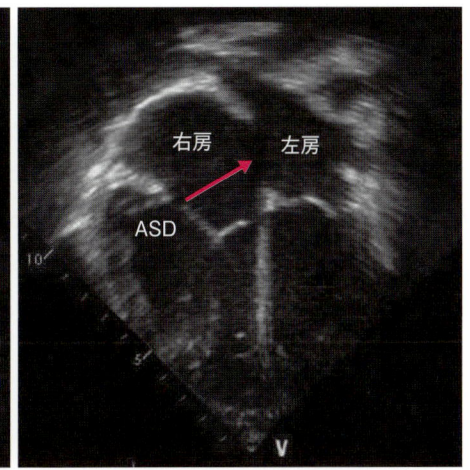

b. 大きな二次孔欠損

図4 経胸壁心エコー

査が必要である. また経食道心エコーは, カテーテルによる閉鎖術を検討する際には, 欠損孔周囲のいわゆる「リム」がどの程度あるかを計測する必要があり必須の検査である. 造影 CT 検査により, どのタイプの ASD でも欠損孔の部位や広がりを診断することが可能であり, 肺静脈還流異常の診断も容易である. 心臓 MRI 検査でも同様に解剖学的診断が可能であり, さらに血流分析から肺体血流量比や左右心室容量や駆出率を算出することができる. 心臓カテーテル検査は必ずしも必要な検査ではないが, 肺高血圧を合併している場合には肺血管閉塞病変の程度を診断するために有用である.

手術適応

　無症状であってもある程度の左右短絡があり画像診断上右心系の容量負荷が明らかな場合，通常は学童期前に手術を行うことが推奨される．カテーテル的閉鎖術を行う場合は体重15 kg以上が目安となる．

術式

1) 二次孔欠損 (図5)

　通常の胸骨正中切開でアプローチすることが多いが，minimally invasive cardiac surgery（MICS）（年少児では胸骨部分切開，年長児～成人では右小開胸）により小さな傷で行うことも可能である．特に，女性ではMICSが推奨される．ここでは胸骨正中切開による手技を解説する．

　心囊切開後，心外から右肺静脈を観察し右房や上大静脈への還流がないか確認する．上行大動脈は通常より細いことが多い．体外循環は上行大動脈送血，上下大静脈脱血により確立する．下大静脈に脱血管を挿入する際には空気塞栓予防のために気道加圧下に行う．また下縁欠損が疑われる場合は，下大静脈の脱血管を可及的末梢側にしたほうが，後の操作がやりやすい．左心系のベント挿入は，通常不要である．右房切開は空気塞栓予防のために必ず心停止後に行う．大動脈遮断後，心筋保護液注入により心停止を得る．拡大した右房を縦切開すると容易に心房中隔の全貌を観察することができる．二次孔欠損はほとんどの場合，卵円窩に存在する．欠損孔の大きさや広がり，肺静脈還流異常がないことを確認したうえで閉鎖手技に入る．左房側から溢れてくる血液は適宜吸引する必要があるが，左房深くまで吸引すると左心系に空

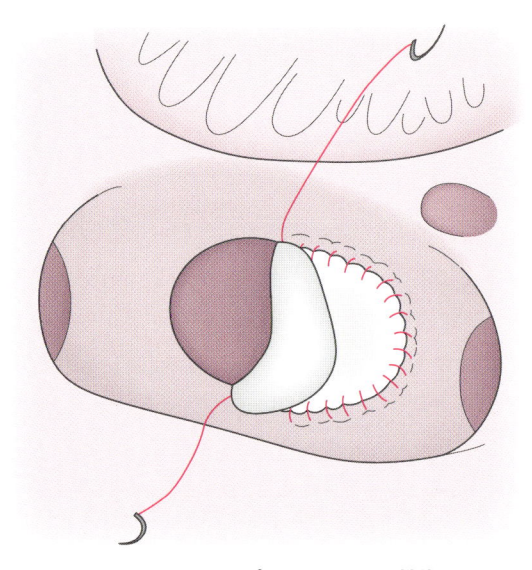

図5　自己心膜パッチによる閉鎖術

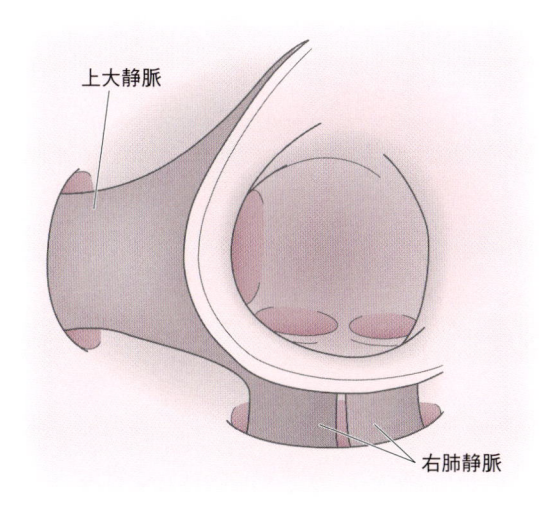

上大静脈

右肺静脈

図6 静脈洞型欠損
上大静脈は心房中隔に騎乗する位置に，右上肺静脈は右房側寄りにあることが多い．

気が残りやすくなるので視野を得るための最小限の吸引にとどめる．乳児期や幼児期の症例で欠損孔がさほど大きくない場合は直接縫合閉鎖を行うことも可能であるが，年長児から成人例である程度の大きさの欠損孔の場合は無理せずパッチ閉鎖を行う．パッチの素材は新鮮自己心膜が頻用される．縫合線は残存する心房中隔壁に沿っていくが，下縁の中隔組織に乏しい，いわゆる下縁欠損では同部の縫合線は右房と左房共通の下壁を拾っていく．内外側縁から上縁に移行する部分は一次中隔と二次中隔が段差となっていることが多く，同部で隙間を残さないように両方の中隔を拾って縫合していく．内側縁は三尖弁輪までの距離が短い場合は，その間にある房室結節を損傷しないように中隔の左房側の組織を大きめにとるとよい．パッチを縫着終了直前に肺に圧をかけて左心系の空気を抜く．パッチの縫合線2ないし3ヵ所にプレジェット付き水平マットレスにて補強するとよい．パッチ閉鎖後，肺加圧によりリークがないことを確認する．大動脈遮断解除後に右房を縫合閉鎖する．

2) 静脈洞型欠損 (図6)

　通常の胸骨正中切開によりアプローチし通常の体外循環，心停止下に右房切開より閉鎖する．心嚢切開後に右肺静脈の挿入部位を確認する．縫合線が洞房結節に近くなることも多いので心外から位置関係を確認しておく．心停止下に右房を縦切開し欠損孔の位置と広がりを確認する．多くの場合，欠損孔に上大静脈が騎乗している．右肺静脈もやや右房側寄りに接続していることが多い．直接縫合閉鎖は不可能であり必ずパッチ閉鎖を行う．パッチの素材は新鮮自己心膜が推奨される．縫合線は下縁～内側は心房中隔壁に沿って進む．上縁は上大静脈開口部の後ろ側を回る．その際に心房中隔面から左房側にラインが降りていく感じになる．外側縁～上縁のラインは洞房結節に近くなるので，右肺静脈入口部寄りを縫合線とするとよい．部分肺静脈還流異常を合併している場合も同様の縫合線となる．

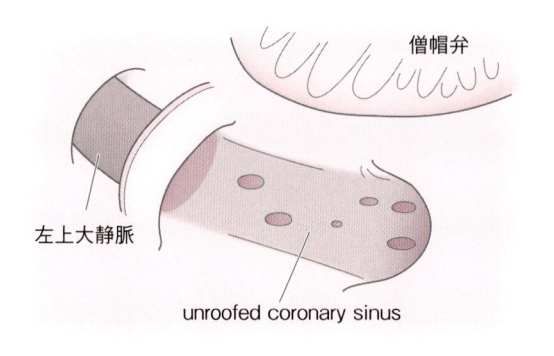

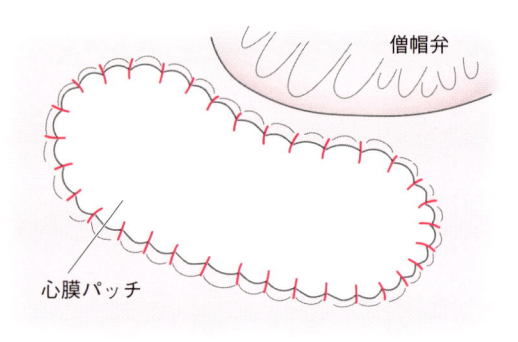

a. 左房内の total unroofed coronary sinus

b. 自己心膜パッチにて左上大静脈から
冠静脈洞まで roofing する.

図 7　冠静脈洞型欠損

3) 冠静脈洞型欠損 (図 7)

　右房側から冠静脈洞を覗くと左房内の構造物がみえることで確認できる．unroofed coronary sinus を呈しているので，右側左房切開あるいは心房中隔切開を行い左房側からアプローチする必要がある．total unroofed coronary sinus では僧帽弁後尖側弁輪に沿って露出した冠静脈洞が観察され，冠静脈の開口が複数観察される．通常，左上大静脈遺残を合併しているので左房への開口部から冠静脈洞の右房への開口部まで自己心膜パッチにより冠静脈洞の再建（roofing）を行う．partially unroofed coronary sinus においても自己心膜パッチによる欠損部の補填を行うが，左上大静脈遺残を合併しないケースでは冠静脈洞の右房への開口部を単純にパッチ閉鎖する方法もある．この場合には，冠静脈血分は右左短絡として残存する[3].

■文　献

1) Robert M et al：Chapter 453, Acyanotic congenital heart disease：left-to-right shunt lesions. Nelson Textbook of Pediatrics, 21st Ed, Elsevier, Amsterdam, p2373-2384.e1, 2019
2) Lee JS et al：Reversibility of pulmonary hypertension following surgical atrial septal defect closure in children with Down syndrome. J Cardiovasc Imaging **27**：247-253, 2019
3) Quaegebeur J et al：Surgical experience with unroofed coronary sinus. Ann Thorac Surg **27**：418-425, 1979

8 心室中隔欠損

概要

　心室中隔欠損 (ventricular septal defect：VSD) は，先天性心疾患のうち 25% を占める最も頻度の高い疾患である[1]．多くは膜性中隔部に生じ，欠損孔が小さく明らかな心負荷がないものは手術適応にはならず自然閉鎖する場合も少なくない．欠損孔が大きい場合は左心系の容量負荷による心不全と，肺血流増加による肺高血圧が問題となる．乳児期早期に心不全症状を呈するものは生後半年以内の手術が推奨される．肺高血圧は放置すれば器質的な肺血管閉塞病変の進行を招き，最終的には Eisenmenger 症候群に至り手術適応から外れて予後不良となる．Eisenmenger 化の時期は症例により異なるが器質的な肺血管閉塞病変は 1 歳過ぎから始まるといわれている．Down 症に発症した VSD では乳児期から肺血管閉塞病変が進行するといわれており，生後 6 ヵ月以内の修復術が推奨される．心不全や肺高血圧以外の手術適応として，大動脈弁逸脱がある．大動脈弁直下の VSD の場合は，大動脈弁尖の支持組織としての心室中隔が欠損した形態を呈しており，同部 (多くは右冠尖) の大動脈弁尖の逸脱が進行して手術適応となる場合がある．

病型分類と外科解剖

　一般的に広く用いられているのは Kirklin 分類であるが，東洋人に多い肺動脈弁下 VSD を 2 つの病型に分けた東京女子医科大学日本心臓血圧研究所 (心研) 分類が手術アプローチを検討するうえで有用である．**図 1** に東京女子医科大学心研分類を示す．

1) I型 (大血管下欠損)

　肺動脈弁直下の VSD であり VSD の上縁〜内側縁は肺動脈弁輪，下縁〜外側縁は筋性の漏斗部中隔からなる．東洋人に多い．肺動脈弁輪部は大動脈弁輪との接合部でもあり大動脈弁尖 (ほとんどの場合は右冠尖) が欠損孔を塞ぐように陥入して VSD の辺縁に癒着しており，左右短絡量としては少ないことが多い．VSD の下縁は刺激伝導系からは離れている．乳児期には大動脈弁の逸脱は目立たず逆流が生ずることは少ないが，経年的変化で幼児期には大動脈弁逆流が出現することが多い．逆流が血行動態に影響するほど悪化するには数年〜十数年を要するが，基本的には右冠尖の逸脱があり大動脈弁逆流がわずかでも出現した時点で手術を考慮するべきである (**図 2**)．欠損孔が下方に大きく広がっている場合には，次のII型との複合型としてI＋II型と表現される．その場合には，短絡量が多く心不全を呈することが多く早期の手術が必要となる場合や，大動脈弁の逸脱が高度で早期に逆流が出現することがあるので慎重に経過

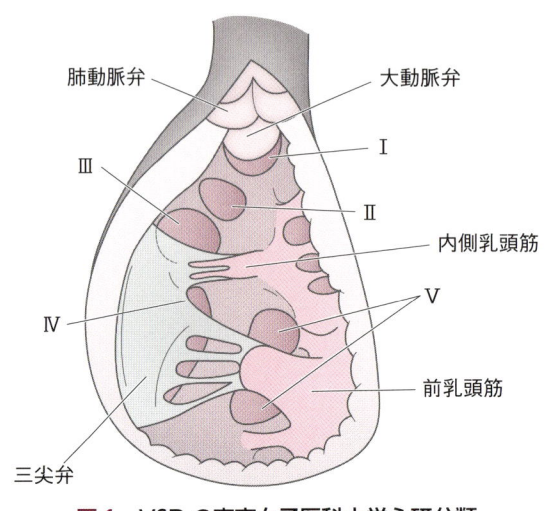

図1　VSD の東京女子医科大学心研分類

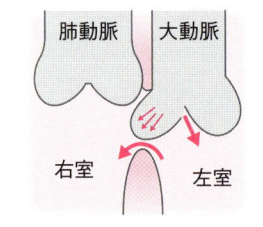

図2　I型 VSD における
大動脈弁逸脱

観察する必要がある．VSD の下縁も刺激伝導系にやや近づくので注意が必要である．I型の VSD はほとんどの場合，自然閉鎖は期待できないが，まれに大動脈弁尖が VSD 辺縁に完全に癒着して短絡が消失することがある．大動脈弁逆流がなければ手術適応とならないが，遠隔期に逸脱した弁尖から Valsalva 洞動脈瘤を発症することがあり，経過観察は必要である．

2) Ⅱ型 (筋性部流出路欠損)

　右室流出路の漏斗部中隔内側寄りにある欠損孔で上縁は肺動脈弁輪と離れており，下縁も三尖弁輪とは離れているものをさし，I型と次に示すⅢ型の中間にあるという位置づけである．外科的閉鎖を行う場合に上縁は肺動脈弁に針糸をかける必要がなく，下縁も三尖弁を使用する必要がなく刺激伝導系からもある程度離れているという意味合いがある．欠損孔の大きさは様々であり，小さいものは心不全も大動脈弁逸脱も呈することなく自然閉鎖が期待できる．一方，大きな欠損孔では短絡量が多かったり，大動脈弁逸脱が問題となったりすることがある．大動脈弁逸脱は欠損孔と VSD との位置関係により，右冠尖，無冠尖，あるいはその両方が関係し，低い位置にあるほど無冠尖が逸脱しやすくなる．

3) Ⅲ型 (傍膜様部欠損) (図3)

　膜性中隔部を中心に生ずる欠損孔で VSD の中では最も多い．小さい欠損孔では生後経時的に三尖弁組織に連なる線維性組織が孔をおおうように塞いでくることが多く，自然閉鎖することが多い．進展した三尖弁組織は時にポーチ状を呈し，tricuspid pouch または膜様部中隔瘤（membranous septal aneurysm：MSA）と呼ばれる．中等度以上の大きさの場合は，欠損孔は膜様部にとどまることなく周囲の筋性中隔に延びていることも多く，傍膜性中隔欠損（perimembranous VSD）と呼ばれることが多い．流出路方向に延びているものを outlet extension，流入路方向に延びているものを inlet extension，前方に延びているものを trabecular extension と表現する．閉鎖術は通常三尖弁越しに行われ，欠損孔は三尖弁前尖と中隔尖の交連部直

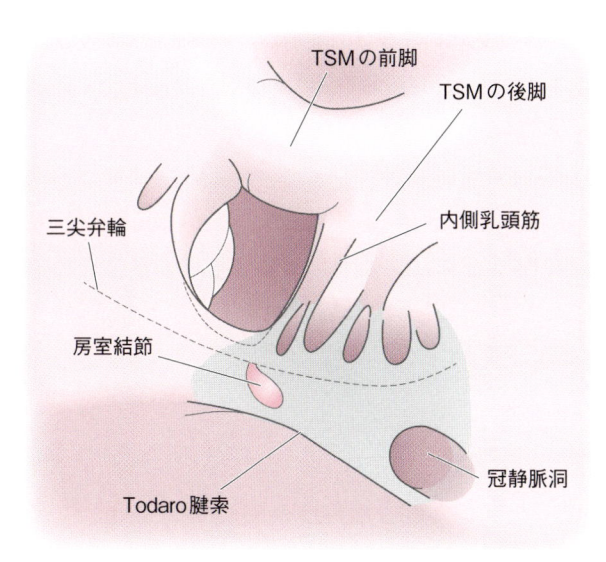

図3　Ⅲ型（傍膜様部）VSD

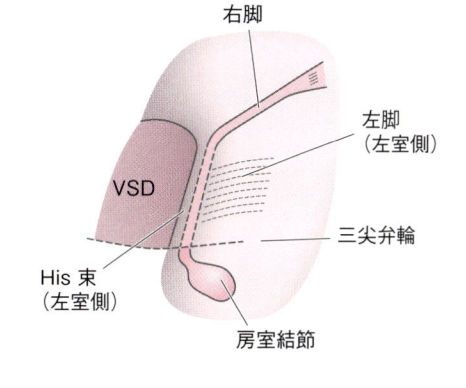

図4　Ⅲ型VSDにおける刺激伝導系の走行

下に存在する．同部は三尖弁輪と大動脈弁輪の接合部（A-T continuity）でもあり欠損孔から左室側に大動脈弁尖が直視下にみえることが多い．欠損孔の外側縁は中隔尖部三尖弁輪，下縁は流入部中隔または中隔縁柱（trabecular septomarginalis：TSM）の後脚，前縁は流出路中隔（TSM の前脚），上縁の前方は漏斗部中隔，後方は漏斗部襞壁から構成される．下縁にはほとんどの場合，内側乳頭筋（medial papillary muscle，俗に Lancisi's papillary muscle）が挿入しており三尖弁中隔尖の主たる腱索と前尖腱索の一部を支えている．後下縁は刺激伝導系が近接しており外科的閉鎖術時には最も注意を要する部分である（**図4**）．右房側からみて房室結節は Koch の三角（冠静脈洞の下縁と三尖弁輪をつなぐラインを底辺，三尖弁輪と Todaro 腱索を斜辺とする三角）の頂点付近に存在する．房室結節から出た penetrating bundle が，VSD の後下縁に近接して膜様部と筋性部の境界を左室側に向かい，それに連なる His 束は下縁の左室側を走行しながら左脚を出す（branching bundle）．branching bundle は下縁の後方半分の長さで終わり，左脚分枝後は VSD の前下縁から右室側に戻って右脚となり前乳頭筋基部方向に向かう．VSD 閉鎖術においてはこの刺激伝導系の走行を意識して損傷を避けることが重要である．VSD の後下縁は筋性中隔から三尖弁輪に連なる線維性の膜を形成していることがあり，membranous flap と呼ばれる．Fallot 四徴では後下縁の筋性中隔が肥厚して membranous flap も大きく形成されていることが多く，同部をパッチ閉鎖の縫合線として使用することができる．inlet extension が強い症例では内側乳頭筋が VSD の前縁や上縁に挿入していることがあるが，刺激伝導系の走行の基本は上記と変わらない．

4）Ⅳ型（流入部欠損）

流入部欠損は通常房室中隔欠損の一部として存在するが，単独で現れることはまれにある．三尖弁や僧帽弁の腱索の straddling を合併していることが少なくない．後縁は三尖弁輪と僧帽弁輪の接合部で VSD 越しに僧帽弁前尖が容易に確認される．内側乳頭筋は上縁に挿入して

いるが，刺激伝導系は後下縁が内側に大きく伸びていることで房室結節は冠静脈洞方向に偏位してそこから後下縁を penetrating bundle が貫き，VSD の辺縁左室側を走行するが His 束は通常より長い距離を走行しながら左脚を分枝する.

5) Ⅴ型（筋性部欠損）

流出路以外の筋性中隔に存在する欠損孔をさす. 三尖弁輪と接することはなく刺激伝導系とは離れていることが多い. 左室側からみると1つの欠損孔であっても，右室側からみると肉柱におおわれて直視下に全貌を確認することが困難なことが多い. Swiss cheese 様に複数の欠損孔を呈している場合もある.

■ 臨床所見

1) 血行動態と手術適応

単独で存在する場合は通常左右短絡を呈し，短絡量は基本的に欠損孔の大きさで決まる. 左右短絡は左心系の容量負荷増大をもたらし，左房左室の拡大をきたす. 高肺血流量は肺高血圧をもたらし右室の後負荷増大につながる. 肺高血圧の程度は肺血流量と肺血管抵抗の積に比例する. 肺高血圧により肺血管閉塞性病変が進行すると肺動脈圧が高いままで肺血流量が減少する. 症例によって（Down 症など）は新生児期から高い肺血管抵抗を維持することがあり，心不全症状が前面に出にくいことがあるので注意が必要である. 新生児期〜乳児期早期に large VSD と診断された場合はほぼ手術が必要になるが，手術の時期は心不全症状の程度による. 体重増加が得られる場合はしばらく経過観察することがあるが，体重増加が鈍くなった時点で手術を考慮するべきである. 肺高血圧が高度な場合は生後6ヵ月までの手術を推奨する. 2歳前後で器質的な肺血管閉塞性病変が進行するといわれており，肺血管抵抗係数が8単位を超えると手術適応外になることもある. Down 症に合併した場合は肺血管閉塞病変の進行が早く，数ヵ月で手術適応外となってしまうことがあるので早期の手術が望ましい.

Ⅰ型に多い大動脈弁逸脱を呈する症例では，通常左右短絡量は少ないので乳児期に手術を行うことは少ない. 心エコーによる経過観察を行い，大動脈弁の逆流が出現してきた時点で手術を考慮する.

2) 検査所見

胸部 X 線は短絡量の少ない小欠損では正常であるが，左右短絡量が多い重症例では心拡大と肺血管陰影の増強がみれらる. さらに拡大した心血管により気道が圧迫され，肺気腫や無気肺が目立つこともある（**図5**）.

心電図所見は欠損孔が小さければ心負荷所見のない正常の心電図であるが，ある程度の欠損があれば左室負荷所見を呈し，肺高血圧を合併する大欠損では左室肥大に加えて右室肥大所見もみられ両室肥大の心電図となる（**図6**）.

心エコーは形態診断のうえで非常に重要であり，心エコー所見のみでほぼ詳細な診断が可能

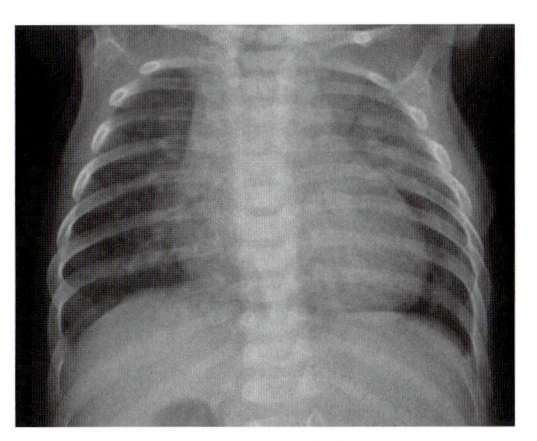

図5　胸部 X 線像
心拡大と肺血管陰影の増強が目立つ.

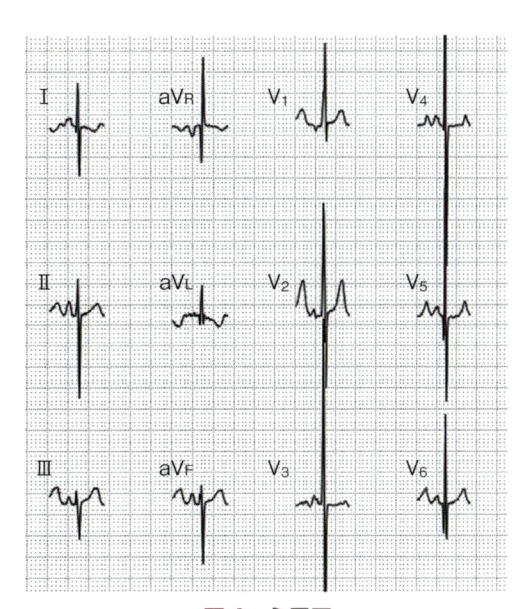

図6　心電図
両心室肥大を呈する.

である（**図7**）. 大動脈基部および右室流出路短軸断面で欠損または短絡血流が三尖弁輪に接していれば東京女子医科大学心研分類Ⅲ型, 三尖弁から離れていて肺動脈弁からも距離がある場合はⅡ型と診断する. Ⅰ型は肺動脈弁直下に大動脈弁尖が嵌まってその直下から短絡ジェットがみられるのが特徴である. 筋性部欠損（V型）は1つの欠損孔として認識できることが少なく短絡ジェットが複数みられることが多い. Ⅰ型の大動脈弁逸脱は長軸断面で筋性中隔より前方に大動脈 Valsalva が偏位してその直下に短絡がみられることで診断する. Valsalva 洞や弁尖の変形が進行すれば大動脈弁逆流が出現する.

■手術適応

　大きな欠損孔を有し新生児期から心不全症状を呈する場合は, 乳児期早期に閉鎖術を行う. 欠損孔が小さく大動脈弁逸脱を伴わない症例は, 自然閉鎖の可能性があるので経過観察とする. 短絡量が少なくても大動脈弁逸脱を伴う症例は心エコーによる経過観察を続けて, 明らかな逸脱の進行や大動脈弁逆流の出現がみられた時点で閉鎖術を検討する.

■術式

1) 傍膜様部心室中隔欠損 (図8)

　胸骨正中切開, 心囊を縦切開し吊り上げる. ヘパリン静注後, 活性化凝固時間（ACT）を測定し400秒以上であることを確認する. 上行大動脈送血, 上下大静脈脱血にて体外循環を確立する. 上下大静脈はターニケットをかけて閉塞することで完全体外循環とする. 左上大静脈が

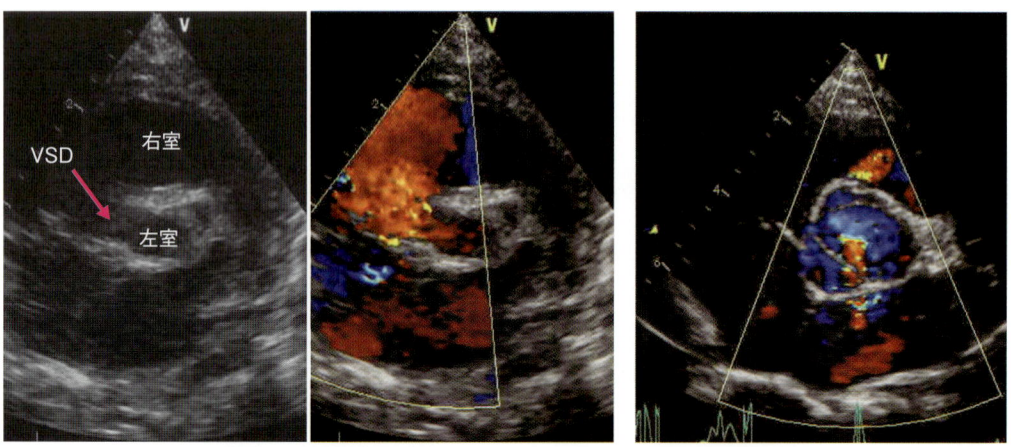

a. 短軸像. III型（膜様部欠損）　　　　b. 短軸像. I 型（肺動脈弁下欠損）

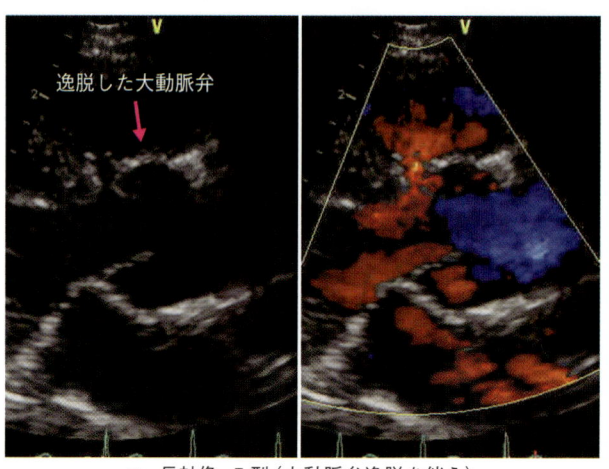

c. 長軸像. I 型（大動脈弁逸脱を伴う）

図 7　心エコー

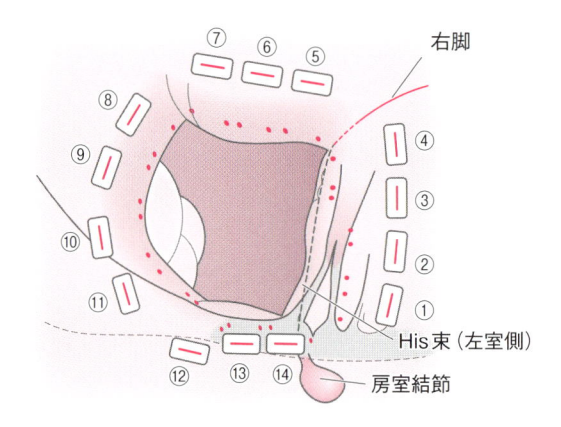

図 8　III型 VSD 閉鎖の運針

ある場合はそこにも脱血管を挿入するが，左内頸静脈または外頸静脈圧が測定できている場合は単純閉鎖してみて 20 mmHg を超えなければそのままカニュレーションせずに手術を続行してもよい．大動脈を遮断し大動脈基部から順行性に心筋保護液を注入し心停止とする．右房の外側壁腹側 1/3 のラインで縦切開し頭側は右心耳方向，尾側は下大静脈方向に切開を延長し右房壁を吊り上げる．左心ベントは卵円孔（孔がなければ卵円窩に小孔を開ける）越しに左房に挿入し同部はタバコ縫合をかけておく．三尖弁越しに VSD を観察する．

　注目するのは後下縁で筋性中隔の厚さや線維性膜（membranous flap）の有無を詳細に観察し，His 束の走行をイメージする．次に，頭側で VSD 上縁と大動脈弁輪との関係を観察する．上縁の後方は ventriculo-infundibular fold（VIF）の筋束に連なっており前方は漏斗部中隔であるが，同部の筋性中隔の長さによって大動脈弁輪との関係が変わる．中隔が長ければ大動脈弁輪は左室流出路の奥に引っ込んでおり縫合の際にあまり関係ない．一方，中隔が短ければ大動脈弁輪は VSD の上縁の一部となっており，縫合の際は弁輪を越えて弁尖を損傷しないように注意が必要である．そうでなくても，後方で大動脈弁輪と三尖弁輪は線維性の連続があるので同部は深くかけすぎると大動脈弁損傷のリスクがある．上後縁の VIF の筋束は筋性中隔から浮いていることがあるので同部をしっかりつぶしながら縫う必要があり，三尖弁前尖の腱索が VSD の上縁に挿入していることも多くそれをくぐって糸をかける必要がある．縫合はプレジェット付き水平マットレスを用いるか連続縫合によりパッチ閉鎖する．ここではマットレス縫合によるパッチ閉鎖を示す．

　針糸は 5-0 または 6-0 ポリプロピレン糸を使用する．①後下縁からかけ始める．その 1 針めは，三尖弁輪から 2 mm 離れて弁輪に並行に頭側に刺入し後下縁の辺縁から 3 mm，三尖弁輪から 2 mm 離れて刺出する．下縁の内側乳頭筋につながる腱索はまとめて牽引糸をかけておき，マットレスの糸はその下をくぐらせる．後下縁のリークを防ぐ 1 つの方法として三尖弁尖を少し拾うことで有効な transitional stitch となる．①の 2 針めは，1 針めと同様に下縁から 3 mm 程度は離れて刺出する．②をかける部分はまだ His 束が下縁の左室側にあり，その刺出点も①と同様に辺縁から 3 mm 程度手前に刺出する（**図 9**）．③は内側乳頭筋の根本に近づくが下をすくうようにかける．このあたりから右脚が左室側から右室側に戻ってきて前下縁のやや心尖部寄りから右室走行となるので，次の④はその右脚をよけるために辺縁に近づいてい

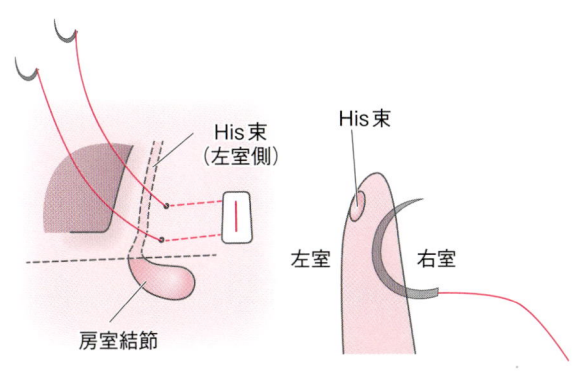

図 9　Ⅲ型 VSD の後下縁における His 束損傷の回避

く．前下縁部分では中隔の稜線の頂点に刺出するようにする．⑤で前縁に移ったら下縁のマットレスと直角方向の前方から後方に向かってかけていく．前縁には重要な構造物はないので⑥，⑦で筋性中隔をしっかり拾ってかけていく．前縁から上縁にわたる部分は中隔の面が変わるのでその間は溝になっていることが多いので同部でのリークを防ぐために溝の底を拾う必要がある．⑧，⑨，⑩上縁は大動脈弁輪を意識しながら漏斗部中隔とそれに連なる VIF の筋束の頭側からしっかりかける．刺出点は大動脈弁輪に近づき過ぎないようにするが，時にぎりぎりになることがある．後上縁は前述のとおり VIF の筋束が浮いていたり三尖弁前尖の太い腱索が挿入していたりしてそれらをくぐってしっかりかける必要があるが，同部であまり深くかけると大動脈弁損傷のリスクがある．⑪三尖弁輪に渡る⑫は，前尖弁輪心房側から弁輪をしっかり拾って後上縁の筋組織あるいは A-T continuity の線維組織に刺出する．残りの三尖弁輪部分は頭側の1針は弁輪にかけてもよいが後下縁に向かう針糸は弁腹にかける（⑬，⑭）．乳児期早期例では，弁尖が非常に薄いことが多いので 6-0 ポリプロピレン糸を使用し必要に応じて自己心膜プレジェットをつけてかける．

0.4 mm ePTFE パッチを VSD の大きさ（針糸の刺出ラインで縦横を測る）＋3 mm の大きさとし，縫い代は 1.5 mm とって針糸を通していく．パッチを落としたら下縁から反時計回りに結紮していき，最後の2針を残してベントを停止して肺を膨張させて左室内の空気を抜いたうえで最後の結紮を行う．結紮終了後に再度加圧してもらい生理食塩液をかけてリークのないことを確認する．パッチの針穴からの染み出しは問題ないが，縫合線からの明らかなリークに対しては追加縫合を行う．三尖弁の逆流テストを行い，次いで大動脈基部からも十分に空気抜きを行ったうえで大動脈遮断を解除する．

欠損孔が三尖弁の線維組織でおおわれている比較的年長の症例では，それら線維組織を利用して針糸をかけていくことで，筋性中隔のみよりは強度を確保することができ，欠損孔が小さい場合には水平マットレスによる直接縫合閉鎖が可能な場合もある．

2) 大血管下心室中隔欠損 (図10)

通常胸骨正中切開で体外循環下に行う．心停止前に主肺動脈基部の形態を確認し sino-tubu-

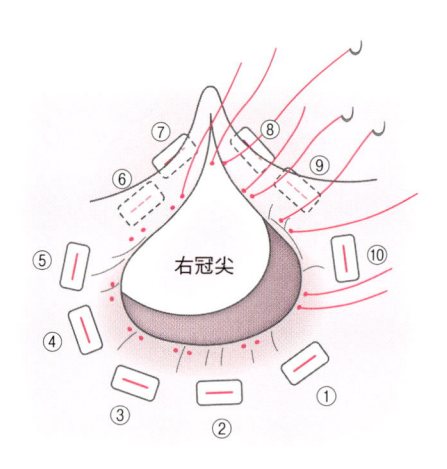

図10　I 型 VSD 閉鎖の運針

lar（ST）junction の直上に縦切開のマーキングをおく．心停止後ベントは必要に応じて右側左房または卵円孔から左房に挿入しておく．主肺動脈を縦切開し頭側は主肺動脈の半ばまで，尾側は Valsalva 洞に少し切り込むところまで切開を延ばす．肺動脈の前方の交連は正面斜め右側にあるので損傷しないように Valsalva 洞の真ん中に向かうようにやや左に切り込む．VSDは後方の左右の肺動脈弁尖間交連の直下にある．VSD 全体の大きさはある程度広がりがあるが，欠損孔の右頭側は大動脈弁右冠尖によって塞がれている形態をしている．通常パッチ閉鎖を行う．欠損孔が小さくても直接縫合閉鎖は大動脈弁や肺動脈弁を変形させることになるので行ってはいけない．パッチ閉鎖は通常 5-0 プレジェット付きマットレス縫合で行う．VSD 左縁から下縁にかけては筋性の漏斗部中隔に①〜④，⑤は VIF のヒダ状の筋束を利用してかけるとよい．右縁から上縁にかけては肺動脈弁尖の Valsalva 洞側から肺動脈弁輪にかけていく．この際，刺入および刺出は弁尖ではなく線維性の弁輪組織にしっかりかけるようにする．後方の交連の右側に 2 針（⑥，⑦），左側に 2 針（⑧，⑨）．最後の 1 針は漏斗部中隔左側にかけて最初に戻る（⑩）．パッチは 0.4 mm（年長児では 0.6 mm）の ePTFE を「tear drop」状にトリミングしたものを縫着する．

3）筋性部心室中隔欠損

　心室中隔の流入部筋性中隔にある VSD は，右室側からみると肉柱におおわれて直視下にはほとんど認識はできない．鉗子にて中隔面を注意深く探ることで発見できることがあるが欠損孔をはっきり認識することは困難である．我々は体外循環開始前に心外膜エコーにより局在を明らかにし，右室自由壁穿刺法によりガイドワイヤーを VSD に通してバルーンカテーテルを左室側に挿入しておくことでマーキングとする工夫を行っている．大動脈切開から大動脈弁越しに直角鉗子を挿入して VSD を探る方法や perimembranous VSD がある場合はそこから鉗子で探る方法もある．VSD の閉鎖は小さければ直接縫合閉鎖，大きければパッチ閉鎖を行うが，右室側の肉柱に阻まれてパッチの完全な縫着は困難である．そこで左室側に大きめのパッチをおいて右室側のパッチとともに縫着する「サンドイッチ法」が行われる場合もある[2]．

■文　献
1）Robert M et al：Chapter 453, Acyanotic congenital heart disease：left-to-right shunt lesions. Nelson Textbook of Pediatrics, 21st Ed, Elsevier, Amsterdam, p2373-2384.e1, 2019
2）Yoshimura N et al：Surgical management of multiple ventricular septal defects：the role of the felt sandwich technique. J Thorac Cardiovasc Surg **137**：924-928, 2009

9　房室中隔欠損

概要

　房室中隔欠損（atrioventricular septal defect：AVSD）は，胎生期の心内膜床の発達異常により起こり，かつては心内膜床欠損と呼ばれていた．一次孔心房中隔欠損，心室中隔流入部欠損，房室弁の形成異常がみられる．完全型と不完全型に分類され，心室中隔，心房中隔とも欠損孔があり房室弁が左右に分かれていないものを完全型とし，心室中隔欠損がなく房室弁が分かれているものを不完全型と呼ぶ．完全型と不完全型の境界の形態をしているものを中間型（房室弁は分かれているが心室間交通がないか小さい）とすることもある．

　完全型 AVSD の 75〜80％は Down 症候群に合併している[1]．多脾症や無脾症といった内臓錯位症候群の一部として存在することもある．併存心奇形として多いのは Fallot 四徴で両大血管右室起始を合併することもある．大動脈縮窄を有し左心系の低形成を合併することもある．基本的には 2 心室修復が可能な場合が多いが，一方の心室の低形成を合併することも少なくなく，その場合には Fontan 手術が修復の最終目標となる．左心系の形成がわるい症例では左室流出路狭窄を呈することがある．

解剖学的特徴

1）不完全型房室中隔欠損

　心内膜床の心室部分は形成されているが，心房側の形成不全を呈した形態である．心室中隔欠損は存在せず，心房間に一次孔欠損が存在する．二次孔欠損が併存することが少なくない．房室弁は中央で前後の弁尖が癒合して左右に分割された形態となっているが，僧帽弁前尖にはクレフトが存在する．房室弁の中央部分は心尖部方向に落ち込んでおり（scooping），弁尖は心室中隔の頂点に直接付着している．scooping に伴い左室流入路が短く左室流出路が長いのが特徴である．この形態は完全型であっても不完全型であっても AVSD に共通の特徴的形態であり，心血管造影検査にて「goose neck」形態と表現される（**図 1, 2**）．大動脈縮窄を合併するような左心系の形成が十分でないケースでは，左室流出路狭窄が問題となる．僧帽弁前尖の弁下組織が左室流出路中隔に挿入して余剰組織を形成して流出路狭窄の原因となることもある．

2）完全型房室中隔欠損

　心房中隔欠損は一次孔欠損であり前方は房室弁輪に達し，後方は冠静脈洞の前縁に達していることが多い．二次孔欠損を合併することがある．心室中隔欠損は流入部心室中隔から心尖部

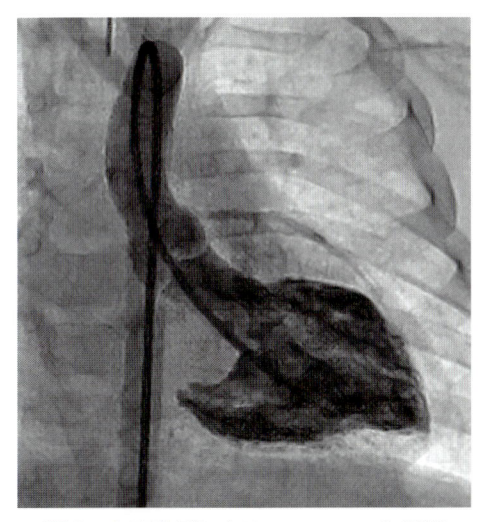

図1　左室造影による goose neck 形態

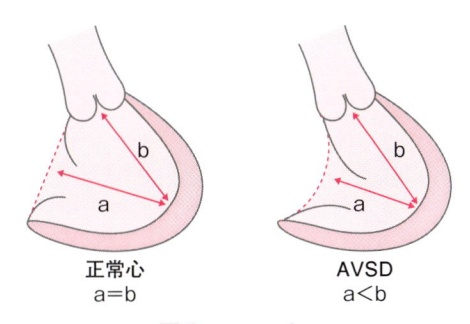

正常心
a＝b

AVSD
a＜b

図2　scooping
AVSD は scooping により左室流入路が短くなっている.

方向へ scooping（掘れ込み）により生じる形態をしており，scooping の程度により欠損孔の大きさが異なる.

　房室弁は，完全型では全体として5～6尖に分かれているが症例によるバリエーションが多い. 房室弁の形態からの分類が後述する Rastelli 分類であり臨床上有用である.

刺激伝導系走行の特徴

　刺激伝導系の走行は正常心とは大きく異なる. 房室結節は後方の房室弁輪と心室中隔後方端の交点の心房側心内膜下に存在する. His 束は房室結節から scooping した心室中隔の頂点の心内膜直下を左脚を分岐しながら前方に走行し，心室中隔の前後の真ん中付近で右脚となって右室側に走行していく（**図3**）.

完全型房室中隔欠損の病型分類

　完全型 AVSD は古典的ではあるが Rastelli 分類（**図4**）が広く用いられている. 房室弁前方の交通の位置と共通前尖の形態により分類されている. しかし，実際の弁尖の形態や大きさはバリエーションが多く，房室弁を左右に分割するラインの決定には術中の詳細な観察が重要である.

　共通房室弁尖の解剖学的名称が複数あり混乱しやすいので，ここでは以下の名称を使用する.

● **共通前尖**：共通房室弁の前方で左室から右室にまたがり存在する弁尖でその左室側部分を left superior leaflet（LSL），右室側部分を right superior leaflet（RSL）と呼ぶ.

● **共通後尖**：共通房室弁の後方で左室から右室にまたがり存在する弁尖でその左室側を left inferior leaflet（LIL），右室側を right inferior leaflet（RIL）と呼ぶ.

● **左側外側尖**（left lateral leaflet：LLL）：左室側外側部分の弁尖で LSL および LIL との間で

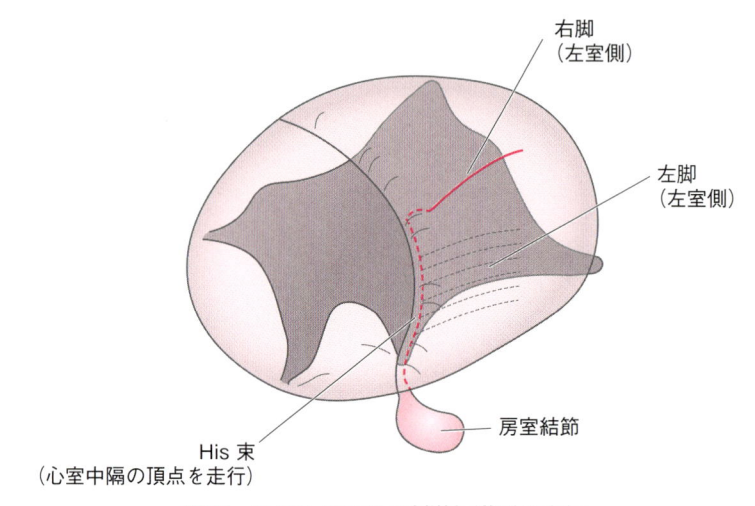

図 3　AVSD における刺激伝導系の走行

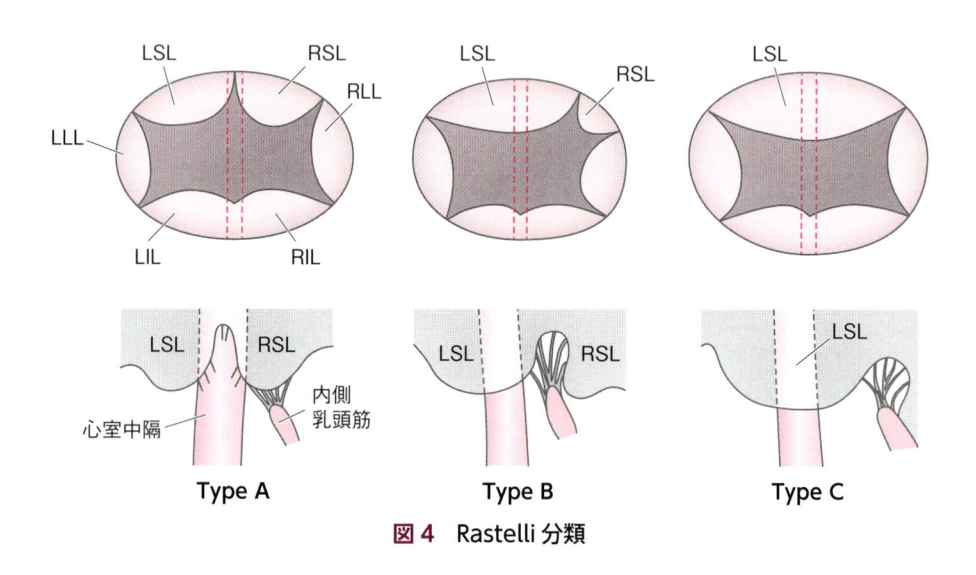

図 4　Rastelli 分類

交連を形成する.

● **右側外側尖**（right lateral leaflet：RLL）：右室側外側部分の弁尖で RSL および RIL との間で交連を形成する.

1) Type A

　最も多いタイプで完全型の 75％を占める. 共通前尖の真ん中に心室中隔の頂点および内側乳頭筋から腱索が密に接続しており，その左側が LSL，右側が RSL である. LSL が中隔を越えてやや右室側に伸びていることが多い.

2) Type B

　非常にまれな形態であり左側共通前尖の LSL が心室中隔を右室側にまたいでおり，RSL は

小さくそれらの境目は右室側の内側乳頭筋あるいは前乳頭筋からの腱索で支持されている.

3) Type C

共通前尖が心室中隔から浮いた状態で左室側から右室側に大きく存在し (free floating), LSL と RSL が一体となった形態となっている. 前方の心室中隔頂点付近には腱索の挿入がなく RSL 部分は右室の内側乳頭筋と前乳頭筋に支持されている. Down 症候群の多くがこのタイプである.

これらの 3 つの病型において共通後尖の形態は区別されるような特徴はなく, いずれにおいても LIL と RIL の間に切れ込みはほとんどなく, 境目付近は心室中隔の頂点〜右室流入路の密な腱索に支持されている. 共通後尖の下には腱索とともに線維性の膜が張っていることもあり同部の心室中隔欠損孔の広がりは大きくないことが多い.

■ 臨床所見

1) 血行動態および臨床症状

心房, 心室の欠損孔を通して左右短絡を生ずる. 完全型の場合は短絡量が非常に多くなり, 新生児期から肺高血圧が持続し, 乳児期早期に心不全を呈することが多い. 不完全型では心房間交通のみとなり短絡量も中等量にとどまり, 心不全や肺高血圧は目立たないことが多い. ほとんどの症例で様々な程度の房室弁逆流がある. 完全型では生後数ヵ月で肺血管閉塞病変が進行する. 特に, Down 症候群ではその進行が早いと思われるので早期の手術が望ましい.

完全型では乳児期より心不全症状を呈する. 肺血管閉塞病変が進行した場合には, 左右短絡が減少し心不全症状が軽減する. 不完全型では心不全症状なく年長まで経過することが多く, 肺血管閉塞病変も起こりにくい.

2) 検査所見

a) 胸部 X 線検査
左右短絡量に比例して心拡大と肺血管陰影の増強がみられる. 房室弁閉鎖不全があると心拡大や肺うっ血がさらに著明となる (**図 5**).

b) 心電図検査
特徴的な所見として, 左軸偏位, 不完全右脚ブロック, PQ の延長がみられる. 完全型では右室肥大あるいは両室肥大所見を呈する. 左軸偏位の程度は scooping の程度を反映しており, 極端な左軸偏位 (northwest axis) を呈することも少なくない (**図 6**).

c) 心エコー検査
胎児エコーで診断がつくことが多いが, 確定診断は出生後心エコーで行う. 心房間交通, 心

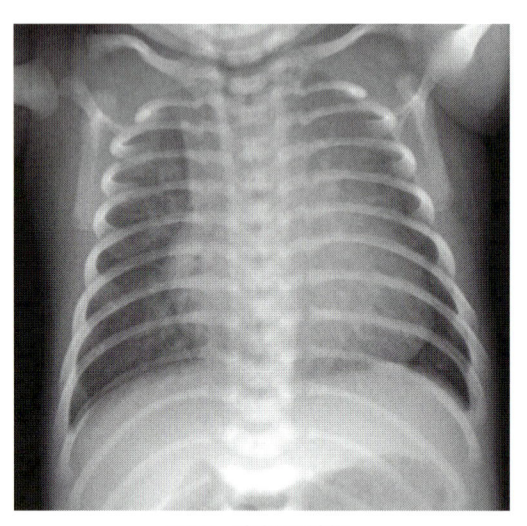

図5　胸部X線像
心拡大と肺うっ血を認める.

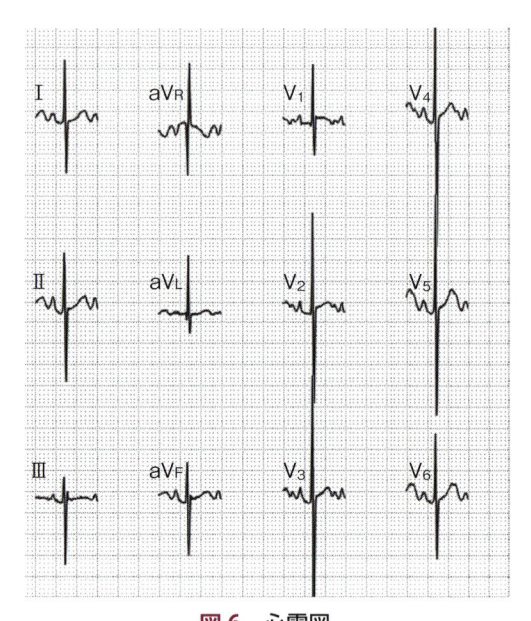

図6　心電図
左軸偏位と不完全右脚ブロックを認める.

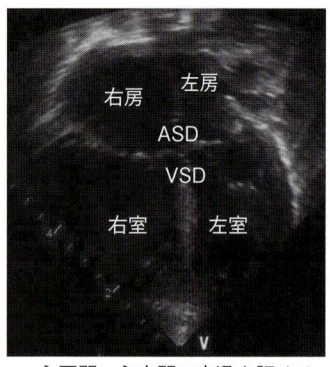

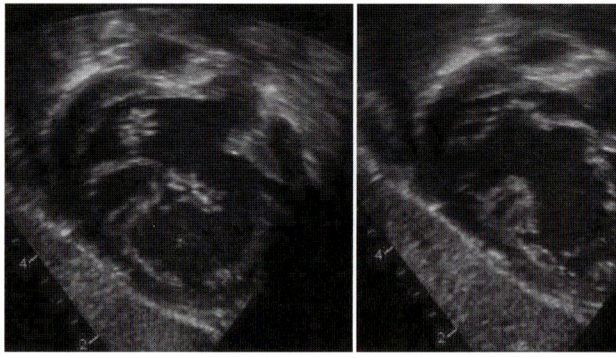

a. 心房間, 心室間に交通を認める.
心室中隔は短く終わっており
scoopingを呈している.

b. 短軸像で房室弁の形態が観察される. 前方の心室中隔から共通前尖が浮いており (floating), Rastelli分類Type Cと診断される.

図7　心エコー

室間交通, 房室弁の形態, 房室弁逆流の程度, 左右心室のサイズ, 大動脈縮窄の有無など, 心内修復術を行うことを念頭に精査する. 特徴的な心室中隔の scooping の程度も心エコーにてよく観察される (**図7**).

▶手術適応

　すべての AVSD が修復術の適応である. 不完全型は比較的年長まで待機してから心内修復術を行う. 完全型は肺血管閉塞病変が進行する前の乳児期に修復術を行う. 特に, Down 症候群では早めの手術が望ましいが, 肺動脈絞扼術をまず行って乳児期早期の修復術を避けること

も1つの選択肢となる。左右いずれかの心室の低形成がある症例では，2心室修復が可能かどうか十分に評価をしてから修復術を検討する。一方の心室容量が小さくそこに流入する房室弁の低形成がある場合は，Fontan手術を選択せざるを得ない場合が多い。大動脈縮窄を合併する場合は新生児期に大動脈再建と肺動脈絞扼術を行い，二期的に修復術を行う。その場合，左室流出路狭窄が問題となることがある。

◢ 術式

1）不完全型房室中隔欠損（図8）

　胸骨正中切開，心嚢を自己心膜パッチ用に採取する。上行大動脈送血，上下大静脈脱血にて体外循環を開始，大動脈遮断，心筋保護液注入により心停止してから右房を縦切開する。心房内の解剖および房室弁の形態をよく観察する。左室側で房室弁と弁下組織を観察し腱索の付着異常や乳頭筋の形成不全がないか確認する。時に，共通前尖の腱索が左室流出路に挿入しており流出路狭窄の原因となっていることがあるので注意が必要である。左側房室弁（僧帽弁）のクレフトを確認し，逆流テストを行い弁尖の接合を確認する。その接合ラインのとおりに5-0あるいは6-0ポリプロピレン糸数針の単結節縫合にてクレフトを閉鎖する。中隔側から針糸をかけていきクレフトの先端は腱索が挿入している部分までかける。弁口が小さい場合にはクレフト閉鎖により弁口が小さくなり過ぎる可能性があるので注意する。一次孔は自己心膜パッチにて閉鎖する。房室弁の中隔に付着しているラインに沿って右室側から5-0あるいは6-0ポリプロピレン糸を水平マットレスとしてかけて自己心膜パッチに通していく。後方は房室弁輪に到達する前に止めておく。前方は房室弁輪までしっかりかける。針糸をすべて結紮して自己心膜パッチを固定した後に，後方で自己心膜パッチを房室弁輪にかからないように共通後尖基部に右側から左側へ連続縫合で進み，房室結節のある房室弁輪と心室中隔の交点を十分に迂回し

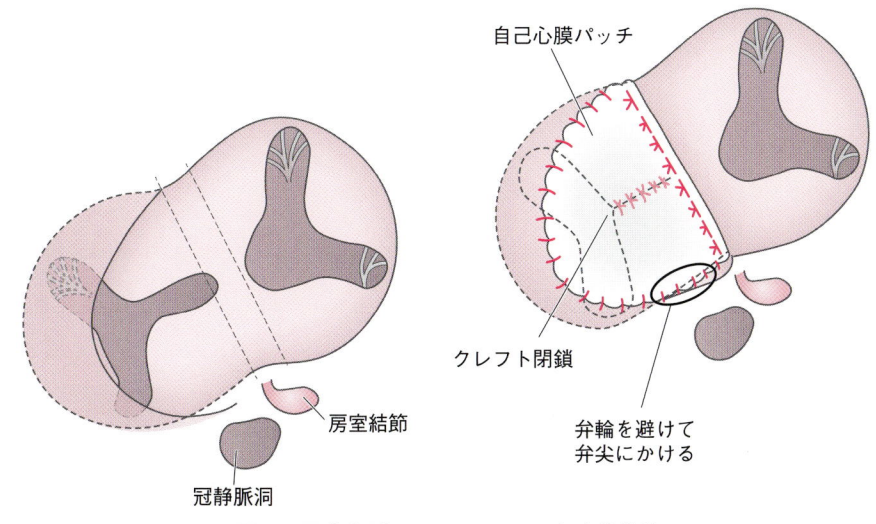

図8　不完全型AVSDにおける心内修復術

自己心膜パッチ

クレフト閉鎖

弁輪を避けて
弁尖にかける

房室結節

冠静脈洞

て冠静脈洞の外側縁に渡っていく．後は一次孔の辺縁に前後から自己心膜パッチをトリミングしながら縫着していく．三尖弁も逆流テストを行い弁尖の接合不全による逆流部位があれば弁尖縫合を追加する．

2) 完全型房室中隔欠損 (図9)

　歴史的には前後の共通弁尖を中央で切開してその間にパッチを挟み込み，心室側，心房側にパッチを縫着してからパッチに切開した弁尖を縫着するという，いわゆる traditional single patch 法，房室弁を心室中隔の頂点に直接縫着していく modified single ptach 法，心室側パッチと心房側パッチを別々に縫着する two patch 法などがある[1~3]．それぞれ長所短所があるが，ここでは本邦で多く行われている two patch 法を解説する．

　胸骨正中切開，心膜を 3×4 cm 程度の大きさで採取する．上行大動脈送血，上下大静脈脱血にて体外循環を開始，大動脈遮断，心筋保護液注入による心停止下に心内を修復する．右房を縦切開し視野を展開する．心房間交通を確認し一次孔欠損の広がりを確認する．次いで，心室中隔欠損と房室弁の関係を確認する．房室弁の形態は心室内に生理食塩液または心筋保護液を注入して弁を膨らませた状態で接合ラインを観察しつつ腱索の付着を確認する．共通前尖の広がりと弁下の状態を詳細に観察することで房室弁の分割ラインと接合の高さをイメージする．弁を膨らませて接合した状態で共通前尖と共通後尖の接合面の想定分割点に 6-0 あるいは 7-0 ポリプロピレン糸をかけて結紮せずにおき reference point とする．そのポイントから前方に分割ラインを決めるが，Rastelli 分類 Type A の場合は，LSL への右室側の腱索の付着ラインが共通前尖の分割ラインとなる．その場合，心室中隔の頂点に挿入している腱索は左室側，右室側に挿入している腱索は右室側になるようイメージする．Rastelli 分類 Type C の場合は，共通前尖の心室中隔面と一致した線を分割ラインとする．

　分割ラインが決まったら心室中隔欠損の深さと前後の広がりを観察する．前方は心室中隔と房室弁輪の交点まで欠損孔がしっかりあることが多い．一方，後方では共通後尖の腱索が密に

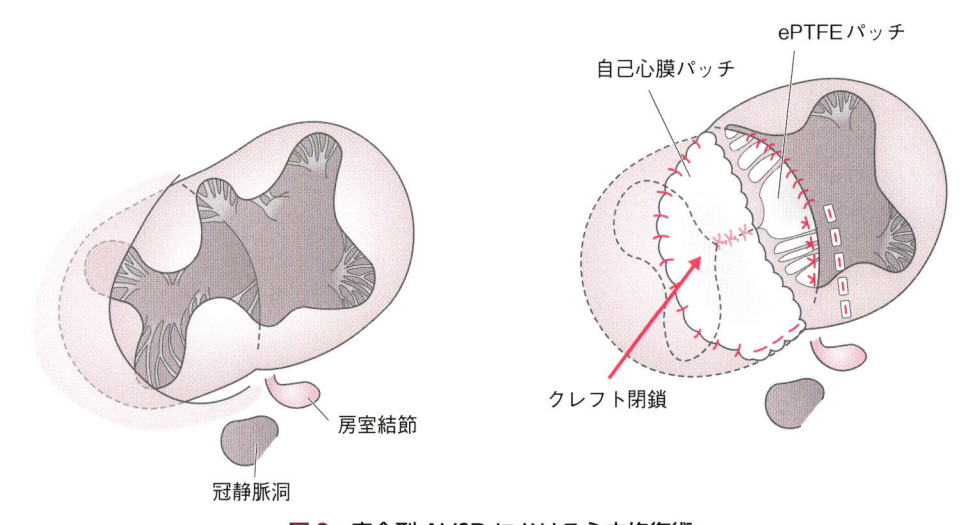

図9　完全型 AVSD における心内修復術

心室中隔の頂点から右室側に挿入しており，欠損孔が浅くなり時に膜様の中隔となっていることがある．共通後尖の分割ラインも心室中隔の頂点に挿入している腱索は左室側，右室中隔面に挿入している腱索は右室側になるように想定する．心室中隔パッチは，0.4 mm ePTFEパッチを使用する．パッチは前後径を房室弁輪の前後径，深さを心室中隔欠損の下縁から房室弁接合の高さに合わせて半円形にトリミングする．この際，前後の弁輪径よりパッチの前後径を少し小さめにすることで弁輪縫縮効果を期待できる．前述のとおり前方は深め，後方は浅めになることが多い．パッチの高さは元の房室弁の高さが大きく変わらないようにトリミングするが，パッチを心室中隔に縫着してからトリミングしてもよい．後方の糸かけから始めるが，最後方は房室弁輪から2～3 mm離れ，かつ心室中隔の頂点より2～3 mm右室側に刺出する．前方に進んでいくが，心室中隔欠損の後方半分は中隔の頂点から右室側に離れて刺出しながら進む．心室中隔欠損の中央を過ぎたら頂点に刺出してよいが，A型の場合は前方にも腱索が多く挿入しており，それらを右室側とするか左室側に残すかで縫合ラインを決定していく．心室中隔欠損の前方の縫合は連続縫合でもよい．前方の房室弁輪に達したら針糸をトリミングしたパッチに通し，糸を結紮していく．

心室中隔欠損パッチを縫着したら房室弁の高さとパッチの高さの関係をみてパッチが弁尖を押し上げない程度にトリミングする．心室中隔欠損パッチの上端のラインに6-0ポリプロピレン糸を水平マットレスでかけて房室弁の分割ラインに通して，さらに自己心膜パッチに通していく．この際に，心室中隔欠損のパッチの長さと弁尖の縫合ラインの長さがきっちり合うように慎重に進むようにする．針糸をすべて結紮したら左房側で僧帽弁の形態を観察する．逆流テストを行い弁尖の接合を観察し，クレフト（LSLとLILの接合）は基本的に縫合閉鎖する．パッチ側の基部から6-0ポリプロピレン糸単結節をかけていき，数針で弁尖の先端の腱索挿入部付近までかけていく．クレフトを閉鎖して逆流テストを行い弁尖の接合がきれいであればよしとする．クレフト閉鎖により弁口は小さくなっていくのでサイザーで弁口サイズを確認しながら行う．小さくても正常の80%程度は弁口を確保するようにする．前後の交連部から逆流がある場合は，交連の縫合閉鎖や同部の弁輪縫縮を考慮するが交連閉鎖により弁口が小さくなり過ぎる可能性があるので，サイザーにより弁口を確認しながら行う．

心房側の分割は自己心膜パッチで心房中隔を作成していくが，後方で房室結節を避ける必要がある．房室結節は冠静脈洞と房室弁輪の間にあり縫合線はその内側を通るようにする．房室弁に縫着した自己心膜パッチの後端から連続縫合にてLIL（僧帽弁側弁尖の基部）の弁尖を拾って冠静脈洞の左縁レベルに到達したら，房室弁輪を超えて左房壁に縫合線を進める．そのまま心房中隔欠損の辺縁に沿って外側から頭側に回っていく．次いで，自己心膜パッチの前方から心房中隔欠損の辺縁を縫合していき，尾側からの縫合線と合流する．三尖弁の逆流テストを行い弁尖間からの逆流があれば弁尖縫合を行い逆流の制御を行う．左心系の空気抜きを丁寧に行い，大動脈遮断を解除する．右房切開を縫合閉鎖し体外循環から離脱する．離脱直後に心外膜エコーあるいは経食道心エコーにて房室弁逆流を観察する．僧帽弁側も三尖弁側もmild程度の逆流は容認する．moderate以上の逆流がみられた場合は逆流のメカニズムをよく観察し，修復が可能と判断した場合には体外循環を再開して追加の手技を行うことも検討する．

■文　献

1）Jonas RA：Complehensive Surgical Management of Congenital Heart Disease, 2nd Ed, CRC Press, Florida, p517, 2014
2）Nunn GR：Atrioventricular canal：modified single patch technique. Semin Thorac Cardiovasc Surg Pediatr Card Surg Annu **10**：28-31, 2007
3）Backer CL et al：Complete atrioventricular canal：comparison of modified single-patch technique with two-patch technique. Ann Thorac Surg **84**：2038-2046, 2007

10　Fallot 四徴

概要

　先天性心疾患の約7～10％を占め，チアノーゼ性心疾患の中では最も多い疾患である[1]．最初に報告したFallotにより，①大きな心室中隔欠損（VSD），②肺動脈狭窄，③右室肥大，④大動脈騎乗の4つの特徴をもつとされた．それぞれの特徴は独立して存在するわけではなく，発生学的には円錐動脈幹（conotruncal lesion）の形成異常により円錐部心室中隔が前方に偏位することによる右室流出路の低形成が主体である[2]．この疾患の約25％に22q11.2欠失症候群を認める[1]．

解剖学的特徴

　Fallot四徴と診断される疾患は幅広いスペクトラムからなり，右室流出路の形成が比較的良好で大動脈騎乗が軽いものから，大動脈が大きく前方に偏位して右室流出路が高度に低形成で肺動脈閉鎖を呈するものまで存在する（図1）．

　右室流出路（漏斗部）狭窄はほぼ常にあり，肺動脈弁輪は様々な程度で低形成である．肺動脈弁は，多くの場合二尖弁で弁尖の肥厚や交連の癒合を呈することも多い．主肺動脈はsino-tubular（ST）junction部分が低形成で狭窄を呈する．弁上狭窄が時にみられ，左右肺動脈も低形成であることが多い．左肺動脈は主肺動脈から分岐する部分で折れ曲がるような形態をしていることが多く，動脈管挿入部に一致する同部に狭窄を有することが少なくない．末梢肺動脈の発育は修復術を行ううえで重要な要素であり，PA index（Nakata index）で $100 \mathrm{~mm}^2/\mathrm{m}^2$ 以上は必要である．VSDはほとんどの場合，膜様部欠損であり，流出路側に伸展していることが多い．前方に偏位した漏斗部中隔がその上縁を形成して同部に大動脈基部が右室側に変

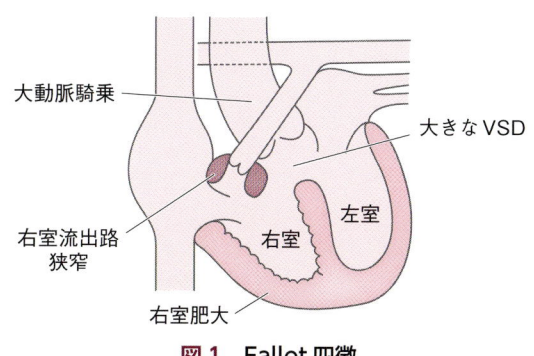

図1　Fallot 四徴

大動脈騎乗
大きな VSD
右室流出路狭窄
左室
右室
右室肥大

位して存在する．欠損孔はまれに肺動脈弁直下にまで伸展していることがあり全漏斗部欠損（total conus defect）と呼ばれる．VSD の下縁は肥厚した筋性中隔で形成されており，後下縁（三尖弁輪と下縁の交わる角）には膜性中隔のなごりとして三角形の線維性の膜（membranous flap）が存在することが多い．

　房室結節は通常どおり Koch の三角の頂点付近の心房中隔心内膜下に存在し，そこから出た His 束が右房左室間の膜性中隔の下縁に沿って心筋を左室側に貫いていく．His 束は肥厚した筋性中隔の左室側を左方に心室中隔左室側に左脚を分枝しながら走行し，VSD の下縁から前縁に移行する手前，内側乳頭筋の基部あたりで左室側から右室側に心筋を貫いて戻り，右室心内膜下を右脚として心尖部方向に向かう．単独の膜様部 VSD と比較して下縁の心筋肥厚が強いことで右室からみた His 束が深くなっているのが，Fallot 四徴の特徴である．

■ 臨床所見

1）血行動態

　左右心室の交通は大きく等圧であり，右室流出路狭窄を有することでほとんどの症例で右左短絡が優位となる．収縮期に右左短絡，拡張期に左右短絡となっていることが多い．肺血流量によって低酸素血症の程度が決まる．肺血流量が一定以上少ない場合には出生後肺血流を動脈管に依存する状態となり，Blalock-Taussig 短絡手術が必要になる．

2）臨床症状

　心雑音とチアノーゼで発見されることが多い．心雑音は胸骨左縁第2～第3肋間に最強点を有する強い収縮期雑音を認め，II音は単一となる．Fallot 四徴の約30％に低酸素発作を認める．低酸素発作は右室流出路の筋性狭窄の一時的増悪によるものであり，交感神経緊張が関係している．普段のチアノーゼの程度と関係なく，よく寝た後の午前中に現れやすい．長時間持続すれば死亡することもある．

3）検査所見

a）胸部 X 線検査
　心陰影は正常かやや小さく，肺動脈主幹部低形成により左第2弓が陥凹し肥大した右室により心尖部が挙上し，いわゆる「木靴心」を呈する（**図2**）．肺血管陰影は減少する．

b）心電図検査
　右軸偏位，右室肥大，V_1 の高い R 波が典型的な所見である（**図3**）．

c）心エコー検査
　円錐部中隔の前方偏位を伴う大きな VSD を確認することで，診断は容易である（**図4**）．右室流出路～肺動脈弁～主肺動脈に狭窄を認める．肺動脈弁輪径は手術で弁輪を残すことができ

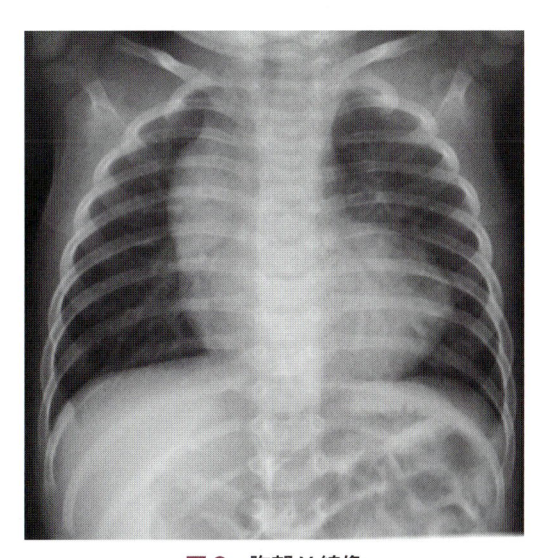

図2 胸部 X 線像
右室肥大と左第 2 弓陥凹 (狭小肺動脈) を反映した木靴
心を認める.

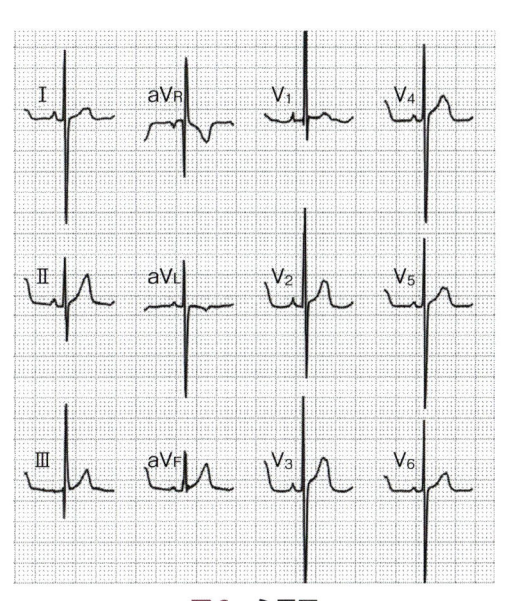

図3 心電図
右軸偏位, 右室肥大所見を認める.

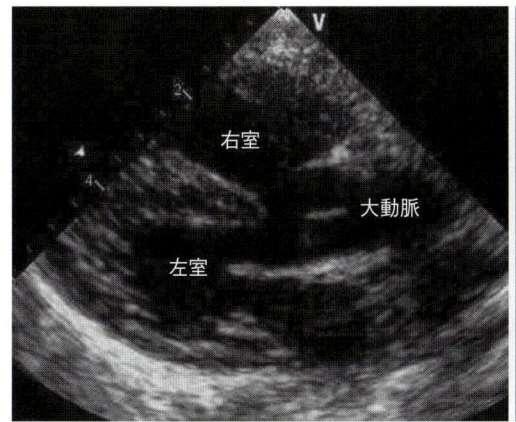

a. 心室中隔に大動脈が騎乗している. その直下が
　VSD である.

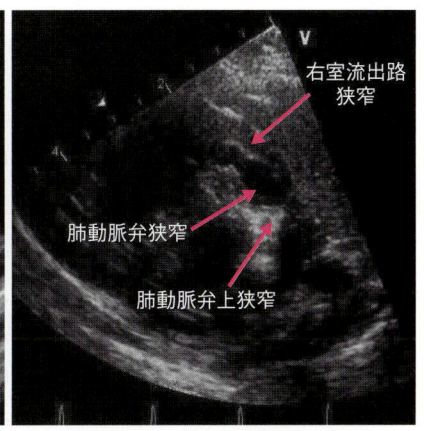

b. 右室流出路〜主肺動脈の狭窄

図4 心エコー

るかどうかの重要な指標となるので厳密に計測する.

d) 心臓カテーテル検査 (図5)

　左右心室の収縮期圧は等圧である. 肺動脈圧は低い. 右室流出路から肺動脈までの形態評価
に造影は必須である. やはり肺動脈弁輪径の計測値が修復術における鍵になるので正確な評価
が重要である. 両心室のボリュームの計測も重要であり, 右室あるいは左室の低形成は術後の
心不全に関係するので注意が必要である. 冠動脈起始異常や走行異常を合併することがあり,
大動脈基部の造影で確認する必要がある. 冠動脈起始異常を疑ったら選択的冠動脈造影を行
う. **図6**に示すのは左前下行枝が右冠動脈から起始しているケースである.

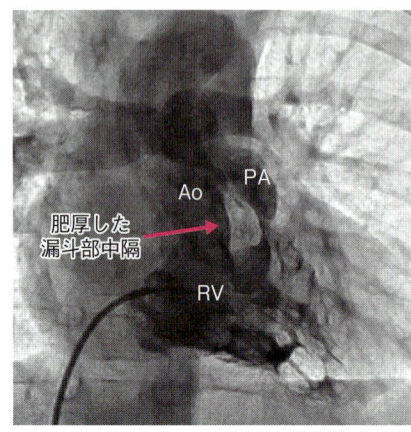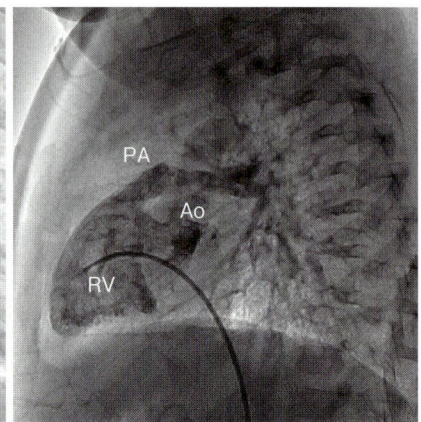

a. 右室造影正面. 大動脈弁と肺動脈弁の間に肥厚した漏斗部中隔を認める. 右室流出路は全周性に筋性狭窄を呈している.

b. 右室造影側面, 狭小化した右室流出路, 肺動脈弁輪, 主肺動脈を認める.

図5　心血管造影像
PA：肺動脈, Ao：大動脈, RV：右室.

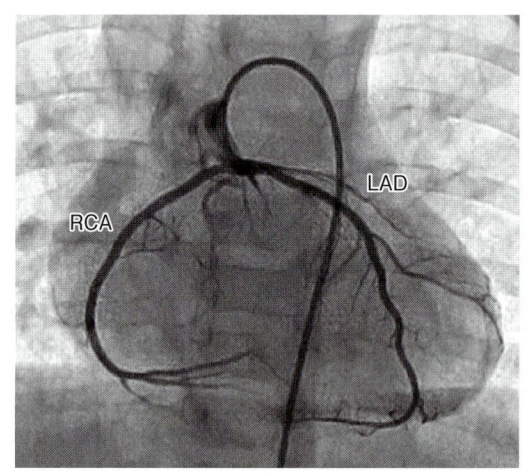

図6　冠動脈造影像（左前下行枝起始異常）
左前下行枝（LAD）が右冠動脈（RCA）から起始している.

e) CT 検査

　肺動脈の発育や形態, 狭窄部位を評価するのに有用である. 右室流出路狭窄の状態や VSD の広がりも観察できる. 冠動脈の走行もある程度, 評価可能である.

■手術適応

　すべての Fallot 四徴が手術適応である. 肺動脈の発育が乏しいものは乳児期早期に Blalock-Taussig 短絡手術を行う. 肺動脈の発育がある程度以上得られていれば, 6ヵ月〜2歳が心内修復術の至適年齢である. 心内修復術後, ほとんどの症例が成人期まで問題なく経過するが, 右室流出路〜肺動脈弁狭窄や肺動脈弁閉鎖不全による右室負荷が進行した場合には,

遠隔期に肺動脈弁置換術が必要となる場合がある。心内修復時に肺動脈弁輪切開によるパッチ拡大を行った場合には肺動脈弁閉鎖不全は必発であり、可能な限り弁輪温存術式で修復することが重要である。その一方で、無理に弁輪温存をすると狭窄のため早期に再手術が必要になることもあるので、術前の肺動脈弁輪サイズの評価を正確に行う。肺動脈弁輪径が正常の70%以上、Z値で−2以上あれば弁輪温存術式を選択できる可能性がある。右室流出路を切開してパッチ拡大するかどうかは議論のあるところであるが、同部がもともと低形成であることを考慮するとパッチ拡大することは理にかなっている。しかし、右室切開は右室機能低下や遠隔期の不整脈の原因になりうるので、必要最小限にする。

◾ 術式

Fallot 四徴修復術の要点は、①可能な限り肺動脈弁輪は温存する、②右室機能を温存するために右室切開は最小とする、③三尖弁機能を温存するために三尖弁（特に中隔尖）にかける針糸は最低限とする、④刺激伝導系損傷を避ける（可能であれば右脚ブロックも避ける）、⑤肺動脈狭窄は十分に解除する、という5点である。

胸骨正中切開、心囊を通常どおり切開し吊り上げるが、肺動脈形成術が必要な場合は自己心膜を採取しておく。冠動脈の走行を確認するが、大動脈基部は尾側からみて時計方向に回転していることが多く、右冠動脈はしばしば主肺動脈に近い大動脈基部の左前方から起始している。発達した円錐枝や右室枝の走行をよく観察して、右室切開が必要な場合は切開線を想定しておく。太い冠動脈に一致して肥厚した筋束が存在する。上行大動脈送血、上下大静脈脱血にて体外循環を開始し、完全体外循環とする。左房ベントは右側左房から挿入するか心停止後に卵円窩から挿入する。大動脈遮断、順行性心筋保護液により心停止とする。

右房を縦切開し三尖弁越しに右室の視野を展開する。膜様部から右室流出路にかけて存在するVSDを確認し、その広がりと大動脈弁との関係を把握する。VSDの下縁には通常、内側乳頭筋が挿入している。右室流出路の筋性狭窄の状態を観察する。肥厚した異常筋束は、主にはVSDの上縁の漏斗部中隔と自由壁の間をつなぐかたちで存在している。外側では心室漏斗部褶壁（ventriculo-infundibular fold：VIF）に連なり、内側では心室中隔前方の肉柱［trabecular septomarginalis（TSM）の前脚］に連なる。この時点で、主たる異常筋束を切断しておくとよいが、VSD上縁の筋束は心室中隔側を切り株状に多めに残しておき、VSD閉鎖の針糸の縫い代としての強度を確保しておく。

1）心室中隔欠損閉鎖

VSD閉鎖は必ずパッチ閉鎖を行う。パッチの素材はePTFE（通常厚さ0.4 mm）を使用するのが一般的である。糸かけは水平マットレスで行う方法と連続縫合で行う方法がありどちらも一長一短があるが、ここでは水平マットレスで糸かけを行う方法を提示する（**図7**）。

①後下縁は membranous flap があればそれを利用して1針かける（**図8**）。

②ここの糸かけがHis束に最も近づく。1針めはVSDの辺縁から3 mm、三尖弁輪から2 mm離して刺出し、membranous flap の①の2針目の隣を少し拾う。2針めはVSDの下縁から3 mm

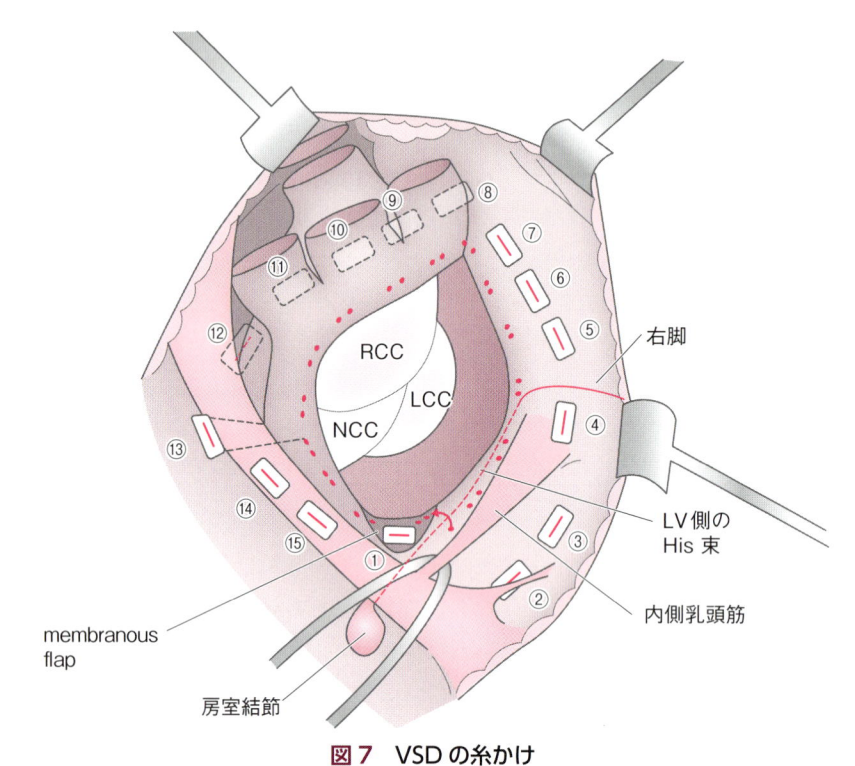

図7　VSD の糸かけ
RCC：右冠尖，NCC：無冠尖，LCC：左冠尖.

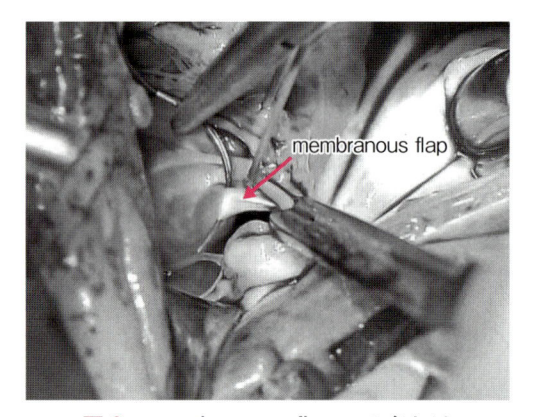

図8　membranous flap への糸かけ

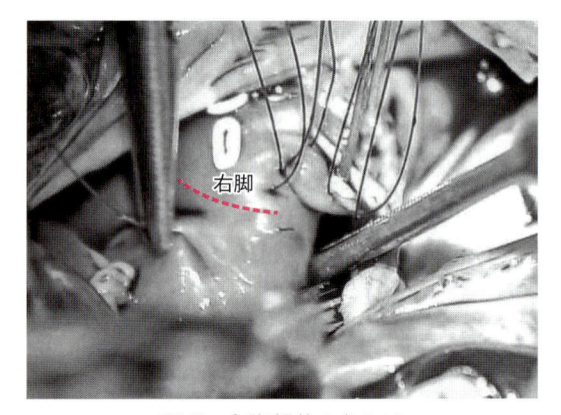

図9　右脚部分の糸かけ
右脚損傷を回避するために右脚部分は 2 mm 程度あける.

離れて刺出する.

　③VSD 下縁から 3 mm 離して刺出する（ここまでは中隔頂点の左室側を走行している His 束を意識してかける）.

　④内側乳頭筋の基部あたりから刺出点は VSD 辺縁に近づいていく. 2 針めは右脚の走行を意識してそれに平行にならないようにかける.

　⑤前縁の辺縁に刺出するが，1 針めは右脚に対して直角の方向からかけて，先の④の 2 針めとの間を 2 mm 程度あける（**図9**）.

⑥前縁にしっかりかける（危険なものはない）.

⑦2針めは前縁から上縁に移るギャップ直下に刺出する.

⑧上縁において，1針めは上縁と前縁のギャップの溝が残らないようにかける.

⑨，⑩，⑪先に切断した肥厚筋束の切り株の裏側から刺入し，大動脈弁輪直上に刺出する.

⑫VIF にかけるが筋束が浮いていることがあるので，隙間が残らないように注意する.

⑬三尖弁輪の前尖部分右房側から大きめの針で大動脈弁輪と三尖弁輪の接合部付近に出す.

⑭，⑮三尖弁弁腹に弁輪から少し離れてかける.

⑮で membranous flap に戻る.

2) 右室流出路拡大

　主肺動脈を縦切開し近位側は肺動脈 Valsalva 洞に切り込み，肺動脈弁を観察する．肺動脈弁は二尖弁であることが多く，肥厚して可動性が低下していることが多い．交連の形成がわるい症例では，弁口は fish mouth 状になっている．弁口から直角鉗子を右室流出路に挿入して，冠動脈を避けて肺動脈弁輪直下を切開する．切開は右冠動脈円錐枝に平行に尾側に延ばす．右室切開から右室流出路の肥厚した筋束を切断，切除していく．安全のために筋束はかならず直角鉗子ですくって切断するようにする．主には，VIF～前壁の筋束を中心に切除する．流出路から左室寄りの筋束は深く切除すると，心室中隔に孔を生じたり，左前下行枝からの中隔枝を損傷したりする危険があるので注意する．尾側は三尖弁腱索が挿入している筋束を損傷しないように注意し，VSD パッチの針糸に近づかないように注意する．流出路切開から前乳頭筋が直視下にみえれば筋切除としては十分である．右室自由壁はあまり薄く削ぐと，円錐枝や右室枝の損傷や術後に仮性瘤を形成するリスクがあるので注意する．肺動脈弁輪直下右側に肥厚した円錐部中隔があり，表面に線維性の組織があればそれを削ぐように切除する．同部はあまり深く切開すると大動脈基部を損傷する危険性がある（図 10）.

　肺動脈弁輪のサイジングを右室側からサイザーを挿入して行う．交連の癒合がある場合は，交連切開を加えてサイジングする．弁尖の肥厚が強い場合は，マイクロメスにて slicing するこ

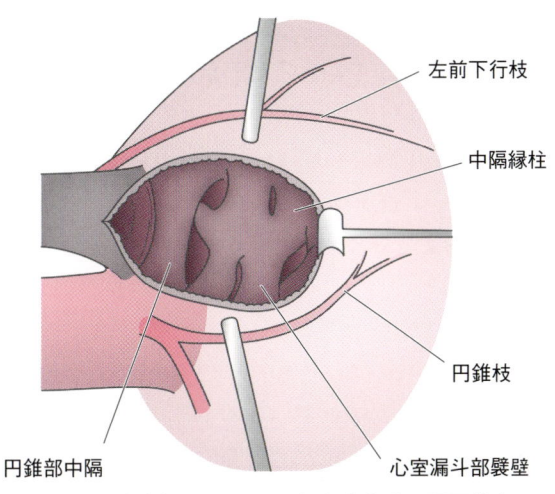

左前下行枝

中隔縁柱

円錐枝

心室漏斗部襞壁

円錐部中隔

図 10　右室切開からみた右室流出路の肥厚筋束

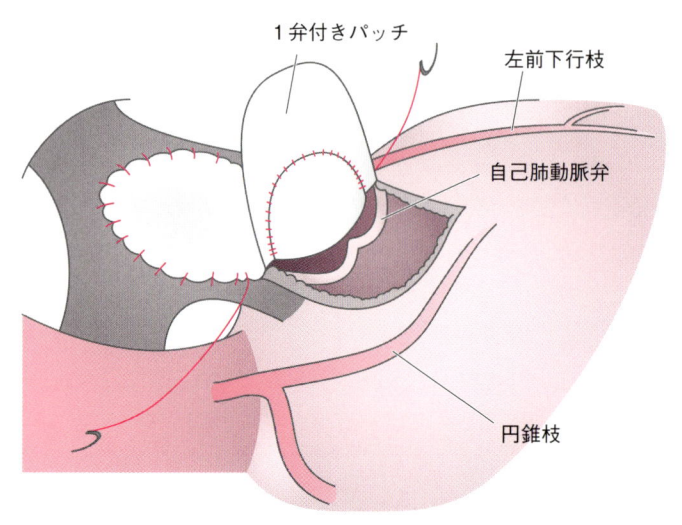

図11　1弁付きパッチによる右室流出路拡大

とも有効である．肺動脈弁輪径は正常の70%以上，Z値で−2以上あれば弁輪温存とする．それ以下の場合は弁輪を前方で切開して，肺動脈切開を右室流出路切開とつなげる．自己肺動脈弁輪を切開した場合には，右室流出路〜肺動脈にかけて，1弁付きパッチにて拡大する（**図11**）．

　右室内の心筋切除を行ったら，左心系の空気抜きを行い，大動脈遮断を解除する．

　肺動脈弁輪を温存した場合には，主肺動脈は自己心膜パッチ，右室流出路はePTFEあるいはウシ心膜パッチにて拡大する．ST junction部分はくびれて狭窄となっていることが多く，自己弁輪を温存した場合には，同部を越えてValsalva洞に十分切り込んで拡大する．パッチ拡大後の主肺動脈サイズの目安は，上行大動脈と同等のサイズとするとわかりやすい．左肺動脈に狭窄がある場合は，自己心膜パッチを長めにして主肺動脈と一連のパッチにて拡大する．右肺動脈に狭窄がある場合は，同部に切り込んで別のパッチで拡大したほうが，形状が整いやすい．

　心房間交通を縫合閉鎖して，右房切開を縫合閉鎖し，体外循環から離脱する．右室の収縮が良好で，右室流出路〜主肺動脈にthrillを触知しなければ問題ない．小さめの肺動脈弁輪を温存した場合には，主肺動脈にthrillを触れることがあるが，軽いものであれば問題ない．心外膜エコーあるいは経食道心エコーにて，VSDリークの有無，右室流出路狭窄の有無を確認する．右室直接穿刺による右室圧測定も行い，右室圧が体血圧の50%以下であれば問題ない．60〜70%程度の場合，エコー上追加処置をするべき部位がなければ，経過観察とする．70〜100%の場合は，肺動脈弁輪切開を含めた狭窄部位の追加処置を考慮する．止血，洗浄後，型のごとく閉胸する．

■**文　献**

1）Apitz C et al：Tetralogy of Fallot. Lancet **374**：1462-1471, 2009
2）Jonas RA：Complehensive Surgical Management of Congenital Heart Disease, 2nd Ed, CRC Press, Florida, p349, 2014

11 完全大血管転位

概要

　完全大血管転位（transposition of the great arteries：TGA）とは，房室一致［atrioventricular （AV) concordant］で，右室から大動脈が，左室から肺動脈が起始する［ventriculoarterial （VA) discordant］疾患である．合併する心奇形によって以下のように分類される（**図1**）.

- ● **I型**：心室中隔欠損がない（50〜60％）.
- ● **II型**：心室中隔欠損を伴う（25〜30％）.
- ● **III型**：心室中隔欠損と肺動脈狭窄を伴う（10〜15％）.
- ● **IV型**：心室中隔欠損がなく，肺動脈弁（下）狭窄を伴う（1〜2％）.

大血管，冠動脈の解剖（図2）

　80％の症例で大動脈が右前方で肺動脈が左後方に位置する．まれに並列（side-by-side, Taussig-Bing)，極めてまれに大動脈が後方に位置する場合もある（posterior TGA).

　本症の2/3では**図2b**のように，左冠動脈が後方肺動脈の前方を通って，左前下行枝，左回旋枝を出し，右後方から右冠動脈が出ている．他に様々な冠動脈パターンがあるが，**図3**のようなShaher分類が日本で使用されることが多い．欧米ではLeiden分類が使用されることが多い．観察者がnon-facing sinusから肺動脈をみて，観察者の右手になる大動脈のValsalva

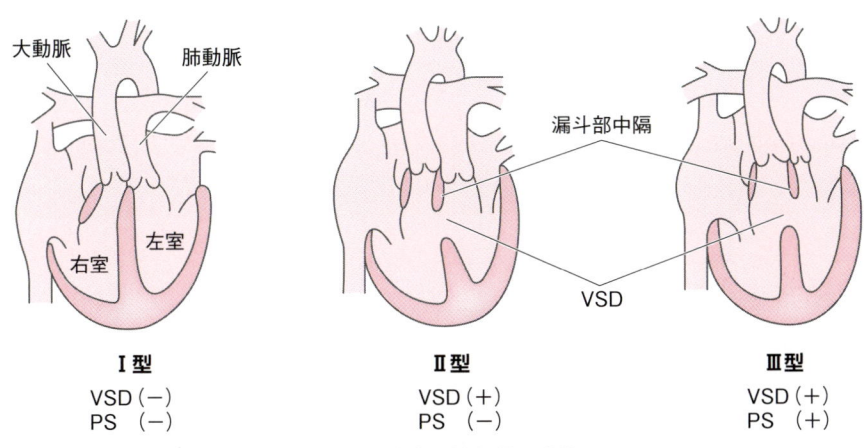

図1　完全大血管転位の分類
VSD：心室中隔欠損，PS：肺動脈狭窄.

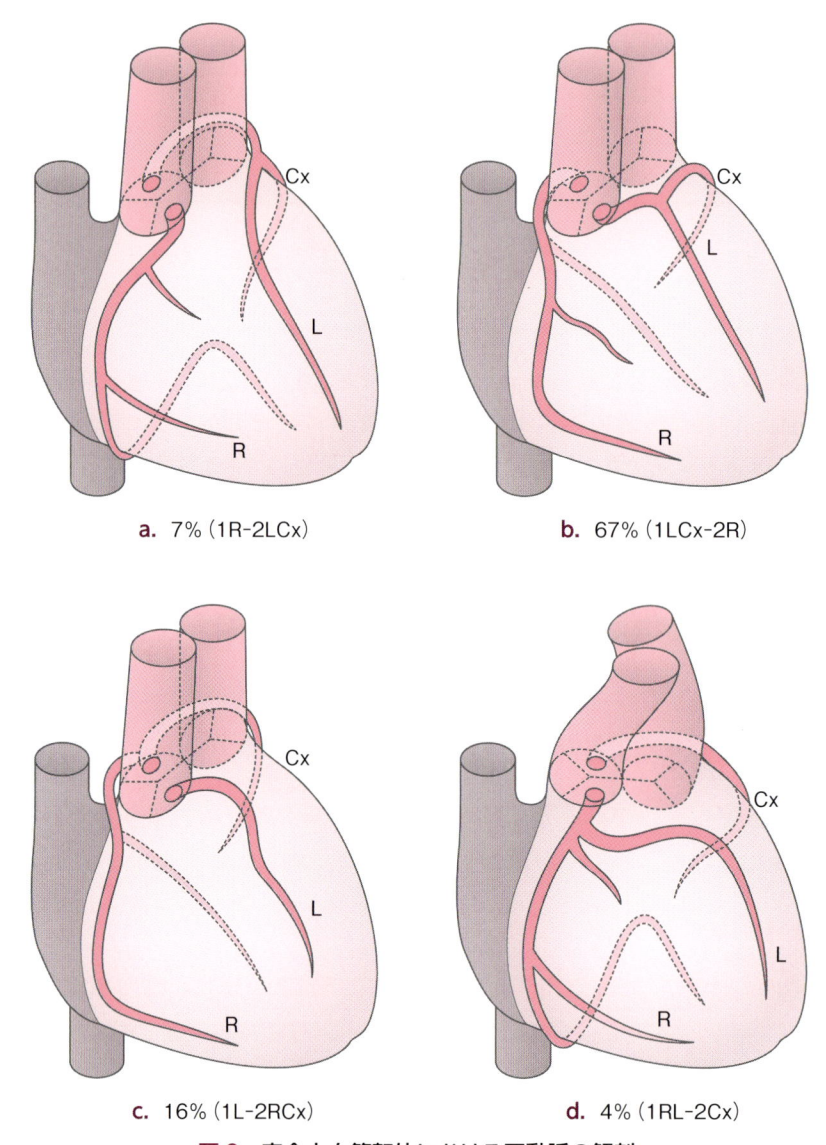

a. 7%（1R-2LCx）　　　　　　**b.** 67%（1LCx-2R）

c. 16%（1L-2RCx）　　　　　　**d.** 4%（1RL-2Cx）

図2　完全大血管転位における冠動脈の解剖
Cx：回旋枝，L：左前下行枝，R：右冠動脈．

　　洞を「sinus 1」，左手側にあるものを「sinus 2」と定義する．もっとも多いパターンは，
「1LCx-2R」と表記される（左前下行枝：L，回旋枝：Cx，右冠動脈：R）．

臨床所見および診断

　　生直後からの強度のチアノーゼがみられる．今般では大多数の症例で，胎児エコー診断がな
されている．他院からプロスタグランジン E_1 の持続静注を開始されて，転送される症例が多
い．生後に再度心エコー検査で確定診断する．術前にカテーテル検査を施行する施設は少な
い．

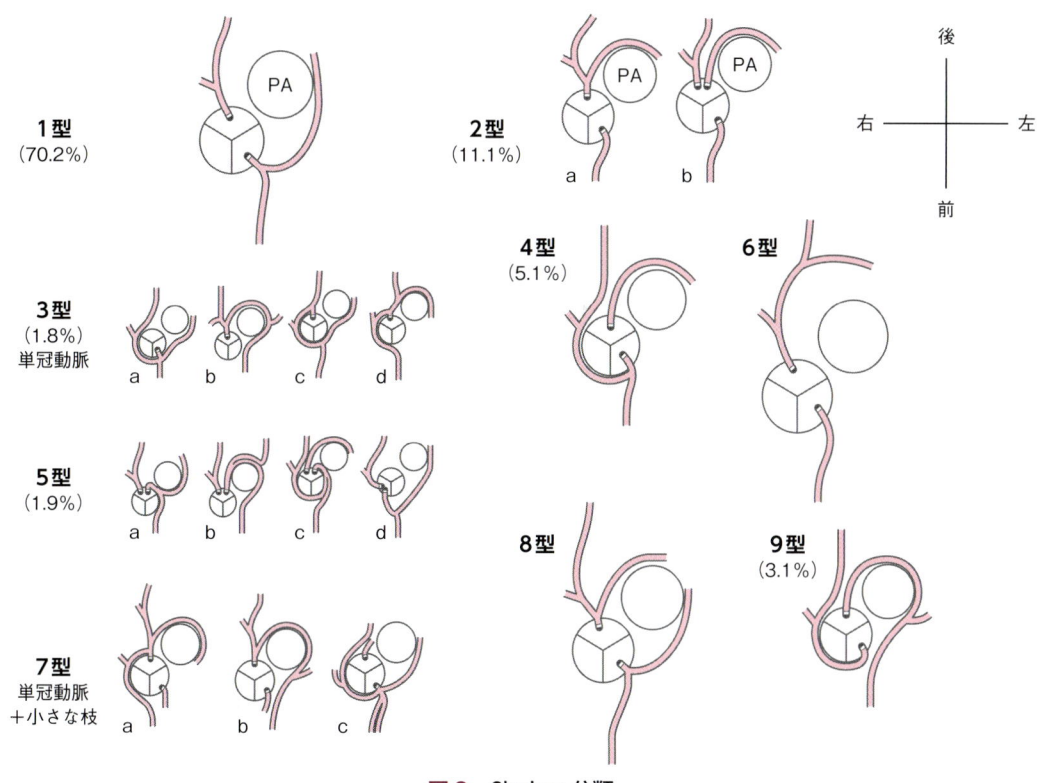

図3 Shaher 分類
（　）内は東京女子医科大学（Imai）の統計より.

自然歴

　心室中隔欠損のない型（I，IV型）では，心房中隔欠損作成術（balloon atrioseptostomy：BAS）が酸素飽和度維持に必要となることもある．自然死亡は生後1ヵ月で50%，生後1年で90%である．

手術方針および術式

- I型：新生児期 Jatene 手術
- II型：新生児期，または乳児期早期 Jatene 手術＋心室中隔欠損閉鎖
- III型：[新生児期 Blalock-Taussig（BT）シャント術/動脈管開存（PDA）ステント留置術後]，乳児期 Rastelli 手術/LeCompte 手術（変法）/Nikaidoh 手術
- IV型：新生児期 BAS，BT シャント術後，乳児期 Senning 手術

1）心房中隔欠損作成術（BAS）

　TGA で，心室中隔欠損がない症例は，肺循環から還流した酸素化された肺静脈血は再び肺循環に向かい，体静脈から還流した静脈血がそのまま大動脈から体循環に戻るので，チアノー

ぜが強く，動静脈血の混合（mixing）が必要である．術前集中治療室（ICU）管理下で緊急的に行われることがあり，cardiology interventionist との連携が必要である．最近では生後2週間以内に Jatene（動脈スイッチ）手術が一般的であるが，施設によっては BAS を行い，安定させてから Jatene 手術を行う施設もある．BAS を行った症例のほうが stroke の合併症が優位に高いという報告もある．

2) 肺動脈絞扼術

現在では，TGA Ⅱ型で，多数の筋性心室中隔欠損を有する例や2kg 以下の低体重例でのみ姑息術として行われる．歴史的に，late referral のⅠ型 TGA（左室圧が低下している症例）に対し，BT シャント術と同時に肺動脈絞扼術を施行し，2週間〜6ヵ月の左室トレーニング後に二期的 Jatene 手術を施行している時期もあった．これは，Yacoub らによって提唱された．

3) Blalock-Taussig シャント術，動脈管開存ステント留置術

TGA Ⅲ型において，肺動脈低形成の症例，また Rastelli 手術の際，より大きい心外導管を使用するため新生児期に BT シャントで姑息的手術を施行し，二期的に根治手術をめざす施設もある．PDA の形状によっては BT シャントの代わりに PDA stenting で半年間，患児を成長させることができる．

4) 動脈スイッチ手術（大血管血流転換術，Jatene 手術）

1975年ブラジルの外科医 Jatene がはじめて成功例を報告した．フランス人の LeCompte が変法を発表し，冠動脈の圧迫の懸念から解放され手術成績は向上した（図4）．

手術ではまず，大動脈を基部から10mm のところで横断し，冠動脈をボタン状に切離する（図5）．冠動脈の起始部を電気メスで5mm 剥離する．これは前方から後方へ移動させるための最小限の剥離である．旧肺動脈も切断し，冠動脈ボタンの吻合用の切開を入れる．trapdoor 法を採用する外科医が多いが，吻合部に緊張がかからないようにするよい方法である（図6，7）．冠動脈が移植できたら，左右肺動脈を上行大動脈の前方に転移させ（LeCompte 法），大動脈の再建を行う．最後に，冠動脈ボタンの欠損部を自己心膜で再建後，遠位部の肺動脈と基部を吻合する．左右肺動脈の前方転位のため，吻合に緊張がかからないよう，左右肺動脈は肺門部まで（上葉枝がみえるまで）十分に剥離することが肝要である．

冠動脈の形態が 5a，5c 型のものは左冠動脈の壁内走行や入口部狭窄を伴うものが多く，ハイリスク例となる．Mee，Imai らはそれぞれオリジナルの術式を発表している（Mee 法，図8）（Imai 法，図9）．

米国 The Society of Thoracic Surgeons（STS）Congenital Heart Surgery Database によると，2015年7月〜2019年6月の4年間の先天性心疾患手術 158,455 例のうち新生児Ⅰ型 TGA の手術は 1,785 例で死亡率（院内死亡）は 2.0% であった．Ⅱ型の Jatene 手術は 661 例で死亡率は 4.4%，大動脈弓部再建と同時の Jatene 手術は 194 例，死亡率 9.8% であった．Ⅲ型の手術は乳児 40 例，死亡ゼロであり，心房スイッチ手術は6例のみであった（死亡ゼロ）．

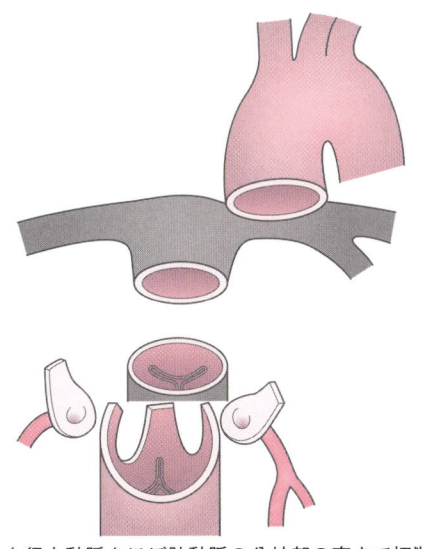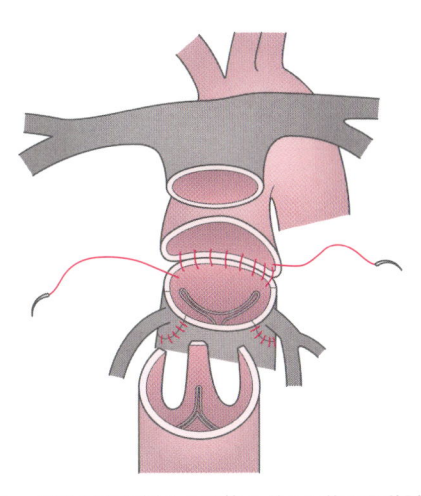

a. 上行大動脈をほぼ肺動脈の分岐部の高さで切断する．冠動脈をボタン状に切り抜く．肺動脈を分岐部のやや中枢側で切断する．

b. 肺動脈中枢側をくり抜きボタン状の冠動脈を移植する．肺動脈分岐部を剝離し切断した大動脈末梢側をその背側を通して肺動脈中枢側に吻合する．

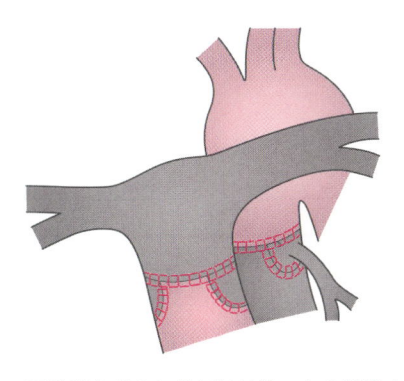

c. 冠動脈をボタン状に切り抜いた大動脈中枢を，グルタールアルデヒドにつけておいた自己心膜で再建し，肺動脈末梢側と吻合する．

図 4　動脈スイッチ手術 (LeCompte の改良法)

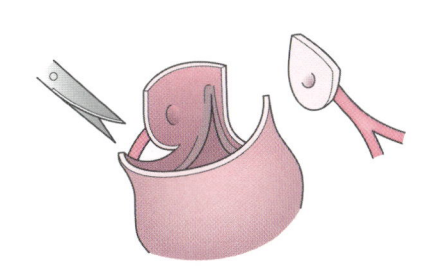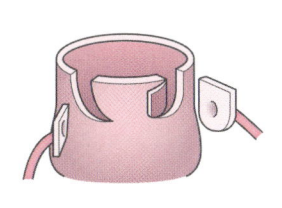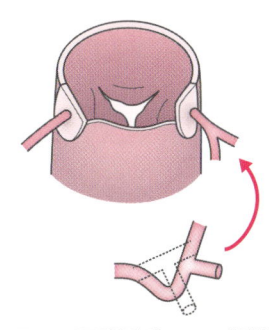

図 5　冠動脈ボタンの採取　　　　**図 6　trap-door 切開**　　　　**図 7　冠動脈ボタンの縫着**

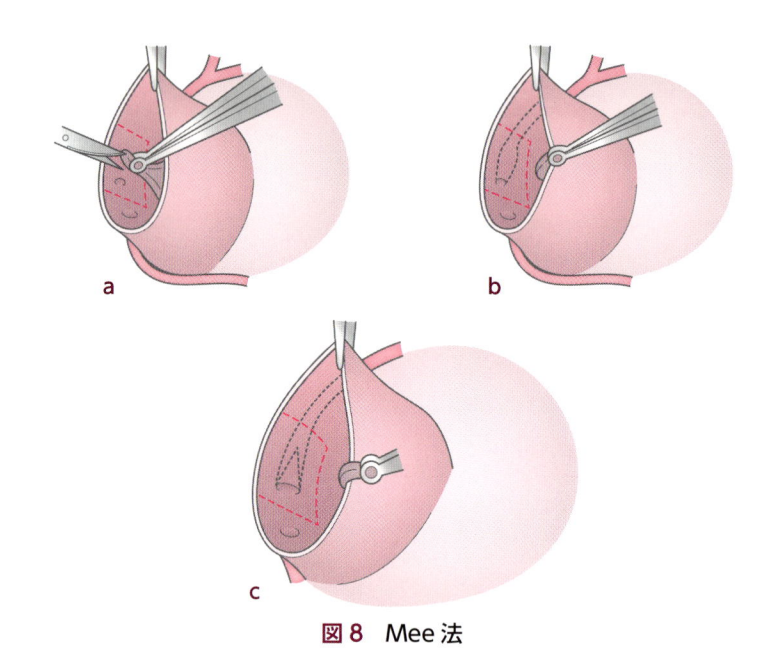

図8　Mee 法

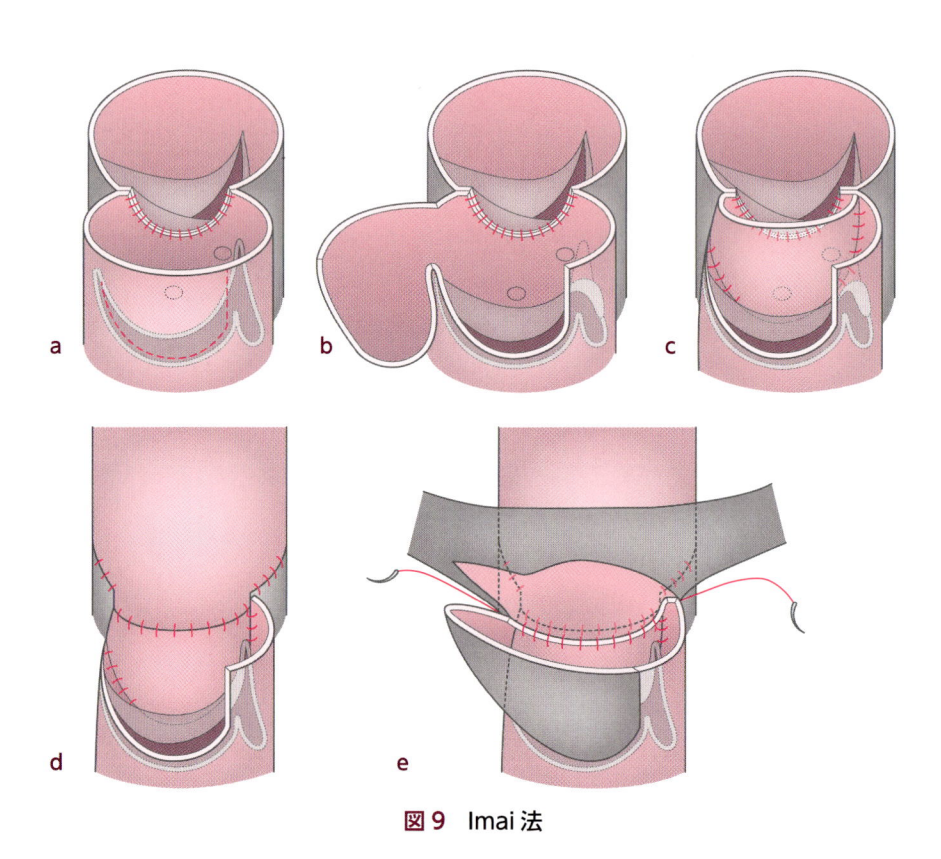

図9　Imai 法

> **Jatene 手術，遠隔成績の話**
>
> Jatene 手術後遠隔期に懸念されるのは吻合部大動脈-肺動脈の成長不良，大動脈基部拡大，大動脈弁逆流，移植後冠動脈の発達不良などである．
>
> 大動脈の吻合部の狭窄は術後 15 年で 5％，肺動脈部は 10％と報告されている．現時点で，新生児期に行われる Jatene 手術は，遠隔期再手術はある程度避けられないが，どの施設でも遠隔生存率は良好である．東京女子医科大学からの報告では[1]，15 年以上経過した 204 例中，10 例で大動脈弁置換術，27 例で右室流出路-肺動脈に関連する再手術が行われている．
>
> パリ小児病院の 2008 年の報告では，新生児 Jatene 手術 803 例の院内死亡率 3.8％，遠隔期死亡率 1.4％，再手術率 5.8％と良好な成績であった．
>
> 2013 年，ウィスコンシン大学は，124 例の Jatene 手術例の大動脈基部を術後 1～23（中央値：7.2）年目に心エコーで計測し報告している．Z スコアでプラス 2.5 以上を基部拡大と定義すると，非拡大率は 1，5，10，15 年で，84％，67％，47％，32％であり，中等度以上の大動脈弁逆流も 14％に認められ，基部拡大と弁逆流の関連性を報告している．ベルリンの病院からの 2010 年の発表では，Jatene 手術 324 例の平均 14.4 年の追跡で，大動脈弁への手術非介入率は 94.7％とわるくないが，10 年を経過すると新たな大動脈弁閉鎖不全が 5.2％にみられたとあった．
>
> パリ大学とシドニー大学の共同研究によると，126 例の Jatene 手術後の冠動脈を CTで解析したところ（平均年齢：5.6 歳），1 本の冠動脈が閉塞 6 例（4.7％），有意狭窄 6 例，mild な狭窄 6 例であった．東京女子医科大学 Koshiyama らの 2016 年の報告[2]によると，壁内走行の冠動脈は Jatene 術 551 例中 15 例に認め，Imai 法 10 例の遠隔成績は他の方法より良好であった．

5) 心房スイッチ手術（心房内血流転換術）

a) Senning 手術

スイス，チューリッヒの外科医 Senning によって開発された天才的な術式である．心房内に異物が残らないため遠隔期に Mustard 手術より有利と考えられる．筆者も含めて，ダブルスイッチ手術で，心房スイッチは Senning 法を採用している外科医が多い．まず，右房壁をコの字型に切開し（**図 10**），心房中隔のフラップもコの字型で作成する．心房中隔欠損が大きい場合は自己心膜で補填するが，フラップは短いほうが望ましい．フラップの中央部を左肺静脈口と左心耳口の中間部（**図 11a**：A-A'）に糸をかけ固定する．連続縫合で上下左房後壁を縫合閉鎖し，肺静脈路の前壁をつくる（**図 11b**）．次に大静脈路は右房自由壁，後方フラップを用いて作成する．フラップの中間部は心房中隔切開部の中心部となる．上下の体静脈入口部は狭窄にならないよう，細心の注意が必要である．筆者は冠静脈洞の後方を縫合している（**図 11c**）．最後に肺静脈路完成には右房自由壁と肺静脈口の間に補填物を使用して肺静脈狭窄を予防する．洞結節部は薄い運針を心がける．

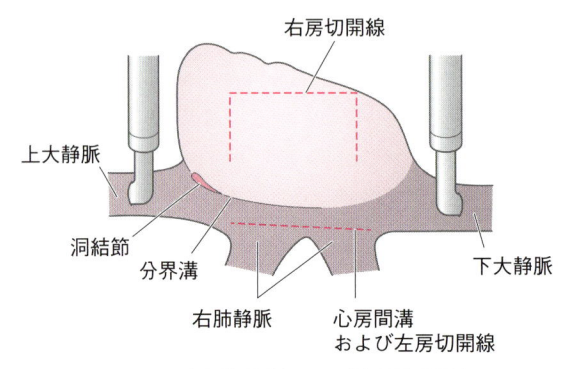

図10　右房切開線および左房切開線

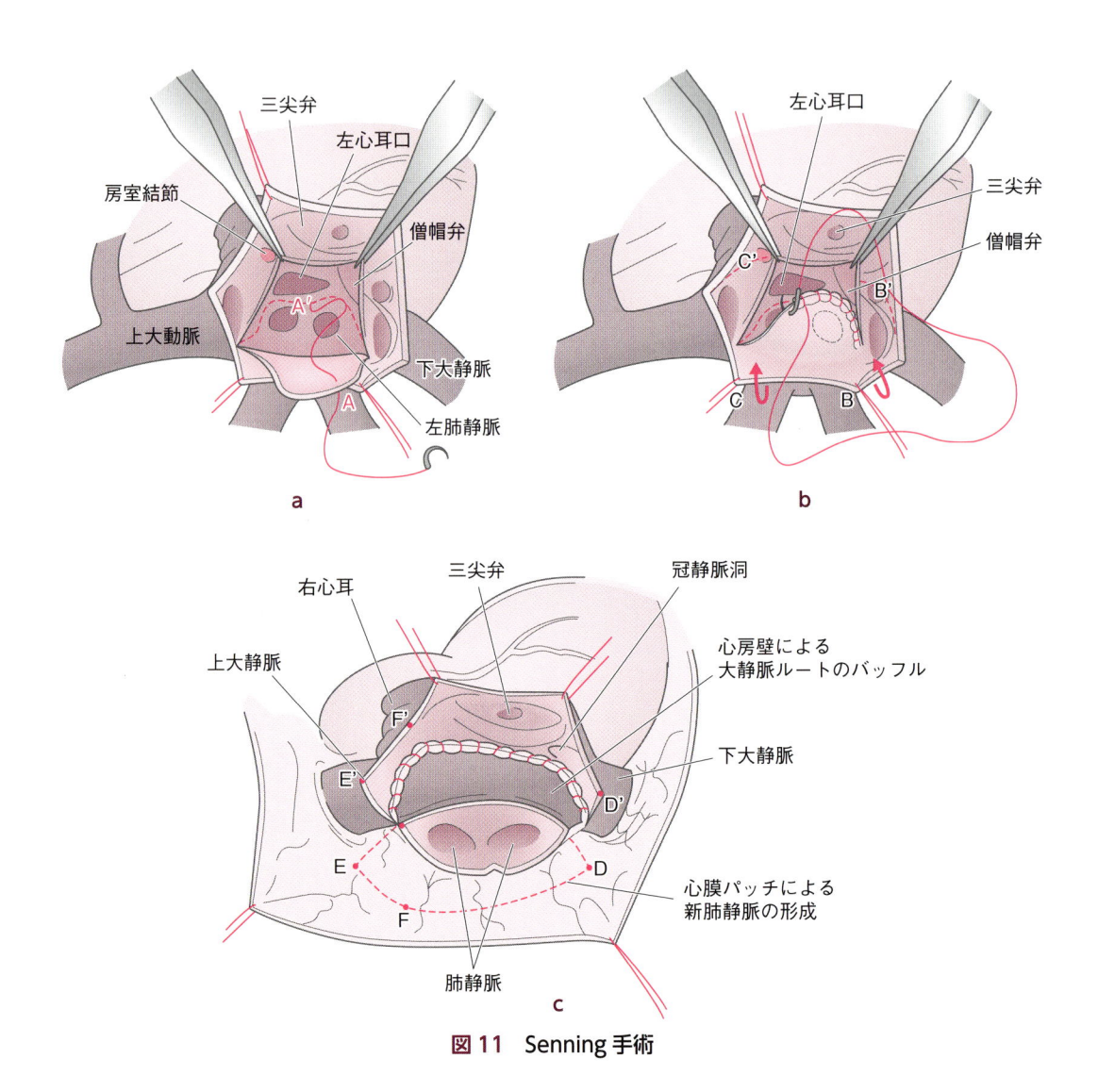

図11　Senning 手術

b) Mustard 手術

トロント小児病院の外科医 Mustard によって開発された手術で，原法では，ズボン型のパッチを使用する．術後，心房内に異物パッチが長期残存し，遠隔期の不整脈，突然死が多く報告され，遠隔死亡率も Senning 手術に比し高率である．現在，ごく一部の施設で使用されるのみの術式である．Stanford 大学の Hanley は修正大血管転位において，両方向性 Glenn 手術を併用した解剖学的修復の際，下大静脈血のみ左房に誘導する hemi-Mustard 術を使用している．

> **── 遠隔成績の話，体心室の右室不全**
>
> 心房スイッチ手術の最大のデメリットは，体心室が右室であることである．遠隔期三尖弁逆流や，右室不全が懸念される．術後30年程度は右室の収縮能が保てるとする意見もあるが，徐々に低下する印象があり，心移植の適応となる．遠隔期三尖弁逆流において右室駆出率が40％以上のものに対しては，三尖弁置換術によって予後が改善するが，それ以下では適応がないとの報告もある[3]．
>
> 動脈スイッチへの再手術は，ほぼ同時期に Imai，Mee によって始められた．右室機能低下例に対し，肺動脈絞扼術による左室トレーニングを行った後，動脈スイッチ手術を行う．15歳以上では左室トレーニングができないこともあり，その場合は心移植の適応となる．

6) Rastelli 手術（心室内血流転換術＋心外導管）

1969年，ミネソタ州 Mayo Clinic の外科医 Rastelli が TGA Ⅲ型に対して最初に報告した弁付き心外人工血管を使用する手術である（**図12**）．まず，右室流出路を斜切開し，バッフルにて心室中隔欠損孔から大動脈に向かう左室流出路を作成する．左室流出路狭窄にならないように，パッチを右室側に膨らませるよう注意する．その後，弁付き人工血管，または同種大（肺）動脈弁（ホモグラフト）を用いて右室-肺動脈間の再建を行う．近位部の主肺動脈は切離離断し，肺動脈弁は二重に閉鎖する．

手術成績は安定しているが，遠隔期生存率は高くないとされた．近年はカテーテルインターベンションで再手術をできるだけ先延ばしできているため，遠隔成績も改善している．異物導管を再置換する遠隔期再手術は必須である．導管の材質，直径によるが，10年以内に導管狭窄で再手術になることが多い．再手術回避率は15年で20％と不良である．

7) Nikaidoh 手術，Yamagishi's half-turned modification

ダラス小児病院の Nikaidoh により発表された TGA Ⅲ型に対する手術で，Nikaidoh 手術と呼ばれている[4]（**図13**）．Ross 手術の自己肺動脈弁をくり抜くように，大動脈基部を弁ごと心室からくり抜き，後方に移植する．これにより，左室流流出路パッチ部がより広くなり，遠隔期にも再狭窄をきたしにくい．Jatene 手術の際のように左右冠動脈は大きくボタン状に切離して，大動脈基部移植後に再縫合する変法が安全で一般的である．冠動脈を切離しない方法，

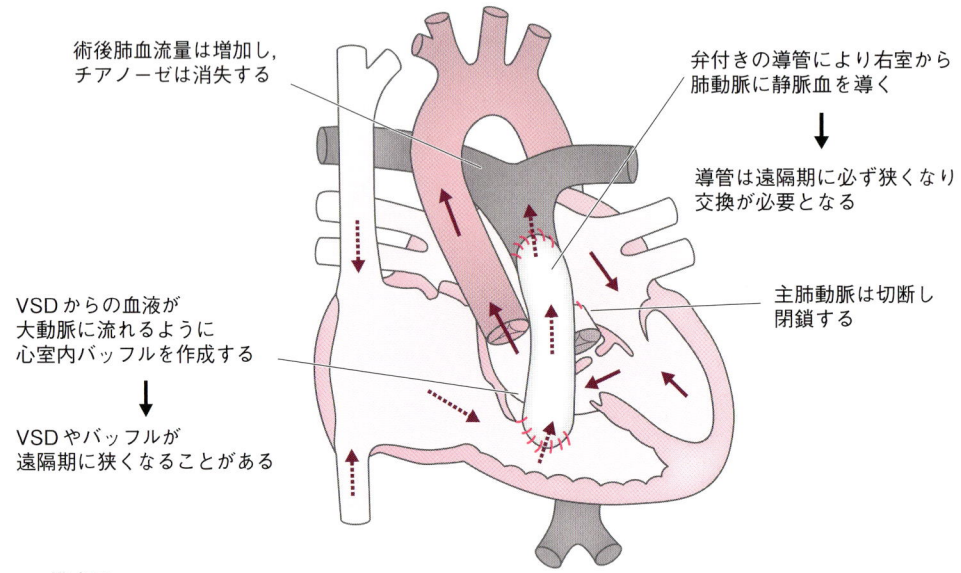

術後肺血流量は増加し,
チアノーゼは消失する

弁付きの導管により右室から
肺動脈に静脈血を導く

↓

導管は遠隔期に必ず狭くなり
交換が必要となる

VSD からの血液が
大動脈に流れるように
心室内バッフルを作成する

↓

VSD やバッフルが
遠隔期に狭くなることがある

主肺動脈は切断し
閉鎖する

a. 模式図

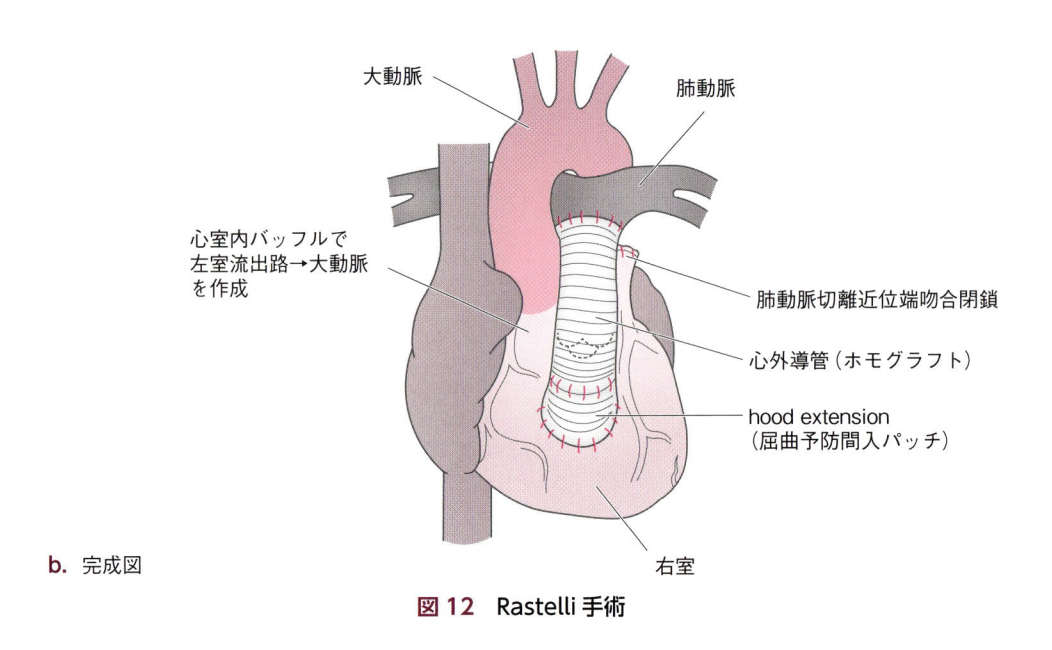

大動脈

肺動脈

心室内バッフルで
左室流出路→大動脈
を作成

肺動脈切離近位端吻合閉鎖

心外導管（ホモグラフト）

hood extension
（屈曲予防間入パッチ）

右室

b. 完成図

図 12　Rastelli 手術

half-turned truncal switch 法[5] など, 変法が様々に報告されている.

　遠隔成績は Rastelli 手術と比較してより良好との報告があるが, 技術的に, この手術の難易
度は高い.

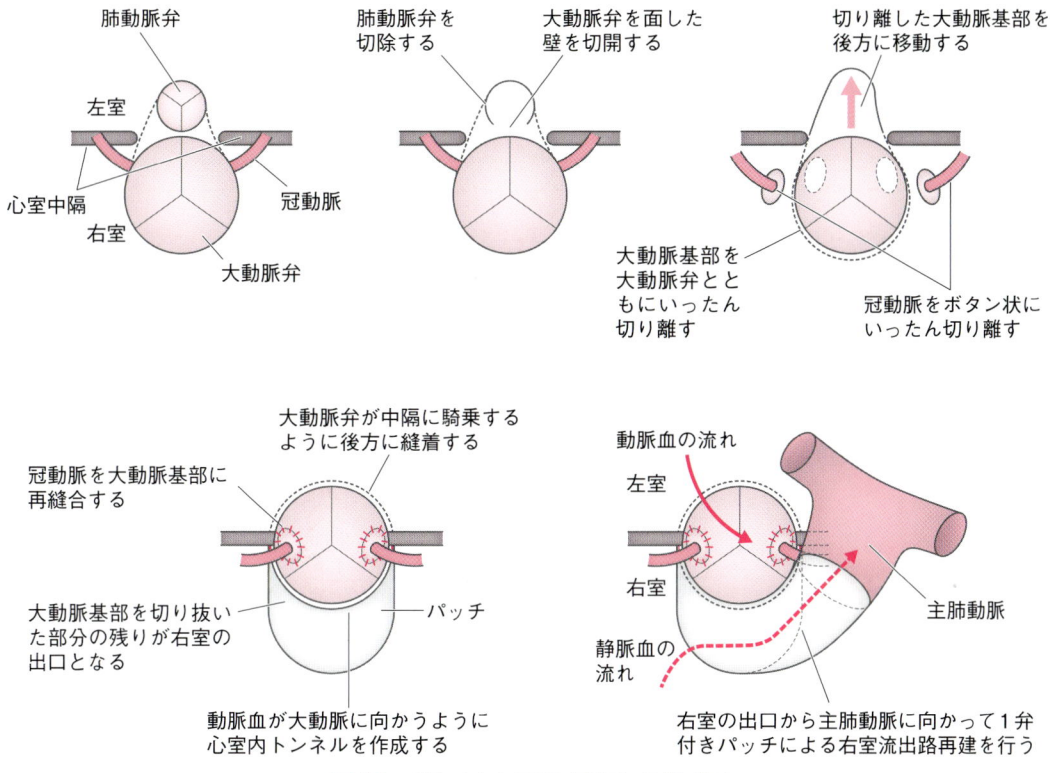

図13 Nikaidoh 手術 (変法) の模式図

■文　献

1) Yamazaki A et al：Long-term outcomes and social independence level after arterial switch operation. Eur J Cardiothorac Surg **33**：239-243, 2008

2) Koshiyama H et al：Arterial switch operation with and without coronary relocation for intramural coronary arteries. Ann Thorac Surg **102**：1353-1359, 2016

3) Mongeon FP et al：Congenitally corrected transposition of the great arteries ventricular function at the time of systemic atrioventricular valve replacement predicts long-term ventricular function. J Am Coll Cardiol **57**：2008-2017, 2011

4) Nikaidoh H：Aortic translocation and biventricular outflow tract reconstruction：a new surgical repair for transposition of the great arteries associated with ventricular septal defect and pulmonary stenosis. J Thorac Cardiovasc Surg **88**：365-372, 1984

5) Yamagishi M et al：Half-turned truncal switch operation for complete transposition of the great arteries with ventricular septal defect and pulmonary stenosis. J Thorac Cardiovasc Surg **125**：966-968, 2003

12　修正大血管転位

概要

　修正大血管転位（congenitally corrected transposition of great arteries：ccTGA）は，心房心室錯位（atrioventricular discordant：右房-解剖学的左室および左房-解剖学的右室と接合）と心室大血管転位（ventriculoarterial discordant）により解剖学的右室が体心室となり，長期的な機能不全と三尖弁閉鎖不全（TR）による右心不全が問題となることが多いとされる疾患である．血行動態は「修正」されて正常であり，心内奇形を伴わない場合は無症状のことが多いが，高頻度に心室中隔欠損（VSD），肺動脈狭窄（PS），心房中隔欠損（ASD）などを合併し手術適応とされる．頻度は先天性心疾患の 0.05％ と比較的まれな疾患である．

解剖

　心房正位の場合，解剖学的左室は右側で解剖学的右室は左側にくる．肺動脈は右側で大動脈は左側にくる（図 1）．体心室である解剖学的右室は本来低圧系であり，心室形態が体血圧を維持するには不利な形態である（解剖学的右室は三日月状形態，冠動脈 1 本に対して解剖学的左室は紡錘形の立体的対称構造，冠動脈は前下行枝と回旋枝の 2 本，乳頭筋は 2 本対称で大きい）．三尖弁は異形成や Ebstein 様形態を合併することがある．刺激伝導系は通常と異なり房室結節は前方結節と呼ばれる右心耳の近傍にあり，His 束は肺動脈前方を大きく旋回している．そのため，遠隔期での房室ブロックの遠因となっている．また，心尖部の位置異常（右胸

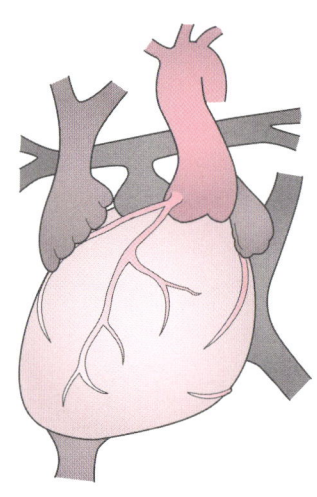

図 1　修正大血管転位の解剖

心，mesocardia）を伴うことも多い．

血行動態

血行動態は正常である．しかし心内奇形を伴う場合は合併奇形による血行動態となる．

臨床所見

合併心奇形を伴わなければ血行動態は正常であり無症状であるが，TR と体心室である解剖学的右室機能低下により 45 歳までに 25％で心不全を発症するとの報告がある[1]．心奇形を合併する場合はその組み合わせにより心不全もしくはチアノーゼ症状を生じる．

手術適応（図 2）

60〜70 歳まで右室機能が保たれていた症例の報告もあるが，一般的には修正大血管転位の70％が 1.5 歳までに手術介入を必要とする．さらに 80％が再介入となる[2]．

　i）心奇形を合併する場合は，その組み合わせにより心不全もしくはチアノーゼ症状を生じ，肺動脈絞扼術（pulmonary artery banding：PAB）や Blalock-Taussig シャントの姑息術は必要に応じて行う．2 心室修復が可能であれば解剖学的修復術（ダブルスイッチ手術）もしくは機能的修復術（conventional repair）を行うが，2 心室修復が困難であれば Fontan 手術を行う．

　ii）合併奇形を伴わない場合の手術適応については議論があるが，解剖学的左室を体心室に修正するダブルスイッチ手術を行う場合，新たな体心室となる解剖学的左室の圧が低下していれば事前にスイッチ手術前のトレーニング目的で PAB を行う場合があるが，15 歳以上では心不全となりトレーニングが成立しないとの報告がある．TR による心不全を生じた場合は三尖弁形成術もしくは弁置換術が行われるが，駆出率（EF）40％以下では成績は不良とされている．近年，この TR による心不全に対して PAB が行われている．右心系心室（解剖学的左室）の圧を上昇させて心室中隔を左側に偏位させることで TR が改善し，施行例が増えている[3]．

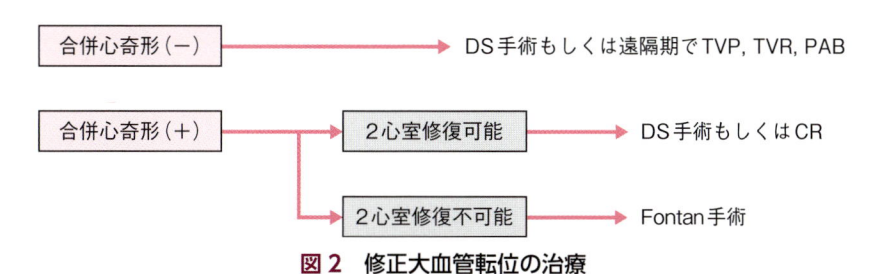

図 2　修正大血管転位の治療
DS：ダブルスイッチ，TVP：三尖弁形成術，TVR：三尖弁置換術，PAB：肺動脈絞扼術，
CR：機能的修復術．

▶手術

1) 三尖弁形成術，三尖弁置換術

　心房正位の場合に右胸心や mesocardia のことが多く，左側からアプローチしたほうが視野のよい場合がある．水試験が困難な場合もあり，体心室の三尖弁形成術は難易度が高く弁置換術となることも多い．心機能の低下した症例では成績が不良のため，早期の三尖弁への治療介入（弁形成，弁置換）が推奨されている．

2) 肺動脈絞扼術

　PABで右心系の心室（解剖学的左室）の圧を上昇させて心室中隔を左側に偏位させることで，TR改善の報告があり近年では施行例が増えている．心内シャントのない症例が適応となる[3]．

3) ダブルスイッチ手術

　ダブルスイッチ手術は解剖学的左室を体心室に修正することから，長期予後を改善すると期待されている．TR合併例では有意に解剖学的修復術が優れていたと報告されている[4]．PSもしくは閉鎖の有無により次の2つのタイプの術式が行われる．

a) 心房内血流転換（Senning もしくは Mustard 手術）＋動脈スイッチ手術

　右胸心では右房が小さいことがあり，Senning 手術では組織補填を行う場合もある．VSDを閉鎖する場合は，刺激伝導系が前方結節より出て（situs inversus の場合は後方結節）肺動脈の前方を通り，VSDの上縁を下降するため，VSDの上縁は解剖学的右室側から刺入する方法（de Leval 法）（**図3**）が必要とされる．

b) 心房内血流転換（Senning もしくは Mustard 手術）＋Rastelli 手術（**図4**）

　PSもしくは肺動脈閉鎖合併例に対して行われる術式である．心室中隔欠損孔が狭小な場合は拡大が必要であるが，PSであれば Damus-Kaye-Stansel 吻合を併用する方法もある．遠隔

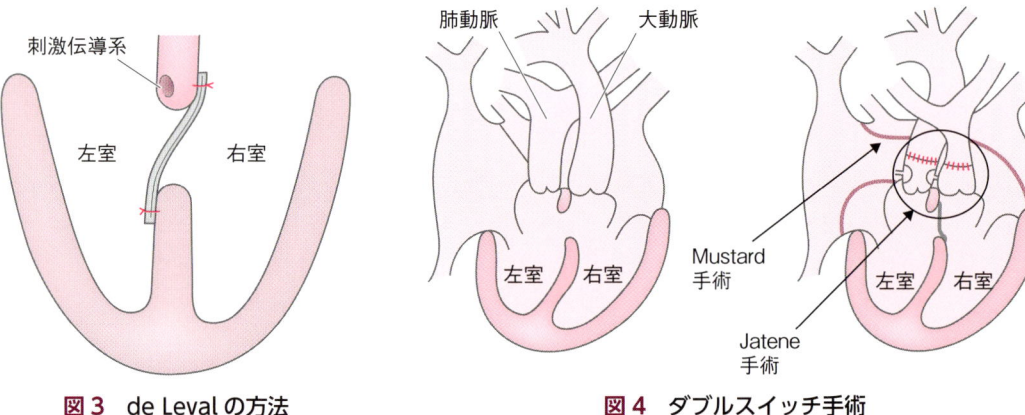

図3　de Leval の方法　　　　　　　　**図4**　ダブルスイッチ手術

期で右室-肺動脈の心外導管の交換が不可避なことから，再手術回避率は低い．Rastelli 手術で右室容積が小さくなる傾向があるため，Glenn 手術と組み合わせて one and one half ventricular repair とする報告が近年ある[5]．

■**文 献**

1) Graham TP Jr et al：Long-term outcome in congenitally corrected transposition of the great arteries：a multi-institutional study. J Am Coll Cardiol **36**：255-261, 2000
2) Rutledge JM et al：Outcome of 121 patients with congenitally corrected transposition of the great arteries Pediatr Cardiol **23**：137-145, 2002
3) Filippov AA et al：Management of systemic right ventricular failure in patients with congenitally corrected transposition of the great arteries. Circulation **134**：1293-1302, 2016
4) Shin'oka T et al：Outcomes of definitive surgical repair for congenitally corrected transposition of the great arteries or double outlet right ventricle with discordant atrioventricular connections：risk analyses in 189 patients. J Thorac Cardiovasc Surg **133**：1318-1328, 2007
5) Malhotra SP et al：The hemi-Mustard/bidirectional Glenn atrial switch procedure in the double-switch operation for congenitally corrected transposition of the great arteries：rationale and midterm results. J Thorac Cardiovasc Surg **141**：162-170, 2011

13　心室中隔欠損を伴う肺動脈閉鎖

対象疾患

　心室と肺動脈の連続性が欠落（肺動脈閉鎖）し（**図1**），心室中隔欠損（VSD）が合併する疾患群の中でも，両心室容積が十分あり，2心室修復が可能な症例を本項の対象とする．本疾患群の循環動態と治療方針は肺動脈の形態と成長度，主要体肺動脈側副血行路（major aorto-pulmonary collateral arteries：MAPCA）合併の有無により左右される．

循環動態の特徴

1）心室中隔欠損

　本疾患群では全例にVSDを合併する．両心室からの血流はすべて大動脈に駆出される．

2）肺血流

　本疾患群では肺血流は動脈管とMAPCAのどちらか一方，あるいは両者から供給されている．基本的に肺血流減少をきたす症例が多いが，狭窄病変のないMAPCAが結合している肺葉では血流増多，肺うっ血を示す場合もある．

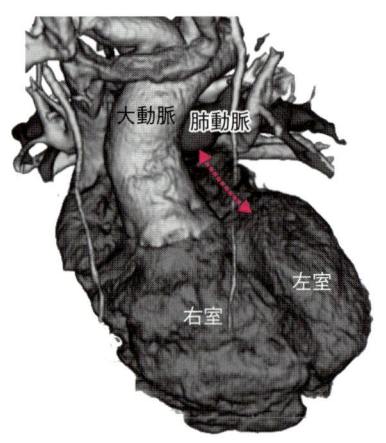

図1　大血管転位，肺動脈閉鎖の3D-CT
主肺動脈が欠損し，心室と肺動脈との連続性が欠損している．

3) 動脈管開存

動脈管開存（PDA）合併例では肺血流は動脈管に依存するため，動脈血酸素飽和度（SaO$_2$）の維持にプロスタグランジン（PG）E$_1$製剤投与が有効である．動脈管は原則的に中心肺動脈（central PA：cPA）に結合するが，肺内肺動脈に直接結合している症例もある．

動脈管とMAPCAとの鑑別が困難な場合もあるが，MAPCAの開存はPGE$_1$製剤に影響されないことが鑑別点となる．

4) 主要体肺動脈側副血行路

MAPCAは大動脈（大動脈弓や下行大動脈が多い），頸部血管（腕頭動脈，鎖骨下動脈）から起始して肺内肺動脈と結合している．MAPCAは複数本存在することが多い．患児のSaO$_2$は動脈管やMAPCA血流量により左右される．

一般的に本疾患群は動脈管やMAPCAからの肺内肺動脈への血流が低下しているため，SaO$_2$の低下，チアノーゼを呈することが多い．狭窄病変がないMAPCA灌流域では血流増多による肺高血圧（閉塞性肺動脈病変）を呈する．MAPCAからの血流供給が過多である症例では心室容量負荷増大による心不全症状を呈する場合がある．

■ 診断

本疾患群の外科治療には肺動脈の形態診断が重要となる．MAPCA合併例では，MAPCA起始部の同定，MAPCA狭窄の有無，動脈管の関与，cPAの成育度，cPAの灌流域，肺動静脈と気管支との相対的位置関係などが治療方針決定に重要である．肺動脈とMAPCAの形態は三次元コンピュータ断層撮影（3D-CT）が有力な診断法となる．MAPCAの灌流域の同定や肺内結合（arborization anomaly）の有無の判定にはカテーテル造影検査が必須となる．

1) 中心肺動脈，肺内肺動脈形態

本疾患群では心室からcPAへの連続性が欠損しており，cPAは軽度から高度の低形成を呈する．完全にcPAが欠損している症例もある．肺血流は動脈管もしくはMAPCAから供給される．肺動脈への血流供給路が動脈管かMAPCAであるかにかかわらず，様々な程度で肺内肺動脈も低形成を認めることが多い．動脈管とMAPCAは併存する場合もある．肺血管は血流供給路，cPA発育度により多彩な形態を示す（**図2, 3**）．

PDA合併例では動脈管はcPAに結合するが，cPA欠損例では直接肺内肺動脈に結合する症例もある．動脈管接合部でcPAの狭窄を伴う場合がある．PDA非合併例ではMAPCAがcPAに結合する（**図2**：M1, M2）．

また，動脈管，MAPCAともにcPAに結合しておらず，肺内での血管結合からの逆行性の血流によりcPAへ血流が維持されている場合もある．このような症例ではcPAは非常に低形成となり，痕跡的となる場合もある．

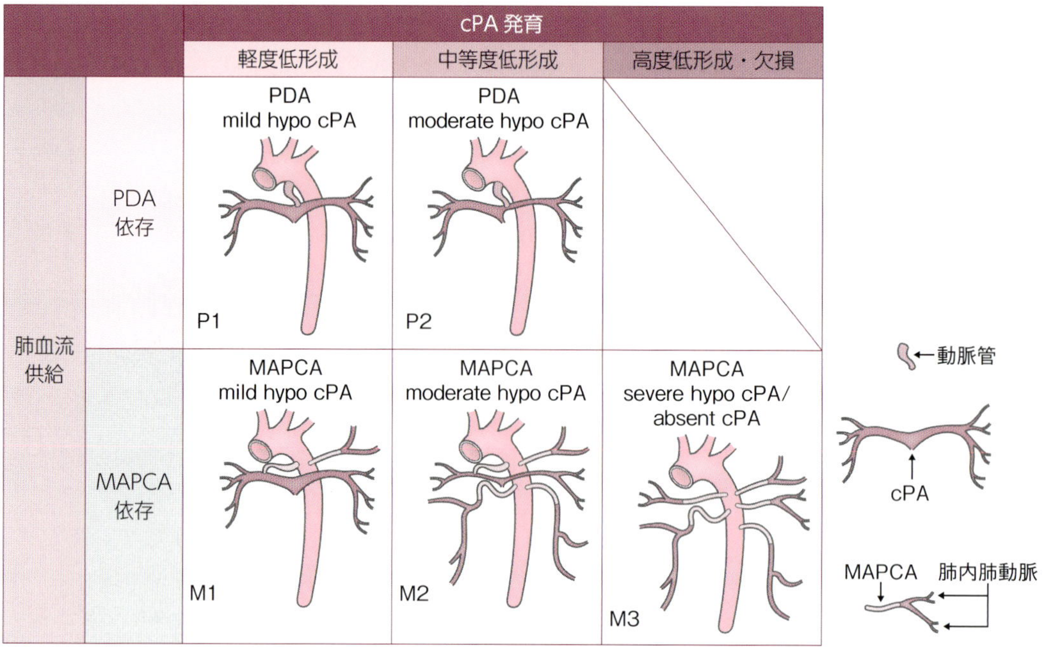

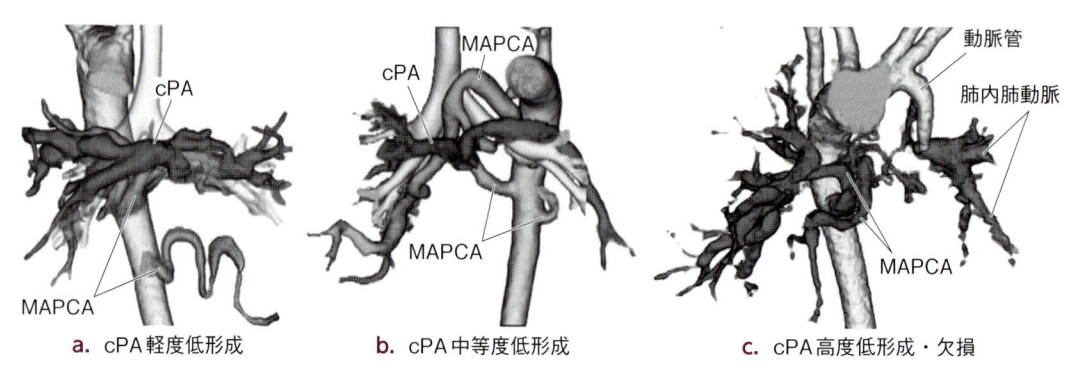

図 2　cPA 形態と肺血流供給路

PDA と MAPCA は併存する場合もある.
P1：PDA 合併，cPA 軽度低形成，MAPCA 合併例もあり.
P2：PDA 合併，cPA 中等度低形成，MAPCA 合併例もあり.
M1：MAPCA 合併，cPA 軽度低形成，PDA 合併例もあり.
M2：MAPCA 合併，cPA 中等度低形成，PDA 合併例もあり.
M3：MAPCA 合併，cPA 高度低形成・欠損.

a. cPA 軽度低形成　　**b. cPA 中等度低形成**　　**c. cPA 高度低形成・欠損**

図 3　cPA と MAPCA の CT

a：cPA の発育は良好であるが，左肺動脈（PA）分岐部に狭窄を認める．MAPCA は下行大動脈前面から複数起始している．左下肺に向かう MAPCA の起始部はかなり低位の下行大動脈より起始している.

b：cPA は中等度低形成である．左 PA は左気管支を乗り越えて，気管支の背側へ向かっている．下行大動脈近位部から起始した MAPCA は途中で Y 字状に分岐し，左右の肺野へ向かっている．下行大動脈遠位部からも複数の MAPCA が起始している.

c：cPA は完全に欠損している．左腕頭動脈から起始した動脈管は直接左肺内肺動脈に結合している．下行大動脈から細かい MAPCA が複数起始している.

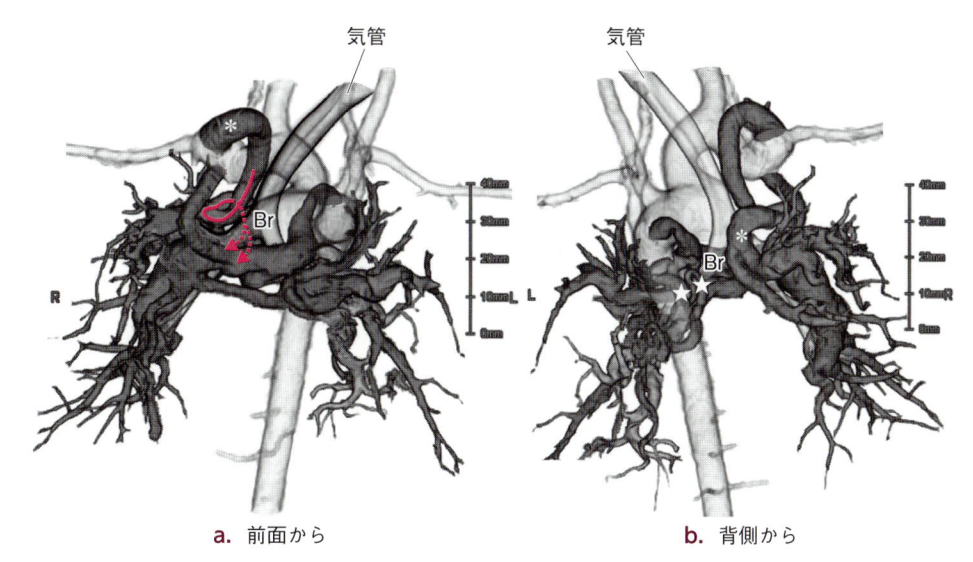

a. 前面から　　　　　　　　　　　　　　　**b.** 背側から

図 4　MAPCA 形態（気管支との位置関係）

腕頭動脈から起始した MAPCA が蛇行しながら下行（赤矢印）し，右気管支（Br）の背側を走行（＊）して，右中葉肺内肺動脈に結合している．下行大動脈から起始した 2 本の MAPCA（★）も右気管支の背側を走行し，左下葉肺内肺動脈に結合している．

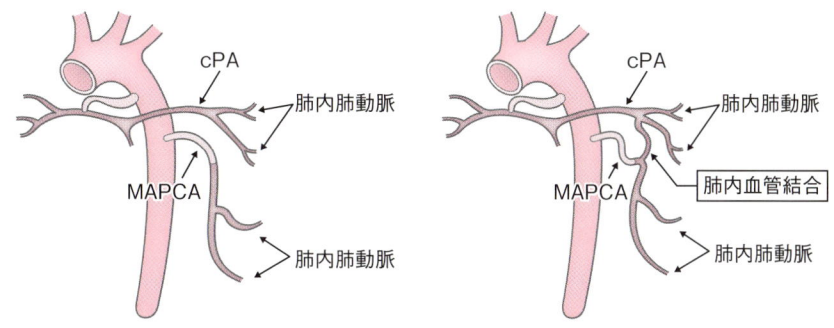

a. cPA 灌流域と MAPCA 灌流域での肺内肺　　　**b.** cPA 灌流域と MAPCA 灌流域での肺内
　　動脈の結合なし　　　　　　　　　　　　　　　　　　肺動脈の結合あり（arborization anomaly）

図 5　肺内肺動脈と MAPCA 灌流域との結合（arborization anomaly）

2）主要体肺動脈側副血行路形態

　MAPCA は通常，第 4〜第 6 胸椎レベルの下行大動脈から起始し，肺門部から肺内へ入って肺内肺動脈に結合していることが多い．大動脈弓小弯側，頸部血管（腕頭動脈，鎖骨下動脈），より遠位の胸部下行大動脈から起始する場合もある．肺門部を経由せずに直接肺内に結合している MAPCA もある．これは左下葉に多くみられる．

　MAPCA は蛇行して走行する場合が多く，気管や食道の背側を走行する場合もある（**図 4**）．MAPCA 起始部，蛇行部位，肺内肺動脈との結合部，気管支と交錯する部位などで狭窄を認める場合がある．その場合，MAPCA 灌流域の肺血流は減少し，肺内肺動脈の低形成を合併する．

　cPA 灌流域の肺内肺動脈と MAPCA 灌流域の肺内肺動脈との交通を認めない場合（arborization anomaly）と，両灌流域の肺内肺動脈の結合を認める場合（dual supply）がある（**図 5**）．

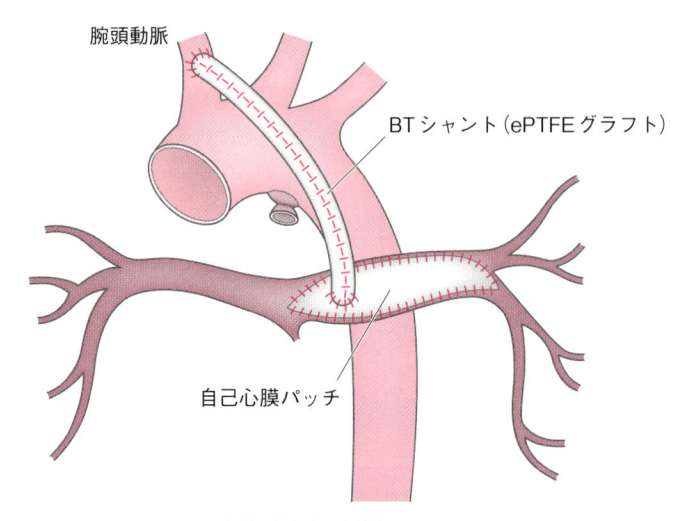

図 6　肺動脈拡大形成術と BT シャント

■主要体肺動脈側副血行路非合併例に対する外科治療

1) Blalock–Taussig (BT) シャント，セントラルシャント

　生後 1 ヵ月頃を目処に，腕頭動脈もしくは鎖骨下動脈から cPA に expanded polytetrafluo-roethylene（ePTFE）人工血管（W.L. Gore ＆ Associates 社）を用いて BT シャントを行う．側開胸アプローチで動脈管付着部位の対側 PA に BT シャントを行ってもよいが，その場合は PGE_1 製剤中止後も動脈管血流が残存する可能性があり，動脈管が完全閉鎖するまでは肺血流過多になる可能性がある．

　このため，胸骨正中切開アプローチによる BT シャントを行うとともに動脈管を切断したほうが安定した血行動態が得られる．動脈管付着部での cPA 狭窄合併例では PA 拡大形成術も同時施行する必要があるため，正中切開アプローチが必須である．

　BT シャントに用いる至適人工血管サイズは，体重 3〜4 kg で径 3.5 または 4 mm，体重 5 kg 以上では径 5 mm を目安とするが，肺血流過多となる場合には血管クリップを用いて人工血管を絞扼し，血流調整を行うことが必要である．

2) 肺動脈拡大形成術

　動脈管付着部の PA に狭窄病変を認める症例では，胸骨正中切開アプローチによる BT シャント施行時に自己心膜パッチによる肺動脈拡大形成術を行う（**図 6**）．肺動脈側の BT シャント吻合部は拡大した自己心膜パッチに吻合する．片側肺動脈の全体的な低形成を認める場合は，可及的に肺門部までパッチ拡大を行うことが肝要である．

3) 根治手術 (Rastelli 型手術)

　乳児期の肺血流は BT シャントで維持し，1〜2 歳を目処にして，根治手術（Rastelli 型手術）

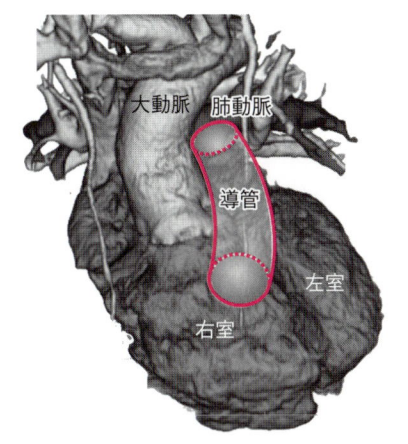

図7　大血管転位例に対する Rastelli 型手術（右室-肺動脈導管の想定図）
過大な導管は肺動脈狭窄を惹起し，大きな右室流出路切開を必要とする．肺動脈狭窄回避と右室機能温存のために至適サイズの導管を選択することが必要である．

表1　Rastelli 型手術における導管サイズ

導管径 (mm)	年齢 (歳)	体重 (kg)
14	1.2±1.1	7.7±2.3
16	2.1±3.0	9.8±7.2
18	4.0±4.5	12.8±9.5
20	10.9±8.2	28.5±14.0
22	14.2±9.6	40.9±15.1
24	17.4±9.9	51.0±15.2

を行う（**図7**）．根治手術に際しては，肺動脈発育度，両心室容積，VSD の位置と大きさに留意する必要がある．

　肺動脈に遺残狭窄が存在する場合は，肺動脈形成術も積極的に行う．右室に導管造設を行うため，右室容積は対正常比 80％以上あることが望ましい．

　大血管転位，肺動脈閉鎖に対する Rastelli 型手術の場合は VSD が左室流出路となるため，VSD に十分な大きさがあることが必要である．狭小 VSD の場合は，VSD 上縁と前縁の楔状切除による欠損孔拡大を行う．また，心室内血流転換に伴う心室内導管により右室内容積が占められるため，残存右室容積が対正常比 80％以上であることが必要である．

　表1 に手術時体重と導管サイズを示す．過大な導管は肺動脈狭窄を惹起する可能性があるため，至適サイズを選択することが重要である．

■主要体肺動脈側副血行路合併例に対する外科治療

1) 基本方針

　MAPCA 合併例に対する治療戦略は様々な方針が報告されている[1~3]．本疾患群に対する外科治療の目標は，VSD が閉鎖できるかどうかではなく，良好な肺血管を再建して低い肺動脈圧を得ることである．肺動脈圧が十分に低下せず VSD が閉鎖できないということは，肺動脈再建（発育）に不備があるということになる．このため，MAPCA と肺内肺動脈形態に応じた治療戦略が重要となる．

　筆者は良好な肺内肺動脈成長と遺残狭窄のない肺動脈再建による低い肺動脈圧と VSD 完全閉鎖を目標として，原則的に外科治療を二段階に分けて行う．第一段階として，一期的統合手術（unifocalization：UF）とともに，姑息的右室流出路再建術（palliative right ventricular outflow tract reconstruction：pRVOTR）を行い，肺内肺動脈発達を促す．次いで，再 RVOTR と VSD 完全閉鎖による根治手術（Rastelli 型手術）を行うが，この際に肺動脈の吻合部狭窄などの遺残病変に対しても外科的介入を行う．

第一段階で UF と pRVOTR を行っておくことにより，根治手術後も低い肺動脈圧が期待でき，VSD の完全閉鎖も可能となる．cPA と肺内肺動脈の発達程度によっては，UF と pRVOTR に先行して BT シャントが必要となる症例もある．

UF と pRVOTR の手術時期は乳児期後期（8 ヵ月頃）から幼児期早期（1 歳 5 ヵ月くらい）を基準とする．肺血管の発育が良好で UF が容易な MAPCA の形態であれば，もう少し手術時期を早めてもよい．肺血管の発育程度により個人差があるが，手術時期を遅らせると肺内血管の閉塞性病変が進行する恐れがあるため，遅くても 1 歳半くらいまでに UF と pRVOTR を行うことが重要である．

根治手術時期は，UF と pRVOTR 術後 1 年〜1 年半くらいを目安とする．

2) 中心肺動脈軽度低形成例 [PA index＞160 mm^2/m^2 目安] (図 8a)

cPA 軽度低形成で MAPCA 本数が少ない場合は，一期的に UF と Rastelli 型手術が可能である．MAPCA を切断し，cPA に端側吻合あるいは側々吻合を行う．cPA の拡大形成術が必要な場合もある．

動脈管依存例では，PGE$_1$ 製剤を中断する目的で動脈管切断術と BT シャントを根治手術に先行させる．

3) 中心肺動脈中等度低形成例 [PA index＜160 mm^2/m^2 目安] (図 8b)

a) 新生児期，乳児期早期

MAPCA の UF を行うためには，血管にある程度以上の口径が必要である．1〜2 mm 程度の小さい口径の場合は吻合困難な場合もあり，遠隔期に吻合部狭窄を生じる可能性もある．このため，可及的に新生児期，乳児期早期の UF は回避する．

肺内肺動脈発達良好例では，新生児期，乳児期早期は酸素投与，血管拡張薬投与により乳児期後期まで手術を待機する．肺内肺動脈発達不良例では，乳児期早期に側開胸アプローチにより cPA への BT シャントを行う．可能であれば，cPA と MAPCA の部分的 UF を行う．将来的な狭窄や石灰化を回避するために，側開胸アプローチでの UF では肺内肺動脈に異種心膜や人工血管などの補填物を使用しないことが肝要である．

b) 乳児期後期〜幼児期早期

胸骨正中切開アプローチにより一期的に両側性 UF を行う．cPA は自己心膜パッチにより拡大形成を行う．目標とする PA index はやや大きめの 300〜350 mm^2/m^2 をめざす．右室-肺動脈間の血流路は小口径弁付き導管を使用する（pRVOTR）．導管径は正常肺動脈弁輪径の 70〜75％として，肺血流量を調節する．この程度の導管径により肺体血流比は 1.0 程度となることが多い．末梢肺動脈の成長を促すために，やや高肺血流気味となってもよい．酸素や肺高血圧治療薬を積極的に投与する．

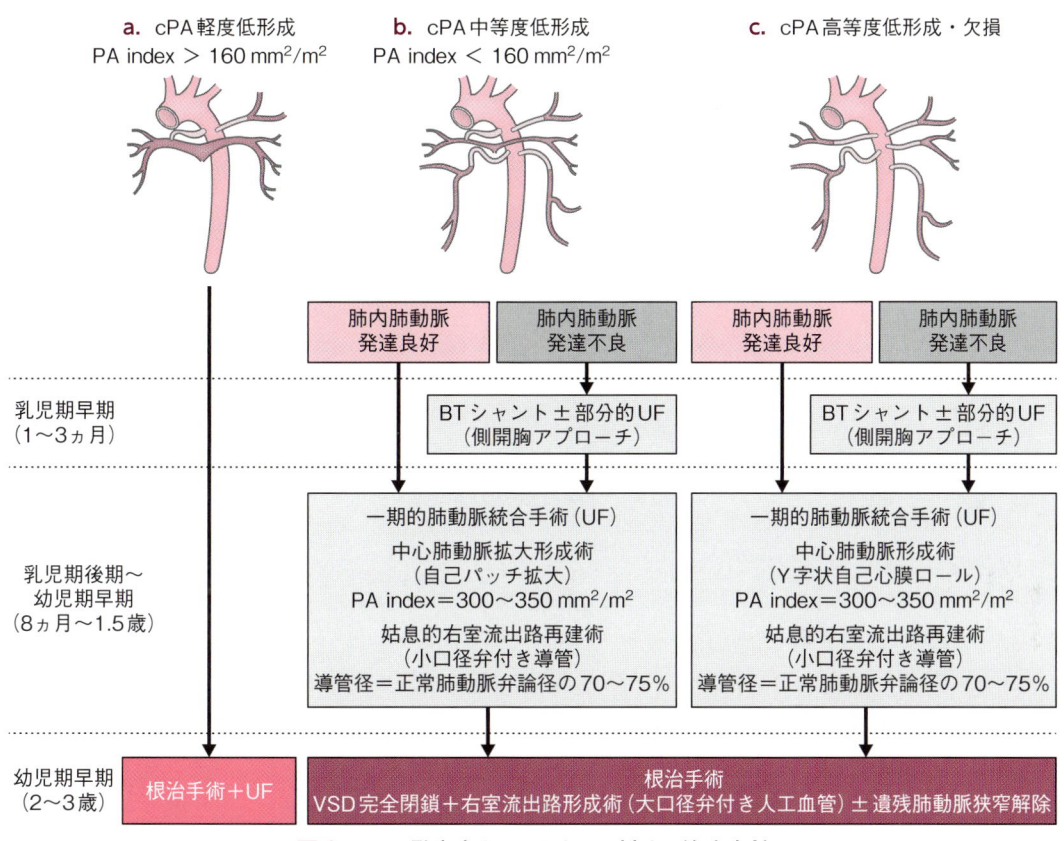

図8 cPA 発育度と MAPCA に対する治療方針

c) 幼児期早期

　UF と pRVOTR 後，約1年程度でカテーテル検査，CT 検査により血管形態の検索，遺残狭窄の有無，UF できなかった MAPCA の確認，肺動脈圧などの確認を行う．末梢肺動脈の成長が十分であれば，VSD 完全閉鎖を伴う根治手術（Rastelli 型手術）を予定する．

　肺門付近の末梢肺動脈狭窄残存は可及的に外科的に拡大形成術を追加する．一般的に第一分枝の分岐部付近の遺残狭窄は外科的に解除可能である．UF 時の吻合部狭窄も外科的に解除する．根治手術時に遺残狭窄を完全に解除しておくことが術後右室圧低下に重要であり，VSD 完全閉鎖につながる．

　右室-肺動脈血流路は大口径弁付き導管に交換する（**表1**）．2〜3歳の場合は 16 mm もしくは 18 mm の口径しか使用できないため，成人期までに最低1回の導管交換は不可避である．

4) 中心肺動脈高度低形成，欠損例 （**図8c**）

a) 新生児期，乳児期早期

　cPA 中等度低形成例と同様の方針である．

b) 乳児期後期〜幼児期早期

　胸骨正中切開アプローチにより一期的に両側性 UF を行う（**図9，10**）．cPA は Y 字状の自

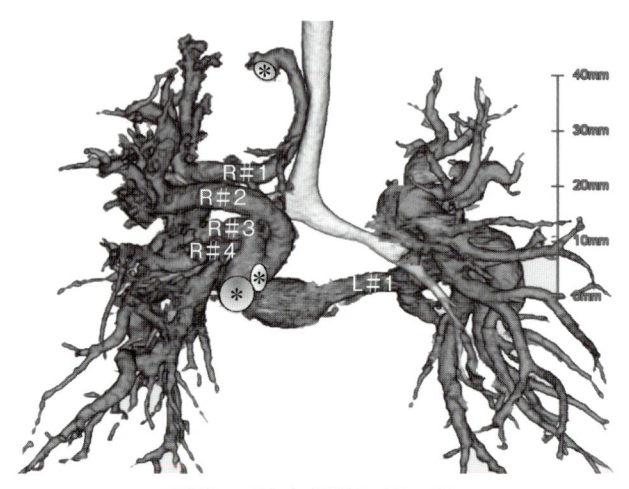

図 9　cPA 欠損例の 3D-CT

＊：腕頭動脈，大動脈からの MAPCA 開口部，R#1〜4：右 MAPCA #1〜4，L#1：左 MAPCA.
本例では cPA は欠損しているが，両肺とも肺内肺動脈の発達は良好である.

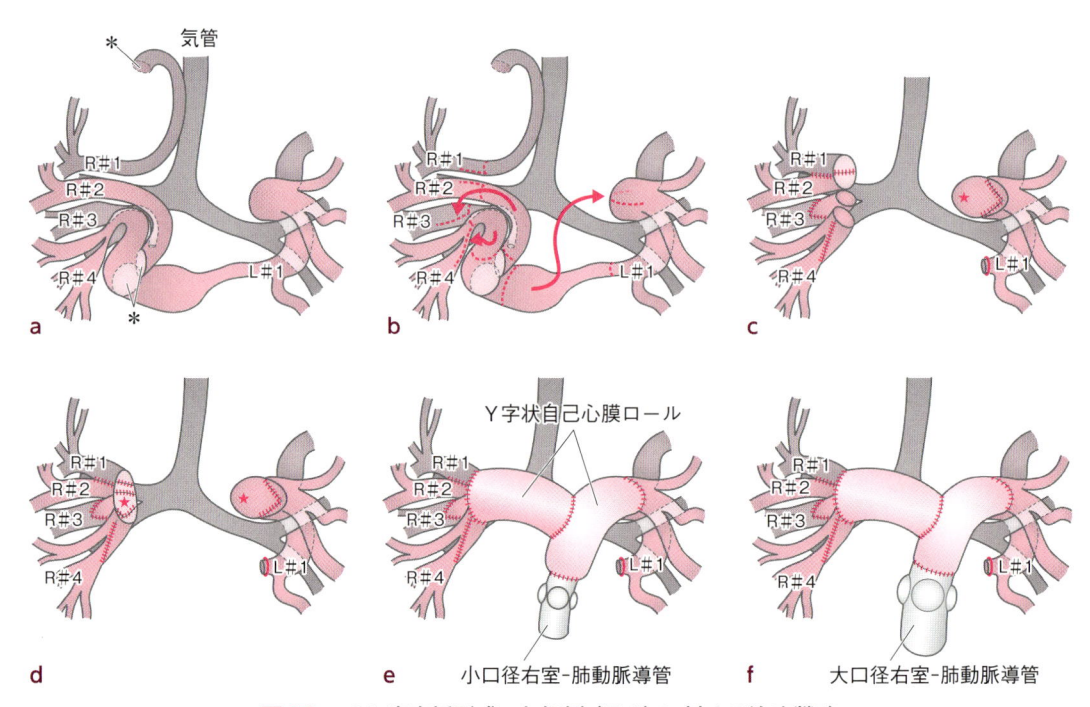

図 10　cPA 高度低形成，欠損例（図 9）に対する治療戦略

a：＊は腕頭動脈，大動脈からの MAPCA 開口部を示す（3 ヵ所）. R#1〜4 は右 MAPCA#1〜4，L#1 は左 MAPCA を示す.
b：R#2 起始部，R#4 起始部，L#1 近位側をパッチ（MAPCA パッチ）としてそれぞれ R#3 遠位側，R#4 遠位側，左 PA の拡大に使用する.
c：R#1 と R#2 を側々吻合する. R#3，R#4，左 PA を MAPCA パッチにより開口部を拡大する.
d：R#1〜R#4 を側々吻合し，肺門部で右 PA を 1 つの開口部にまとめる.
e：Y 字状の自己心膜ロールで cPA を形成する. 右室-肺動脈血流路は小口径弁付き人工血管で再建する（pRVOTR：人工血管口径≒正常肺動脈弁輪径の 70〜75%）.
f：根治手術（右室-肺動脈血流路を大口径弁付き人工血管に交換，VSD 完全閉鎖）.

己心膜ロールにより形成する．自己心膜ロールの口径は PA index $300\sim350\ mm^2/m^2$ となるように設定する．自己心膜ロールを Y 字状に構築することにより，良好な流体力学的特性が得られる[4]．

cPA 中等度低形成例と同様に，右室-肺動脈間の血流路は小口径弁付き導管を使用する（pRVOTR）．

c) 幼児期早期

cPA 中等度低形成例と同様の方針で幼児期早期（2〜3 歳くらい）に根治手術（Rastelli 型手術）を行う．根治手術時期が遅れると，肺血管閉塞性病変が進行する可能性がある．術後の肺動脈圧を低く保つためには，可及的に幼児期早期に根治手術を施行することが重要である．

■ 主要体肺動脈側副血行路合併例に対する手術

1) BT シャントの適応

乳児期早期にチアノーゼが高度になる症例に対しては，後側方開胸によるアプローチにより，cPA もしくは吻合可能な口径をもつ MAPCA に対する BT シャントが有効である．BT シャントに用いる人工血管の口径はやや太めを選択する（乳児期早期であれば 3.5 mm もしくは 4.0 mm）．

この際，正中切開アプローチでは到達しにくい気管背側の MAPCA の UF が可能であれば，同時に UF を行ってもよい．側開胸アプローチでの UF は肺動脈末梢での手技となるため遠隔期狭窄病変に対する再手術が困難である．このため，側開胸アプローチでの UF に際しては MAPCA の直接吻合（端側吻合もしくは側々吻合）を原則とし，異種心膜や人工血管の使用は回避すべきである．

2) セントラルシャント（Melbourne シャント）の適応と有効性

cPA が低形成であっても cPA からの灌流肺区域が多い症例では，上行大動脈から cPA へのセントラルシャント（Melbourne シャント）[5] が cPA の発育に有効であると報告されている[6]．しかし，セントラルシャントでは十分な血流が得られない場合もあり，人工血管を使用した場合には閉塞しやすいという欠点もある．また，次の手術の際，癒着の影響で肺動脈形成に自己心膜を使用できなくなってしまう可能性もある．このため，セントラルシャント（Melbourne シャント）の適応は cPA からの灌流肺区域が多い症例に限定すべきである．

3) 主要体肺動脈側副血行路へのアプローチ（側開胸または正中切開）

ほぼすべての MAPCA 起始部に正中切開からアプローチが可能である．遠位胸部下行大動脈から起始している MAPCA にも正中創からのアプローチは可能であるが，心臓を脱転させる必要があるため体外循環のサポートが必要となる．

4) 主要体肺動脈側副血行路吻合方法（側々吻合または端側吻合），吻合部狭窄を回避する方法

自己心膜パッチなどの補填物に MAPCA を直接吻合する場合，遠隔期の補填材料の壁肥厚に伴って吻合部狭窄が惹起される可能性がある．これに対して，**図 10c** に示すように切断した MAPCA の開口部を縦切開して楔状型のパッチを補填し，開口部を拡大することが吻合部狭窄回避に有用である．

MAPCA 同士の吻合では，MAPCA の長さに余裕があれば端側吻合法ではなく側々吻合法も吻合部狭窄回避に有用である．

5) 主要体肺動脈側副血行路，中心肺動脈形成術の補填材料

自己肺動脈（MAPCA）の側々吻合[3] のみでは狭窄が残存する可能性があり，補填物を用いて可及的に新肺動脈拡大を行う[7] ことが術後肺動脈圧低下に直結する．

本邦では補填材料には自己心膜が一般的に使用されている．異種心膜，ホモグラフトは成長の可能性がなく，遠隔期石灰化の問題もある．人工血管も成長が望めない．将来的に補填材料の開発が望まれる．

6) 気管支背側の主要体肺動脈側副血行路への対処

気管支背面の MAPCA に対しては，正中切開アプローチから下行大動脈からの起始部と気管支の手前で MAPCA を切断し，気管支背側から MAPCA を抜き出して前方に転位する（**図 11**）．ただし，気管支の背面で背側肺へ血管分岐している場合には，MAPCA を切断して前方転位することは不可能であるため，背側の位置のままで UF を行う必要がある．

気管支背側の MAPCA への直接アプローチは前側方切開では困難であるため，この部位での狭窄解除が必要な場合は後側方切開・開胸アプローチが必要となる．

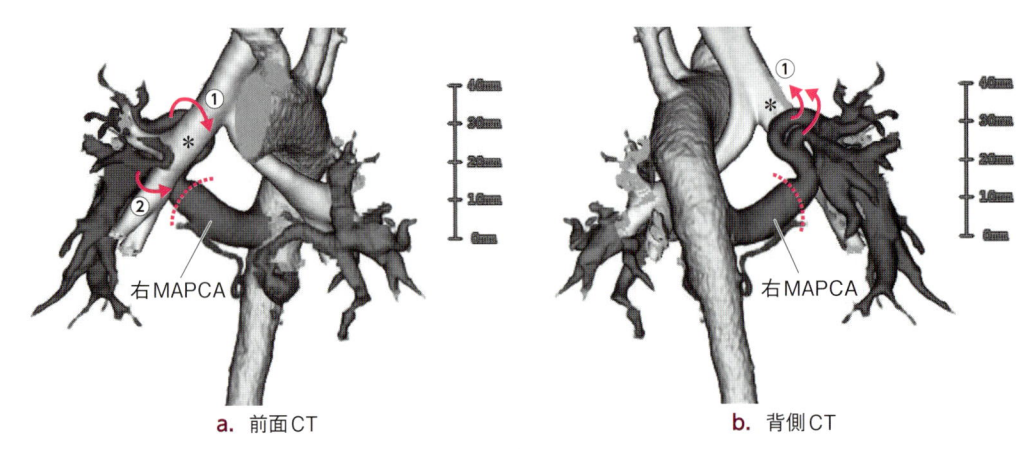

a. 前面CT　　　　　　　　　　b. 背側CT

図 11　気管支背側の MAPCA

MAPCA を起始部ならびに点線の部分で切断する．右上葉，中葉に向かう分枝を右気管支（＊）後面より前方に転位させる（矢印①）．下葉枝も右上葉気管支と下葉気管支の間から前方に転位させる（矢印②）．

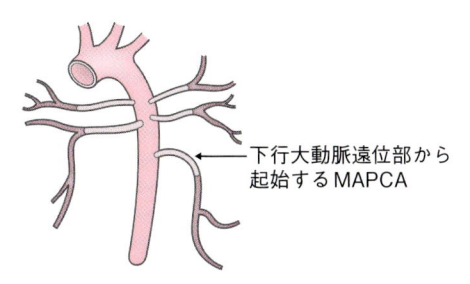

**図12　下行大動脈遠位から左肺下葉へ分布
　　　する MAPCA**
肺内血管の結合がない場合を示す．

7）下行大動脈遠位から肺下葉へ分布する主要体肺動脈側副血行路の一期的統合手術の可能性

　MAPCA が遠位側の胸部下行大動脈から起始する場合がある（**図12**）．特に，左下葉に向かう MAPCA でみられることが多い．

　このような MAPCA に対して，肺内血管との結合がある場合（arbolization anomaly）は，MAPCA 起始部の結紮のみでよいが，肺内血管の結合がない場合は UF を行う必要がある．授動できる MAPCA 長が短い場合には肺門部での cPA への UF は困難である．この場合は近辺の肺内肺動脈や他の MAPCA への端側あるいは側々吻合を試みる必要がある．

■文　献

1) Soquet J et al：A review of the management of pulmonary atresia, ventricular septal defect, and major aortopulmonary collateral arteries. Ann Thorac Surg **108**：601-612, 2019
2) Sawatari K et al：Staged operation for pulmonary atresia and ventricular septal defect with major aortopulmonary collateral arteries：new technique for complete unifocalization. J Thorac Cardiovasc Surg **98**：738-750, 1989
3) Reddy VM et al：Midline one-stage complete unifocalization and repair of pulmonary atresia with ventricular septal defect and major aortopulmonary collaterals. J Thorac Cardiovasc Surg **109**：832-845, 1995
4) Kato N et al：Effects of blood flow dynamics on autologous pericardial degeneration in reconstructed pulmonary arteries. Interact Cardiovasc Thorac Surg **26**：293-300, 2018
5) Duncan BW et al：Staged repair of tetralogy of Fallot with pulmonary atresia and major aortopulmonary collateral arteries. J Thorac Cardiovasc Surg **126**：694-702, 2003
6) Mumtaz MA et al：Melbourne shunt promotes growth of diminutive central pulmonary arteries in patients with pulmonary atresia, ventricular septal defect, and systemic-to-pulmonary collateral arteries. Ann Thorac Surg **85**：2079-2084, 2008
7) Barron DJ et al：Approaches to pulmonary atresia with major aortopulmonary collateral arteries. Semin Thorac Cardiovasc Surg Pediatr Card Surg Annu **21**：64-74, 2018

14　両大血管右室起始

定義と基本病型

両大血管右室起始（double outlet right ventricle：DORV）は，僧帽弁と接している大血管が右方（右室側へ）偏位することにより発症する[1,2]．片方の大血管ともう一方の大血管の50%以上が右室から起始し，かつ半月弁と房室弁の線維性が断たれている（筋性組織が介在する）という条件を満たす疾患である．僧帽弁と接している大血管が大動脈の場合は「正常大血管型」，肺動脈の場合は「大血管転位型（TGA）」となる．

心室中隔欠損（VSD）の位置は本症の定義とは無関係である．またVSDの位置によるLEV分類[3]は大血管関係を考慮しておらず，術式選択に混乱を生じる．

1）正常大血管型

大血管関係は正常（後方：大動脈，前方：肺動脈）である．大動脈の右方偏位により大動脈が心室中隔に50%以上騎乗し，大動脈弁と僧帽弁の線維性連続（mitral-aortic fibrous continuity）が断たれて，筋性組織である心室漏斗部襞壁（ventriculo-infundibular fold：VIF）が介在する（**図1a**：＊印）．

2）大血管転位型

大血管は前後関係（後方：肺動脈，前方：大動脈）である．肺動脈の右方偏位により肺動脈が心室中隔に50%以上騎乗し，肺動脈弁と僧帽弁の線維性連続が断たれて，筋性組織であるVIFが介在する（**図1b**：＊印）．

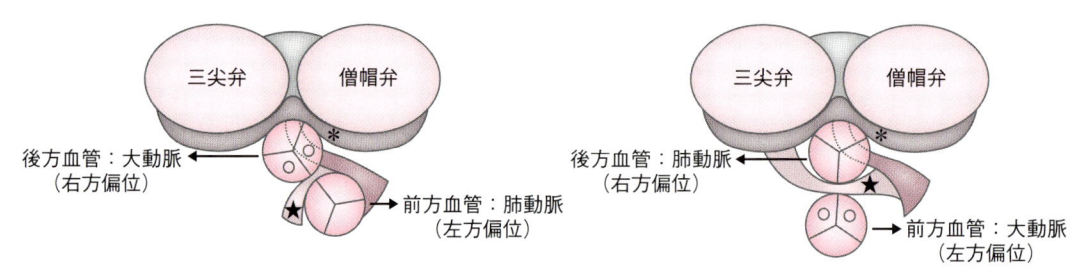

　心室中隔欠損
＊：心室漏斗部襞壁
★：漏斗部中隔

後方血管：大動脈　←
（右方偏位）
→　前方血管：肺動脈
（左方偏位）

後方血管：肺動脈　←
（右方偏位）
→　前方血管：大動脈
（左方偏位）

三尖弁　僧帽弁　　　三尖弁　僧帽弁

a. 正常大血管型．後方血管の大動脈と僧帽弁が近接する．

b. 大血管転位型．後方血管の肺動脈と僧帽弁が近接する．

図1　両大血管右室起始の基本形態

　この「正常大血管型」と「大血管転位型」の中でも，後方血管の右方偏位と前方血管の左方転位の程度により様々なサブタイプが存在する．これらのサブタイプの形態的特徴により適応されるべき術式が決定される．騎乗血管，漏斗部中隔（infundibular septum：IF）の付着部位，心室中隔との位置関係が重要となる．

両大血管右室起始のサブタイプと手術術式

1）正常大血管型

　後方血管である大動脈の右方偏位と前方血管の肺動脈の左方偏位により，{SDN}DORV，original Taussig-Bing，posterior TGA type DORV のサブタイプに分類される．各病型の移行型も存在する．各サブタイプの形態的特徴を**表1**に示す．

a）{SDN}DORV

　大血管関係は正常（大動脈：右後方，肺動脈：左前方）である．後方血管（大動脈）の軽度右方転位により大動脈弁と僧帽弁間の線維性連続が断たれて，筋性組織（VIF，**図2**：＊印）が介在する．後方血管である大動脈が心室中隔に50％以上騎乗し，VSDは大動脈弁下に存在する．IF（**図2**：★印，**図3**：★印）はVSD前縁の中隔縁柱（trabecular septomarginalis：

表1　正常大血管型サブタイプの形態的特徴

	{SDN}DORV	original Taussig-Bing	posterior TGA type DORV
大血管関係	正常 （後方大動脈，前方肺動脈）	並列 （大動脈：右，肺動脈：左）	並列 （大動脈：右，肺動脈：左）
漏斗部中隔-心室中隔	直交	直交	並列
騎乗血管	大動脈	両大血管	肺動脈
心室中隔欠損（VSD）	大動脈弁下 VSD	両大血管下 VSD	肺動脈弁下 VSD

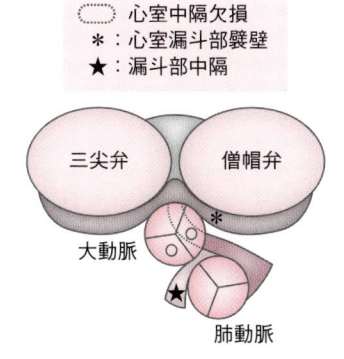

図2　正常大血管型 {SDN}DORV の形態的特徴
大血管関係は正常，大動脈が心室中隔に50％以上騎乗する．大動脈と僧帽弁間の線維性連続が断たれ，筋性組織が介在する．

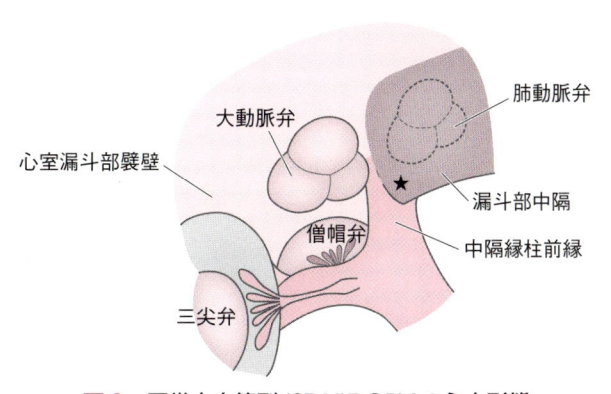

図3　正常大血管型 {SDN}DORV の心内形態
後方血管の大動脈が心室中隔に騎乗する．VSDは大動脈弁下に存在する．IFの後縁（★）はTSM前縁に付着する．

TSM）の前縁に結合し，心室中隔と直交する．

IF が前方偏位した場合には，右室流出路狭窄，肺動脈弁狭窄を合併する．

① {SDN}DORV に対する手術術式

Fallot 四徴の手術に準じて，経三尖弁的に VSD から大動脈弁輪にかけてパッチを縫着し，心室内血流転換術を行う．

右室流出路狭窄を合併した症例では，心室内血流転換術に加えて Fallot 四徴に準じた右室流出路拡大術もしくは右室-肺動脈導管による血流路再建術を行う．

b) original Taussig-Bing

後方血管（大動脈）がさらに右方偏位し，前方血管（肺動脈）もやや左方偏位し，大血管関係は並列（side by side）となる．VSD は前方に伸展し，前方血管（肺動脈）も心室中隔に騎乗することにより，両大血管下 VSD（doubly committed VSD）となる．IF 後縁（**図 4**：★印，**図 5**：★印）は VSD を越えて左室側に伸展し，僧帽弁側 VIF（**図 4**：＊印）に接合する．IF と心室中隔は直交する．

① original Taussig-Bing に対する手術術式

図 4a に示すように，両半月弁が心室中隔に騎乗して VSD は両大血管下に存在し，IF 後縁

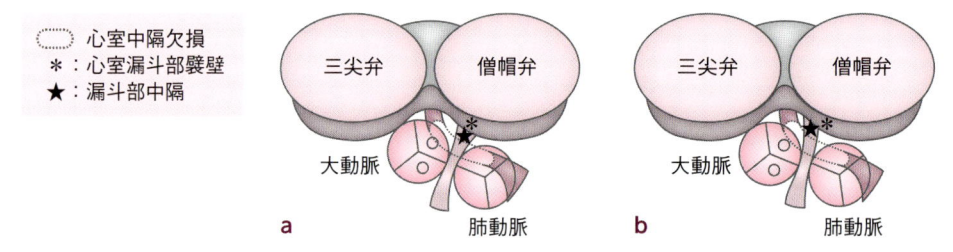

図 4　original Taussig-Bing の形態的特徴
大血管関係は並列である．大動脈に加え，肺動脈も心室中隔に騎乗する．VSD は両大血管下に存在する．IF の後縁（★）は僧帽弁側の VIF に偏位して付着する場合（a），もしくは三尖弁側の VIF に偏位して付着する場合（b）がある．

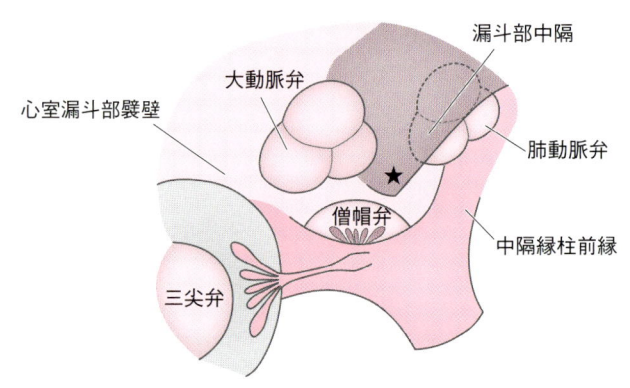

図 5　original Taussig-Bing の心内形態
IF（★）は心室中隔を越えて，僧帽弁側の VIF に付着する．VSD は前方伸展し，両半月弁が心室中隔に騎乗し，両大血管下 VSD となる．

（★印）は僧帽弁側の VIF（＊印）に結合し，IF と心室中隔が直交しているため，左室から VSD を通じて大動脈弁への血流路を作成する心室内血流転換術（Kawashima 手術[4]）が可能である．

しかし，**図 4b** に示すように，IF 後縁（★印）の VIF への付着部が右方（三尖弁側）に偏位している場合には，左室から大動脈弁への血流路の幅が狭くなる．このため，Kawashima 手術を行うには IF の部分切除が必要となる．IF の部分切除を行っても血流路の幅が確保できない症例では，肺動脈弁への血流転換パッチを縫着して，動脈スイッチ手術を行う必要がある．

VSD が前方伸展している症例では，経三尖弁的に前縁に縫合糸をかけることが困難な場合がある．このような症例では右室流出路を縦切開し，右室流出路切開口からのアプローチが必要である．

c) posterior TGA type DORV

後方血管（大動脈）がさらに右方偏位し，前方血管（肺動脈）もさらに左方偏位する．このため，前方血管である肺動脈が心室中隔に騎乗する（**図6**）．VSD はさらに前方伸展するため，肺動脈弁下 VSD となる．IF 後縁（**図6**：★印）は心室中隔の VSD 右縁に付着する．IF は心室中隔と並列し，症例によっては右室心尖部方向へ長く伸展している場合もある．

① posterior TGA type DORV に対する手術術式

IF が心室中隔と並列しており，VSD から大動脈への血流路確保が困難となる．このため，肺動脈弁下 VSD をパッチ閉鎖し，動脈スイッチ手術を行う．

posterior TGA の場合も経三尖弁的には VSD への視野確保が困難であるため，右室流出路切開口からのアプローチが必要となる．

2) 大血管転位型

後方血管である肺動脈の右方偏位と前方血管の大動脈の左方偏位により，false Taussig-Bing，{SDL}DORV，解剖学的修正大血管転換（anatomically corrected malposition of the great arteries：ACMGA）のサブタイプに分類される．各サブタイプの形態的特徴を**表2**に示す．

a) false Taussig-Bing

大血管関係は前後（大動脈：前方，肺動脈：後方）である．肺動脈と僧帽弁間の線維性連続

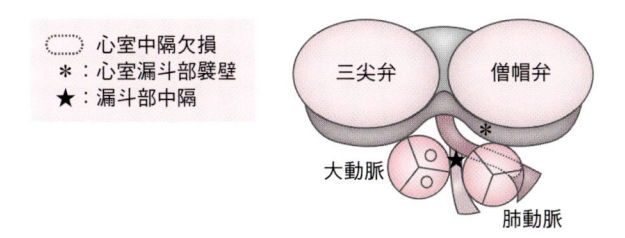

図6　posterior TGA type DORV の形態的特徴
左前方の肺動脈が心室中隔に騎乗する．VSD は肺動脈弁下に存在する．IF は心室中隔と並列する．

表 2　大血管転位型サブタイプの形態的特徴

	false Taussig–Bing	{SDL}DORV	ACMGA
大血管関係	前後 （前方大動脈，後方肺動脈）	並列 （肺動脈：右，大動脈：左）	並列 （肺動脈：右，大動脈：左）
漏斗部中隔–心室中隔	並列	直交	並列
騎乗血管	肺動脈	両大血管	大動脈
心室中隔欠損（VSD）	肺動脈弁下 VSD	両大血管下 VSD	大動脈弁下 VSD

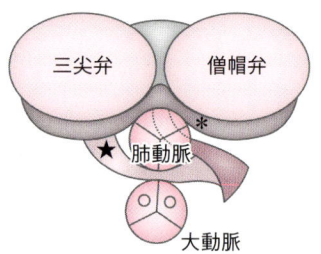

凡例：
◌ 心室中隔欠損
＊：心室漏斗部襞壁
★：漏斗部中隔

図 7　false Taussig–Bing の形態的特徴
大血管関係は前後で前方血管は大動脈となる．IF は心室中隔と並列する．後方の肺動脈が心室中隔に騎乗し，VSD は肺動脈弁下に存在する．

　が存在する場合は，完全大血管転位（Ⅱ型）である．

　正常大血管型と同様に後方血管の右方偏位が生じることにより，DORV となる．false Taussig–Bing では後方血管（肺動脈）の軽度右方転位により肺動脈と僧帽弁間の線維性連続が断たれて，筋性組織（VIF，**図 7**：＊印）が介在する．

　後方血管である肺動脈が心室中隔に 50％以上騎乗し，VSD は肺動脈弁下に存在する．IF の右縁は三尖弁側の VIF と結合し，IF の左縁は VSD 前縁の TSM に結合する．このため，IF は心室中隔と並列し，左室から VSD を介して大動脈弁への血流を阻害する（**図 7**：★印）．IF には三尖弁腱索が付着することが多い．

　IF が後方偏位した場合は肺動脈狭窄を合併し，前方偏位した場合は大動脈弁下狭窄をきたす．

① false Taussig–Bing に対する手術術式

　IF と心室中隔が並列するために，VSD から大動脈弁への血流転換は不可能である．経三尖弁的に VSD にアプローチが可能である．VSD パッチの上縁を IF に縫着し，VSD から肺動脈弁への心室内血流転換を行う．さらに動脈スイッチ手術を追加する．

② 肺動脈狭窄を合併した false Taussig–Bing に対する手術術式

　VSD が十分大きな症例では肺動脈を切断し，VSD から大動脈弁への心室内導管による血流転換を行い，右室-肺動脈心外導管による血流路を作成する Rastelli 手術[5] の適応となる．ただし，狭小 VSD 例，remote VSD 例や右室容積が小さい症例では Rastelli 手術が困難となる．このような症例に対しては，aortic translocation 手術（Nikaidoh 手術[6]，half-turned truncal switch 手術[7]）が適応となる（**図 8**）．half-turned truncal switch 手術では両半月弁を一塊として切除し，180° 反転させて対側の流出路に再吻合する．肺動脈狭窄に対しては，軽度狭窄例では肺動脈弁交連切開術，中等度狭窄例では一弁付きパッチによる右室流出路拡大を行う．

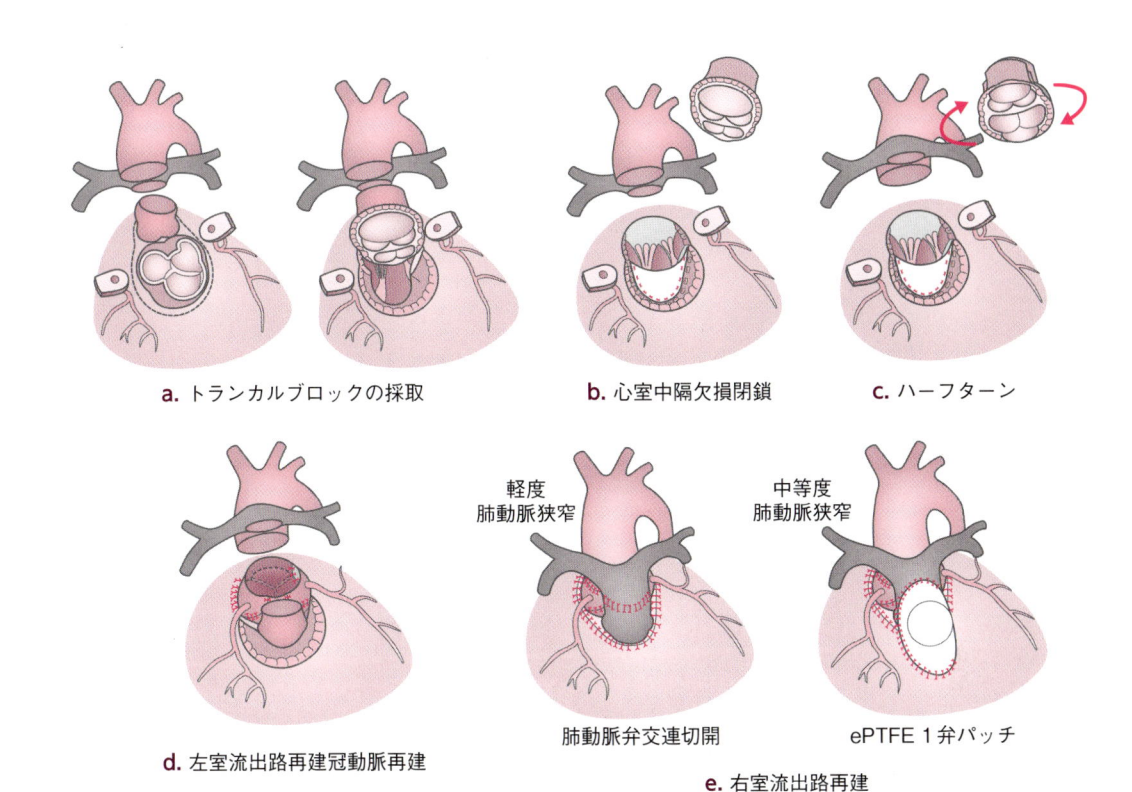

a. トランカルブロックの採取　　　**b.** 心室中隔欠損閉鎖　　　**c.** ハーフターン

軽度
肺動脈狭窄

中等度
肺動脈狭窄

肺動脈弁交連切開　　　　ePTFE 1弁パッチ

d. 左室流出路再建冠動脈再建

e. 右室流出路再建

図8　右室流出路狭窄を伴う false Taussig–Bing に対する half-turned truncal switch 手術

b) {SDL}DORV

　後方血管（肺動脈）がさらに右方偏位し，前方血管（大動脈）もやや左方偏位し，大血管関係は並列（side by side）となる．VSD は前方に伸展し，前方血管（大動脈）も心室中隔に騎乗することにより，両大血管下 VSD となる．大動脈弁下に伸展し，大動脈弁下 VSD となる場合もある．IF 後縁（**図9**：★印）は VSD を越えて左室側に伸展し，僧帽弁側 VIF（**図9**：＊印）に接合する．IF と心室中隔は直交する．

① {SDL} DORV に対する手術術式

　VSD が大動脈に伸展しているため，VSD から大動脈弁への心室内血流転換術が適応となる．

c) 解剖学的修正大血管転換

　ACMGA は非常にまれな病型である．後方血管（肺動脈）がさらに右方偏位し，前方血管（大動脈）もさらに左方偏位する．このため，前方血管である大動脈が心室中隔に騎乗する（**図10**）．VSD はさらに前方伸展するため，大動脈弁下 VSD となる．IF 後縁（**図10**：★印）は心室中隔の VSD 左縁に付着する．IF は心室中隔と並列する．

① 解剖学的修正大血管転換に対する手術術式

　大動脈が心室中隔に騎乗しており大動脈弁下 VSD であるため，VSD から大動脈弁への心室内血流転換が適応となる．

心室中隔欠損
＊：心室漏斗部襞壁
★：漏斗部中隔

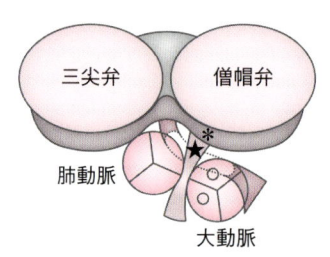

図9　{SDL}DORV の形態的特徴
両半月弁が心室中隔に騎乗する．VSD
の前方伸展により VSD は両大血管下に
存在する．IF の後縁は僧帽弁側の VIF
に付着する．

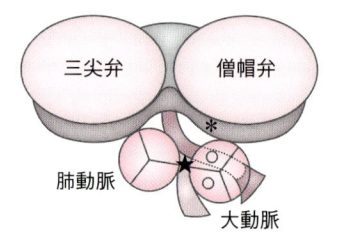

図10　ACMGA の形態的特徴
左方の大動脈が心室中隔に騎乗する．
VSD はさらに前方伸展し，VSD は大動
脈弁下に存在する．

■文　献

1）Van Mierop LH：Transposition of the great arteries. I. clarification or further confusion？ Am J Cardiol **28**：735-738, 1971

2）Van Praagh R：Transposition of the great arteries. II. transposition clarified. Am J Cardiol **28**：739-741, 1971

3）Lev M et al：A concept of double-outlet right ventricle. J Thorac Cardiovasc Surg **64**：271-281, 1972

4）Kawahira Y et al：Ventricular outflow tracts after Kawashima intraventricular rerouting for double outlet right ventricle with subpulmonary ventricular septal defect. Eur J Cardiothorac Surg **16**：26-31, 1999

5）Rastelli GC et al：Complete repair of transposition of the great arteries with pulmonary stenosis：a review and report of a case corrected by using a new surgical technique. Circulation **39**：83-95, 1969

6）Nikaidoh H：Aortic translocation and biventricular outflow tract reconstruction：a new surgical repair for transposition of the great arteries associated with ventricular septal defect and pulmonary stenosis. J Thorac Cardiovasc Surg **88**：365-372, 1984

7）Yamagishi M et al：Half-turned truncal switch operation for complete transposition of the great arteries with ventricular septal defect and pulmonary stenosis. J Thorac Cardiovasc Surg **125**：966-968, 2003

15 総動脈幹（遺残）

概要

単一の動脈が心室部より起始し，冠循環，肺循環，体循環に血液を供給する心疾患を総動脈幹（遺残）（persistent truncus arteriosus：PTA）と呼ぶ．STS Congenital Heart Surgery Database によると，2015 年 7 月〜2019 年 6 月の先天性心疾患手術 158,455 例のうち新生児 PTA の手術は 494 例で死亡率は 7.3％であった．多くの例で，22q11.2 欠失と呼ばれる染色体の異常や，DiGeorge 症候群と呼ばれる症候群を伴い，心臓以外にも異常がみつかる場合がある．

発生

胎児期の総動脈幹は心円錐部と大動脈弓部の間で，心室の共通の出口となる．正常心では，その後，動脈基部の 4 つの隆起のうち 2 つが癒合して大動脈，肺動脈に分割される．この過程で，半月弁も形成される．分割されず，そのまま弁が形成される場合は 4 つの弁尖となる．本症で 4 弁が比較的多いのはこのためである（**図 1**）．

病型分類

Collect と Edwards は 1949 年に剖検例 80 例の検討の結果，本性を 4 系に分類し，現在でも最も普遍的な分類として用いられている（**図 2**）．

- **I型**：肺動脈は短い肺動脈幹を有し，総動脈幹から分枝し，さらに左右肺動脈に分岐する．
- **II型**：左右肺動脈が総動脈幹から直接分枝するが，起始部が近接している．
- **III型**：左右肺動脈は動脈幹の左右の側壁から独立して起始する．
- **IV型**：上行大動脈から肺動脈は起始せず，肺循環は大動脈弓または下行大動脈から出た気管支動脈，動脈管によって保たれる．

実際には，I型とII型の移行型が多くみられる．近年では，IV型は真性な PTA とは呼ばず，心室中隔欠損（VSD）/Fallot 四徴と肺動脈閉鎖を合併した病態とみなす．

臨床所見

胎児エコーで診断されていることが多い．新生児期には，軽度のチアノーゼが認められるが，肺血管抵抗の低下とともに改善し，多呼吸，頻脈，体重増加不良などの心不全症状が発現する．胸部 X 線では，心拡大，肺血流増加がみられ，心エコー検査で確定診断となる．心電

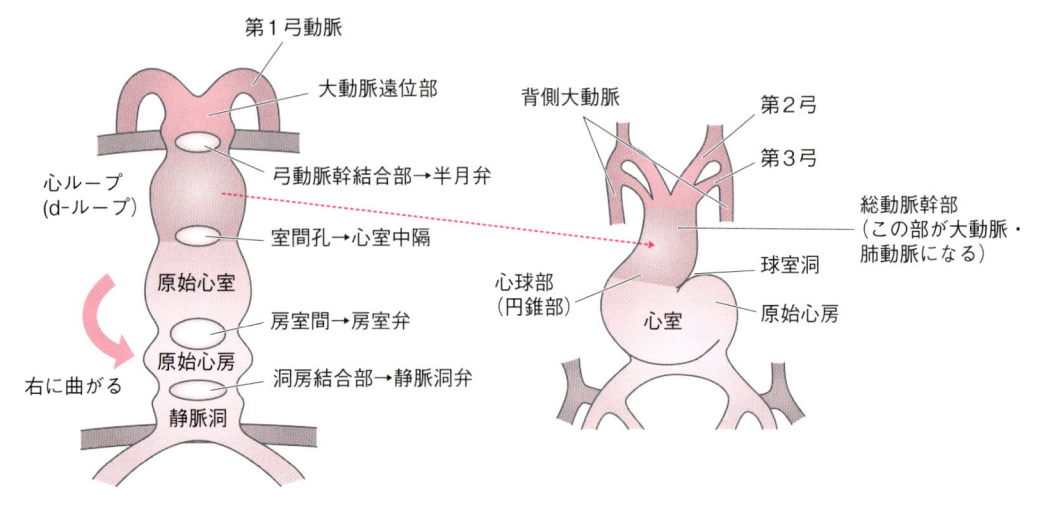

a. 動脈幹の発生

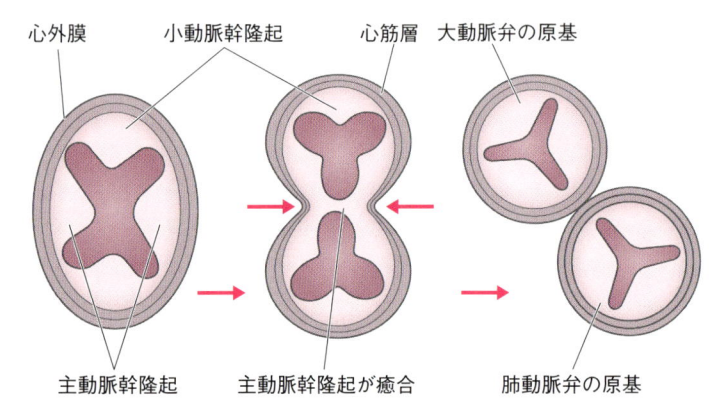

b. 総動脈幹弁の発生

図1　心室・大血管の発生

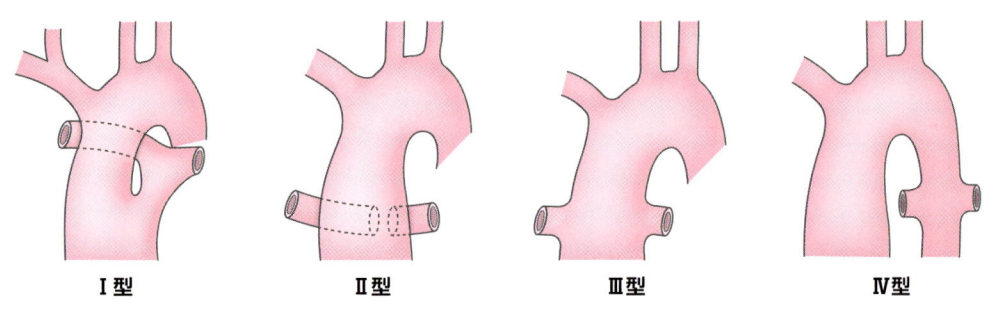

図2　Collect & Edwards の分類

図異常など，冠動脈の異常の疑いがなければ，手術前にカテーテル検査は必要ない．高度の半月弁逆流や，大動脈弓異常（大動脈縮窄や大動脈弓離断）が合併していれば，より早期の手術介入が必要となることが多い．PTAで，もしなんらかの外科治療を行わなければ，2，3ヵ月以内には半分以上，そして1年以内にはほとんど全例が死亡するといわれている[1,2]．

極型Fallot四徴，大動脈肺動脈窓との鑑別が重要である．

■ 術式

過去には，大きい心外導管での根治手術をめざし，乳児期早期に姑息的に短い主肺動脈部での肺動脈絞扼術が施行され，二期的に根治手術を施行していたが，予後は不良であった．低体重児や他の合併疾患が存在するハイリスク例では，両側肺動脈絞扼術を考慮し，二期的根治手術をめざす．人工心肺を使用しないので，比較的リスクは低いが，可能な限り一期的根治手術をめざす．新生児期または乳児期早期に根治手術を行う．通常，右心房1本脱血，中等度低体温体外循環下に行う．左右肺動脈をターニケットで遮断し，大動脈遮断後，心停止灌流液が肺動脈に流れないよう注意が必要である．

総動脈幹側壁または後壁から左右肺動脈起始部を切離する．将来の肺動脈狭窄をきたしやすいので，肺動脈側に組織をより多く残す．その際，肺動脈口と左冠動脈口が近い場合は，冠動脈入口部を損傷しないよう細心の注意が必要である．大動脈の欠損部は直接，またはパッチで閉鎖する．左右肺動脈狭窄が懸念される場合は，遠位部に自己心膜パッチを補填し，その部分に心外導管を縫着する．

右室縦切開は左冠動脈前下行枝に近づかないよう注意し，右室遊離壁は紡錘状に切除する．心室中隔欠損は，通常subarterial-malalignment typeで，三尖弁輪との間に筋性組織を認めることが多い．よって，刺激伝導系の損傷回避は容易である．動脈幹は左右心室に騎乗している．右室切開口から連続縫合でパッチ閉鎖する．VSDパッチは総動脈弁よりでは右室遊離壁に縫着する．右室-肺動脈間は弁付き心外導管（8～12 mm）で再建する．右室流出部には追加のパッチを縫着し，流出路の拡大を追加する（**図3**）．

右室-肺動脈導管として，同種大（肺）動脈弁付き導管，Hancock弁付き導管（Edwards社），Contegra弁付き導管（Medtronic社），Yamagishi's Gore-Tex valved conduit（自家製），自家心膜ロール弁付き導管など（自家製）が使用される．導管は成長しないので，ほとんどの症例で2～3年以内に再手術が必要となる．

総動脈幹弁には，弁尖の形態異常，4弁などの弁尖数の異常があることが多い．そのため，弁逆流が高度なものは乳児期早期から重篤な臨床症状の原因となり，予後に大きく影響する．**図4，5**のような弁形成術を試みる．4弁の総動脈幹を3弁化，2弁化し，逆流の軽減を図る．弁形成不能な症例には同種弁を使用し，冠動脈移植を含めた基部置換手術の応用が必要となる．

なお，訪米ではBarbero-Marcial法や，Réparation à l'Etage Ventriculaire（REV）（LeCompte）法のように，1弁付きパッチで右室流出路を再建する術式はほとんど行われていない．

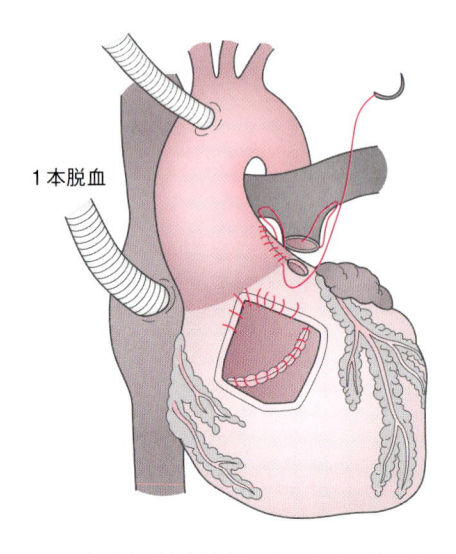
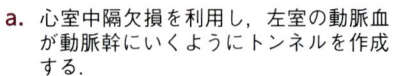
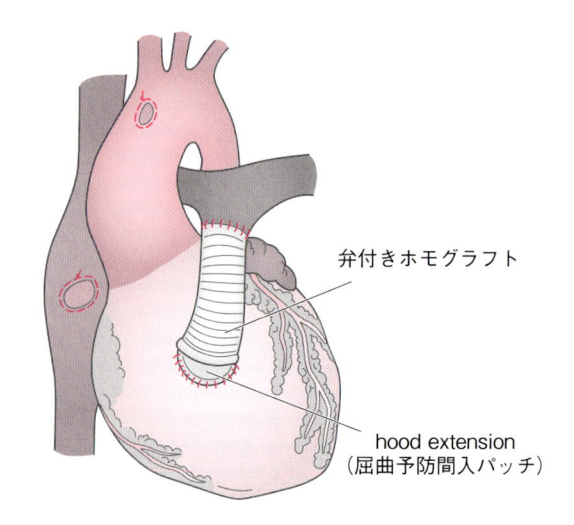

1本脱血

弁付きホモグラフト

hood extension
（屈曲予防間入パッチ）

a. 心室中隔欠損を利用し，左室の動脈血が動脈幹にいくようにトンネルを作成する．

b. 右室から肺動脈へ弁付きホモグラフトによりバイパスをつくる．

図3　手術シェーマ

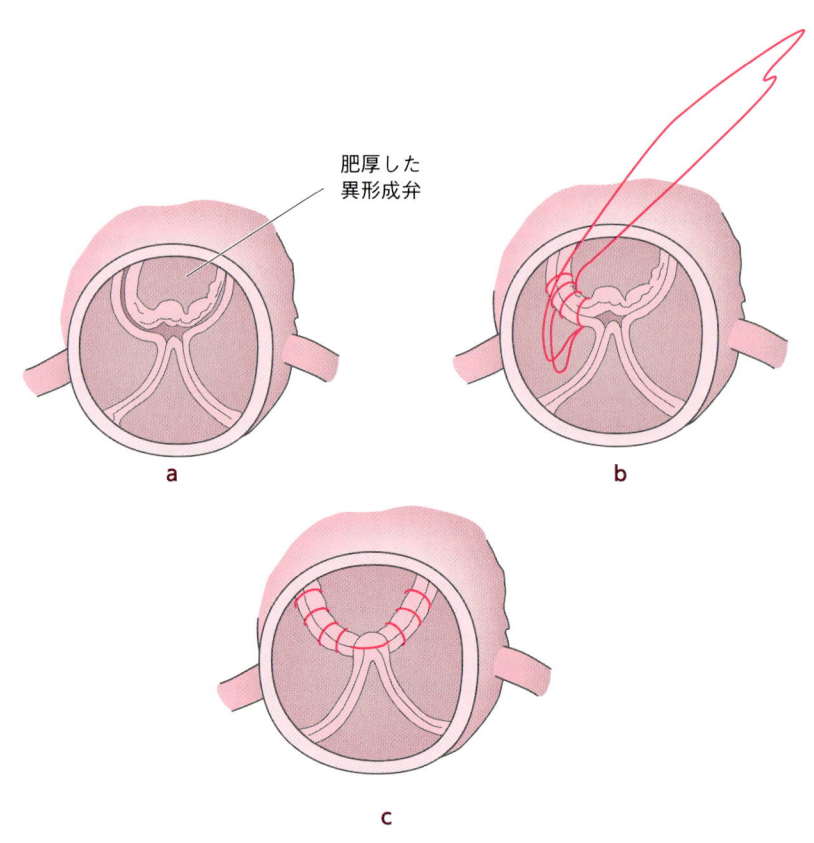

肥厚した異形成弁

a

b

c

図4　4弁 truncal valve 形成法

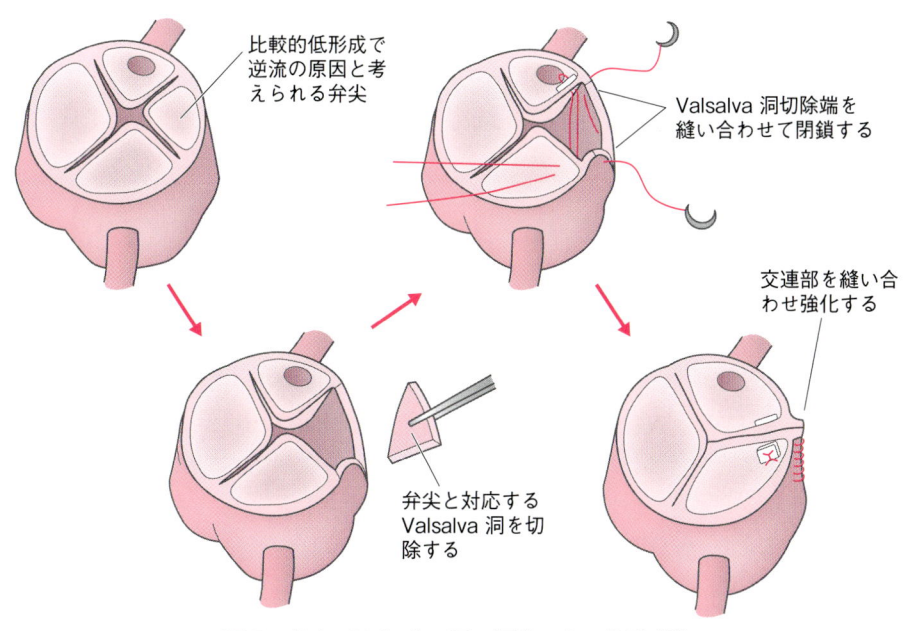

比較的低形成で逆流の原因と考えられる弁尖

Valsalva 洞切除端を縫い合わせて閉鎖する

交連部を縫い合わせ強化する

弁尖と対応する Valsalva 洞を切除する

図 5　弁尖・Valsalva 洞の切除による弁形成法

■**文　献**

1) Morgan CT et al：Contemporary outcomes and factors associated with mortality after a fetal or postnatal diagnosis of common arterial trunk. Can J Cardiol **35**：446-452, 2019
2) Mastropietro CW et al：Characteristics and operative outcomes for children undergoing repair of truncus arteriosus：a contemporary multicenter analysis. J Thorac Cardiovasc Surg **157**：2386-2398, 2019

16 純型肺動脈閉鎖

概要

　純型肺動脈閉鎖（pulmonary atresia with intact ventricular septum：PAIVS）は，肺動脈閉鎖を伴う右室および三尖弁低形成の疾患である．心室中隔欠損は伴わない．全例で卵円孔開存と動脈管開存を合併する．右室と三尖弁の低形成の程度はほぼ正常に近いものから50％以下のものまで様々である．静脈血は卵円孔を介して左心系に流入し，肺血流は動脈管を介して維持されるため，卵円孔と動脈管開存の維持が不可欠である．また，右室-冠動脈瘻（類洞交通：sinusoidal communication）などの冠動脈異常を伴うことがあり，重症例では冠動脈血流は右室に依存している．治療は，姑息術としてBrock手術や体肺動脈シャント術（Blalock-Taussigシャント：BTS），右室流出路再建術（right ventricular outflow tract re-construction：RVOTR），RV overhaul，根治術としてFontan手術，one and one half ventricular repair，2心室修復など，心形態により選択肢は多岐にわたる．新生児先天性心疾患の1〜3％を占める[1]．

解剖

　肺動脈閉鎖は膜様閉鎖が70〜80％で残りが筋性閉鎖である．右室と三尖弁は低形成な例が多く，右室内腔は正常と同様に流入部（inlet），肉柱部（trabecular），流入部（outlet）の3つの部分が存在しているが，症例によりいずれかの部位が心筋肥厚により欠損しており術式選択に影響する．

血行動態

　静脈血は卵円孔を介して左心系に流入し，肺血流は動脈管を介して維持されるため，卵円孔と動脈管開存の維持が不可欠である．卵円孔閉鎖傾向があれば心房中隔欠損作成術（balloon atrioseptostomy：BAS）を要し，動脈管に対してはプロスタグランジン製剤を手術まで使用する必要がある．また，右室-冠動脈瘻（類洞交通）などの冠動脈異常を伴うことがあり，重症例では大動脈との交通が閉塞して冠動脈血流が右室に依存している．その場合，静脈血が冠動脈に還流するために心筋虚血を悪化させやすい．

臨床所見

　生後数時間後からチアノーゼ，多呼吸が出現する．動脈管の閉鎖に伴ってチアノーゼは増強し，反対に動脈管血流量が多ければ容量負荷によりうっ血性心不全となる．

検査所見

1）心エコー検査

　小さい右室腔と心室中隔欠損がないことを確認する．右室肺動脈間の血流がなく心房間交通の右左方向から診断できる．カラードプラで類洞交通の有無の確認が必要である．

2）心臓カテーテル検査

　右室造影による右室容量，形態の計測が必要となり，類洞交通があれば冠動脈造影が確定診断のために必要となることが多い．

治療

　すべての PAIVS が手術適応である．姑息術として，肺動脈弁の膜様閉鎖例では右室の成長を促す目的で Brock 手術や肺動脈弁裂開術，RVOTR が適応となるが，カテーテル治療による経皮的肺動脈弁形成術や，海外ではステント治療が行われることもある．筋性閉塞の場合には適応にならない．また，右室依存性の類洞交通がある場合も右室の減圧は冠動脈血流の減少による心筋虚血を生じるため禁忌となる．上記手術と同時施行もしくは単独で BTS を行う．二期的姑息術として，さらなる右室内腔の発育目的に RV overhaul を行うこともある[2]（**図 1**）．

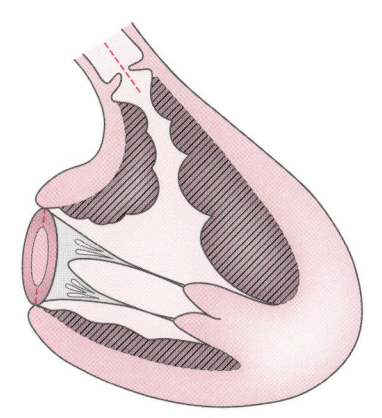

図 1　RV overhaul
斜線部を切除する．心機能維持のため肉柱切除のみで十分なこともある．

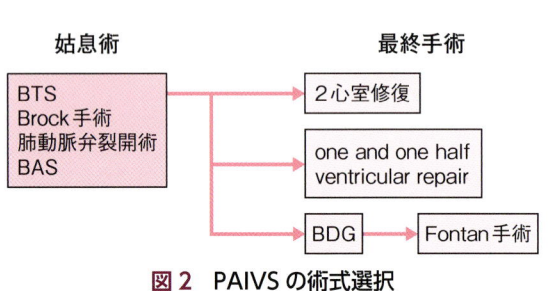

図2　PAIVS の術式選択
BDG：両方向性 Glenn 手術.

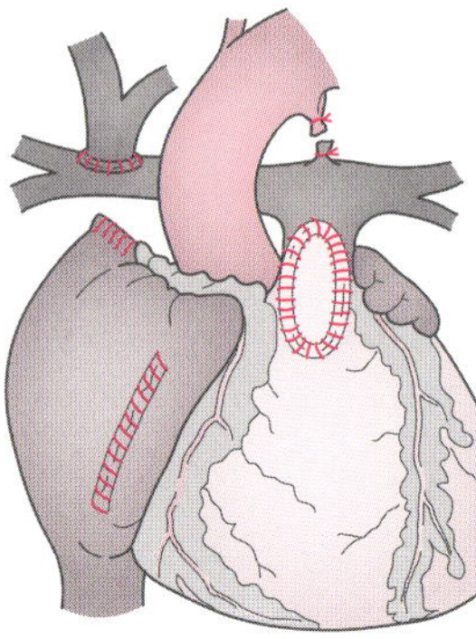

図3　one and one half ventricular repair

術式選択

右室容積と三尖弁径から以下の術式を選択する（**図2**）.

1）2 心室修復

右室発育と三尖弁輪径が十分な大きさ（正常の 70％以上）の場合，RVOTR（1 弁付きパッチ）および心房中隔欠損閉鎖を行う.

2）one and one half ventricular repair（2 心室修復＋両方向性 Glenn 手術）

1.5 心室修復とも形容されるが，右心容積と三尖弁輪径が正常の 30〜70％の場合に残存する右室機能を活かして，下大静脈の血流を肺動脈に駆出させる血行動態となる（**図3**）.

3）Fontan 手術

右心室が 2 心室として十分な機能を期待できない場合，単心室例と同様に考えて機能的修復術である Fontan 手術を行う. 右室依存性冠循環の類洞交通を伴う場合も適応となる.

文　献

1) Anderson RH et al：Pulmonary atresia with intact septum. Paediatric Cardiology **5**：229-275, 1983
2) Pawade A et al：Right ventricular "overhaul"：an intermediate step in biventricular repair of pulmonary atresia with intact ventricylar septum. Cardiol Young **5**：161-165, 1995

17 Ebstein 病

概要

　Ebstein 病（Ebstein disease）は，1866 年 Wilhelm Ebstein によって最初に報告された[1]．三尖弁は，まず前尖が発生し次に中隔尖・後尖が形成される．Ebstein 病は，右室心筋内層からの中隔尖・後尖の発生（undermining：心内膜床の侵食）に異常が生じ，腱索・弁尖が中隔壁や後壁に貼りつき（plastering），機能できる弁尖・腱索とも右室内にずれ落ちている疾患である．本来の弁輪と機能できる弁尖起始部の間の右室壁は，発生的に心筋異常があることと二次的な三尖弁逆流により菲薄化（心房化）し，心房化右室（atrialized RV）と呼ばれている．

解剖学的特徴および病型分類

　Carpentier らは，解剖学的特徴を外科治療の観点から次の 5 項目に分類した[2]．
1. 三尖弁中隔尖，後尖の右室心尖部方向への転位
2. 前尖は本来の弁輪に付着しているものの，正常より大きく，右室壁から多数の腱索が起始
3. 心房化右室の菲薄化，三尖弁輪と右房の著明な拡大
4. 機能できる右室腔（true RV）の縮小：inlet chamber の欠落と trabecular component の縮小
5. 流出路は余剰な前尖組織と過剰な腱索により閉塞
　また，重症度に応じて病型を 4 分類した（図 1）．

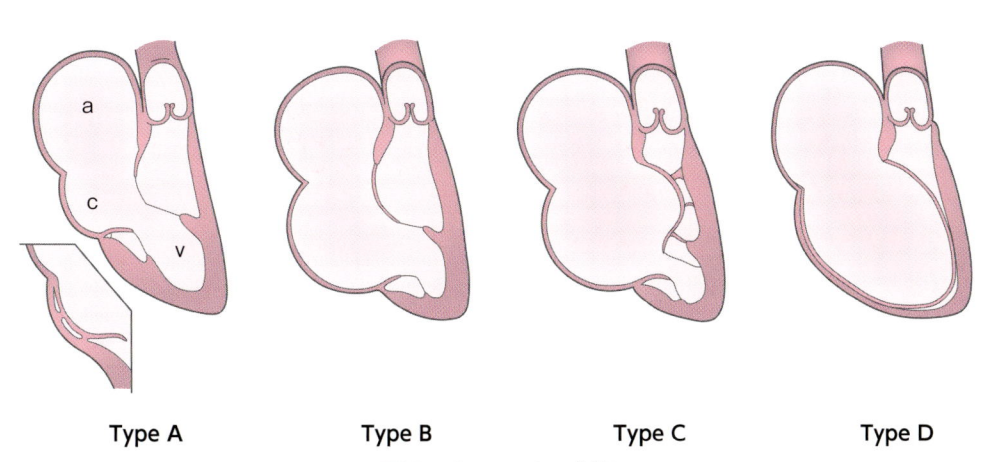

Type A　　　　Type B　　　　Type C　　　　Type D

図 1　Carpentier 分類
a：心房，c：心房化右室，v：右室．

- **Type A**：心房化右室が小さく，機能できる右室の容量が適正
- **Type B**：心房化右室の拡大，前尖の可動性は維持
- **Type C**：前尖の可動性が高度に制限され，流出路狭窄の出現
- **Type D**：ごく小さな流出路を残して，ほぼ全体が心房化し，交通路が前尖と中隔尖の交連に限定

■ 臨床所見

　合併異常として，心房中隔欠損が 40〜60％に，右室心筋からの三尖弁の発生の阻害に関連し線維輪の形成障害をきたした結果，Wolff-Parkinson-White（WPW）症候群が約 10％にある．修正大血管転位の約 5〜15％は，Ebstein 様三尖弁形態を示す．

　臨床症状は，右室機能不全と三尖弁機能不全（逆流と狭窄）により，瀕死の重症から，軽度の三尖弁逆流を認めるにすぎない軽症まで多岐にわたる．胎児診断された本疾患は，他の心疾患に比し胎児死亡率が高率であることが判明している．

　新生児期に重篤となる症例について述べる．生直後に重症となる特徴的所見は，心拡大，両側肺の低形成とそれに伴う肺血管抵抗の上昇である．右室からの順行性血流が得られず，生理的な肺動脈閉鎖となり，動脈管依存性肺循環となる．また，巨大化した右房と，機能低下を示す右室への血流の流入と逆流により心房化右室の容量が増大し，左室の圧排をきたし，左室の血液充満を阻害し低心拍出量症候群を生じさせる．高度のチアノーゼと代謝異常（アシドーシス）を呈することになる．心房化右室の大きさと右室からの順行性血流の流量により，中等度のチアノーゼを示すにすぎない症例もあり，重症度判定として the Great Ormond Street Echocardiography（GOSE）score[3] は有用である．

$$\text{GOSE score} = \text{area of (RA + atrialized RV)}/\text{area of (RV + LV + LA)}$$

RA：右房，RV：右室，LA：左房，LV：左室

軽症から Grade 1：0.5 未満，Grade 2：0.5〜0.99，Grade 3：1.0〜1.49，最重症 Grade 4：1.5 以上と数値化し，Grade 3 以上の症例には外科治療の必要がある．

■ 術式選択

　手術術式の選択基準として Knott-Craig らは右室容量と三尖弁逆流の程度から**図2**のようなアルゴリズムを報告[4]した．

　Starnes 手術は，開窓（4 mm）したパッチを用いて三尖弁を閉鎖する RV exclusion 法と心房中隔欠損拡大，右房縫縮，BT シャントからなる術式である．術後再評価し，単心室修復の適応を検討していくことになる．一方，十分な右室容量に用いる右室-肺動脈導管は肺動脈弁閉鎖不全をきたさない弁付き導管が推奨されている（欧米ではホモグラフトを使用）．

　三尖弁と心房化右室に対する術式として，1958 年 Hunter と Lillehei が三尖弁形成を報告し，1964 年 Hardy らがずれ落ちた中隔尖をもともとの弁輪にまで変位させ心房化右室をなくし弁輪縫縮をする術式を報告した．さらに，1992 年 Danielson らは 189 例において同様の概念で

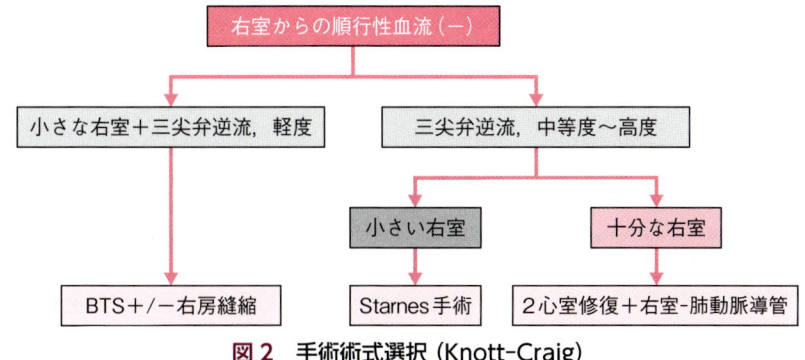

図2 手術術式選択 (Knott-Craig)

右室からの順行性血流（－）

小さな右室＋三尖弁逆流，軽度

三尖弁逆流，中等度〜高度

小さい右室

十分な右室

BTS＋/－右房縫縮

Starnes 手術

2心室修復＋右室-肺動脈導管

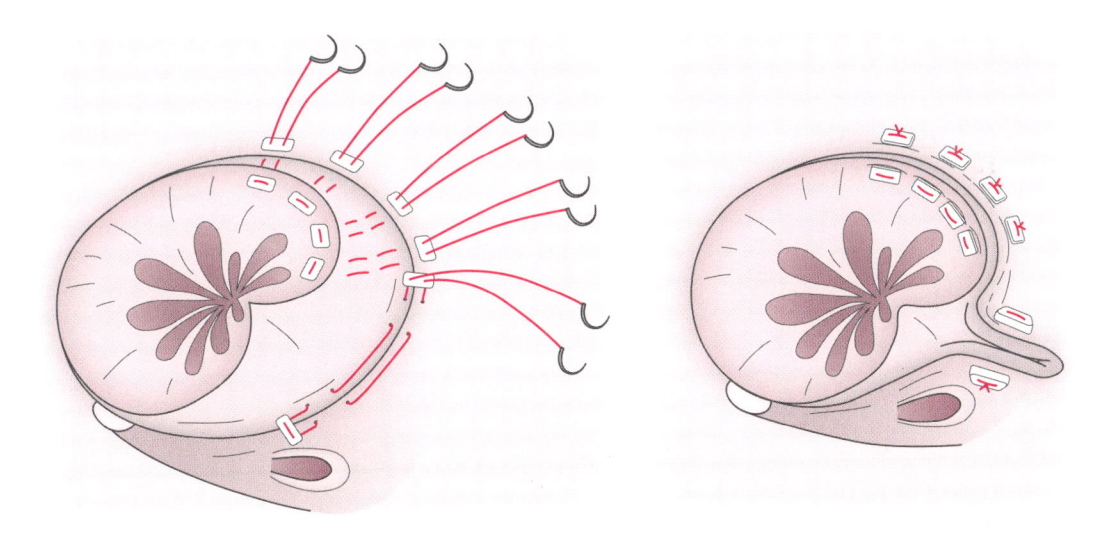

図3 Danielson 手術

心房化右室を後尖，前尖の一部にも及んで縫縮し，前-後尖の交連縫縮を施行したことなどを報告した（**図3**）．1988 年 Carpentier らは心房化右室の縫縮と弁輪縫縮を円周方向に施行する術式を報告[2]した．前尖と後尖を弁輪から外し，心尖部方向から本来の弁輪部まで円周方向に縫縮し，心尖部から弁輪までの距離を維持し，縮小した弁輪に弁尖を再縫着させる術式である（**図4**）．

2007 年 da Silva らは Carpentier 法の発展形として，Cone 手術を報告[5]した．前尖と後尖を弁輪から外し，付着した弁尖，腱索を右室から完全に剝離して可動性をもたせ，時計方向に回転させて，弁尖組織全体で円錐（cone）を形成する術式である．

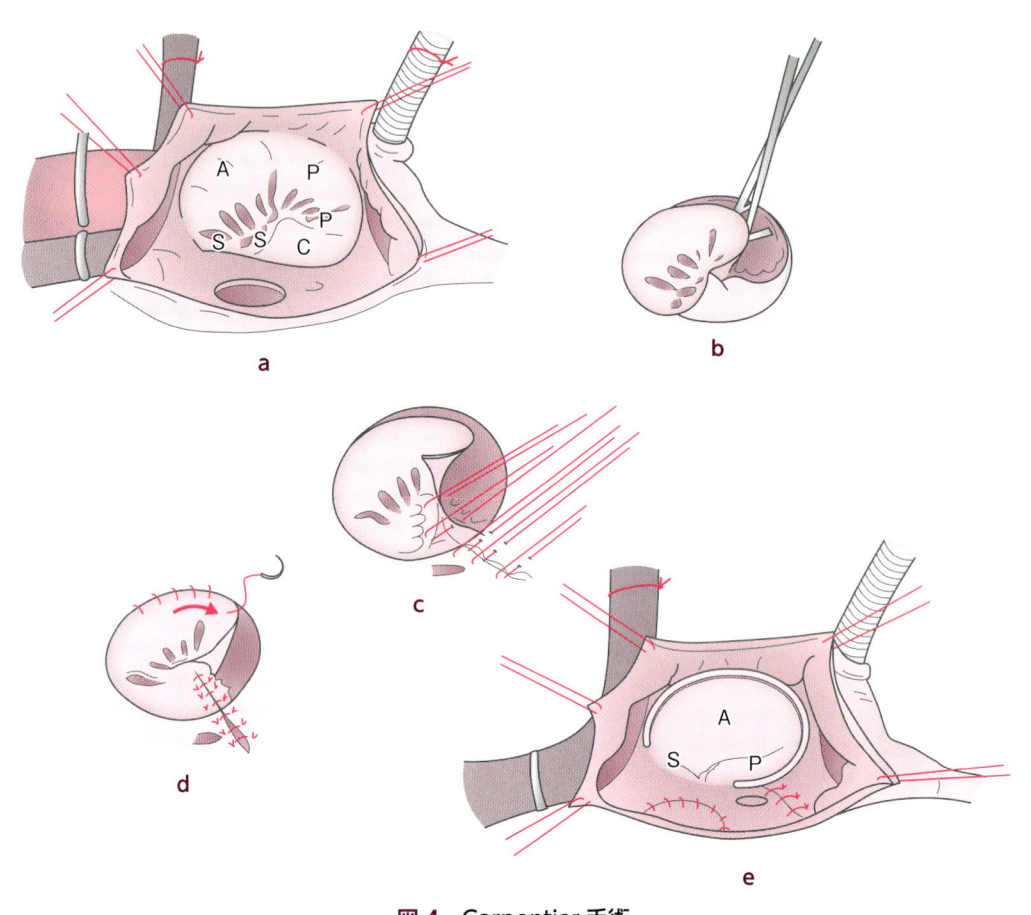

図 4　Carpentier 手術
Ａ：前尖, Ｐ：後尖, Ｓ：中隔尖, Ｃ：心房化右室.

■**文　献**

1）Ebstein W：Über einen sehr seltenen Fall von Insufficienz der Valvula tricuspidalis, bedingt durch eine angeborene hochgradige Missbildung derselben. Arch Anat Physiol **33**：238-254, 1866

2）Carpentier A：A new reconstructive operation for Ebstein's anomaly of the tricuspid valve. J Thorac Cardiovasc Surg **96**：92-101, 1988

3）Celermajer DS：Outcome in neonate with Ebstein's anomaly. J Am Coll Cardiol **19**：1041-1046, 1992

4）Knott-Craig CJ：Repair of neonates and young infants with Ebstein's anomaly and related disorders. Ann Thorac Surg **84**：587-592, 2007

5）da Silva JP：The cone reconstruction of the tricuspid valve in Ebstein's anomaly：the operation：early and midterm results. J Thorac Cardiovasc Surg **133**：215-223, 2007

18 単心室

単心室（single ventricle）の定義には諸説あるが，一般的には「1つのみの心室に向かって心房が結合している状態」をさす（解剖学的単心室）[1].

これに対して，近年のFontan循環を得るための外科手術の発達に伴い，機能しうる心室を解剖学的に1つしかもたない先天性心疾患（単心室，三尖弁閉鎖，左心低形成症候群など）に加えて，機能しうる心室は2つあるが様々な要因で（房室交差，心室中隔欠損閉鎖不能例，不均衡型房室中隔欠損など）2心室修復が不可能な先天性心疾患も含めて，「機能的」単心室（functional single ventricle）と総称している（**表1**）．機能的単心室では，体循環と肺循環の双方を機能的に1つの心室のみに依存する血行動態を有する[2].

機能的単心室では心室レベルで動静脈血が混合するため，低酸素血症（チアノーゼ）を生じる．また1つの心室で体循環と肺循環に血液を拍出しているため，潜在的心不全状態である．肺血流量は原因疾患の解剖学的特徴により減少，適正，増加のいずれも存在しうる．肺血流減少患者では肺血流が動脈管依存となる場合もあり，その場合は出生後すぐにプロスタグランジン E_1（PGE_1）製剤による動脈管維持が必要となる．また，肺血流減少患者ではチアノーゼに加えて肺血管低形成を合併しうる．逆に，肺血流増加患者では体血流路に狭窄病変（大動脈縮窄，大動脈弓低形成，大動脈弁および弁下狭窄）を合併し下半身血流が動脈管依存となる場合もあり，この場合も同様に出生後すぐに PGE_1 製剤による動脈管維持が必要となる．肺血流増加患者ではチアノーゼは目立たないが，肺高血圧に加えて体重増加不良，多呼吸などの心不全症状も呈する．また，前述のように体血流路狭窄により，下半身のみにチアノーゼが出現する（奇異性チアノーゼ）場合もある．さらに，機能的単心室でも静脈還流および心房解剖は正常のことも多く，静脈還流路として心房中隔欠損が必須となる場合も多い．いずれにしても心臓超音波検査による迅速な診断の確立と血行動態の理解が必須となる．

表1　機能的単心室とされる疾患群

- 三尖弁閉鎖（tricuspid atresia）
- 右室低形成を伴う高度三尖弁狭窄（severe tricuspid stenosis）
- 重症Ebstein奇形（severe Ebstein anomaly）
- 心室中隔欠損を伴わない肺動脈閉鎖（pulmonary atresia with intact ventricular septum）
- 僧帽弁閉鎖（mitral atresia）
- 左心低形成症候群（hypoplastic left heart syndrome）
- 左室低形成を伴う高度大動脈弁/大動脈弁下狭窄（severe aortic stenosis/subaortic stenosis）
- 不均衡型房室中隔欠損（unbalanced atrioventricular septal defect）
- 房室交差，上下配列心室など（criss-cross heart/superior-inferior ventricle）
- 単心室（single ventricle）
- 内臓錯位症候群（heterotaxy syndrome）
- その他

　また，遺伝子異常や低出生体重児における肺合併症，内臓錯位症候群（heterotaxy syn-drome）での腹部臓器異常など心臓以外の合併症を有する患者も多く，集学的治療が必要となる場合も多い．

■文　献

1）Wilkinson JL et al：Nomenclature of the univentricular heart. Herz **4**：107-112, 1979
2）Jacobs ML：Congenital Heart Surgery Nomenclature and Database Project：single ventricle. Ann Thorac Surg **69**：S197-S204, 2000

19 三尖弁閉鎖

概要（病態と症状）

三尖弁閉鎖（tricuspid atresia）は，先天的に三尖弁が閉鎖している病態（膜性閉鎖，筋性閉鎖がある）であり，右室流入血が途絶するため，（程度の差はあるが）右室低形成を伴う．静脈血は右房から心房中隔欠損を通して左房・左室へ還流する．

解剖学的修復には心臓移植が必要となるが，機能的修復術として段階的 Fontan 手術（右心バイパス術，single ventricle palliation などとも呼ばれる）が行われている．

分類および病態

三尖弁閉鎖の分類には，Keith-Edwards 分類がよく用いられている（**表 1**）[1]．

Ⅰ型は正常心室-大血管関係，Ⅱ型は大血管転位であり，それに肺動脈閉鎖を伴うものを a，肺動脈狭窄を b，肺動脈狭窄なし（肺高血圧）を c と分類し，組み合わせて Ⅰb などと表現する．Ⅱc 型では上行大動脈・大動脈弓の低形成を伴うことが多い．

症状は分類によって異なるが，Ⅰa 型は肺動脈閉鎖でありチアノーゼが著明で生存には PGE_1 製剤による動脈管維持が必須である．逆に，Ⅰc 型では肺高血圧から心不全傾向を示すことが多い．

診断

心臓超音波検査にて三尖弁構造の欠損，三尖弁流入血の途絶，右心室低形成などから診断が得られる．

表 1　三尖弁閉鎖の分類

Type Ⅰ 正常大血管関係	a. 肺動脈閉鎖，心室中隔欠損なし b. 肺動脈狭窄，小さな心室中隔欠損 c. 肺動脈狭窄なし，大きな心室中隔欠損
Type Ⅱ d 型大血管転位	a. 肺動脈閉鎖，心室中隔欠損 b. 肺動脈狭窄，心室中隔欠損 c. 肺動脈狭窄なし，心室中隔欠損
Type Ⅲ 非定型	l 型大血管転位と関連病変 　（総動脈幹や房室中隔欠損など）

■ 術式選択

三尖弁閉鎖にとどまらず機能的単心室患者に対する解剖学的修復には心臓移植が必要となるが，機能的修復術として段階的Fontan手術 (staged Fontan operation)［右心バイパス術 (right heart bypass)，単心室修復術 (univentricular repair) などとも呼ばれる］が行われている．

最終的な目標は，体静脈血を肺動脈に直接還流させることによる，体循環と肺循環の分離である．これにより心室内での動脈血/静脈血混合がほぼなくなりチアノーゼは改善され，機能的単心室は体循環のみを担うことになり心室の容量負荷も改善される．この際，体静脈血の静脈血圧のみで肺循環を維持する必要があり，肺血管抵抗が十分に低いことが必要条件となる．

長期予後の改善のため，現在では3段階の段階的Fontan手術が一般的である[2]

通常，第一期手術 (stage I palliation) は，新生児期-乳児期早期に行う．この時期は肺血管抵抗がいまだ高いため右心バイパスは不可能であり，肺血流適正化と動脈/静脈血流路狭窄の解除が手術目的となる．これにより体循環と肺循環のバランスをとり，当座の生存を得る．

具体的には三尖弁閉鎖Ia型のような肺血流低下例では体肺動脈シャント手術，Ic型のような肺血流増加例では肺動脈絞扼術を行い，体肺血流のバランスをとる．これに加えて，心房中隔欠損狭小例では心房中隔欠損作成術（または術前後に balloon atrio-septostomy）や，IIc型のような大動脈弓低形成合併例では後述する Norwood 手術や両側肺動脈絞扼術を行う．

しかしながら，第一期手術後も体循環と肺循環の双方を機能的単心室に依存しており容量負荷は続いており，心室内血流混合によるチアノーゼも持続する．新生児期に体肺血流のバランスがとれており血流路狭窄も存在しない患者では，第一期手術を省略することができる．

第二期手術 (stage II palliation) では，主に両方向性 Glenn 手術 (bidirectional Glenn：BDG または bidirectional cavopulmonary shunt：BCPS) が行われ，肺実質がある程度成熟したと思われる生後3ヵ月以降に行うのが一般的である．上大静脈血流を肺動脈に直接還流させ上半身のみの右心バイパス術を行う．上大静脈からの血流のみで酸素飽和度を維持できる場合は以前の肺血流路（体肺シャントや肺動脈弁からの順行性肺血流）は不要となり，これらの血流路の閉鎖も行う．この場合，機能的単心室は体循環のみを担うこととなり，心室容量負荷は減少する．しかし，肺血管成長促進のために若干の順行性肺血流を意図的に残す場合もある (pulsatile stage II with additional flow).

第三期手術 (stage III palliation)(Fontan 手術または total cavopulmonary connection：TCPC) の適正時期に関してはいまだ議論の余地があるが，1歳以降に行うことが多い．人工物（人工血管心外導管や心内パッチなど）を多用する現在の術式では，患者がある程度成長する（体重8 kg以上：十分なサイズと思われる 16 mm 以上の心外導管が入ると思われる体格）まで待つのが一般的である．逆に，長期にわたるチアノーゼの弊害（体肺側副血行による容量負荷の増大，容量負荷による房室弁逆流，中枢神経系の発育障害など）が現れる前に第三期手術を完了させたほうが長期予後はよいと考えられている．第三期手術により心室内血流混合は大幅に低減し（冠静脈血/気管支静脈血のみ混合する），チアノーゼが改善する．

段階的 Fontan 手術では，患者年齢や手術操作の難易度などにより，第一期手術が最も生存率が低く50〜80%，第二期手術では90%以上，第三期手術では95%以上である．ただし，段

階的手術の間でも不整脈やシャントトラブル，誤嚥などによる突然死が起こりやすく（inter-stage mortality），突然死や急変を予防するために家庭での酸素飽和度モニタリングが有用と思われている．また，段階的手術の間でも他の原因により（房室弁逆流，血流路の狭小化，シャントトラブルなど），追加手術が必要となる場合もある．

　段階的 Fontan 手術が成功すると，機能的単心室の容量負荷はほぼなくなり，酸素飽和度も通常に近くなるため（90 前半〜95％程度），日常生活はほぼ問題なく送れるようになり，運動や妊娠・出産が可能な患者もいる．しかしながら，Fontan 術後患者の平均的な運動能力は正常心をもつ者に比べると低い[3]．

　また長期にわたっては，不整脈の発生，房室弁逆流，心内血栓などにより再手術が必要となったり，心機能低下，肝機能障害，Fontan 循環不全を起こしたりする患者もいる．Fontan 循環不全の症状として頻発するのはタンパク漏出性胃腸症（protein-losing enteropathy）や鋳型気管支炎（plastic bronchitis）である．これらの Fontan 循環不全の外科治療としては，現在のところ心移植しかない．また，これらの Fontan 循環不全の症状がはっきりしなくても，Fontan 術後 20〜30 年頃より肝機能障害（肝不全）が発生するようになり，今後の課題となっている[4]．

■ 術式

1）第一期手術（stage I palliation）

a）体肺動脈シャント術

　胸骨正中切開，人工心肺スタンバイ（または人工心肺使用）で行われることが多い．側開胸によるシャント術が以前は一般的であったが，再手術例の経験が蓄積されるにつれ正中切開を好む術者が増えてきている[5]．

　シャント動脈側が大動脈分枝（腕頭動脈や鎖骨下動脈）にある場合を Blalock-Taussig（BT）シャント，上行大動脈にある場合をセントラルシャントと呼ぶ（**図 1**）．通常は 3.5 mm または 4.0 mm の ePTFE 人工血管を用いる．

　肺動脈側吻合のために右（または左）肺動脈を一時的に遮断するが，その際に全身酸素飽和度が過度に低下する場合は人工心肺使用下にシャントを造設する．また，心内操作が必要な場合（心房中隔欠損作成など）も人工心肺下の手術となる．

　術後は，シャント血栓予防のため抗凝固療法が必要となる．また，肺血流（シャント血流）の過大（心不全）や過少（チアノーゼ増悪）に留意する必要がある．

b）肺動脈絞扼術

　胸骨正中切開，人工心肺なしで行われることが多いが，側開胸で行う場合もある[6]．

　肺動脈絞扼に用いられるテープ素材は施設によって異なるが，幅 3〜4 mm のテープや ePTFE 糸が頻用される．

　大動脈-主肺動脈間をよく剝離し，主肺動脈左側から心膜横洞を通して大動脈右側に誘導し

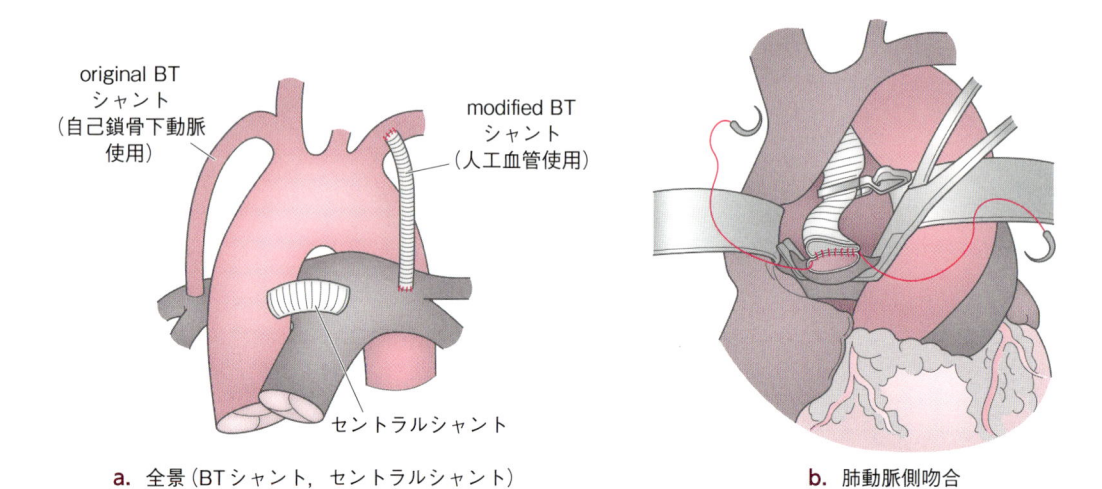

a. 全景（BT シャント，セントラルシャント）　　　　**b.** 肺動脈側吻合

図1　正中切開からの BT シャント

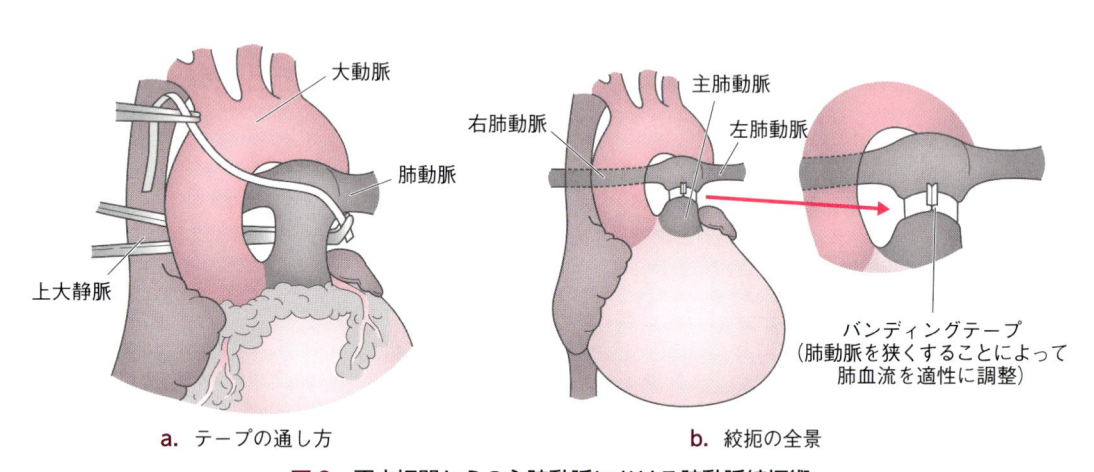

a. テープの通し方　　　　**b.** 絞扼の全景

図2　正中切開からの主肺動脈における肺動脈絞扼術

たテープを，大動脈の下を再度通して肺動脈右側に通す．テープにはあらかじめマーキングを
しておき，テープの左右を縫合（またはクリッピング）して肺動脈を絞扼する（**図2**）．絞扼の
程度は，以前は Trusler の式を用いていたが，最近では末梢側肺動脈圧の実測や経食道心エ
コーまたは体表心エコーでの絞扼部の流速を参考にして決めている施設が多い．絞扼術のテー
プが肺動脈末梢側へ迷走し肺動脈分枝狭窄の原因となることがあるので，テープを肺動脈外膜
にしっかり固定する必要がある．機能的単心室例に対する肺動脈絞扼術は，肺血流過多による
肺血管抵抗上昇を防ぐため，通常の心室中隔欠損などに対する肺動脈絞扼術に比べるとやや強
めに絞扼する術者が多いと思われる．

　術後は，シャント手術と同様に，肺血流の過大（心不全）や過少（チアノーゼ増悪）に留意す
る必要がある．

2) 第二期手術 (stage Ⅱ palliation)

　第二期手術としては，一般的には両方向性 Glenn 手術，または hemi-Fontan 手術が行われている．一期的 Fontan 手術が行われていた 1980 年代に，重症例ではいったん Glenn 手術を行った後に Fontan 手術を行ったほうが成績良好であることが示され，それが 1990 年代に一般化した[7]．

　両方向性 Glenn 手術のほうが簡便で頻用されているが，hemi-Fontan 手術では大きな肺動脈吻合部が得られることと肺動脈拡大形成が必然的に含まれる．コンピュータ血流解析では両方法に有意な差はないといわれている[8]．

a) 両方向性 Glenn 手術

　Glenn 原法は上大静脈と右肺動脈を端々吻合する方法であるが，現在は上大静脈を肺動脈に端側吻合することにより血流が両肺に流れるようにする両方向性 Glenn 手術が一般的である[9]（**図 3**）．

　手術に際しては胸骨正中切開を用いる．胸腺（または胸腺右葉）を切除し，上大静脈（右房接合部から無名静脈まで）と近傍の肺動脈（肺動脈分枝まで）を完全に剥離する．奇静脈は Glenn 手術後に上大静脈–下大静脈間の側副血行となるため離断する．

　一般的には人工心肺下で手術を行うが，上大静脈–右房（または肺動脈）間の静脈シャント下でも実施可能なことがある．可及的頭側で上大静脈カニュレーションを行うが，カニュレーション部で狭窄をつくらないように注意が必要である．心房中隔欠損拡大などの心内操作がない場合は下半身の脱血は右房から行ってもよいし，心停止は必ずしも必要ではない．

　上大静脈の離断は上大静脈/右房接合部の直上で行うが，その際，洞房結節（およびその栄養血管）を損傷しないように留意する．心停止を行わない場合は，上大静脈右房側を血管鉗子でクランプ後，1 分ほど脈拍をモニターする．心停止を行う場合でも事前に切離予定線をマー

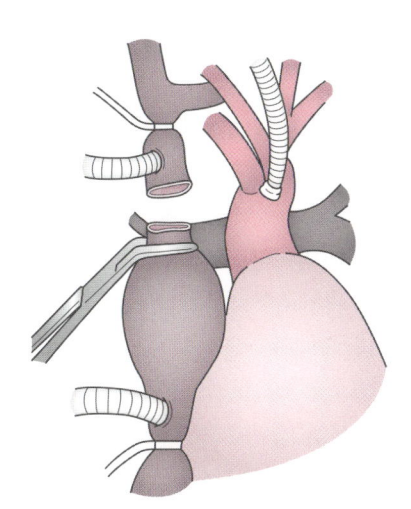 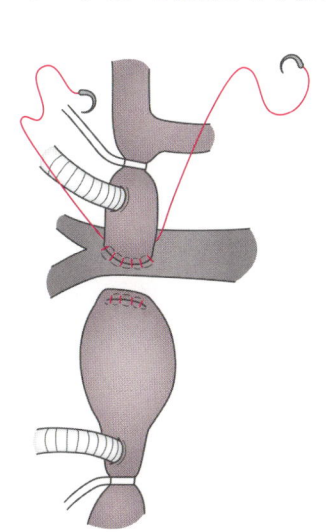 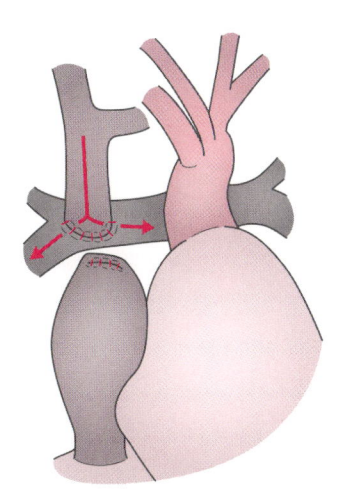

a. 上大静脈離断　　　　　　b. 上大静脈–右肺動脈吻合　　　　c. 完了後の全景

図 3　Glenn 手術

キングしたほうが安全である．上大静脈離断後，右房側は縫合閉鎖する．右（または左）肺動脈は開口部が十分にとれる位置で遮断する．肺動脈をやや頭側で切開するが，肺動脈分枝にかからない位置から反対側に十分大きな開口部を作成する．必要に応じて肺動脈/上大静脈に縦切開をおき開口部を拡大し，狭窄やねじれをつくらないように十分留意する．

　左右肺動脈に狭窄病変がある場合は，その拡大術も同時に実施する．拡大する際のパッチ素材としては自己心膜が頻用されるが，使用不能の場合は異種心膜や ePTFE を用いる．

　第二期手術時に体肺シャントや肺動脈弁からの順行性肺血流を意図的に少量残す（additional flow）ことは，術後のチアノーゼを改善し肺動脈径の成長にも有利との報告があるが，単心室には容量負荷がかかったままになるので合併症発生率が高いとの報告もあり，症例ごとに適応判断をする必要がある[10]．肺動脈弁を閉鎖する場合には，主肺動脈を離断し，血栓症を予防するため弁尖から末梢に空間が遺残しないように留意する必要がある．

b) hemi-Fontan 手術

　右心耳と肺動脈を直接側々吻合し（肺動脈のパッチ拡大術を弊施することが多い）心房内に隔壁を設けることにより，上大静脈血流を隔壁で下大静脈血流と分離し肺動脈へ還流させる手術である．この右房-肺動脈吻合は後の lateral tunnel 型 Fontan 手術で下大静脈血を肺動脈へ導くのにも使用される[11]．hemi-Fontan 手術は後述するように肺動脈に大きなパッチを縫着するため，肺動脈狭窄が広範囲に存在する症例ではよい適応となる（**図 4**）．

　手術に際しては胸骨正中切開を用いる．胸腺（または胸腺右葉）を切除し，肺動脈（肺動脈分枝まで）を完全に剝離する．奇静脈は Glenn 手術と同様に結紮または離断する．

　一般的には人工心肺使用，心停止下で手術を行う．可及的頭側で上大静脈カニュレーションを行い，カニュレーション部で狭窄をつくらないように注意が必要である．

　右房を右心耳から稜線に沿って上大静脈へ向けて切開する．欧米ではこの切開を上大静脈まで延ばす外科医もいるが，筆者は冠動脈の洞結節枝を損傷しないよう，上大静脈/右房接合部から 5 mm ほどのところで切開を止めている．右肺動脈を上大静脈交差部まで縦切開し，右肺動脈を上大静脈左側壁に吻合する．さらに，右房切開を右肺動脈開口部尾側に側々吻合する．心房中隔欠損が狭小な場合は卵円窩を切除し，右房内に ePTFE パッチを用いて隔壁を作成する．この際，遺残短絡（baffle leak）をつくらないように肉柱の少ない卵円窩縁から吻合を始めて右房開口部に向かい，肉柱の多い右房開口部近傍では全層に針をかける．左肺動脈拡大形成を行うため，肺動脈開口部を可及的左側まで延長する．最後に大きなパッチを肺動脈開口部-右房開口部に縫着する．パッチの右側は上大静脈外壁から右房開口部へ連続的に縫着するので，洞房結節を損傷しないように留意が必要である．パッチの下端では，心房内隔壁用の ePTFE パッチの縫合線にもう一度吻合するかたちになる．欧米ではホモグラフトを用いることが多いが，本邦では自己心膜または異種心膜で行うべきと思われる．hemi-Fontan 手術ではスペースの制約上，additional flow はおかないことが多いが，不可能ではない．

　hemi-Fontan 手術では，患者自身の上大静脈-右房結合が温存され大きな右房-肺動脈結合が作成されるため，Glenn 手術のような吻合部狭窄を心配する必要はない．しかし，心房内隔壁をしっかり縫着しないと遺残短絡の原因となり，術後酸素飽和度が低下する．また，術後心

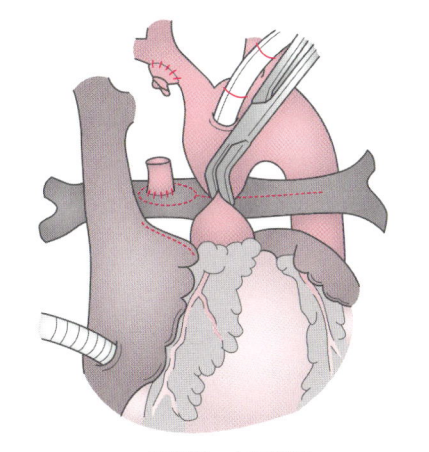

a. 肺動脈, 右房切開

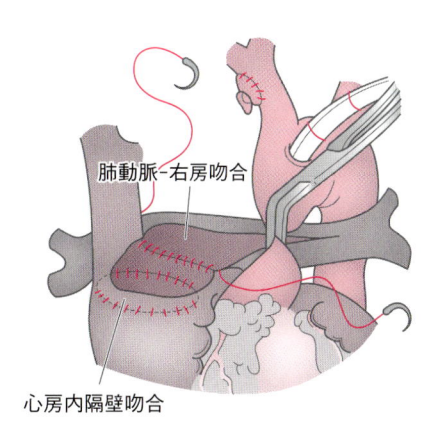

肺動脈-右房吻合

心房内隔壁吻合

b. 肺動脈-右房吻合, 心房内隔壁吻合

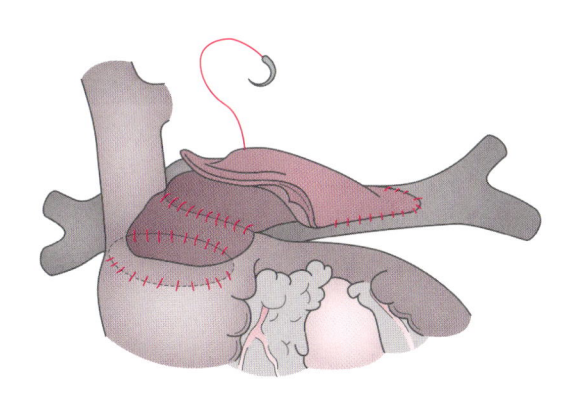

c. パッチ拡大

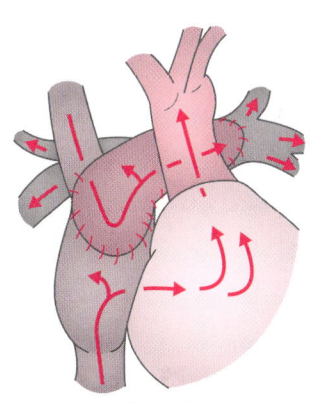

d. 全景

図4 hemi-Fontan 手術

房性不整脈の防止のために, 洞房結節周囲の手術操作には注意を要する.

3) 第三期手術 (stage Ⅲ palliation)

Fontan 手術の概念は, 1971 年に Francis Fontan が発表した[12].

現法に近い心房肺動脈結合 (atrio-pulmonary connection：APC 法) や Bjork 法では, 心房収縮やわずかに残る心室収縮が静脈還流に有用と考えられていたが, その後の研究で逆に体静脈還流の抵抗になることや血栓や不整脈の原因となることがわかり, de Leval らが提唱した右房を体静脈路から極力除外した TCPC 手術へと変遷した[13]. 当初は心房内にパッチでトンネルを作成する lateral tunnel 型 TCPC が主流であったが, 1991 年に心外導管を用いた心外導管型 TCPC 手術 (extracardiac conduit TCPC) が発表された[14]. 体静脈路-心房間交通 (fenestration) を作成したほうが早期手術成績が良好といわれていたが, 最近ではそれを否定する報告も多い. 長期成績には差がないといわれているため, ハイリスク例にのみ選択的に fenestration を作成する施設が多い[15].

心外導管型 TCPC 手術では導管の成長能の欠如が常に問題とされていたが, 一定以上

（16 mm 以上とする施設が多い）の大きさの導管を留置できれば長期的には問題ないようである[16]．また，心外導管型 TCPC 手術のほうが中期的に不整脈の発生が少ないと報告され，頻用されてきた経緯があるが，その長期的な優位性は実証されていない．逆にコンピュータ血流解析により，lateral tunnel 型 TCPC 手術のほうが，体静脈還流のエネルギー損失や肝静脈血流の左右分配比率が良好であるという報告もある[8]．欧米では hemi-Fontan 手術に続いて lateral tunnel 型 TCPC 手術，または両方向性 Glenn 手術に続いて心外導管型 TCPC 手術という組み合わせが多い．

　APC 型 Fontan 手術を受けた患者の不整脈治療や心房内血栓除去のために，心外導管型 TCPC 手術に転換する TCPC conversion 手術も行われている．

　過去には「Fontan 十戒」といわれる厳格な Fontan 手術適応があったが，現在では高肺血管抵抗患者と低心機能患者以外では，積極的に Fontan 手術が推進されている．

a) lateral tunnel 型 TCPC 手術

　de Leval らが発表した lateral tunnel 型 TCPC 手術とは若干異なるが，hemi-Fontan 型手術で作成した右心耳-肺動脈吻合部を，下大静脈血流を肺動脈へ還流させる血流路として用いる方法である[11]（**図 5**）．

　手術に際しては胸骨正中再切開を用いる．剝離後に通常の上下大静脈脱血で人工心肺を確立する．下大静脈のカニュレーションは通常の下大静脈/右房接合部または右房下端でよい．心停止下に右房を U 字型に切開するが，この切開線が lateral tunnel の前端になるので十分に心房を観察して切開線を決める．右房切開後，ePTFE パッチを台形型にトリミングし，hemi-Fontan 時の心房内隔壁左側から卵円窩を右側に回り，下大静脈左側に至る縫合線を決定する．冠静脈洞は心房側へおくように縫合線を決定する．fenestration が必要な場合は ePTFE パッ

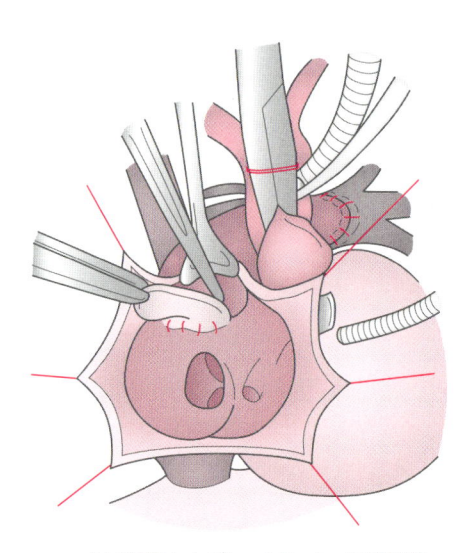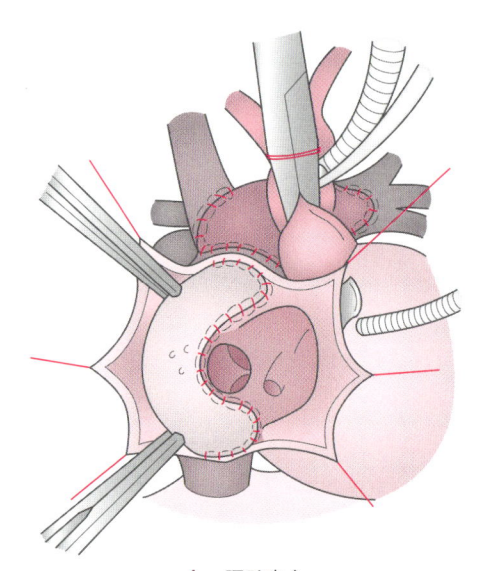

a.　心房切開および hemi-Fontan 隔壁切除　　　　　　b.　隔壁吻合

図 5　lateral tunnel 型 TCPC 手術

チに fenestration をあらかじめ作成しておく．卵円窩右側から下大静脈開口部左側を経て右房切開口までパッチ下半分を縫着し，パッチ上半分を卵円窩右側から心房内隔壁の下側から左側を経て右房切開口までパッチを縫着する．次に，hemi-Fontan 手術時の心房内隔壁を切除する．肺動脈からのバックフローがあるので心内吸引を適宜使用しながら，下大静脈血流の阻害物になりそうな構造物を可及的に除去する．最後に右房開口部を，ePTFE パッチを挟み込むようにして縫合閉鎖すれば，下大静脈から左側は ePTFE パッチ，右側は右房側壁で囲まれた lateral tunnel が作成される．十分な空気抜きを行い，大動脈遮断を解除する．

　lateral tunnel 型 TCPC 手術でも hemi-Fontan 手術の時と同様に遺残短絡が問題となる（特に non-fenestration の患者）．遺残短絡が起こりやすいのは下大静脈開口部左側と hemi-Fontan 手術の心房内隔壁の左側である．遺残短絡を残さないように，肉柱の少ない縫合線を設定する必要がある．

b) 心外導管型 TCPC 手術

　下大静脈–肺動脈間に人工血管による心外導管を設置する方法である[14]．成長する患者の下大静脈血流路となるため，成人体格でも狭窄の原因とならない 16～20 mm の ePTFE 人工血管が頻用されている．細かい手術手技では，下大静脈を右房から完全に離断/後壁のみ連続性を残す，fenestration の作成方法，肺動脈側と下大静脈側の吻合の順番，Glenn 吻合とオーバーラップさせる割合，などに術者により多少の差異が認められるが，手術成績に大きな差はないと思われる．ここでは，筆者の方法を述べる（**図 6**）．

　手術に際しては胸骨正中再切開を用いる．剥離後に通常の上下大静脈脱血で人工心肺を確立する．下大静脈のカニュレーションは通常の下大静脈/右房接合部より末梢に行う．大動脈遮断・心停止後に，下大静脈/右房接合部で下大静脈を離断する．この際，冠静脈洞を損傷しないように留意する．ePTFE グラフトが右肺静脈を圧迫しないように斜めにトリミングし，下大静脈に端々吻合する．non-fenestrated Fontan 手術では右房側開口部はそのまま縫合閉鎖するが，fenestration を作成する場合にはあらかじめ ePTFE グラフト左側（下大静脈との吻合部の 1 cm ほど頭側）に 3 mm ほどの穴を puncher で作成しておき，右房開口部をその周辺の ePTFE グラフト側面に縫着する（穴から 5 mm ほど離す）．大動脈遮断解除後，肺動脈に横切開をおく．肺動脈側の切開は吻合後の下大静脈血流が左右の肺に過不足なく流れるような位置にするべきであり，Glenn 吻合部の左半分と重なるようにすることが多い．ePTFE グラフト頭側をトリミングする際は，後壁側を多めにトリミングするよう留意する．

c) TCPC conversion

　以前に行われた APC 型 Fontan 手術を，不整脈や心房内血栓の治療/予防のために心外導管型 TCPC 手術に変換する手術である．必然的に患者は成人が大部分である[17]．

　conversion 手術は手技よりも，非適応の患者を見分けることが肝要である．長期の心不全状態に伴う拍出量/心機能の低下や静脈うっ血による肝不全の他にも，肺血管抵抗上昇や他の合併疾患に注意を払う必要がある．

　手技に際しては心外導管型 TCPC 手術と同様であるが，右房が著明に拡大しているためそ

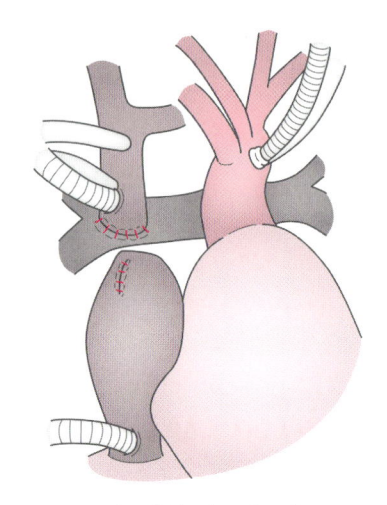

a. カニュレーション

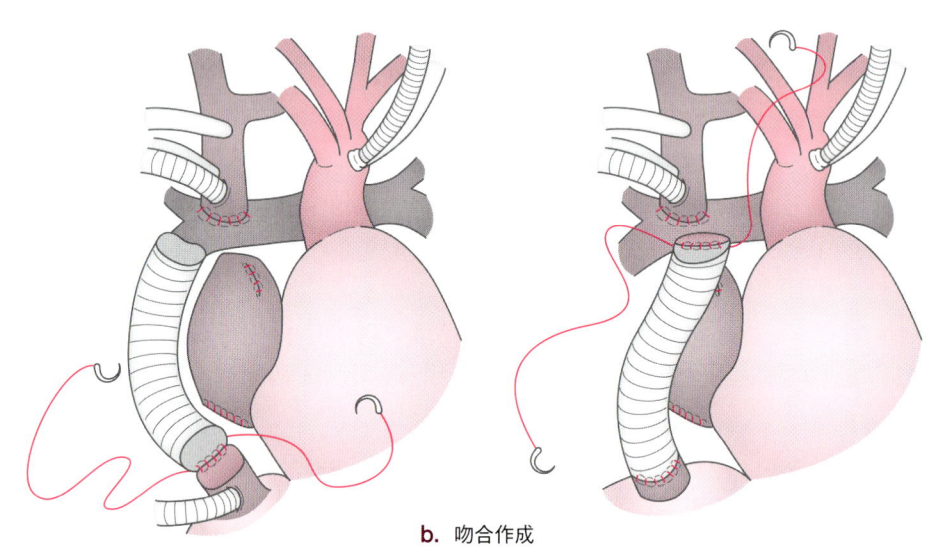

b. 吻合作成

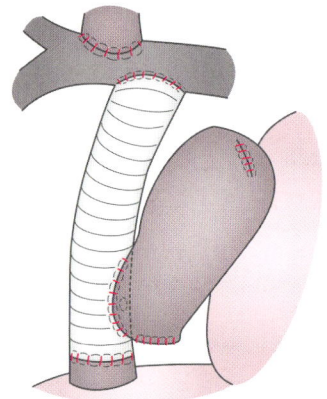

c. 完成図（fenestration作成例）

図6　心外導管型 TCPC 手術

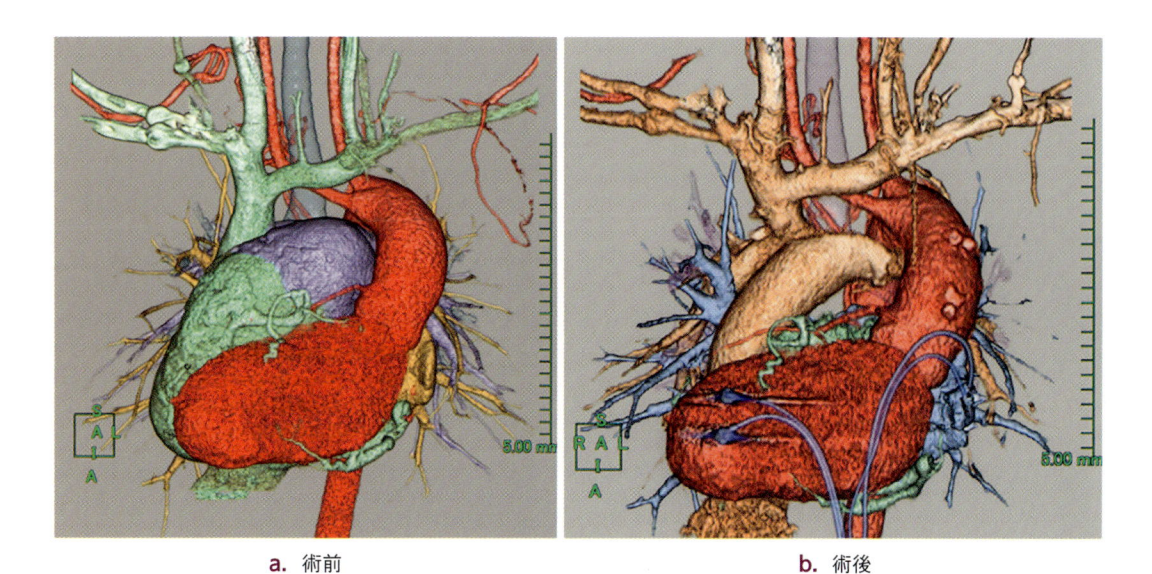

a. 術前　　　　　　　　　　　　b. 術後

図7　CT による図解

の剥離を愛護的に行うこと，心房中隔欠損作成をしっかり行うこと，洞房結節の位置を確かめ温存すること，事前の電気生理学的検査にて電気的活動がない右房壁は可及的に切除すること，などが留意点である（**図7**）．

■**文　献**

1) Vlad P：Tricuspid atresia. Heart Deisease in Infancy and Childhood, 3rd Ed, ed by Keith JD et al, Macmillan Publishing Co, New York, p518-541, 1978

2) Nicholas TK et al：At Tricuspid Atresia and Management of Single-Ventricle Physiology in Cardiac Surgery, 3rd Ed, Churchill Livingstone, Edinburgh, p1113-1175, 2003

3) Shiraishi S et al：Impact of age at Fontan completion on postoperative hemodynamics and long-term aerobic exercise capacity in patients with dominant left ventricle. Ann Thorac Surg **87**：555-560, 2009

4) Pundi KN et al：40-year follow-up after the Fontan operation：long-term outcomes of 1,052 patients. J Am Coll Cardiol **66**：1700-1710, 2015

5) Sasaki T et al：Surgical approach for systemic-pulmonary shunt in neonates with functionally univentricular heart：comparison between sternotomy and thoracotomy. Gen Thorac Cardiovasc Surg **64**：529-536, 2016

6) Alsoufi B et al：Results of palliation with an initial pulmonary artery band in patients with single ventricle associated with unrestricted pulmonary blood flow. J Thorac Cardiovasc Surg **149**：213-220, 2015

7) DeLeon SY et al：The role of the Glenn shunt in patients undergoing the Fontan operation. J Thorac Cardiovasc Surg **85**：669-677, 1983

8) Bove EL et al：Computational fluid dynamics in the evaluation of hemodynamic performance of cavopulmonary connections after the Norwood procedure for hypoplastic left heart syndrome. J Thorac Cardiovasc Surg **126**：1040-1047, 2003

9) Kogon BE et al：The bidirectional Glenn operation：a risk factor analysis for morbidity and mortality. J Thorac Cardiovasc Surg **136**：1237-1242, 2008

10) Gray RG et al：Persistent antegrade pulmonary blood flow post-glenn does not alter early post-Fontan outcomes in single-ventricle patients. Ann Thorac Surg **84**：888-893, 2007

11) Douglas WI et al：Hemi-Fontan procedure for hypoplastic left heart syndrome：outcome and suitability for Fontan. Ann Thorac Surg **68**：1361-1368, 1999

12) Fontan F et al：Surgical repair of tricuspid atresia. Thorax **26**：240-248, 1971

13) de Leval MR et al：Total cavopulmonary connection：a logical alternative to atriopulmonary connection for complex Fontan operations：experimental studies and early clinical experience. J Thorac Cardiovasc Surg **96**：682-695, 1988

14) Marcelletti C et al：Inferior vena cava-pulmonary artery extracardiac conduit：a new form of right heart bypass. J Thorac Cardiovasc Surg **100**：228-232, 1990

15) Imielski BR et al：Fontan fenestration closure and event-free survival. J Thorac Cardiovasc Surg **145**：183-187, 2013

16) Itatani K et al：Optimal conduit size of the extracardiac Fontan operation based on energy loss and flow stagnation. Ann Thorac Surg **88**：565-572, 2009

17) Hoashi T et al：Long-term therapeutic effect of Fontan conversion with an extracardiac conduit. Eur J Cardiothorac Surg **57**：951-957, 2020

20 左心低形成症候群

概要

左心低形成症候群（hypoplastic left heart syndrome）は，僧帽弁-左室-大動脈弁-大動脈弓に至る左心系構造物が低形成な疾患である．心房間交通が狭小（または心房間交通なし）の場合があり，その場合は出生前から肺うっ血が高度で救命が困難な場合が多い．僧帽弁と大動脈弁は各々閉鎖の場合と狭窄の場合があり，以前は僧帽弁狭窄-大動脈弁閉鎖の組み合わせが最も予後がわるいといわれていた．

冠動脈を含めた全身への血液灌流のためには動脈管の開存が必須であり（特に大動脈弁閉鎖の場合），診断後すぐに PGE_1 製剤の投与を開始する．出生直後は軽度のチアノーゼしか呈しないため診断が遅れることがあるが，動脈管が狭小となると ductal shock（全身または下半身の低灌流によるアシドーシス）の病態となり全身状態が急激に悪化する．また，生後 2 週間頃より肺血管抵抗低下による肺血流過多をきたし，心不全状態となる．未治療の場合は 90% 以上の患者が生後 1 ヵ月以内に死亡する．

診断

超音波検査にて左心系の全般な低形成や僧帽弁や大動脈弁の閉鎖がみられる．上行大動脈から大動脈弓も低形成であり，大きな動脈管が肺動脈から下行大動脈につながっている．

術式選択

元来，左心低形成症候群に対する外科治療の成績は不良であり，救命すら困難であった．それを大きく変えたのは 1980 年代後半〜1990 年代前半にかけての Norwood 手術の普及および成績の向上である[1]．2000 年代になると左心低形成症候群患者の Fontan 手術到達率は 70% 近くとなった[2]．

しかしながら，低出生体重児などのハイリスク群では依然手術成績は不良であり，新生児期の人工心肺使用手術を避けるために両側肺動脈絞扼術を用いる施設も多い[3]．最近，本邦では新生児期に両側肺動脈絞扼術を行い，乳児期早期に Norwood 手術，その後，両方向性 Glenn 手術，Fontan 手術を行う 4 段階手術を行う施設も多い．

▶手術

1）第一期手術（両側肺動脈絞扼術）

　通常の肺動脈絞扼術（主肺動脈で絞扼）と異なり，両側の細い肺動脈分枝で絞扼を行うため，3.0 mm または 3.5 mm の ePTFE 人工血管または ePTFE 糸を用いて絞扼することが多い．絞扼後に心臓超音波検査にて両側肺動脈の絞扼具合を確認し微調整を加えることによって，最適で均等な絞扼を行う努力がされている（**図 1**）．

　胸骨正中切開で開胸する．比較的早期に Norwood 手術を続けて行うことが多いので，胸腺などの剝離は最小限にして心膜を切開する．上行大動脈をあまり牽引すると冠動脈血流が減少するので愛護的に操作しながら，左右肺動脈を剝離，長さ 5 mm ほどの 3.0 または 3.5 mm の ePTFE 人工血管を切り開いたものを筒状に再縫合し両側肺動脈を絞扼する，または ePTFE 糸を投げ縄状に両側肺動脈周囲に通し絞扼する．心臓超音波検査で両側均等な絞扼と適切な絞扼程度を肺血流の流速や拡張期と収縮期の流速比を用いて確認し，心膜を再縫合し，閉胸する．

2）第一期手術（Norwood 手術）

　左心低形成症候群に対する手術の目的は，肺動脈弁（唯一の心室流出路）から冠動脈を含むすべての体動脈への血流路作成，心房間交通の確保，適切な肺血流量の確保である．このため，DKS 吻合を伴う大動脈弓再建，心房中隔欠損作成，Blalock-Taussig（BT）シャント（または右室-肺動脈導管留置）が行われ，これらを総称して Norwood 手術と呼ばれる．

　人工心肺に関しては，超低体温循環停止（DHCA）で行う方法，大動脈再建時に選択的脳灌流法（SCP）を行う方法，または SCP に加えて下行大動脈送血も行い全身循環を維持する方法がある．脳合併症防止や将来の神経学的発達のために DHCA を避ける術者が多いが，SCP が脳合併症防止や神経学的発達に貢献しているという科学的根拠はいまだ定かではない．SCP に関しては無名動脈に人工血管を吻合して送血路とし，右総頸動脈経由で脳灌流を行う術者が

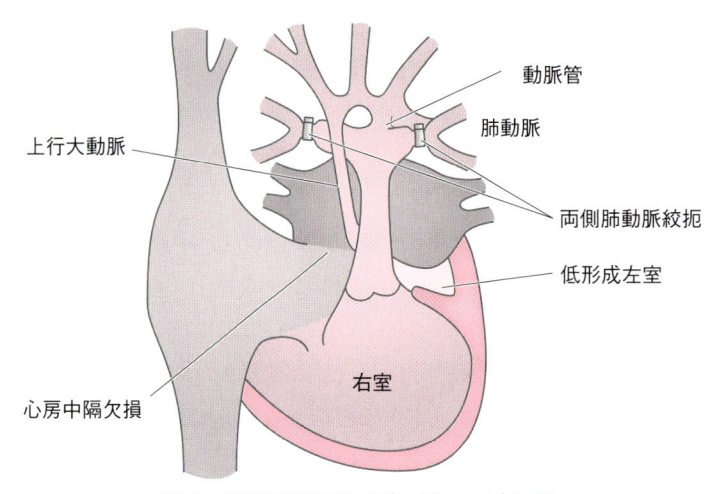

図 1　肺動脈絞扼術（バンディング全景）

ほとんどである．下行大動脈送血に関しては横隔膜直上の心膜を切開し胸部下行大動脈にカニュレーションする方法や，大動脈弓を離断した断端からカニューレを下行大動脈に入れる方法などが報告されている．

　大動脈再建に関しては，パッチを用いる方法と自己組織のみで行う方法があるが，欧米ではホモグラフトパッチを用いたパッチ拡大法，本邦ではホモグラフトが入手困難であることもあり自己組織のみまたはグルタールアルデヒド処理自己心膜パッチを用いた再建が好まれている．肺血流量の確保に関しては，BT シャントを用いる方法と右室-肺動脈導管（いわゆる Sano シャント）を用いる方法がある．右室-肺動脈導管が成績向上に優位に働くと考えられており，米国で行われた Norwood 手術における BT シャントと右室-肺動脈導管に関する randomized study では，1 年経過時の心移植なしの生存率は BT シャント 63%，右室-肺動脈導管 73% と右室-肺動脈導管が有意に良好であった[2]．しかし，時間経過とともにその差は少なくなり，3 年後には統計学的には同等であった．

　図 2 に筆者のパッチを用いた大動脈再建法を示す．

　通常の胸骨正中切開で開胸する．胸腺は切除し大動脈弓の視野を確保する．上行大動脈や動脈管をあまり牽引すると冠動脈や下半身の血流が極度に減少するので愛護的に操作しながら，上行大動脈，大動脈弓，頸部分枝を剝離する．全身ヘパリン化後に腕頭動脈に ePTFE グラフトを端側吻合する．このグラフトを送血路として使用し，右房脱血で人工心肺を確立，超低体

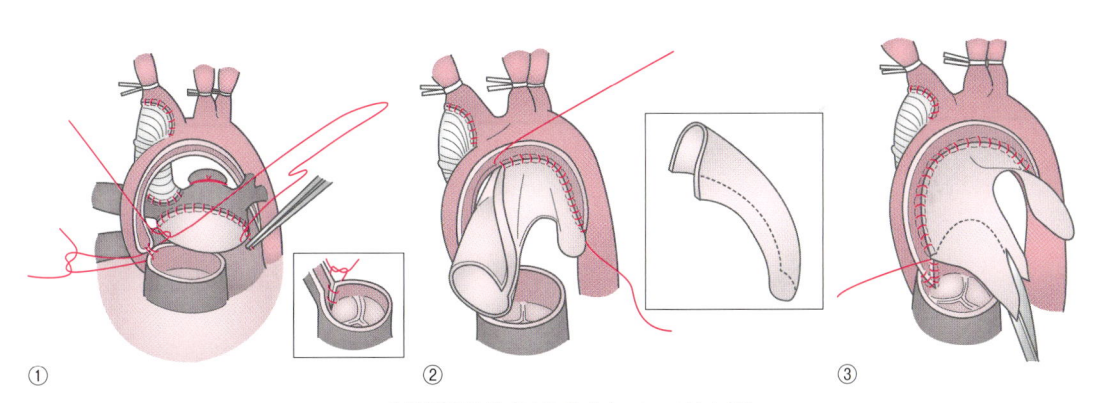

① ② ③

a. 大動脈再建法（DKS 吻合とパッチ拡大法）

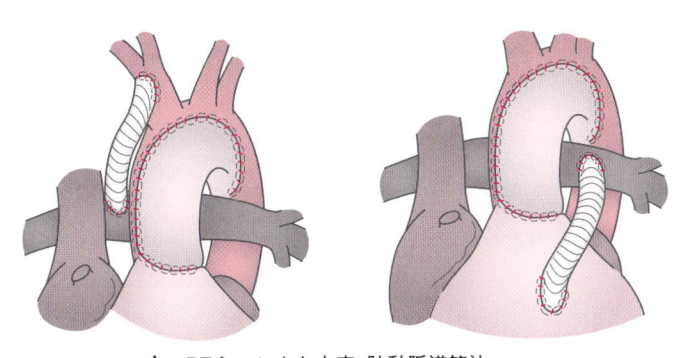

b. BT シャントと右室-肺動脈導管法

図 2 Norwood 手術

温とする．施設によっては横隔膜面の下行大動脈に別の送血間を留置し全身の灌流を維持，軽度低体温で手術を実施する施設もある．人工心肺確立後に動脈管を剝離し結紮，さらに下行大動脈も第2肋間動脈がみえるまで十分に剝離する．上行大動脈が十分に大きい場合は心筋保護液用注入針を上行大動脈に留置し，腕頭動脈基部，頸部分枝，下行大動脈を遮断し，心筋保護液を注入し，選択的脳灌流を開始する．上行大動脈が細い場合には，心筋保護液回路を送血管につなぎ，腕頭動脈の末梢側，頸部分枝，下行大動脈を遮断し，短時間の循環停止として心筋保護液を注入する．選択的脳灌流を再開した後，右房を切開し，ポンプ吸引で静脈血を吸引しながら卵円窩を全切除し，右房を縫合閉鎖する．主肺動脈を肺動脈分枝部で離断する．大動脈弓から動脈管組織を完全切除するが，必要なら大動脈弓と下行大動脈も離断する．離断部から大動脈弓，上行大動脈と逆行性に小弯側を切開していく．上行大動脈基部では冠動脈開口部や大動脈弁に注意しながら，主肺動脈離断部と同じ高さまで切開する．まず，7-0ポリプロピレン糸結節縫合で上行大動脈と主肺動脈を側々吻合する（DKS吻合）．大動脈弓と下行大動脈を離断した場合は，大弯側半周ほどを端々吻合する．その後，下行大動脈を末梢側に切開した後，大きめの正三角形をした心膜（またはホモグラフト）パッチを下行大動脈から大動脈弓まで吻合する．パッチの形をみながらトリミングを行い，さらに上行大動脈まで吻合する．ここで再度トリミングを行い，パッチを上行大動脈から主肺動脈まで吻合する．十分な空気抜き後に腕頭動脈と下行大動脈の遮断を解除し，全身灌流を再開，復温する．大動脈弓再建部の止血を確認した後，肺動脈分枝部開口部に自己心膜パッチを縫着する．大動脈再建に使ったパッチにタバコ縫合をおき送血管を留置し，腕頭動脈のePTFEグラフトから送血を移す．その後にePTFEグラフトをトリミングし，右肺動脈に端側吻合してBTシャントとして使用する．

　図3に，補填物を用いない，chimney法を紹介する[4]．

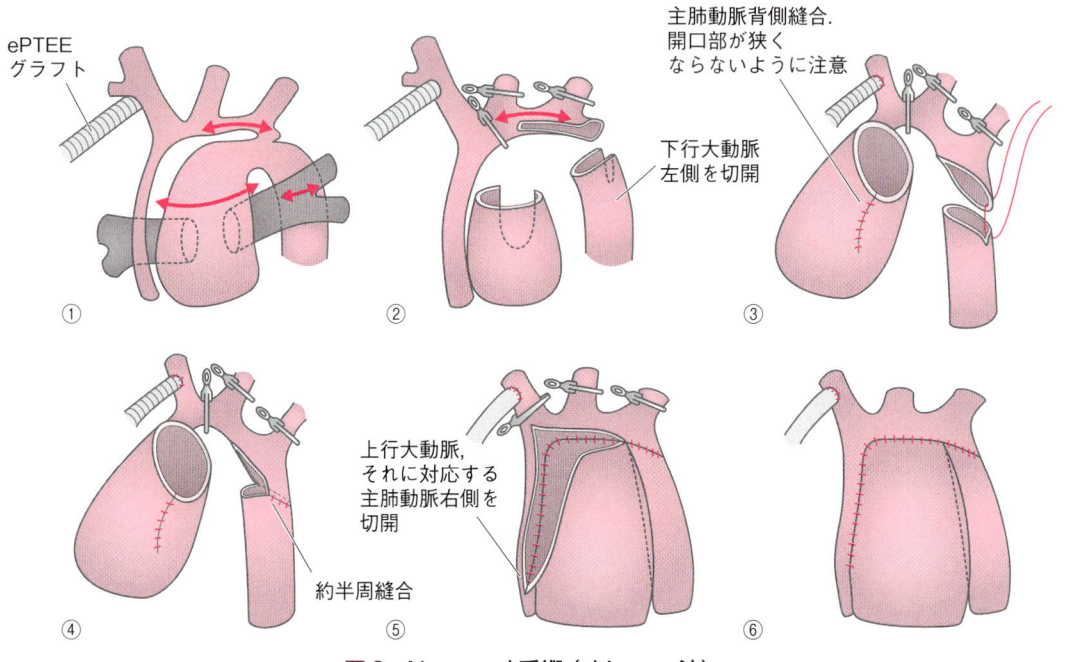

図3　Norwood手術（chimney法）

■文　献

1) Norwood WI et al：Physiologic repair of aortic atresia-hypoplastic left heart syndrome. N Engl J Med **308**：23-26, 1983
2) Ohye RG et al：Comparison of shunt types in the Norwood procedure for single-ventricle lesions. N Engl J Med **362**：1980-1992, 2010
3) Takabayashi S et al：A Fontan completion through stage I bilateral pulmonary artery banding for hypoplastic left heart syndrome. J Thorac Cardiovasc Surg **130**：1464-1465, 2005
4) Asada S et al：Chimney reconstruction of the aortic arch in the Norwood procedure. J Thorac Cardiovasc Surg **154**：e51-e54, 2017

第 9 章

成人先天性心疾患

1 外科治療の概要と再手術時の検討事項

　先天性心疾患の外科治療は，様々な疾患に対する術式の改良，周術期管理，内科的管理，医療機器の改良などに伴って飛躍的に向上した．現在，乳児期を過ぎた先天性心疾患児の90％以上は成人となっており，すでに50万人以上が成人になっていると推測されている．

　一方で，飛躍的な手術成績の向上に伴う長期生存例の増加に伴い，様々な術後遠隔期の問題が報告され，明らかになってきた．例えば，開心術時の心房や心室の切開線から長期遠隔期に生じる不整脈，人工弁や人工の補填物の遠隔期の劣化や石灰化に伴う狭窄や機能不全などがある．

　成人先天性心疾患の再手術は，原疾患や修復術の術式により多岐にわたるが，共通して以下の2つのことが重要と考える．

　まず1つは，再手術のタイミングを逸しないことである．たとえば，Fallot四徴の術後の肺動脈弁閉鎖不全に対する肺動脈弁置換術や，Fontan術後の total cavopulmonary connection（TCPC）conversion は，いずれも適切な時期を逸すると再手術後の予後がわるいことが知られている．再手術の適切な時期を逸しないために，まずは医療者側が適切に経過観察を行い，適切な時期に再手術を計画し，患者に再手術の必要性を説明できる診療体制の確立が必要である．

　2019年4月1日から成人先天性心疾患学会認定修練施設，および成人先天性心疾患専門医が認定され，成人先天性心疾患における病診連携，地域および全国規模でのネットワークの構築が進められている．症状が出てからでは再手術のタイミングを逸する場合があり，特に遠隔期に再手術が必要と考えられる病態の場合は，適切な専門施設や専門医での経過観察が望ましい．そして医療者側だけでなく患者自身も，疾病や治療，経過観察の重要性を理解する必要があり，成人先天性心疾患にかかわる8学会が作成した「先天性心疾患の成人への移行医療に関する提言」（第3版，2022年3月）[1] の中でもこのことが強調されている．小児期においても，病名告知と病気の理解のための教育，生涯にわたる経過観察が必要であることを本人や両親に繰り返し伝えることが，適切なタイミングで再手術を行い，予後を改善するために重要である．

　そしてもう1つは，再手術を安全に行うために綿密に検討し準備をすることである．まず，前回の手術記録を確認し，胸骨再正中切開を安全に行うために，上行大動脈や右室前面，冠動脈や右室流出路再建術後の構造物などが胸骨と強固に癒着していることを想定したうえで，術前に詳細な画像診断を行うことは必須である．開胸時の心損傷，特に左心系の構造物の損傷は出血性ショックや空気塞栓を引き起こし，脳障害などの重大な合併症につながる．左心系の心損傷が発生した場合には，損傷部位からの出血を圧迫などで極力コントロールし，空気を引き込まないようにしたうえで，人工心肺を確立して速やかに体温を冷却し，減圧してから，場合によっては循環停止にしてから開胸を行う．

　このような事態に備えて，開胸時に心損傷のリスクの高い症例に関しては開胸前に人工心肺を確立する必要があるが，しばしばアクセスルートが問題となる．先天性心疾患患者は大腿動

表1　成人先天性心疾患における再手術時の主な確認事項

- 前回の手術記録：前回手術の術式，補填物の材料，切開線やカニューレ挿入部など高度な癒着が予想される場所をあらかじめ検討する
- 胸骨裏面と心臓・血管との癒着：造影 CT など画像で確認する．特に開胸時左心系の損傷は重大な合併症につながるため，心損傷のリスク評価を十分に行う
- アクセスルート：開胸前に人工心肺を確立するために，大腿動脈，腋窩動脈，内頸動脈の開存，血管径を造影 CT で確認する
- 循環停止が必要になった場合の体心室ベント：心形態にもよるが，①左室心尖部，②肺動脈，③左房，などを検討する
- 心房間交通：術前エコーや術中経食道心エコーで確認する
- 体肺側副血行路：心臓カテーテル検査での動脈造影で確認する

静脈が狭小だったり，複数回の手術やカテーテルで閉塞していたりするため，必ず術前に造影 CT で開存と血管径を確認する．大腿動脈が細い場合は，十分な血流量を送血できる径のカニューレを挿入できなかったり，細い大腿動脈に太いサイズのカニューレを挿入することで遠位部の動脈閉塞を引き起こしたりする可能性がある．大腿動脈が細い場合は，①大腿動脈に人工血管を端側吻合して人工血管から送血する，②左右両方の大腿動脈から送血する，③腋窩動脈（人工血管を端側吻合して人工血管から送血）や内頸動脈からの送血する，などを検討する．脱血も，大腿静脈からのアクセスに問題があれば，右内頸静脈からの脱血の追加を検討する．

また，開胸時に左心系の心損傷により循環停止が必要となる場合，低体温で心室細動や心停止になった時の体心室ベントの方法も検討しておく必要がある．開胸前に体心室ベントを行う方法として，心形態にもよるが，①左第5～第6肋間開胸からの左室心尖部からのベント［経心尖部アプローチの transcatheter aortic valve implantation（TAVI）と同様］，②左第2～第3肋間開胸からの主肺動脈ベント，③右第3～第4肋間開胸からの左房ベント，などを検討する．

また，大動脈遮断が困難な症例では脳分離体外循環が必要な場合もある．このような術式を検討するにあたり，成人専門，特に大血管を専門とする心臓血管外科医との連携が重要であり，必要があれば合同手術を検討する．

その他，Fontan 術後やチアノーゼの残存する症例の再手術例では体肺側副血行路が多いため，通常の送血量では不十分な可能性があり，通常より高流量で人工心肺を維持する必要があるが，高流量により術野の出血が増えて視野が悪化することもあるため，体温を冷却して流量を減らすか，術前にあらかじめカテーテルで血流量の多い体肺側副血行路をコイル塞栓しておくことを検討する．また，心房間交通がある場合は，右心系の損傷でも空気塞栓を引き起こす可能性があるため，術前のエコーや術中経食道心エコーで心房間交通の有無を確認しておく．術前に確認すべき項目を**表1**にまとめる．

成人先天性心疾患の再手術は様々な術式があるが，本章では次項以降で，①Fallot 四徴手術後の肺動脈弁置換術，②APC-Fontan 術後に対する TCPC conversion の各術式の手術適応，術前検討事項，術式について解説する．

■文　献

1）先天性心疾患の移行医療に関する横断的検討員会：先天性心疾患の成人への移移行療に関する提言（第3版：2022 年3月）．<https://www.j-circ.or.jp/cms/wp-content/uploads/2022/04/ACHD_Transition_Teigen_rev3_20220426.pdf>（2024 年9月1日閲覧）

2 Fallot 四徴手術後の肺動脈弁置換術

概要

　Fallot 四徴（tetralogy of Fallot：TOF）はチアノーゼ性心疾患の中では最も頻度が高く，術後遠隔成績も良好（30 年生存率 98.4％）[1] のため，成人の患者数は多い．TOF 術後で成人期に外科治療を要する症例は，①肺動脈弁閉鎖不全または狭窄に伴う肺動脈弁置換術（pulmonary valve replacement：PVR），②右室流出路，主肺動脈から肺動脈分岐部の狭窄，補填物の劣化による狭窄，または瘤化や吻合部仮性瘤に対する手術，③心室中隔欠損，心房中隔欠損など遺残短絡に対する手術，④上行大動脈や大動脈基部拡大に対する上行大動脈人工血管置換術または大動脈基部置換手術，⑤三尖弁閉鎖不全に対する手術，⑥上室性・心室性不整脈に対する手術，⑦感染性心内膜炎（人工物感染を含む）に対する手術，など多岐にわたるが，①，②が最も多い．以降で①，②の術式について説明する．

手術適応

　TOF 術後の PVR の手術適応については，2008 年以降に米国心臓病学会/米国心臓協会（ACC/AHC），カナダ，欧州から相次いでガイドラインが出された（**表 1**）．共通している適応条件は，右室収縮能低下，右室拡大，進行性の三尖弁閉鎖不全，心房性または心室性の不整脈の出現，運動耐容能の低下があげられる（**表 1**）[2~4]．なお，エコーでの右室の拡大や収縮能低下の客観的評価は難しく，MRI を使った右室の容量や収縮能の具体的な数値で再手術の適応を示したボストン小児病院の再手術適応が参考になる（**表 2**）[5]．これらのガイドラインに基づいて手術適応を判断するが，生体弁による PVR は生体弁の耐久性の問題もあり，再手術自体のリスク，生涯における複数回の再手術を回避するために，患者の年齢や症状，活動性なども十分に考慮に入れて手術時期を判断することが望ましい．

　また，経カテーテル肺動脈弁留置術（transcatheter pulmonary valve implantation：TPVI）の使用が国内でも承認され，2023 年から認定された実施施設で使用可能となった．長期的な成績に関してはいまだデータが不十分であるが，今後，より低侵襲で PVR が可能となれば，治療のタイミングや手術適応が変わる可能性が高い[6,7]．

表1　PVR 適応についての各種ガイドライン

- ACC/AHA（2008）
  1. 症状があり，運動耐容能が低下している severe PR（Class I/エビデンスレベル C）
  2. 症状はないが，下記が含まれる severe PR（Class IIa/エビデンスレベル C）
     - ・moderate〜severe の右室機能低下
     - ・moderate〜severe の右室拡張
     - ・症状のある心房性 かつ/または 心室性不整脈
     - ・moderate〜severe の三尖弁閉鎖不全
- カナダ（2009）
  下記の状態の場合に PVR を検討する（Class IIa/エビデンスレベル C）
     - ・進行性，または moderate〜severe の右室拡大（右室拡張末期容積＞170 mL/m^2）
     - ・moderate〜severe の右室機能低下
     - ・TR，心房/心室性不整脈，運動耐容能低下が重要
     - ・PS の残存により右室圧/体血圧が 2/3 以上
- ヨーロッパ（2010）
  1. 症状のある severe PR かつ/または PS（RV 収縮期圧＞60 mmHg，TR velocity＞3.5 m/秒）（Class I/エビデンスレベル C）
  2. 症状のない severe PR かつ/または PS で，以下の項目から少なくとも 1 つを満たすもの（Class IIa/エビデンスレベル C）
     - ・運動耐容能低下
     - ・右室拡大
     - ・右室収縮能低下
     - ・増悪する TR（moderate 以上）
     - ・右室流出路狭窄（右室収縮期圧＞80 mmHg，TR velocity＞4.3 m/秒）
     - ・持続性の心房/心室性不整脈

PR：肺動脈弁閉鎖不全，PS：肺動脈狭窄，TR：三尖弁閉鎖不全.

表2　ボストン小児病院における TOF の再手術適応

中等度から重症の肺動脈弁閉鎖不全，すなわち MRI による regurgitation fraction≧25％に以下の条件が 2 つ以上加わった場合
1. 右室拡張末期容積係数≧160 mL/m^2
2. 右室収縮末期容積係数≧70 mL/m^2
3. 左室拡張末期容積係数≦65 mL/m^2
4. 右室駆出率≦45％
5. 右室流出路の瘤状拡大，偽性心室瘤
6. 有意な臨床症状：労作時倦怠感，心不全および治療薬内服，失神，持続性心室頻拍
7. 他の遺残病変を合併する場合：中等度以上の三尖弁閉鎖不全，VSD，高度大動脈弁閉鎖不全など

［Geva T et al：Semin Thorac Cardiovasc Surg Pediatr Card Surg Annu 11-22, 2006 をもとに作成］

◼️ 診断・術前検討事項

1）前回手術の手術記録

　　肺動脈弁に対する手技，右室切開線の範囲，右室流出路の再建方法や再建時に使用した人工材料，冠動脈の走行などを確認する．特には右室流出路の再建に使った人工材料は施設や手術時期によって材質は様々である．参考として，東京女子医科大学での右室流出路の再建方法の歴史的変遷を**図1**にまとめる．特に，異種心膜は高度石灰化と強固な癒着を認めることが多く，注意が必要である．

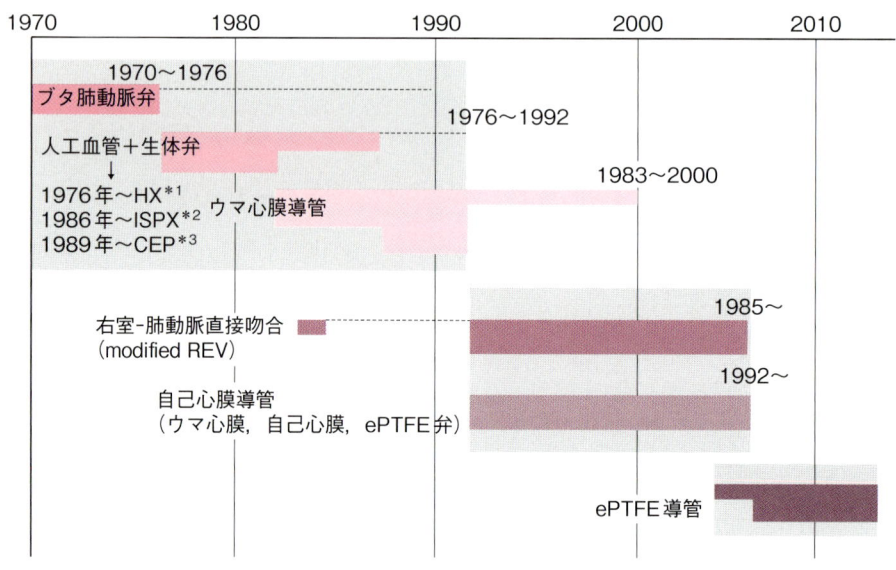

図1　東京女子医科大学における右室流出路再建方法
*¹：HX：Hancock 弁.
*²：ISPX：Ionescu-Shiley Pericardial 弁.
*³：CEP：Carpentier-Edwards Pericardial 弁.

2) CT，MRI

TOF は大動脈騎乗に伴い大動脈が前方に偏位していることや，遠隔期に上行大動脈の拡大をきたす症例があるため，上行大動脈と胸骨の距離・位置関係を必ず確認する．また，大動脈の前方偏位により右室流出路が胸骨や胸壁に挟まれて強固に癒着していることも多い．癒着剝離に難渋しそうな場所を画像から予測しておく．また，癒着組織で冠動脈の走行が確認困難のため，右室流出路切開の際に冠動脈の損傷を避けるために，画像診断であらかじめ位置を確認しておく．特に，心電図同期 CT は詳細な形態把握に有用である．

3) 心エコー

大動脈弁閉鎖不全，三尖弁閉鎖不全の評価，遺残短絡の有無の確認は必須であり，必要があれば同時手術を検討するが，侵襲の大きさと術前状態や耐術能を十分に検討して判断する．手術が右心系の術式のみであれば，人工心肺を確立し心拍動下に手術を行うことは可能であるが，遺残短絡があれば空気塞栓を引き起こす可能性があるため，術前に遺残短絡の有無をエコーなどで必ず確認する．術前に遺残短絡が指摘されていなかった症例でも空気塞栓による合併症の報告があるため，術中も左心系への気泡の流入に十分な注意が必要である．遺残短絡がある場合は大動脈を遮断して心停止下で行う．

4) 心臓カテーテル検査

心室の容量，心室機能の評価，弁逆流や心機能，冠動脈形態を確認する．また右室流出路～末梢肺動脈にかけて狭窄があれば，有意な狭窄部位の形態や圧較差を確認する．

5) 不整脈の既往

　TOF 術後の不整脈は予後に大きくかかわり，不整脈の出現は肺動脈弁閉鎖不全の悪化の徴候であることも多い．幅広い QRS 間隔，経時的な QRS 幅の増加，手術時年齢は心臓突然死の危険因子とされている[8,9]．特に心室性不整脈の既往がある場合は，カテーテルアブレーションによる治療も行われるが，外科手技と同時に冷凍焼灼術（クライオアブレーション）を行うことを検討する[10~13]．

■ 術式

　外科的な再建方法の選択肢として，日本では，生体弁や ePTFE 3 弁付きグラフトが多く使われているが，海外ではホモグラフトやウシ頸静脈導管などがある（**図 2**）．

　以前は生体弁が肺動脈弁位に用いられる場合，低圧系のため大動脈弁位よりも長期の耐久性が期待できるとされていたが，実際は若年者ではカルシウム代謝や免疫反応により早期劣化する報告が多数ある[14,15]．肺動脈弁位の生体弁置換後の手術成績と ePTFE 3 弁付きグラフトの成績を比較すると，ePTFE 3 弁付きグラフトは長期においても成績は良好である（**図 3**）[16]．なお，弁のサイズ選択については，将来的に TPVI による valve-in-valve（VIV）が国内でも使用可能となることを想定し[5,6]，生体弁や導管のサイズは 23 mm 以上が望ましい．

　前述のとおり，まず胸骨正中切開を安全に行うことが極めて重要である．大腿動静脈などアクセスルートを確保したうえで，必要があれば，開胸前に人工心肺を開始して十分に心臓を減圧した状態で開胸を行う．

　胸骨正中切開後，胸骨の背面に右室流出路や右室前面が強固に癒着していることが多いため，慎重に剝離する．電気メスで剝離してもよいが，組織の熱傷や電気メスによる不整脈，神経損傷を考慮して，超音波凝固切開装置などを使う場合もある．不要な剝離は剝離面からの出血の原因となるため，原則必要最小限の範囲で剝離を行う．

　人工心肺を確立し，上下大静脈を total bypass とした後に，心内操作は遺残短絡があれば心停止下に行うが，遺残短絡がなく右心系の再建のみであれば心拍動下に行うことは可能である．ただし，肺動脈からの back flow のコントロールが困難な場合もあり，心停止下に切り替

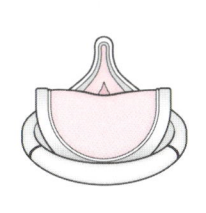 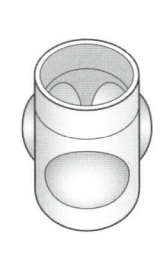 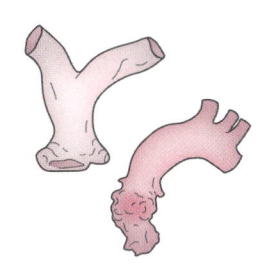 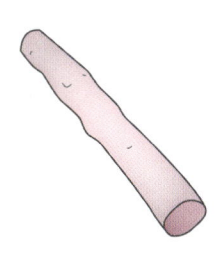

生体弁　　　bulging sinus 付き　　　ホモグラフト　　　ウシ頸静脈導管
　　　　　　ePTFE 導管

図 2　肺動脈弁置換術の選択肢

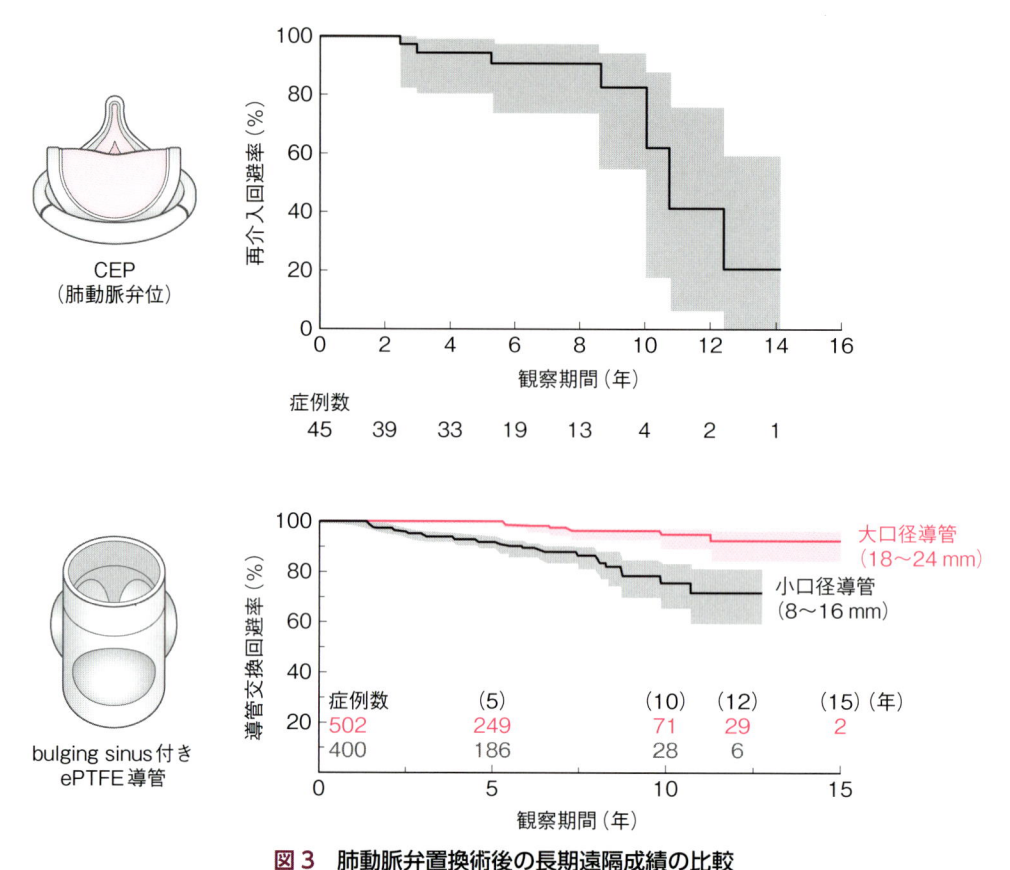

図3 肺動脈弁置換術後の長期遠隔成績の比較
［Miyazaki T et al：J Thorac Cardiovasc Surg **155**：2567-2576, 2018 をもとに作成］

えることも想定しておく．大動脈遮断が必要になる際，大動脈周囲の剝離，特に右肺動脈との間の剝離は出血するとコントロールが困難になる場合があるため慎重に行う．

　まず右室流出路パッチを右室側から電気メスにて外していく．右室流出路部分では左側に左前下行枝，右側〜尾側に右冠動脈の枝があるので損傷に注意する．末梢肺動脈狭窄がなければ前回の縫合線のとおりにパッチを除去する．肺動脈の後壁の背側には左冠動脈が走行するため剝離せずそのまま後壁を残す．

　末梢肺動脈に狭窄がある場合は，狭窄部を超えたところまで切開し，ePTFE グラフトをパッチ状に補填して血管形成を行うが，肺門部以降の末梢病変や肺動脈組織が脆弱な場合は直視下で血管内ステント留置をする方法もある．

　生体弁置換を行う場合，大動脈弁が前方偏位しているため，本来の肺動脈弁の位置に弁を縫着すると胸骨との間にスペースが少なく周囲を圧迫する可能性がある．また，生理的な主肺動脈血流は腹側から背側に向かうのでその血流軸に合わせることが望ましい．このため，本来の肺動脈弁の位置よりも遠位部に縫着するほうがよい場合が多い．肺動脈後壁に生体弁を縫着し，前壁は膨らませた形状でパッチ閉鎖するが，パッチは平面のパッチよりも人工血管を使用したほうがよりよい形態が得られる．

　ePTFE 3弁付きグラフトを使用する場合，弁が極力変形しないよう，弁より遠位部のグラ

フトは縫い代分だけを残してトリミングし，弁は肺動脈分岐部近くに縫合する（弁がほぼ背側を向いているような状態になる）．先に肺動脈側を吻合し，右室側は自然な膨らみをもった形になるように右室側のグラフトを大きめにトリミングして縫合する．

　術前に心室性不整脈の既往がある場合は，再建を行う前に冷凍焼灼術を行う．心室性不整脈は右室流出路の手術痕（パッチの周囲）が多い．肺動脈と瘢痕または三尖弁輪の瘢痕の間を線状焼灼する方法が報告されているが，原因となるリエントリー回路が右室自由壁だけでなく，心室中隔，三尖弁輪下部にも存在することがあり，術前にマッピングでの評価を行うことが推奨される．

■文　献

1）Cuypers JA et al：Unnatural history of tetralogy of Fallot：prospective follow-up of 40 years after surgical correction. Circulation **130**：1944-1953, 2014

2）Warnes CA et al：ACC/AHA 2008 Guidelines for the Management of Adults with Congenital Heart Disease：Executive Summary：a report of the American College of Cardiology/American Heart Association Task Force on Practice Guidelines（writing committee to develop guidelines for the management of adults with congenital heart disease）. Circulation **118**：2395-2451, 2008

3）Silversides CK et al：Canadian Cardiovascular Society 2009 Consensus Conference on the management of adults with congenital heart disease：executive summary. Can J Cardiol **26**：143-150, 2010

4）Baumgartner H et al：ESC Guidelines for the management of grown-up congenital heart disease（new version 2010）. Eur Heart J **31**：2915-2957, 2010

5）Geva T：Indications and timing of pulmonary valve replacement after tetralogy of Fallot repair. Semin Thorac Cardiovasc Surg Pediatr Card Surg Annu 11-22, 2006

6）Cabalka AK et al：Relationships among conduit type, pre-stenting, and outcomes in patients undergoing transcatheter pulmonary valve replacement in the prospective North American and European Melody valve trials. JACC Cardiovasc Interv **10**：1746-1759, 2017

7）Shahanavaz S et al：Intentional fracture of bioprosthetic valve frames in patients undergoing valve-in-valve transcatheter pulmonary valve replacement. Circ Cardiovasc Interv **11**：e006453, 2018

8）Gatzoulis MA et al：Risk factors for arrhythmia and sudden cardiac death late after repair of tetralogy of Fallot：a multicentre study. Lancet **356**：975-981, 2000

9）Jonsson H et al：Late sudden deaths after repair of tetralogy of Fallot：electrocardiographic findings associated with survival. Scand J Thorac Cardiovasc Surg **29**：131-139, 1995

10）Bassareo PP et al：QRS complex enlargement as a predictor of ventricular arrhythmias in patients affected by surgically treated tetralogy of Fallot：a comprehensive literature review and historical overview. ISRN Cardiol **2013**：782508, 2013

11）Uebing A et al：Right ventricular mechanics and QRS duration in patients with repaired tetralogy of Fallot：implications of infundibular disease. Circulation **116**：1532-1539, 2007

12）Khairy P et al：Catheter ablation in tetralogy of Fallot. Heart Rhythm **6**：1069-1074, 2009

13）Downar E et al：Ventricular tachycardia after surgical repair of tetralogy of Fallot：results of intraoperative mapping studies. J Am Coll Cardiol **20**：648-655, 1992

14）Oliver JM et al：Risk factors for prosthetic pulmonary valve failure in patients with congenital heart disease. Am J Cardiol **116**：1252-1256, 2015

15）Chen PC et al：Younger age and valve oversizing are predictors of structural valve deterioration after pulmonary valve replacement in patients with tetralogy of Fallot. J Thorac Cardiovasc Surg **143**：352-360, 2012

16）Miyazaki T et al：Long-term outcomes of expanded polytetrafluoroethylene conduits with bulging sinuses and a fan-shaped valve in right ventricular outflow tract reconstruction. J Thorac Cardiovasc Surg **155**：2567-2576, 2018

3 APC–Fontan 術後に対する TCPC conversion

概要

　Fontan 手術は，単心室や，左右どちらかの心室が低形成の疾患（純型肺動脈閉鎖，三尖弁閉鎖，左心低形成症候群など），心内構造の問題で 2 心室修復が難しい形態において，チアノーゼをなくす目的で，肺循環への心室（本来は右室）をなくし，静脈還流が肺動脈に直接流れるようにする手術である．Fontan 手術の術式は歴史的変遷がある．1971 年に Francis Fontan が三尖弁閉鎖に対して Fontan 手術（いわゆる Fontan 原法）を成功させた[1]．その後報告された，右心耳と肺動脈を直接吻合する atrio-pulmonary connection（APC）–Fontan 手術が 1990 年以前の標準的な術式で，当初は肺循環心室のない Fontan 循環において，心房の収縮が肺循環に有効であると考えられていたが，慢性的な高い心房圧により，遠隔期に著明な右房拡大をきたし，心房性不整脈の発生，心房の血流うっ滞，心房内血栓などから，Fontan 循環の破綻をきたすことが報告されるようになった[2,3]．その欠点を解消するための術式として，total cavopulmonary connection（TCPC）法[4] が開発され，2000 年頃以降は日本国内でもほとんどの施設で人工血管を使った心外導管型（extra-cardiac）TCPC 法が行われるようになった[5]．なお，Fontan 循環となる Fontan 手術の歴史的な様々な変法をまとめて「Fontan 型手術」と総称する．

　TCPC conversion は，APC–Fontan を TCPC 法に「conversion（変換）」する手術である．術後遠隔期に拡張した右房壁を切除・縫縮し，心房性不整脈に対して心房壁にアブレーションを行い，下大静脈から肺動脈に向けて人工血管を介した直線的な血流に変換することで，スムーズな順行性血流となる．Fontan 循環の破綻した，いわゆる「failing/failed Fontan」に対する手術として 1994 年に Kao らによって報告され[6]，以降広く行われるようになった．

　Fontan 型手術は，現在 extra-cardiac TCPC が主流となり，TCPC conversion を要する症例は減少の一途をたどっており，いずれはほとんど行われない「過去の手術」になると想定されるが，現時点でも APC–Fontan 術後の患者は存在するため，この手術について知っておくことは重要と考える．

手術適応

　TCPC conversion の適応を**表 1** に示す．最も重要なことは至適時期を逸しないことである．Fontan 循環の破綻は他の臓器の機能不全をきたし，特に肝臓，腎臓，腸管など腹部臓器への影響が大きい．肝臓においては，うっ血肝，肝硬変，肝癌など慢性的な Fontan 循環に関連した肝疾患を Fontan associated liver disease（FALD）と称し，近年多くの知見が報告されてい

表1 TCPC conversion の適応

- 拡大した心房による血行動態の破綻
  - 心房内の血流のうっ滞，それに伴う肺への順行性血流の減少
  - 心房内血栓
  - 拡大した心房による右肺静脈，右肺動脈の圧迫・狭窄
- 上室性（頻脈性）不整脈
- 耐運動能の低下
- Fontan 血流路の問題（下大静脈血流が左右どちらかに偏る，狭窄病変など）
- 修復を要する弁逆流など

る[7~9]．また，Fontan 術後にタンパク漏出性胃腸症（protein-losing enteropathy：PLE）を発症すると難治性であることも多い[10~12]．このような臓器不全をきたしてからTCPC conversion を行うことは非常にリスクが高いことも知られており，TCPC conversion の過去の報告によっては早期死亡が8～20％と極めて高く[13~15]，ハイリスク群の同定や早期介入の重要性が指摘されている[16]．

■ 診断および術前検討事項

表1 の適応を満たす症例において，手術介入が妥当か，耐術可能かどうか，下記のようなことを検討するとともに，患者本人や家族の手術の必要性とリスクについての理解が不可欠である．

1）心エコー検査

体心室の収縮能だけでなく，Fontan 術後では拡張障害をきたすことが知られており，拡張障害の指標についても評価する．また半月弁，房室弁の逆流を評価し，同時手術が必要かを判断する．弁形成を要する場合や，心房内血栓を評価する場合は経食道心エコーでの評価を推奨する．また遺残短絡があれば，右房を開ける際に心停止にする必要がある．

2）心臓カテーテル検査

心房の著明な拡大を認める症例では，心房内に血栓を認める場合があるため，術前にCT や経食道心エコーで血栓がないことを確認したうえで心臓カテーテル検査を行う（血栓がある場合は抗凝固療法を行う）．心房拡大例では，心房内での血液の乱流や造影剤の停滞（重力で造影剤が背側に貯留する所見）を認める他，拡大した心房による周囲構造物の圧迫（解剖にもよるが右肺動脈や右肺静脈），Fontan 血流路や肺動脈の狭窄がないかを確認する．また，心エコー同様，体心室の収縮能および拡張障害［拡張末期圧（end-diastolic pressure：EDP）］を評価する．また，肺動静瘻（pulmonary arteriovenous fistula：PAVF），体静脈-肺静脈短絡（veno-venous shunt：VV shunt）は低酸素の原因となるため，術前にコイル塞栓が可能であれば施行する．これらが発達していると，人工心肺開始後にシャントからの back flow で心室の過伸展をきたす可能性があるため，心停止前にベントを挿入する．またシャント血管を可能であ

れば術中に結紮することを検討する．血行動態評価において，肺血管抵抗や中心静脈圧が高い場合は，術前の肺血管拡張薬の導入や，手術時に fenestration（肺血管抵抗が高い時に静脈還流の一部が直接左房側に流れる迂回路をつくること）を検討する．

3) 血液検査

肝機能に関しては，トランスアミナーゼは正常範囲であることが多いが，ビリルビンやγ-GTP は肝うっ血を反映して上昇していることが多い[17,18]．肝線維化マーカーのヒアルロン酸，Ⅳ型コラーゲン，プロコラーゲンⅢペプチド（P-Ⅲ-P）などは FALD の評価に有用である[19]．他，血小板減少や血液凝固線溶系異常を認める症例は比較的多い．また腎うっ血やチアノーゼの続発症としての腎障害を認めることもある[20]．

4) その他の腹部・消化管の検査

腹部エコー，造影 CT による肝臓線維化の画像診断は，肝表面の凹凸，肝静脈の拡張などの評価とともに，肝硬変，肝細胞癌，肝腺腫，focal nodular hyperplasia（FNH）などの腫瘍性病変の診断に有用である．肝線維化に関しては，MRI を用いた MR elastography が客観的評価に優れている[21]．肝硬変や肝線維化の進行を認める症例に関しては食道静脈瘤を認めることがあり，術中の経食道心エコーや胃管による出血のリスク評価のため上部消化管内視鏡を行うことを推奨する．また，低アルブミンを認める症例においては，PLE の有無を確認するためタンパク漏出シンチグラフィが有用である．

5) 不整脈

TCPC conversion の治療的意義の1つとして，不整脈基質を除去することが含まれる．拡大した心房壁における，心房内リエントリー性頻拍（intraatrial reentrant tachycardia：IART）と異所性自動能亢進に伴う心房頻拍（ectopic atrial tachycardia：EAT）による上室性不整脈が多い．術前に三次元マッピング装置で不整脈の発生場所を同定し，可能であれば術前にカテーテルアブレーションを行い，さらに手術中に追加でアブレーションが必要な場所を確認する．

6) CT 検査

胸骨再正中切開のために，胸骨との距離・位置関係は必ず確認する．冠動脈の走行などを確認するために，心電図同期 CT は詳細な形態把握に有用である．また大腿動静脈の径が人工心肺のアクセスルートとして十分か確認する（十分でない場合は前述のとおり）．

7) 前回手術の手術記録

APC-Fontan の基本術式は，心房内にパッチをあてるか直接閉鎖することによって隔壁をつくり（「oblique patch/partition」と呼ばれる），右心耳の先端を切開し，肺動脈に吻合する．これにより上下大静脈から還流する静脈血は右心房を介して肺動脈に流れる．しかし，機能的単心室は形態のバリエーションが大きく，同じ APC-Fontan でも細かい術式はかなり異なる．

無駄な剥離は出血のリスクになるため，剥離範囲を最小限にするために CT 所見と照らし合わせながら解剖を確認する．

✦ 術式

まず胸骨正中切開を安全に行うことが極めて重要である．詳細は前述のとおりで，大腿動静脈などアクセスルートを確保し，必要があれば，開胸前に人工心肺を開始して十分に心臓を減圧したうえで慎重に行う．

上下大静脈と心房周囲，心耳と肺動脈の吻合部，そして上行大動脈を剥離する．上大静脈と右肺動脈は直接吻合可能な程度に周囲を十分剥離する．大動脈遮断し，心筋保護液で心停止とした後，心房切開し，oblique patch を切開除去（血栓などがあればそれも除去）する．肺静脈周囲および術前に同定しておいた心房性不整脈の原因となっている場所をアブレーションし，拡大した心房壁を可能な限り切除する．房室弁への外科的介入が必要な場合は，この時に行う．心耳と肺動脈の吻合部の方向に心房壁の切開線を延長し，肺動脈との吻合部の手前で横方向に切開する．心耳と肺動脈の吻合部の癒着が強く剥離が困難な場合や，後壁の後ろに冠動脈が走行している場合は，後壁は剥離せずに後壁を残す．

まず下大静脈と人工血管を端々吻合し，心房壁を縫縮しながら尾側から頭側に縫合閉鎖する．続いて，人工血管が屈曲・狭窄せず，肺動脈に向かってスムーズな流れになるように，かつ肺静脈など周囲の構造物を圧迫しないように考慮し，人工血管をトリミングして，肺動脈と人工血管を吻合する．後壁が剥離困難な場合は，後壁は inclusion 法で縫合する．

大動脈遮断を解除した後に，上大静脈と右肺動脈を直接吻合する（両方向性 Glenn 手術）．

術中または術後に洞機能低下をきたすことがしばしばあるため，永久ペースメーカリードの植込みを同時に行う場合が多い．TCPC を行うことで左房や心室側への経静脈的アクセスが難しくなることや，術後の心拍出量の増加を期待して DDD ペーシングや，心臓再同期療法（cardiac resynchronization therapy：CRT）が可能なリードの植込みを考慮するが[22,23]，癒着組織で良好なペーシングサイトがみつからない，癒着が強固で心室の剥離が困難であるなどの理由で，理想的なペーシングが難しい場合もある．

■ 文 献

1) Fontan F et al：Surgical repair of tricuspid atresia. Thorax 26：240-248, 1971
2) Ohuchi H：Adult patients with Fontan circulation：what we know and how to manage adults with Fontan circulation？ J Cardiol 68：181-189, 2016
3) de Leval MR et al：Total cavopulmonary connection：a logical alternative to atriopulmonary connection for complex Fontan operations：experimental studies and early clinical experience. J Thorac Cardiovasc Surg 96：682-695, 1988
4) de Leval MR et al：Total cavopulmonary connection：a logical alternative to atriopulmonary connection for complex Fontan operations. Experimental studies and early clinical experience. JTCS 96：682-695, 1988
5) Marcelletti C et al：Inferior vena cava-pulmonary artery extracardiac conduit：a new form of right heart bypass. J Thorac Cardiovasc Surg 100：228-232, 1990
6) Kao JM et al：Conversion of atriopulmonary to cavopulmonary anastomosis in management of late ar-

rhythmias and atrial thrombosis. Ann Thorac Surg **58**：1510-1514, 1994

7）Rychik J et al：The precarious state of the liver after a Fontan operation：summary of a multidisciplinary symposium. Pediatr Cardiol **33**：1001-1012, 2012

8）Camposilvan S et al：Liver and cardiac function in the long term after Fontan operation. Ann Thorac Surg **86**：177-182, 2008

9）Baek JS et al：Late hepatic complications after Fontan operation：non-invasive markers of hepatic fibrosis and risk factors. Heart **96**：1750-1755, 2010

10）Mertens L et al：Protein-losing enteropathy after the Fontan operation：an international multicenter study：PLE study group. J Thorac Cardiovasc Surg **115**：1063-1073, 1998

11）Ohuchi H et al：Haemodynamic characteristics before and after the onset of protein losing enteropathy in patients after the Fontan operation. Eur J Cardiothorac Surg **43**：e49-e57, 2013

12）John AS et al：Clinical outcomes and improved survival in patients with protein-losing enteropathy after the Fontan operation. J Am Coll Cardiol **64**：54-62, 2014

13）Mavroudis C et al：Total cavopulmonary conversion and maze procedure for patients with failure of the Fontan operation. J Thorac Cardiovasc Surg **122**：863-871, 2001

14）Hiramatsu T et al：Impact of Fontan conversion with arrhythmia surgery and pacemaker therapy. Eur J Cardiothorac Surg **40**：1007-1010, 2011

15）Ishii T et al：Midterm surgical outcomes and effectiveness of conversion operations in total cavopulmonary connection. Ped Cardiol Card Surg **32**：307-313, 2016 Ann Thorac Surg

16）Said SM et al：Fontan conversion：identifying the high-risk patient. Ann Thorac Surg **97**：2115-2122, 2014

17）大内秀雄：成人 Fontan 術後患者の臨床像と Failed Fontan の治療戦略. 心臓 **47**：1070-1077, 2015

18）Camposilvan S et al：Liver and cardiac function in the long term after Fontan operation. Ann Thorac Surg **86**：177-182, 2008

19）藤澤知雄ほか：Fontan 循環における肝合併症. 日小児循環器会誌 **29**：162-170, 2013

20）Takeuchi D et al：Blood coagulation abnormalities and the usefulness of D-dimer level for detecting intracardiac thrombosis in adult Fontan patients. Int J Cardiol **224**：139-144, 2016

21）Wallihan DB et al：Hepatic pathology after Fontan palliation：spectrum of imaging findings. Pediatr Radiol **43**：330-338, 2013

22）Tsao S et al：Device management of arrhythmias after Fontan conversion. J Thorac Cardiovasc Surg **138**：937-940, 2009

23）Mavroudis C et al：Evolving anatomic and electrophysiologic considerations associated with Fontan conversion. Semin Thorac Cardiovasc Surg Pediatr Card Surg Annu 136-145, 2007

第10章

低侵襲心臓外科

1 経カテーテル大動脈弁置換術

適応

　米国では経カテーテル大動脈弁置換術は直訳されて，transcatheter aortic valve replacement（TAVR）と表記されることもあるが，実際に置換されるわけではないという考えから本邦では transcatheter aortic valve implantation（TAVI）と表記されることが一般的である．2002 年にフランスの循環器内科医 Cribier によって第 1 例が施行されて以後，2011 年に SAPIEN valve（Edwards Lifesciences 社）が米国食品医薬品局（FDA）の認可を受け，2013 年に本邦でも承認された．当初，外科的大動脈弁置換術（surgical aortic valve replacement：SAVR）と TAVI とのランダム化比較試験（RCT）である PARTNER 1 trial1[1,2]，CoreValve US Pivotal Trial[3] の結果から，SAVR 施行不能あるいはハイリスクの有症候性重症大動脈弁狭窄（aortic stenosis：AS）患者が TAVI の適応とされてきた．その後，デバイスの進化・TAVI 治療技術の進歩に伴い 2020 年の米国心臓病学会/米国心臓協会（ACC/AHA）のガイドライン[4] では SAVR リスク分類がなくなり，65 歳以上あるいは余命 10 年未満の患者に対する TAVI は class I とされた．本邦の 2020 年のガイドライン[5] では，SAVR か TAVI かの選択は年齢，個々の外科弁・TAVI 弁の耐久性データ，SAVR・TAVI 手技的リスクを鑑み，すべての AS 患者に対し SAVR，TAVI 両方の治療について十分な最新の情報に基づく正しいインフォームド・コンセントがなされたうえで，個々の患者の価値観や希望も加味し，最終的には各施設のハートチームでの議論を経て決定されるべきとされた．これを受けて本邦では SAPIEN 3，Evolut PRO＋（Medtronic 社）が，2021 年に SAVR 低リスク患者への保険適用拡大が承認され，すべての AS 患者に使用が可能となった．

TAVI で使用される弁 (表1)

　本邦で現在使用可能な弁は，バルーン拡張型弁として SAPIEN 3 Ultra RESILIA（SAPIEN 3 UR）（Edwards Lifesciences 社），自己拡張型弁として Evolut FX（Medtronic 社），Navitor（Abbott 社）の 3 種類である．バルーン拡張型弁は高度な石灰化を有する弁でも拡張することができる反面，弁輪破裂のリスクがある．一方，自己拡張型弁は弁輪破裂のリスクは低いが，高度な石灰化を有する弁では拡張不十分となる可能性がある．

大腿動脈アプローチによる SAPIEN 3 UR 手技

　TAVI デリバリーシステムのロープロファイル化が進み，大腿動脈アプローチが 9 割を超え

表1　TAVI 各弁の比較

	SAPIEN 3 UR	Evolut FX	Navitor
特徴	バルーン拡張型（1回で留置）	自己拡張型（再収納可能）	自己拡張型（再収納可能）
材質	ウシ心膜	ブタ心膜	主にウシ心膜
弁の位置	スプラアニュラー	イントラアニュラー	イントラアニュラー
サイズ	20，23，26，29 mm	23，26，29，34 mm	23，25，27，29 mm
ペーシング	ラピッドペーシング必須	コントロールペーシング	コントロールペーシング
大腿動脈アプローチ	○	○	○
鎖骨下動脈アプローチ	○	○	○
直接大動脈アプローチ	○	○	○
心尖部アプローチ	○	×	×
透析患者への適応	○	○	×
有効弁口面積	やや狭い	広い	広い
房室ブロック	少ない	やや多い	やや多い
冠動脈へのアクセス	容易	やや困難	容易
リスク	弁輪破裂	拡張不良	拡張不良

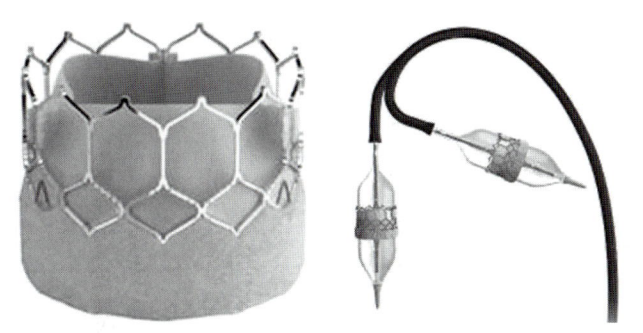

図1　SAPIEN 3 UR のアウターシーリングスカートとフレックス機能
［Edwards Lifesciences 社より提供］

ている．SAPIEN 3 UR は 2016 年より本邦で使用可能となっている．アウターシーリングスカートが装着され，弁周囲逆流を防止するデザインとなっている（**図1**）．TAVI 弁が通過する時に拡張するようにデザインされた expandable sheath である e シース（20〜26 mm 弁では 14 Fr，29 mm 弁では 16 Fr）を大腿動脈に留置する．大動脈弁にワイヤーを通過させ，ピッグテールカテーテルを用いて遠位端が二重の同心円状にあらかじめ成型されているサファリワイヤーを左室心尖部に留置する．SAPIEN 3 UR がマウントされているコマンダーを体内に挿入し，大動脈弓部を通過する時にフレックスホイールを回して，大弯側に弁が接しないようにする．大動脈弁の上に到達したら三弁尖の基部が一直線状になる perpendicular view に移動する．大動脈弁を通過させ，センターマーカーを弁輪に合わせるように留置位置を調整する．ラピッドペーシングを用いて血圧を下げて，バルーンを拡張して留置する（**図2**）．

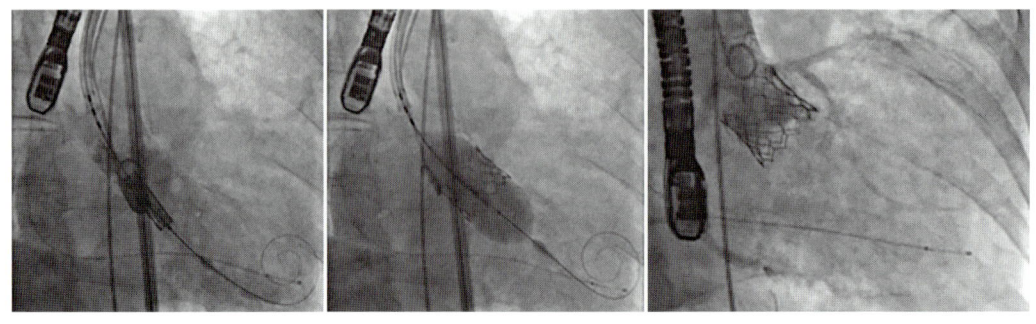

図2　センターマーカーと留置，術後造影

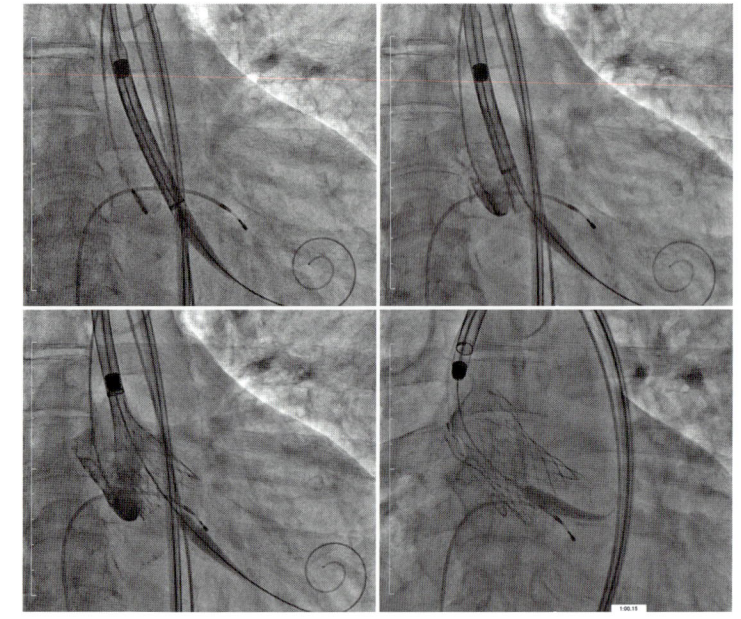

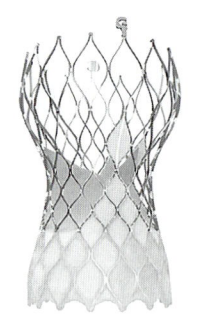

図3　Evolut FX
[Medtronic 社提供]

図4　Evolut FX による TAVI
NCC にピッグテールカテーテルをメルクマールとして留置し弁を展開する．

◢鎖骨下動脈アプローチによる Evolut FX 手技

　末梢動脈疾患や大動脈瘤，血管の高度屈曲や壁在血栓（shaggy aorta）の有無によっては，大腿動脈アプローチが適さない症例が少なからず存在する．

　Evolut valve は 2016 年に本邦で使用可能となり，その後弁周囲逆流予防にブタ心膜をシーリングし，現在はシースが細くなった Evolut FX が使用されている（図3）.

　左鎖骨下動脈に 18 Fr ドライシールシースを留置する．ピッグテールカテーテルを無冠尖（non-coronary cusp：NCC）に留置し，大動脈弁にワイヤーを通過させ，サファリワイヤーを左室心尖部に留置する．perpendicular view で大動脈弁を通過後，マーカーバンドを coaxial にする．NCC に留置したピッグテールカテーテルをメルクマールとして生体弁が弁輪に接触するまでゆっくり展開する（図4）.必要であれば心拍数 130 bpm 前後でコントロールペーシ

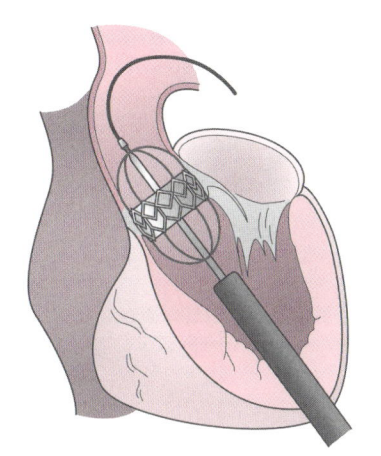

図5　心尖部アプローチによる TAVI

ングする．弁輪への接触から point of no recapture までは，広がりきっていない生体弁が一時的に血流を遮断するため，迅速に展開する．造影やエコー所見で僧帽弁への干渉がないこと，冠動脈閉塞がないことを確認しゆっくり最後まで展開する．

心尖部アプローチによる SAPIEN 3 UR 手技

　心尖部アプローチが本邦で認められているのは SAPIEN 3 UR だけである．経胸壁心エコーで心尖部を確認し，適切な開胸肋間（第5〜第6肋間）を決める．心膜切開し wound retractor を挿入し，視野が狭ければ開胸器を併用する．左冠動脈前下行枝の走行を確認し 3-0 ポリプロピレン糸でフェルトを用いて，三角状にマットレス縫合し，その中心を穿刺する．18 Fr シース（23，26 mm 弁）ないし 21 Fr シース（29 mm 弁）を留置し，順行性に大動脈弁を通過させ弁を留置する（**図5**）．順行性のため大動脈弁クロスは容易であるが，出血や不整脈のリスクは高い．

大動脈アプローチによる Evolut FX 手技

　3D-CT から胸骨部分切開あるいは右小開胸（第2肋間）を選択し，上行大動脈へアクセスする．マーカー付きピッグテールカテーテルを用いて弁から 6 cm の部位の上行大動脈にマーキングし巾着縫合して穿刺する（**図6**）．以下は通常どおり Evolut FX を留置する．

valve-in-valve 治療

　劣化して機能不全となった外科弁の中に TAVI 弁をカテーテルで留置する手技で，本邦では 2018 年より保険適用となった．外科弁の劣化は大動脈弁閉鎖不全症でも AS でも適応であるが，paravalvular leak や活動性の感染性心内膜炎は適応外となる．また patient-prosthesis mismatch の問題があるので，狭小外科弁に対する valve-in-valve 治療は注意を要する．外科

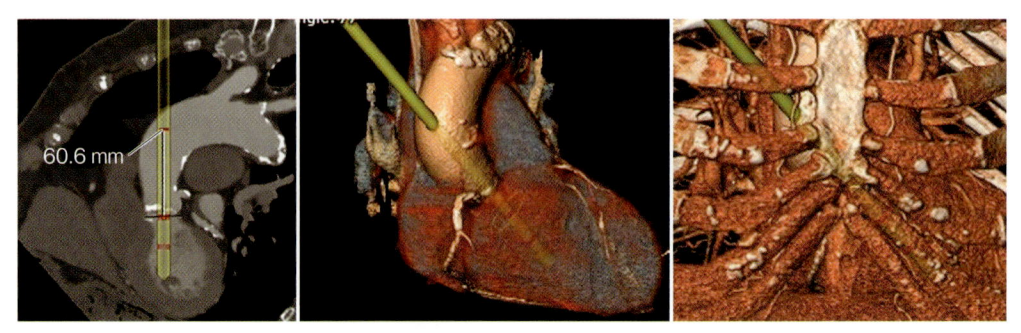

図 6　大動脈アプローチによる TAVI

弁の internal diameter の計測による弁サイズの選択と，virtual transcatheter heart valve（THV）coronary distance の計測による冠動脈閉塞リスクの予測が重要である．

■**文　献**

1) Smith CR et al：Transcatheter versus surgical aortic-valve replacement in high-risk patients. N Engl J Med **364**：2187-2198, 2011
2) Leon MB et al：Transcatheter aortic-valve implantation for aortic stenosis in patients who cannot undergo surgery. N Engl J Med **363**：1597-1607, 2010
3) Adams DH et al：Transcatheter aortic-valve replacement with a self-expanding prosthesis. N Engl J Med **370**：1790-1798, 2014
4) Otto CM et al：2020 ACC/AHA guideline for the management of patients with valvular heart disease：a report of the American College of Cardiology/American Heart Association Joint Committee on clinical practice guidelines. J Am Coll Cardiol **77**：e25-e197, 2021
5) 日本循環器学会ほか：2020 年改訂版 弁膜症治療のガイドライン．＜https://www.j-circ.or.jp/cms/wp-content/uploads/2020/04/JCS2020_Izumi_Eishi.pdf＞（2024 年 9 月 1 日閲覧）

minimally invasive direct coronary artery bypass（MIDCAB）

定義

　minimally invasive direct coronary artery bypass（MIDCAB）は全胸骨正中切開以外のアプローチで，かつ人工心肺を使用せず左内胸動脈（left internal thoracic artery：LITA）を剝離し左前下行枝（left anterior descending artery：LAD）に吻合する冠動脈バイパスである．左室心筋の約半分を栄養する LAD を長期開存が証明されている LITA を用いて低侵襲にバイパスすることにより，侵襲に対する効果の比率を上げることを目的としている．胸骨正中切開を回避できることから，縦隔炎のリスクの高い症例（コントロール不良の重度糖尿病，高度肥満，呼吸障害，透析など）には恩恵が大きい．

歴史

　MIDCAB は 1990 年代にその良好な成績が報告され[1]，2000 年までに世界中に普及した．それまで胸骨正中切開＋人工心肺を使用した冠動脈バイパス術（coronary artery bypass grafting：CABG）以外の選択肢がほとんどなかった時代に画期的な方法であった．その後，いったんは胸骨正中切開での multivessel off-pump CABG の普及により MIDCAB の施行数は衰退したが，以下の理由により近年，再度注目されつつある．

1）冠動脈 CT の普及

　LAD の位置，性状，走行を正確に把握できるようになり，より適切な患者選択，正確な小開胸の位置決めが可能となり，吻合の成績が向上した．

2）左内胸動脈剝離方法の進歩

　MIDCAB における LITA 剝離は吊り上げ式開胸器で前胸壁を強く牽引することにより視野を確保し，術者が直視で LITA 全長を剝離することが主流であった．しかし近年，3D 内視鏡，手術支援ロボットが導入され，吊り上げ式開胸による牽引を行わなくとも安全に LITA を剝離可能となった[2]．これにより肋骨，肋間神経の損傷が大幅に軽減されより低侵襲化が可能となった．

3）hybrid coronary revascularization（HCR）への期待

　HCR は MIDCAB による LITA–LAD バイパスとそれ以外の領域は経皮的冠動脈インターベンション（percutaneous coronary intervention：PCI）を行うという冠動脈再建方法である．

薬剤溶出ステント（drug eluting stent：DES）を使用した PCI 治療は改善の一途をたどっており，LAD 以外の領域へのバイパスの成績に追いつこうとしている．特に狭窄度が中程度の右冠動脈に対するバイパスの開存率は不良であり，今後 PCI の成績がバイパスのそれを凌駕する可能性がある．この PCI の成績向上が HCR への関心を高め，MIDCAB の需要を高めることに貢献している．

■ アプローチ

　左小開胸と胸骨下部切開が主なアプローチ法である[1,3]．胸骨下部切開は安全性が高く，必要があればいつでも全胸骨正中切開にコンバートでき，多枝バイパスにも変更可能であるという利点がある．また胸骨下部切開は左小開胸と比較し創痛が少ないと報告されている[4]．しかしながら，前述のごとく LITA 剝離方法の進歩により，左小開胸でも胸壁の侵襲が著しく低下しているため，近年では左小開胸が MIDCAB の主流のアプローチとなっている．

■ 成績

　MIDCAB の成績は良好で周術期生存率は 100～98%，LITA の開存率は 100～90% との報告が多い．Deppe ら[5] は 2,885 例のメタ解析の報告の中で，LAD に対する MIDCAB の成績はPCI と比較し死亡，心筋梗塞，脳梗塞の発症には差がなかったが repeat target vessel revascularization は MIDCAB のほうが有意に良好であった［オッズ比（OR）4.26（2.83～6.38），$p<0.001$，I^2 5%］と述べている．この結果は DES を使用した PCI とのメタ解析でも同様であった[6]．

　また，長期成績としては Farid らが MIDCAB 後の 10 年生存率は 84.8%，再血行再建回避率は 5 年で 97.2%，10 年で 89.9% であったと報告している[7]．胸骨正中切開での LITA の開存率と遜色ないと考えられる．

■ 手術方法

　術前冠動脈 CT で LITA が開存していること，LAD が心筋内を走行しておらず吻合可能であること，胸郭が手術操作に十分なスペースがあることを確認しておく．ここでは手術支援ロボットを使用した場合の手術方法を述べる．

　全身麻酔，片肺換気で軽度の右側臥位とする．第 2，第 4，第 6 肋間にポートを挿入し 3D 内視鏡，右手用鉗子，左手用鉗子を挿入する．視野の確保に CO_2 送気が必要であり，この際に心機能低下例では血行動態が悪化する可能性があるため注意を要する．LITA 剝離はロボット用の電気メスを用いて行う．LITA が剝離終了したら，fluorescence imaging を用いて LITA の availability を確認する[8]．あらかじめ術前冠動脈 CT で計測しておいた LAD の位置から外側に向かい 4 cm の小開胸を行う．開胸器は使用せず non-rib spreading 法で行う．これにより周術期の疼痛を大幅に軽減できる．心膜切開後，第 6 肋間のポート刺入部からオクト

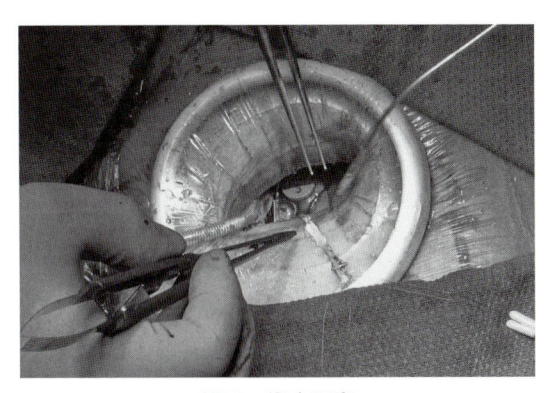

図 1　術中写真

パス Nuvo（Medtronic 社）を挿入して LAD を固定し，通常の吻合のごとくバイパスを作成する（**図 1**）．

hybrid coronary revascularization（HCR）

　HCR は，前述のごとく多枝病変に対する血行再建方法であり，LAD に関しては MIDCAB を行い，その他の non-LAD に関しては PCI を行うという方法である．通常の multivessel CABG を行うには縦隔炎のリスクが高い症例，下肢静脈瘤や上行大動脈の石灰化などでグラフトの使用に制限がある症例，ターゲットの冠動脈の run-off が不良な症例などがよい適応となる．金属や造影剤のアレルギーを含め non-LAD に対する PCI が禁忌でないことは必須の条件である．2011 年の米国心臓病学会財団/米国心臓協会（ACCF/AHA）のガイドラインではそのような条件を満たす症例に対する HCR は Class Ⅱa に位置づけされている．

　CABG，PCI ともに施設間での治療方針や適応も異なる．また，個々の患者の冠動脈の枝のひとつひとつにバイパスがふさわしい病変と PCI がふさわしい病変が存在する．HCR ではそれらの複雑な要素を総合的に評価する必要があり，ハートチームアプローチによる適応決定と患者選択が重要である．

hybrid coronary revasculation（HCR）の成績

　HCR と CABG の比較では死亡，心筋梗塞，脳梗塞を含めた周術期成績に差はないという報告が多い．唯一の randomized study[9] でも HCR の短期成績，中期成績は死亡，心筋梗塞，脳梗塞，ランダム化比較試験において CABG と同等であったと報告されている．一方，HCR と PCI のランダム化比較試験は 2019 年の段階で発表されたものはない．HCR と多枝病変に対する multivessel PCI に関する多施設での propensity score matching を用いた観察研究では，HCR と PCI 群で major adverse cardiac or cerebrovascular events は 1 年を超過しても同等であると報告されている[10]．

■文　献

1）Sabramanian VA et al：MIDCAB approach for single vessel coronary artery bypass graft. Operative Techniques in Cardiac and Thoracic Surgery **3**：2-15, 1998

2）Endo Y et al：The utility of a 3D endoscopic and robot-assisted system for MIDCAB. Ann Thorac Cardiovasc Surg **25**：200-204, 2019

3）Niinami H et al：Lower sternal splitting approach for off-pump coronary artery bypass grafting. Ann Thorac Surg **70**：1431-1433, 2000

4）Niinami H et al：Single-vessel revascularization with minimally invasive direct coronary artery bypass：minithoracotomy or ministernotomy？ Chest **127**：47-52, 2005

5）Deppe AC et al：Minimally invasive direct coronary bypass grafting versus percutaneous coronary intervention for single-vessel disease：a meta-analysis of 2885 patients. Eur J Cardiothorac Surg **47**：397-406, 2015

6）Park SJ et al：Trial of everolimus-eluting stents or bypass surgery for coronary disease. N Engl J Med **26**：1204-1212, 2015

7）Farid S et al：Long-term outcome of patients undergoing minimally invasive direct coronary artery bypass surgery. Innovations **13**：23-28, 2018

8）Nakamura et al：Left internal thoracic artery graft assessment by Firefly fluorescence imaging for robot-assisted minimally invasive direct coronary artery bypass. Innovations（Phila）**14**：144-150, 2019

9）Gasior M et al：Hybrid revascularization for multivessel coronary artery disease. JACC Cardiovasc Interv **7**：1277-1283, 2014

10）Puskas JD et al：Hybrid coronary revascularization for the treatment of multivessel coronary artery disease. J Am Coll Cardiol **68**：356-365, 2016

3 minimally invasive cardiac surgery (MICS)

定義・概念

　minimally invasive cardiac surgery（MICS）の定義は学会や時代により多少の差がある. Society for Thoracic Surgeons（STS）は MICS の定義を「胸骨を全長にわたり切開を行わないか，人工心肺を使用しないかである」としており，この定義が広義での MICS として一般的に使用されてきた. 日本では 2018 年に MICS が胸腔鏡下弁形成術，胸腔鏡下弁置換術として保険収載され正式な手術として認められたが，その保険収載にかかわる条件は，①右小開胸手術であること，②胸骨温存手術であること，③主たる手術操作を胸腔鏡下に行っていることと定められており，今後この条件が弁膜症に対する狭義の MICS の概念としても定着していくと考えられる.

歴史

　MICS は 1990 年代に Cosgrove らによって傍胸骨切開や胸骨部分切開による弁膜症手術として始まり，その後，徐々にではあるが右小開胸アプローチが発展していった. 現在では胸腔鏡を使用し手技の多くを鏡視下に行う方法が普及しつつあり，特に僧帽弁手術における発展が目覚ましい. 日本でも 2018 年からは MICS が保険収載され，内視鏡手術用支援機器（ロボット）を使用しての弁形成術も胸腔鏡下弁形成術の範疇で認められた.

アプローチ（図1）

1）胸骨部分切開

　胸骨の半分から 2/3 を切開するが残りの胸骨を温存するアプローチである. 胸骨骨髄炎のリスクは回避できないが，出血量軽減や術後呼吸機能維持が可能であったと報告されている[1]. 術野は近く胸骨全切開に近い手術が可能であり，術中に胸骨全切開へ移行することも容易である.

a）上部部分切開（図1a）
　胸骨上縁から第 3 または第 4 肋間右側に逆 L 字型に切り込む. 両サイドに切り込み逆 T 字にする方法もある. 大動脈弁置換，上行置換などが対象となる. 送血管，脱血管を含めすべてのカニュレーションを術野から行うことが可能であることが利点である.

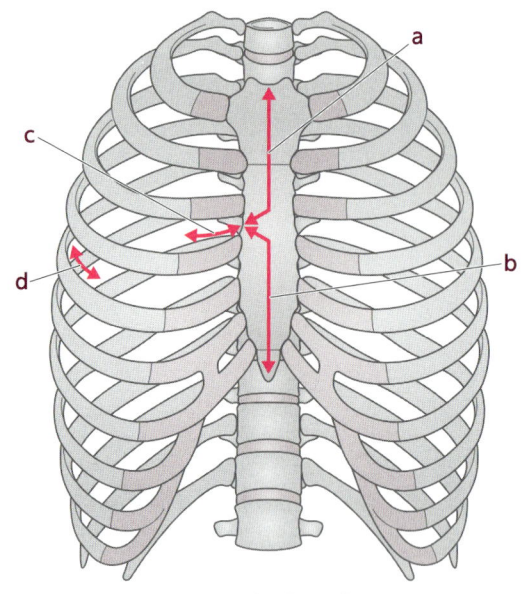

図1　肋骨切開線

b) 下部部分切開 (図1b)

　胸骨下縁から第2または第3肋間右側に切り込む．大動脈弁置換，僧帽弁手術の他に心房中隔欠損孔閉鎖などが対象となる．日本人の高齢者は胸郭が平坦で心臓が尾側に位置していることが多く，大動脈弁置換でも上部よりも下部の部分切開が適している患者が比較的多い．一番の利点としては創部が目立たないことがあげられる．

2) 右小開胸

　右胸部に3~6 cm の皮膚切開をおき，胸骨を全く切開しない肋間開胸のアプローチである[2]．理論上，胸骨骨髄炎のリスクはなく，出血量軽減が可能である．術野が遠く末梢動静脈カニュレーションが必要であり，人工心肺時間が長くなると報告されている[3]．皮膚切開の部位がその到達法の名称とされることが一般的であるが，切開する肋間が皮膚切開位置と異なる場合も多い．大きく分けて，胸骨のすぐ右側を切開する前方アプローチと大胸筋よりも外側を切開する側方アプローチの2つが存在する．両者とも原則として対象となる弁の頭側で開胸することで良好な視野を得ることができる．その他にも前方アプローチと側方アプローチの中間に皮膚切開をおく前側方アプローチ，乳輪に沿って切開する乳輪アプローチなどがある．

a) 前方アプローチ (図1c)

　主に大動脈弁置換で使用される．海外では mini-thoracotomy AVR といえば，この到達法をさすことが多い．僧帽弁手術には適さない．側方切開に比し心臓が近く，MICS 用の鉗子が不要のことも多い．特に，knot pusher を使用せず結紮できる利点があり，適切な症例を選択すれば胸骨正中切開とほぼ同様な条件で大動脈弁置換術（aortic valve replacement：AVR）が可能となる．短所として解剖学的な制限があり，上行大動脈の半周以上が胸骨の右側にあるこ

と，大動脈弁が胸骨の左側に位置していないことが良好な視野を得ることの条件となる．筆者の経験では30％程度の患者では前方アプローチは不向きである．術前CTによる症例選択が重要となる．また，右内胸動脈を切離する必要があること，創部が目立つことも短所である．

① 手技

　CTによる解剖学的な位置関係を確認し適切な患者を選択する必要がある．体位は仰臥位であるが背部に枕を入れ，肋間を広げる目的で軽度胸部を挙上させる．術前CTを参考にして開胸する肋間を選択する．胸骨椎体間距離が長い症例は第2肋間が適切であるが，日本人，特に高齢者は心臓が尾側に位置していることが多く，その場合，第3肋間開胸が適当となる．開胸する肋間の直上を皮膚切開し，大胸筋を筋線維に沿って分ける．肋間筋を切開し，内胸動脈に二重にクリップをかけ切離する．小柄な患者で肋間が狭小な場合や肋軟骨が石灰化し可動性が低下している場合は，肋軟骨を胸骨付着部で切離する必要がある．心嚢膜は極力左側で切開したほうがより良好な視野が得られる．

b) 側方アプローチ（図1d）

　前腋窩線レベル，大胸筋の外側に皮膚切開をおく方法である．主に第4肋間で胸腔に入る．皮膚切開の位置が異なるものの腋窩アプローチも大胸筋外側からのアプローチであり，この範疇に含めることとする．長所は創部が目立たないこと，切開する筋肉が肋間筋のみであること，僧帽弁，大動脈弁両方にアプローチ可能であること，胸骨椎体間距離が短い症例でも比較的良好な視野を確保できることがあげられる．短所としては心臓まで距離が長く，長尺のMICS用鉗子が必要となる．しかし心臓までの距離が長いこと自体は心臓を俯瞰することを可能とし，視野の調整範囲が広いという長所でもある．

① 手技

　体位は40°の左半側臥位とする．右上肢は後方に固定する方法は，腋窩動脈が使用できること，ロボット手術でアームと干渉しないこと，簡便であることなどの点で有利である．一方，右上肢を前方に挙上させる方法は，肋間が広がり大胸筋も前方へと移動する点で有利である．前腋窩線レベルで，男性の場合は大胸筋の外側縁，女性の場合は乳房の外側に皮膚切開をおく．皮下を剝離すればすぐに肋間に到達する．この際，外側胸動脈と長胸神経が現れるが温存するように心がける．このレベルでは大胸筋の外側は第4肋間に一致するため，僧帽弁手術の場合はそのまま第4肋間に入る．大動脈弁手術では大胸筋の裏面を必要最小限に剝離し第3肋間に入る．ポートや牽引糸など胸壁を貫通させる操作を極力減らすことが，出血・疼痛軽減のために重要である．

c) 内視鏡下での到達方法

　内視鏡下MICSは比較的新しい手術方法であり，現在のところ，到達法・ポートの位置は術者によって異なり，一定の方法が普及しているわけではない．ただし，主創は直視下での側方アプローチと同等であることが多い．その周辺にスコープと鉗子が干渉しないように2つのポートを挿入することとなる．ロボットを使用する場合も主創の位置は同様であるが，患者サイドの術者（patient side surgeon）とロボットアームが干渉しないようにスコープ用のポート

は必ずワーキングスペースより内側に位置させる必要がある.

右小開胸 MICS の手術方法

　一般的に僧帽弁は第 4 肋間での小開胸でアプローチする. 同時に, 大腿動静脈を露出しカニュレーションを行い, 人工心肺を確立する. 心嚢膜を適当な肋間から穿通させて牽引する. 上行大動脈を Chitwood 遮断鉗子または flexible 遮断鉗子を用いて遮断する. 通常は順行性心筋保護のみで心停止を得る. MICS においても手術の中心である弁置換, 弁形成自体は特殊なものではない. ただし, 狭小な手術創, 深い視野から手術を行う必要性があり, 長いシャフトの MICS 用手術器械の使用に慣れる必要がある. 特に, MICS に必須な技術として深い術野での結紮を可能にするための knot pusher による結紮は習得する必要がある[4].

　右小開胸 MICS 僧帽弁形成においては, 僧帽弁をみる角度が正中切開に比しより正面視に近いことが多く, 弁下組織へのアプローチが容易である. そのため, 正中切開よりも人工腱索が好んで使用される.

内視鏡手術用支援機器（ロボット）を用いた MICS

　内視鏡手術用支援機器（ロボット）は 2024 年現在, 心臓外科領域で唯一医療機器として認められている da Vinci Surgical System（Intuitive Surgical 社）を使用する. コンソールからロボットを操作する外科医（console surgeon）と, 患者サイドでロボットのアーム操作やワーキングポートからの操作を行う外科医（patient side surgeon）の 2 人が必要である.

　全身麻酔, 片肺換気で体位は左半側臥位とする. 左第 4 肋間に 3〜4 cm の皮膚切開をおき, ワーキングポートを作成する. 大腿動静脈カニュレーションで人工心肺を確立する.

　カメラ用ポートと左房リトラクター用ポートを第 4 肋間に, 左手用ポートを第 2 または第 3 肋間, 右手用ポートを第 6 肋間にそれぞれ挿入し, ロボットをポートにドッキングさせ胸腔鏡下に手術を進める（図 2）. 心嚢膜を切開し右側心嚢膜を胸壁越しに牽引する. ロボットで補助しながら patient side surgeon によりワーキングポートを通してルートカニューレを挿入し, 上行大動脈を transverse sinus レベルで遮断する. 順行性心筋保護液を注入し心停止後, 右側左房をロボットのバイポーラシザーズで切開し, 左房リトラクターで僧帽弁を展開する. 僧帽弁の形成手技は正中切開での手技と大きく変わりはないが, 人工弁輪の縫着は連続縫合を好む外科医が多い. なお, 縫合糸も切れにくいという理由で Gore-Tex 糸が多用される.

　形成終了後, 右側左房を Gore-Tex 糸で二重に縫合閉鎖し, 空気抜きの後, patient side surgeon により遮断解除, 経食道心エコーでも問題なければルートカニューレを抜去する. 縫合糸の結紮は外科医の好みにより, ロボットで器械結紮する方法と patient side surgeon が knot pusher を使用して結紮する方法がある. 完全鏡視下の場合, この段階で胸腔鏡下に止血を確認し心膜をロボットで閉鎖後, 人工心肺離脱となる.

　胸壁の止血を入念に行い, チェストチューブを挿入後, 閉創となる.

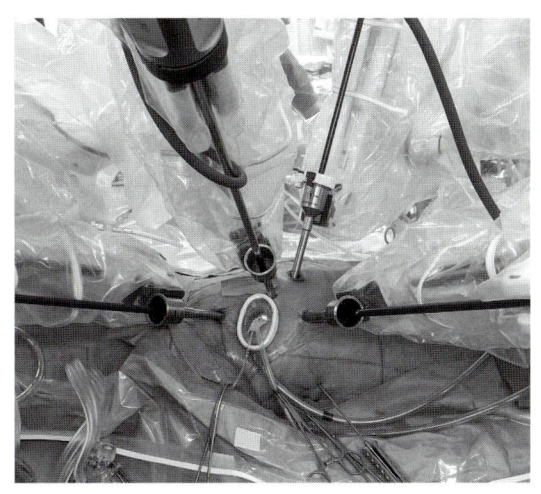

図 2　内視鏡手術用支援機器（ロボット）を用いた MICS のポート配置

🔸 手術成績

　MICS での僧帽弁手術の成績を胸骨正中切開と比較した報告が多く存在する．International Society of Minimally Invasive Cardiac Surgery（ISMICS）からのメタ解析を用いた 2011 年のステートメントでは，僧帽弁手術において大動脈遮断時間，人工心肺時間は MICS で長いが，死亡率には差がなく，術後経過は MICS のほうがよいと報告されている[5]．同時に脳梗塞の合併率は MICS が高いと述べられており，大腿動脈送血による retrograde perfusion に対する警笛を鳴らすことに大きく貢献した．これ以降の報告では，MICS での脳梗塞の合併においては差がないという報告も多く，CT を含めた術前評価を行い MICS の手術適応が適切に行われるようになったことが関与していると考えられる．

　また，Nishi らは日本成人心臓血管外科手術データベースを使用した傾向スコアマッチング分析を行い，MICS と正中切開群を比較している．それによると MICS 群のほうが手術時間，人工心肺時間が長いが，死亡率には差がなく，脳合併症を含めた主要合併症に有意差はなく，術後の心房細動の軽減や術後在院日数の短縮が報告されている[6]．

🔸 ピットフォール

　MICS 特有のピットフォールとして，カニュレーションに伴う下肢虚血，再膨張性肺障害，横隔神経麻痺，肺ヘルニアなどがあげられる．特に，下肢虚血はその他の合併症に比べ比較的発症率が高く，不可逆的な障害を残すと生活の質（QOL）を大きく低下させるため細心の注意が必要である．下肢筋肉組織の酸素飽和度を遠赤外線モニターで計測し，低下率が 50% 以上となる時は，下肢への順行性の灌流を行うなどの下肢虚血対応が必要である[7]．また，大腿動脈送血中は末梢動脈の攣縮（spasm）をきたしやすい環境になっているため昇圧薬を過度に使用しないことも重要である[8]．

■**文　献**

1) Atik FA et al：Less invasive versus conventional double-valve surgery：a propensity-matched comparison. J Thorac Cardiovasc. Surg **141**：1461-1468, 2011
2) 中村喜次：第 73 回日本胸部外科学会 Postgradeate course basic course テキスト．日本胸部外科学会
3) Cheng C et al：Minimally invasive approaches to surgical aortic valve replacement：a meta-analysis. Ann Thorac Surg **106**：1881-1889, 2018
4) Nakamura Y et al：Single-operator knot-tying by knot-pusher for minimally invasive cardiac surgery. Asian Cardiovasc Thorac Ann **23**：617-619, 2015
5) Falk V et al：Minimally invasive versus open mitral valve surgery：a consensus statement of the international society of minimally invasive coronary surgery (ISMICS). Innovations (Phila) **6**：66-76, 2010
6) Nishi H et al：Propensity-matched analysis of minimally invasive mitral valve repair using a nationwide surgical database. Surg Today **45**：1144-1152, 2015
7) Shikata F et al：Regional oxygen saturation change rate for detection of leg ischemia in minimally invasive cardiac surgery. Perfusion **36**：382-387, 2021
8) Nakamura Y et al：Pressure difference between radial and femoral artery pressure in minimally invasive cardiac surgery using retrograde perfusion, Int J Artif Organs **41**：635-643, 2018

第11章

重症心不全

1 重症心不全に対する人工心臓治療

重症心不全患者において，人工心臓治療は重要な選択肢になる．

補助人工心臓・全（置換型）人工心臓

自己心室を残した状態で循環補助を行う人工心臓は補助人工心臓（ventricular assist device：VAD），心室を切除して左右両心の心臓ポンプ機能を代替する人工心臓は全（置換型）人工心臓（total artificial heart：TAH）という．TAH は，日本では臨床使用されていない．本項では VAD を対象とする．

左室補助人工心臓・右室補助人工心臓・両心補助人工心臓

左心不全に対しては左房・左室から脱血し大動脈に送血する左室補助人工心臓（left ventricular assist device：LVAD）が左心補助（循環）として使用され，右心不全に対しては，右房・右室から脱血し肺動脈に送血する右室補助人工心臓（right ventricular assist device：RVAD）が右心補助（循環）として使用される．両心不全に対しては両心補助人工心臓（biventricular assist device：BiVAD）が使用される．

体外設置型補助人工心臓・植込型補助人工心臓

VAD は血液ポンプが体外にある体外設置型と，体内にある植込み型に分類される．体外設置型 VAD は体外の血液ポンプ・駆動装置に接続される送脱血管が体壁を貫通しており，一般的に生活は院内に限定されるなどquality of life（QOL）は制限される．一方，植込型 VAD は血液ポンプは体内にあり，体外のコントローラ・バッテリと体壁を貫通するドライブラインを介して接続される．現状，植込型 VAD は植込型 LVAD に限られる．近年の植込型 LVAD は小型化されており，成人に近い体格の小児を含む比較的小体格の患者にも適用が可能となる場合がある．新生児，乳幼児を含む小体格の小児に適用可能な植込型 LVAD は日本では臨床使用されていない．

拍動流式補助人工心臓・連続流式補助人工心臓

VAD が生み出す血流の状態によって拍動流式と連続流式に分類される．拍動流式は一定の容積をもつ血液室の中に能動的，または受動的に血液を取り込み，ダイアフラムなどの運動に

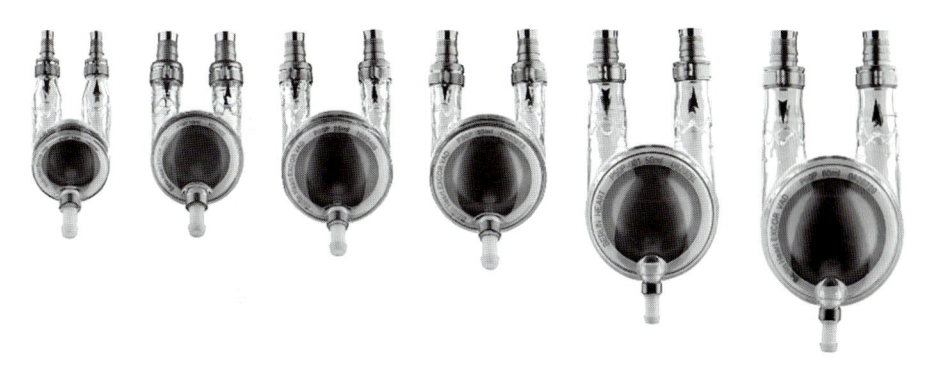

図1　EXCOR Pediatric 小児用体外設置式補助人工心臓システムの血液ポンプ
［Berlin Heart 社より提供］

よって血液を拍出する．連続流式はインペラ（羽根車）が高速で回転することによって発生する遠心力，揚力によって血液を連続的に送り出す．連続流式 VAD には軸流ポンプ VAD と遠心ポンプ VAD などがあるが，現状は遠心ポンプ VAD が主流となっている．2024 年時点において植込型 LVAD はすべてが連続流式である．

■ 各種補助人工心臓

1) 拍動流式補助人工心臓

a) ニプロ社製ニプロ補助人工心臓セット（国立循環器病研究センター型・元東洋紡社製）[1]

体外設置型空気圧駆動式 VAD であり，1994 年より保険償還下の臨床使用が行われている．左心補助，右心補助，両心補助が可能である．LVAD としては，当初は左房脱血方式であったがその後左室脱血方式の使用が可能となった．救命および心機能を含む全身状態の改善目的（bridge to recovery：BTR），心臓移植へのブリッジ（bridge to transplantation：BTT）などとして適用されてきたが，連続流式体外設置型 VAD，植込型 LVAD の普及などによってその使用数は減少している．

b) Berlin Heart 社製 EXCOR Pediatric 小児用体外設置式補助人工心臓システム[2]

体外設置型空気圧駆動式 VAD であり，新生児，乳幼児を含む小児に適用される（**図1**）．目標補助流量，患者の体格などに対応しうる 6 サイズ（10，15，25，30，50，60 mL）の血液ポンプを有している．日本では 2015 年より保険償還下の臨床使用が行われている．左心補助，右心補助，両心補助が可能である．

2) 連続流式補助人工心臓

a) サンメディカル技術研究所社製植込み型補助人工心臓 EVAHEART[3,4]

サンメディカル技術研究所社，東京女子医科大学，早稲田大学などの共同研究によって開発された植込型遠心ポンプ LVAD である．日本では 2011 年より保険償還下の臨床使用が行われ

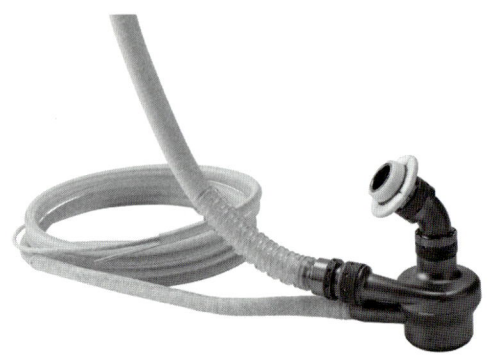

図 2　植込み型補助人工心臓 EVAHEART 2 の
血液ポンプ，送脱血管
［サンメディカル技術研究所社より提供］

図 3　Jarvik2000 植込み型補助人工心臓シ
ステムの血液ポンプ
［Jarvik Heart 社より提供］

ている．滅菌された純水が遠心ポンプ内とコントローラ間を循環し，遠心ポンプ内では動圧
ジャーナル軸受における血液シールおよび潤滑，シール部分への拡散による血漿タンパク質洗
浄，血栓形成抑止，軸受およびモータの冷却を行うクールシールシステムを有している．その
後の開発により，EVAHEART 2 では左室内部分を排除し左室壁に直接縫合するダブルカフ
チップレス型脱血管，ポリエステル製人工血管の送血管，小型化血液ポンプ・コントローラ，
および細径化されたドライブラインをもつシステムとなっている（**図 2**）．

b) Jarvik Heart 社製 Jarvik2000 植込み型補助人工心臓システム[5]

脱血管をもたず，左室内に植込む形式の植込型軸流ポンプ LVAD である（**図 3**）．送血管の
縫合位置は上行大動脈または胸部下行大動脈である．大動脈弁の開放と左室から上行大動脈へ
の血流を確保し，血栓形成を予防するなどのために，64 秒中 8 秒間，自動的に回転数が下が
る設定（intermittent low speed mode：ILS）が装備されている．ドライブラインが体壁を貫
通する部位として，腹壁から出す形式と後耳介部の頭蓋骨に埋め込んだボタンを皮膚から出す
形式の 2 つの方法がある．日本では 2014 年より保険償還下の臨床使用が行われている．

c) Abbott 社製植込み型補助人工心臓 HeartMate 3[6,7]

植込型磁気浮上式遠心ポンプ LVAD である（**図 4**）．インペラ（羽根車）は血液内で磁気軸
受により非接触回転し，高い抗血栓性を有する．また，周期的に遠心ポンプ回転数を変更させ
る人工拍動機能を有しており，ポンプ内などの血栓形成を抑止することが期待される．旧モデ
ルの HeartMate II に比較して，脳血管障害の発生が抑制されたとの報告がある．日本では
2019 年より保険償還下の臨床使用が行われている．

d) ニプロ社製バイオフロート補助人工心臓セット[8]

体外設置型動圧浮上式遠心ポンプ VAD である（**図 5**）．インペラ（羽根車）は血液内で動圧
軸受により非接触回転し，高い抗血栓性を有する．左心補助，右心補助，両心補助が成人・小
児において可能である．2021 年より VAD として保険償還下の臨床使用が行われている．

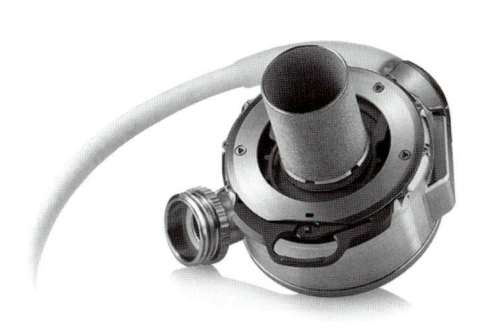

図 4 植込み型補助人工心臓 HeartMate 3 の血液ポンプ
［Abbott 社より提供］

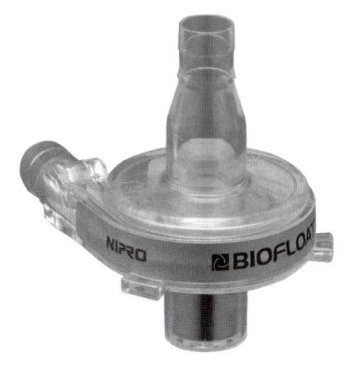

図 5 バイオフロート補助人工心臓
セットの血液ポンプ
［ニプロ社より提供］

▶補助人工心臓治療の適応[9]

1) 補助人工心臓治療の適応に関する基本事項

　適応となりうる最大限の内科治療，VAD 治療以外の外科治療を行っても低心拍出量症候群の状態にあると診断される場合が補助人工心臓治療の基本的な適応となる．大動脈内バルーンパンピング（intra-aortic balloon pumping：IABP），膜型人工肺による体外循環（extracorporeal membrane oxygenation：ECMO），循環補助用心内留置型ポンプカテーテル（IMPELLA：Abiomed 社）といった機械的循環補助法が適用されている状態では，離脱が不可能である場合などに VAD 適応が検討される．体外設置型 VAD，植込型 LVAD それぞれにおける適応・除外基準に基づいて判断される．左心不全の場合には LVAD が，右心不全の場合には RVAD が適用される．植込型 RVAD は未開発であり，体外設置型 VAD が RVAD として適用される．

　適応除外基準としては，予後不良な全身性疾患，不可逆的および重度の中枢神経障害を含む各種臓器障害・不全，活動性重症感染症などの場合があげられる．循環動態が VAD 治療以外では救命できない状態にあり，かつ，VAD 治療によって循環動態が改善すれば各臓器の状態なども改善しうる場合に適用される．

2) 体外設置型補助人工心臓治療の適応

　体外設置型 VAD は，以下の適応により使用される．

a) bridge to recovery（BTR）

　心筋梗塞，心筋炎，人工心肺離脱困難などに伴う重症循環不全の病態に対して救命および心機能を含む全身状態の改善をめざして，体外設置型 VAD が適用され，これを bridge to recovery（BTR）いう（体外設置型 VAD，植込型 LVAD 装着患者が心機能の回復によって結果として離脱することも BTR という）．

b) bridge to decision（BTD）

　　重症循環不全に対して，救命および今後の方針に関する様々な判断をするための各種検査・検討を行う時間的猶予を得るために体外設置型 VAD が適用され，これを bridge to decision（BTD）いう．

c) bridge to candidacy（BTC）

　　重症循環不全に伴い心臓以外の臓器障害が発生した場合など心臓移植の適応条件，植込型 LVAD の適応基準を満たしていない患者において，救命および循環動態，臓器障害・不全の改善を図り，心臓移植適応条件，植込型 LVAD の適応基準を満たす状態に至ることをめざす，またはそれ以外の治療方針を検討するために体外設置型 VAD が適用され，これを bridge to candidacy（BTC）いう．体外設置型 VAD の適用後に心臓移植・植込型 LVAD 適応と判定されて植込型 LVAD 適用に移行することを bridge to bridge（BTB）という．

d) 植込型左室補助人工心臓が適用できない病態

　　小児を含む体格が小さな患者などの解剖学的に植込型 LVAD の適用が困難な場合，植込型 LVAD の適応基準を満たさない場合には，体外設置型 VAD が適用されることがある．

3) 植込型左室補助人工心臓の心臓移植へのブリッジ（BTT）における適応

　　重症心不全患者のうち心臓移植適応条件，除外条件に関する検討から心臓移植適応と判定された患者の中から BTT を目的に植込型 LVAD の適応が検討される．適応疾患は，他の治療法では救命・延命ができない拡張型心筋症，拡張相肥大型心筋症，虚血性心筋疾患，ならびに日本循環器学会および日本小児循環器学会が承認する心臓疾患とされる．適応病態は，ガイドラインで推奨された標準的な治療を最大限に施行しても New York Heart Association（NYHA）心機能分類Ⅲ（Ⅳ度の既往）またはⅣ度，American College of Cardiology（ACC）/ American Heart Association（AHA）の定めるステージ D 心不全であり，進行性の症状を認める状態とされる．心臓移植適応と判定され，必要手続きを経て心臓移植希望登録された患者について，植込型 LVAD の適応が検討され，適応と判定された場合において，心臓移植までの救命と循環改善目的に適用される．レジストリとして，米国では Interagency Registry for Mechanically Assisted Circulatory Support（INTERMCS）があり [10]，日本には Japanese registry for Mechanically Assisted Circulatory Support（J-MACS） [9,11,12] がある．日本の植込型 LVAD が適用される患者は全例 J-MACS に登録されることが必須である．INTERMACS，J-MACS では植込型 LVAD の適応病態・重症度は 7 個の profile に分類される．基本的には profile 2 ないし 3 が適応となる（profile 2 の場合には必要条件を満たす患者には心臓移植希望登録前に植込型 LVAD の先行適用が可能）．profile 4 については各種病態の検討から適応となることがある．特に modifier A（致死性心室性不整脈により植込み型除細動器の適正作動を頻回に繰り返す状態）の場合には適応となることがある．profile 5 以上については modifier A の場合には適応となることがある．

　　これらを含む各種心臓に関する病態・重症度，薬物・非薬物治療の状況に加えて，年齢，体

表面積，社会的適応（ケアギバーのサポートなど）などを含む各種適応基準を満たすとともに，心臓移植適応除外条件を含む全身疾患，臓器障害，呼吸器・循環器疾患，神経障害，感染症，妊娠などに関する各種除外基準に該当しないことが検討される．

4) 植込型左室補助人工心臓の destination therapy (DT) における適応[13,14]

心臓移植治療を目的としない長期在宅療養をめざす植込型 LVAD 治療を destination therapy（DT）という．日本では 2021 年に保険償還のもとに DT としての植込型 LVAD 適用が可能となった．重症心不全の病態にあるが，心臓移植の不適応となる条件がある患者において，「植込型補助人工心臓」DT 実施基準に定められている選択基準，除外基準をもとに検討される．DT 治療開始後に心臓移植適応を検討して BTT に移行する BTC として適用されることがある．

5) 小児重症心不全患者における適応

小児患者の VAD の適応を検討するうえでは，小児特有の特徴に留意する．第一に，対象疾患の一定部分を先天性心疾患が占めている．また，体格における検討に加えて先天性心疾患に関連した解剖学的な面での検討が必要な場合がある．第二に最大限の治療という点では，IABP，循環補助用心内留置型ポンプカテーテルなどの成人患者で使用可能ないくつかの重症心不全治療は小児患者に対しては適用が困難である．第三に，重症心不全の原因または合併する先天性疾患などの各種病態などに関して留意したうえで適応を判定する必要がある．主に体外設置型 VAD が使用されるが，適応基準を満たすとともに体格などの解剖学的な面から可能である場合には植込型 LVAD が適用される．

■ 左室補助人工心臓植込み手術[9]

LVAD 植込み手術は一般的に胸骨正中切開で行われる．左開胸アプローチなども行われている．植込型 LVAD では，左前腹壁を腹直筋後鞘前などで剥離しポンプ本体を収めるポンプポケットを作成するが，小型化されたデバイスではポンプポケット作成は不要である．植込型 LVAD のドライブラインはポンプ植込み部位より腹部まで導かれ，一般には腹直筋部が体壁貫通部とされる．人工心肺による体外循環を確立した後に，一般には最初に心臓を脱転し左室への脱血管装着を行う．カフを先に装着してから左室切開（コアリング）する方法と，コアリングしてからカフを装着する方法がある．コアリングする場所はデバイス，患者の解剖学的・病態的状況により異なる．次に送血管の大動脈縫合を行う．閉胸にあたっては心臓移植手術などの再開胸の可能性を考慮し，心臓表面や送脱血管，植込型 LVAD の血液ポンプ周囲を心膜用シートなどで被覆することが検討される．

体外設置型 LVAD の場合は，送脱血管を心囊内から体外に導く必要がある．送脱血管の体壁貫通部の感染，およびその体内への波及を回避すべく，体壁貫通部の処置や送脱血管の走行路には留意する．

大動脈弁位に機械弁が植込まれている場合には，生体弁への置換が推奨される（またはパッ

チ閉鎖術が検討される）. 中等度以上の大動脈弁閉鎖不全症は，生体弁置換術，弁尖縫合・閉鎖術，弁輪パッチ閉鎖術などの外科治療が必須である. 大動脈弁位機械弁，大動脈弁閉鎖不全症に関するこれらの外科治療が不可の場合は植込型 LVAD 適応の除外基準となる. 僧帽弁閉鎖不全症は，中等度以上であっても多くが弁輪拡大に伴うものであり，左室縮小によって改善が期待されることから原則として介入は不要である. しかし，LVAD 装着後に問題になることが予想される場合，および BTR を目的とする場合などには僧帽弁弁輪縫縮術などの外科治療が検討される. 三尖弁閉鎖不全症は中等度以上では外科治療が検討される. 重症では生体弁置換術または弁輪縫縮術が必須である. 卵円孔開存が存在すると，LVAD 植込み後に右房から左房への右左シャントが発生する可能性があるので閉鎖する.

◾補助人工心臓治療の合併症と管理[9]

　VAD 治療の合併症の主なものは，大量出血，神経機能障害（脳梗塞，脳出血などの脳血管障害），感染症，右心不全，不整脈，大動脈弁閉鎖不全症，装置の不具合，溶血などがあげられる.

　大量出血は様々の要因から発生する可能性があり，VAD 治療中には厳重な注意を要する. 連続流式 LVAD 装着患者においては，消化管出血などの発生に特に留意する. 厳重な抗血栓療法の管理は重要である. 神経機能障害（脳梗塞，脳出血などの脳血管障害）は予後を悪化させる重要原因の１つである. 周術期感染症と遠隔期における VAD の送脱血管やドライブラインの体壁貫通部，植込型 LVAD のポンプポケット感染症はその対策が重要である. 植込み後急性期には右心不全の管理が重要であり，遠隔期においても発生する可能性があるので留意する. また，不整脈の発生，LVAD 植込み後の大動脈弁閉鎖不全症の発生，増悪に留意する. 血圧上昇は脳血管障害，ポンプ血栓症の悪化との関連が指摘されており，管理が重要である.

　装置の安全管理と不具合に対する対策は重要である. VAD の構造・特徴，アラーム機構などを医療者，VAD 装着患者，そのケアギバーが理解して機器管理を行うことは必要不可欠である. 植込型 LVAD 装着患者においては，在宅・外来治療，社会復帰が可能となる可能性がある. 在宅療養中には外来診療で行われる医学的管理に加えて，患者本人，ケアギバー，医療チームが協力して，安全確保，合併症抑止に向けた管理に取り組むことが必要であり，LVAD 植込み後の退院までには装着患者とケアギバーに必要なトレーニングを実施する. 就業・就学は病態などによっては可能となる. 植込型 LVAD 装着患者の社会的活動の許可・制限範囲については，今後の各種技術の発展などとともに整備していくことが必要である.

◾チーム医療の重要性

　重症心不全治療において重要な位置を占めている VAD 治療は，患者を中心とした医師，看護師，臨床工学技士，理学療法士を含む様々な職種のチーム医療が極めて重要な領域の１つであり，臨床成績の向上と患者の QOL の改善のために有効な医療チーム体制の構築が必須である.

■文 献

1) Takano H et al：Multi-institutional studies of the National Cardiovascular Center Ventricular Assist System：use in 92 patients. ASAIO Trans **35**：541-544, 1989

2) Hetzer R et al：Paediatric mechanical circulatory support with Berlin Heart EXCOR：development and outcome of a 23-year experience. Eur J Cardiothorac Surg **50**：203-210, 2016

3) Yamazaki K et al：Completely pulsatile high flow circulatory support with a constant-speed centrifugal blood pump：mechanisms and early clinical observations. Gen Thorac Cardiovasc Surg **55**：158-162, 2007

4) Motomura T et al：Preclinical evaluation of the EVAHEART 2 centrifugal left ventricular assist device in bovines. ASAIO J **65**：845-854, 2019

5) Siegenthaler MP et al：Advanced heart failure：feasibility study of long-term continuous axial flow pump support. Eur Heart J **26**：1031-1038, 2005

6) Mehra MR et al：A fully magnetically levitated circulatory pump for advanced heart failure. N Engl J Med **376**：440-450, 2017

7) Colombo PC et al：Comprehensive analysis of stroke in the long-term cohort of the MOMENTUM 3 study. Circulation **139**：155-168, 2019

8) Shimamura J et al：Miniaturized centrifugal ventricular assist device for bridge to decision：preclinical chronic study in a bovine model. Artif Organs **43**：821-827, 2019

9) 日本循環器学会ほか：2021 年改訂版 重症心不全に対する植込型補助人工心臓治療ガイドライン. ＜https://www.j-circ.or.jp/cms/wp-content/uploads/2021/03/JCS2021_Ono_Yamaguchi.pdf＞（2024 年 9 月 1 日閲覧）

10) Stevenson LW et al：INTERMACS profiles of advanced heart failure：the current picture. J Heart Lung Transplant **28**：535-541, 2009

11) Nakatani T et al：Japanese registry for mechanically assisted circulatory support：first report. J Heart Lung Transplant **36**：1087-1096, 2017

12) Kinugawa K et al：The second official report from Japanese registry for mechanical assisted circulatory support（J-MACS）：first results of bridge to bridge strategy. Gen Thorac Cardiovasc Surg **68**：102-111, 2020

13) Kinugawa K et al：Consensus report on destination therapy in Japan：from the DT Committee of the Council for Clinical Use of Ventricular Assist Device Related Academic Societies. Circ J **85**：1906-1917, 2021

14) 補助人工心臓治療関連学会協議会：「植込型補助人工心臓」DT 実施基準（2021.3.19 策定, 2022.4.18 改定, 2023.8.7 改定）. ＜https://j-vad.jp/document/%E6%A4%8D%E8%BE%BC%E5%9E%8B%E8%A3%9C%E5%8A%A9%E4%BA%BA%E5%B7%A5%E5%BF%83%E8%87%9FDT%E5%AE%9F%E6%96%BD%E5%9F%BA%E6%BA%9620230807%E6%94%B9%E5%AE%9A.pdf?ver=20230808C＞（2024 年 9 月 1 日閲覧）

2　心臓移植

　1967 年 12 月 3 日に，南アフリカ共和国の Barnard によって行われたヒトにおける心臓移植第 1 例目以降，数年続いた心臓移植ブームは，1 年生存率が 20％に満たない成績であり，たちまち下火となっていった．しかしながら，心臓外科医の Shumway 医師を中心とするグループは地道に活動を続け，東京女子医科大学の今野により開発された心内膜心筋生検法の拒絶反応診断方法への応用（1972 年），そして 1980 年代に画期的な免疫抑制薬であるシクロスポリンの臨床応用をもって今日における心臓移植の礎が確立された．現在では，年間 6,000 を超える実施症例数という安定期を迎えている[1]．

　心臓移植には，重症心不全治療を続けながらの適応検討，多くの場合に補助人工心臓（ventricular assist device：VAD）を必要とする移植待機中の管理，そして移植を受けた後の長年にわたる「移植人生」の管理があり，患者および患者家族とともにチームを築く多職種が関与してくる．

■心臓移植適応判定

　心臓移植適応となる難治性心不全の対象疾患は，本邦では拡張型心筋症，拡張相肥大型心筋症，拘束型心筋症に代表される心筋症が代表であり，欧米で適応の半数に値する虚血性心疾患の割合はまだ低いが，その割合は今後増えていくと想定される．

　心臓移植適応を検討する際に重要なポイントは，まず，①医学的に移植以外に患者の命を助ける有効な治療手段（代替療法）はないことである．塩分，水分制限などの基礎治療，アンジオテンシン変換酵素（ACE）阻害薬，抗アルドステロン薬，β遮断薬などの心不全基礎薬，そして非薬物治療としての心臓再同期療法（cardiac resynchronization therapy：CRT），植込み型除細動器（implantable cardioverter defibrillator：ICD）などまで検討されているか否かが問われる．そして，②移植治療を行わない場合どのくらいの余命があるか，つまり，New York Heart Association（NYHA）心機能分類や米国心臓協会/米国心臓病学会（AHA/ACC）の stage 分類，VAD からみた INTERMACS（Interagency Registry for Mechanically Assisted Circulatory Support）profile 分類[2]（日本の J-MACS 分類に相当），peak VO$_2$ 値などによる様々な評価（**図 1**）がなされ，③移植手術後の免疫抑制療法，その他の治療管理禁忌事項がないか否かが確認され，最後に④患者本人と家族の移植への理解度を確認して最終判断がなされる．この適応判定のプロセスにおいては，循環器内科医，心臓血管外科医はもとより，他科の多くの専門医やレシピエントおよび VAD コーディネーター，そしてソーシャルワーカーなどの多職種が参画する．

　2024 年 3 月現在，日本においては，10 成人心臓移植実施施設，6 小児心臓移植実施施設が

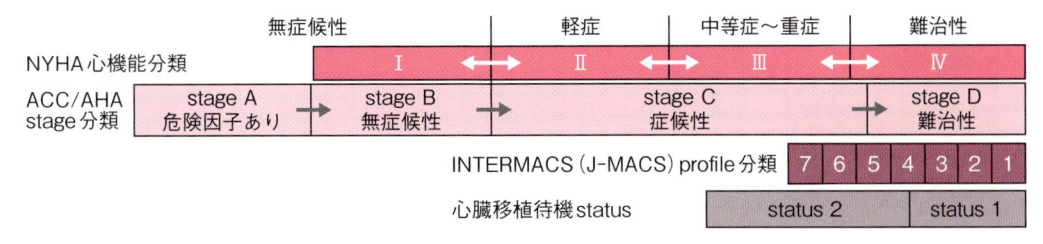

<INTERMACS（J-MACS）profile 分類>

レベル	INTERMACS	J-MACS	INTERMACSニックネーム	VAD適応決定まで
1	critical cardiogenic shock	重度の心原性ショック	crash and burn	数時間
2	progressive decline	進行性の衰弱	sliding fast	数日
3	stable but inotrope dependent	安定した強心薬依存	dependent stability	数週
4	resting symptoms	安静時症状	frequent flyer	数ヵ月
5	exertion intolerant	運動不耐容	house-bound	
6	exertion limited	軽労作可能状態	walking wounded	
7	advanced NYHA Ⅲ	安定状態		

<心臓移植待機status（治療などの状況による優先度）>

・status 1：次のいずれか1つ以上に該当する状態
　①VAD装着中，②IABP，PCPSまたは動静脈バイパス（VAB）を装着中，③人工呼吸管理状態，④ICU/CCUなど
　の重症室に収容され，かつカテコラミンなど（PDE-Ⅲ阻害薬も含む）の強心薬持続点滴投与
・status 2：待機中の患者で，上記以外の状態
・status 3：status 1, status 2で待機中，除外条件（感染症など）のため一時的に待機リストから削除された状態

図1 　心臓移植前の治療方針に関与する NYHA 心機能分類，ACC/AHA stage 分類，
INTERMACS（J-MACS）profile 分類，心臓移植待機 status の関係

あり，移植実施施設における施設内適応検討会と日本循環器学会心臓移植委員会心臓移植適応検討部会の二重に判定がなされる．この過程を経て「適応あり」と判定された後に，日本臓器移植ネットワークの移植待機リストに登録される．

　レシピエントの選択は，厚生労働省で定められた各臓器のレシピエント選択基準により，まず適合条件として，ABO 式血液型の一致（identical）と適合（compatible）が対象となり，適合よりも一致が優先される．また，体重差（ドナー/レシピエント）は−20％〜＋30％が望ましいとされているが，実際にはその範囲外は除外されず事例ごとの判断となる．

　レシピエントの医学的緊急度は3つに分けられ，status 1 は VAD，大動脈内バルーンパンピング（intra-aortic balloon pumping：IABP），経皮的心肺補助装置（percutaneous cardiopulmonary support：PCPS）を装着した状態，または人工呼吸管理下の状態，もしくは集中治療室（ICU），循環器疾患集中治療室（CCU）などの重症室でかつ強心薬の持続投与を受けている状態であり，それ以外の状態である status 2 より優先される．なお，status 3 は status 1 や2の登録者が感染症などの除外条件によって一時的にリストから外れた状態であり，除外条件が解消されれば元の status に戻る．

　医学的緊急度，年齢条件，血液型条件が同一の場合は，status 1 の登録者は status 1 の待機期間，status 2 の登録者は登録日からの延べ日数が長い順となる．

心臓移植待機中の管理

　心臓移植件数は，2010 年の改正臓器移植法施行後には施行前の年間 5 例前後から 10 倍の年間 50 例以上に増加し，2023 年は 115 例が実施されたが，その 7〜8 倍の 800 人以上が心臓移植を待機している．したがって，いったんリストに載ったからといってすぐさま移植されるわけではなく，待機上位ランクの status 1 において現時点で 4 年以上を待機しなければならない．

　この 4 年を超える待機期間中，心臓移植適応と判定された患者は，適応から外れないように腎機能や肝機能を維持していかなければならず，静注強心薬などを駆使しても全身状態を維持できない場合には必要に応じて植込型 VAD の装着を考慮しなければならない．

心臓移植手術

　心臓移植においてはドナー心の虚血時間は 4 時間以内が望ましく，提供施設から移植施設までの搬送に許容される時間は 2〜3 時間である．現在は，ほとんどの症例に VAD が装着されているため，ドナー心到着までに剝離を行っておかなければならない．できれば，人工心肺時間短縮のために，ドナー心到着まで人工心肺装置を開始せずに剝離を行う．

　ドナー心臓の摘出は，胸骨正中切開を行い，まず心臓を視診・触診し，ドナー心に適しているかの最終判断を行う．できるだけ末梢側で大動脈を遮断し心筋保護液注入用カニューレから 4℃心保存液を注入する．心臓が停止したのを確認後ただちに左房または左心耳を切開し，肺の灌流を開始する．心臓が完全に停止し，冷却されていることを確認後，心臓を摘出する．三重のイレウスバックに入った心保存液中に完全に漬け，空気を完全に抜き，氷が心臓にあたらないように注意し，アイスボックスに入れる．

　心臓移植の術式は，以前は Lower および Shumway らが提唱したドナーの右房をレシピエントの右房に吻合する biatiral technique（Lower-Shumway 法）が主であったが，近年は上大静脈と下大静脈（に近い右房）をそれぞれ吻合する bicaval technique（上下大静脈法）が主流となっている．後者の利点は洞結節が温存されるためペースメーカの必要が少なく，術後の三尖弁閉鎖不全症が少ないことである．bicaval technique の問題点はドナーとレシピエントの心臓の大きさに違いがある時に長さを合わせる必要があり，上大静脈および下大静脈吻合部のねじれや吻合部狭窄の可能性があるが，現在，日本では Kitamura らが開発した modified bicaval technique（**図 2**）[3] が多くの症例に用いられており，本法ではレシピエント/ドナーのサイズミスマッチでも調整しやすく，吻合部狭窄のリスクが軽減する．吻合は，通常は左房より始め，次に右房（または上・下大静脈），肺動脈，大動脈を吻合する．ここで肺動脈は長過ぎると折れてしまうことがあるため長さの調節が重要である．

　長時間の虚血にさらされたドナー心では再灌流障害が生じ，primary graft dysfunction を呈することがある．手術室では心収縮力が十分に回復してから人工心肺を離脱すべきで，回復がみられない時は躊躇なく IABP や静脈-動脈膜型人工肺（veno-arterial extracorporeal membrane oxygenation：VA-ECMO）の使用を検討すべきである．

　移植後は除神経状態で，また拡張能異常を呈し，心拍出量は前負荷と心拍数に依存するた

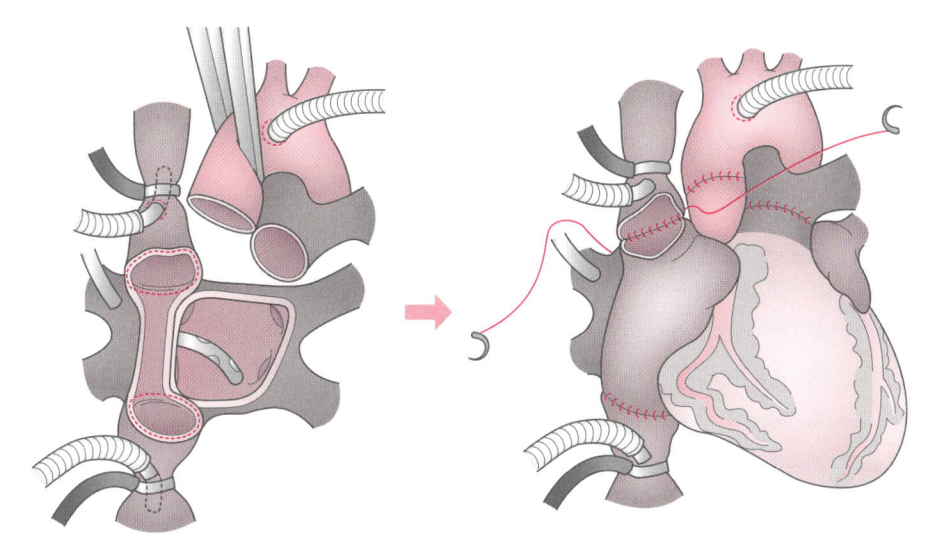

図2　Kitamura らが開発した modified bicaval technique
この方法はレシピエントの右房後壁をストリップ状に残し，上行大動脈と下大静脈（に近い右房）
をそれぞれ吻合する方法である．レシピエントとドナー間のサイズミスマッチがあったとしても
調整しやすく，またレシピエント右房後壁を大きくとることで吻合部狭窄のリスクが軽減する．
［Kitamura S et al：Circ J **73**：1235-1239, 2009 をもとに作成］

め，中心静脈圧は最低でも 10 mmHg，心拍数は 100〜110 bpm 程度になるようペーシングに
よるバックアップが必要である．

心臓移植後における管理

　心臓移植後の管理に及ぼす因子をカテゴリー的に列記すると，①開心術後管理，②除神経の
影響，③移植心虚血時間を代表とするドナー心由来因子，④心臓移植候補の重症心不全状態で
の他臓器障害の因子，⑤拒絶の種類と程度，⑥感染症や腫瘍に代表される免疫抑制状態，⑦腎
機能障害に代表される免疫抑制薬の有害事象，⑧心筋生検に代表される度重なる心臓カテーテ
ル検査の 8 つがあげられる．ここで，①〜④は心臓移植を受けるうえで宿命的な因子である
が，⑤〜⑧はコントロール可能な因子である．

1）心臓移植後急性期

　術後から免疫抑制薬として，カルシニューリン阻害薬（タクロリムス，シクロスポリン），
代謝拮抗薬であるミコフェノール酸モフェチル，ステロイドの 3 薬併用療法がなされる．これ
ら免疫抑制薬は移植後早期には比較的高い血中濃度を維持すべく高用量が使用されるが，問題
となる拒絶が生じなければ，各移植実施施設のプロトコールに従い漸減される．
　心臓移植の拒絶には，発症時期により超急性拒絶，急性拒絶，慢性拒絶に，発症メカニズム
より細胞性（cellular），抗体関連（antibody-mediated），その混合（mixed）に分類される．遭
遇する急性拒絶の多くは細胞性拒絶であるが，近年，抗体関連拒絶反応（antibody-mediated
rejection：AMR）が注目されてきている．この AMR は，最初に報告[4]された 1989 年当初に

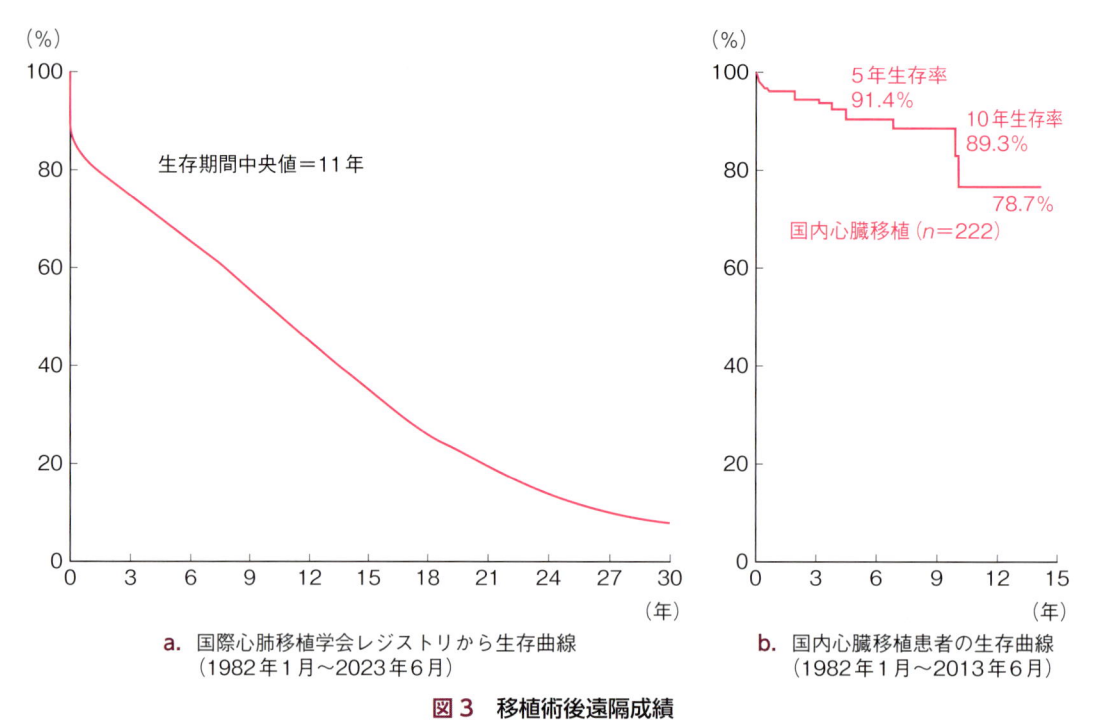

a. 国際心肺移植学会レジストリから生存曲線
（1982 年 1 月〜2023 年 6 月）

b. 国内心臓移植患者の生存曲線
（1982 年 1 月〜2013 年 6 月）

図 3　移植術後遠隔成績

［a：Lund LH et al：J Heart Lung Transplant **34**：1244-1254，b：Nakatani T et al：Circ J **80**：44-50, 2015 をもとにそれぞれ作成］

はあまり注目されなかったが，今に至ってはその存在を疑問視する者はいない．

　移植後は生体の免疫を抑制するため同時に感染症への注意が必要であり，各時期によって原因となる病原体や発症機序が異なる．移植術後 30 日以内の急性期は，一般の開心術後の合併症としての感染症が主であり，細菌や真菌による手術創部の感染，肺炎，尿路感染が多い．一方で 30 日以降は免疫抑制療法に伴う感染症が多いのが特徴であり，内因性の病原体の活性化やドナー由来の病原体による感染症への注意が必要である．特に，サイトメガロウイルス，Epstein-Barr ウイルス，肝炎ウイルスなどが問題になりやすい．免疫抑制下でのこれらの感染症は，初期症状が非特異的で診断が遅れがちであるうえにそれ自体が重篤になりやすく，早期診断と治療が重要である．

2) 心臓移植後慢性期

　国際心肺移植学会レジストリ[1]によると心臓移植の 1 年生存率は約 80％であるが，移植 1 年後からは右下がりに毎年約 3〜4％の患者が亡くなり，約 10 年で 50％の生存となる．本邦の成績はそれに比して極めて良好（5 年生存率 91.4％，10 年生存率 89.3％）である（**図 3**）が，慢性期死亡の主原因は移植心冠動脈病変（cardiac allograft vasculopathy：CAV），悪性腫瘍であり，また移植後慢性期の腎機能障害は生活の質（QOL）を著しく損なうため移植後早期から留意すべきである．

　CAV は，移植後数ヵ月〜数年の経過で進展する中小動脈を中心としたびまん性冠動脈狭窄で，移植心の虚血をきたすが，移植心は除神経心であるため狭心症などの症状を示さない．ま

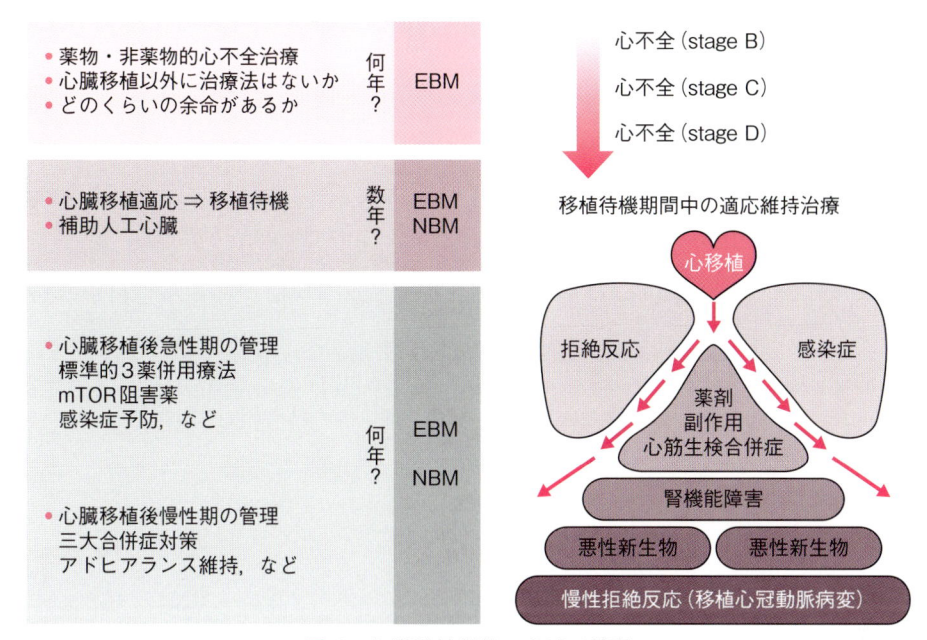

図4　心臓移植前後のおける管理
［布田伸一：移植 50：112-117，2015 をもとに作成］

た冠動脈狭窄はびまん性のため，通常の冠動脈造影では病変をとらえにくく，血管内超音波法（intravascular ultrasound：IVUS）で肥厚した血管内膜を観察できる．冠動脈の狭窄病変はびまん性のため，冠動脈バイパス術や冠血管形成術は一般的に無効である．

本病変の発生機序は免疫学的機序と非免疫学的機序などが絡みあって形成されてくる[5]．実際の臨床の場では急性拒絶反応を極力抑制し，また粥状冠動脈硬化症の危険因子を管理し，サイトメガロウイルス感染予防を行い，proliferation signal inhibitor である mammalian target of rapamycin（mTOR）阻害薬のエベロリムスの使用を考慮する．このエベロリムスの作用機序には抗腫瘍効果もあり，移植後慢性期に問題となる腫瘍に対しても有用であり，またエベロリムスを併用しカルシニューリン阻害薬投与量を減じることでカルシニューリン阻害薬の腎毒性を軽減させることも可能である．

まとめ

stage B の心不全状態から，数多くの根拠に基づく医療（evidence-based medicine：EBM）をもとに薬物治療が行われ，stage C の段階から非薬物治療も併せて行われてきた患者のうち，心臓移植適応のある患者は3～5年にわたる長い待機期間を VAD の助けにより，ようやく心臓移植手術の日を迎える．そして，心臓移植が行われれば，その後の「移植人生」を全うするため，移植後急性期の拒絶反応の検査および治療，感染症のコントロール，さらには薬剤有害事象への介入，慢性期に至っては CAV，悪性腫瘍，腎機能障害，アドヒアランス維持，精神発達などに対して，多くの多職種とともにこの長い「移植人生」を進んでいくことになる（図4）[6]．

　心臓移植は，患者に「命」を吹きこむばかりでなく，多職種が関与する EBM と narrative based medicine（NBM）が補完的に働く理想の医療システムを社会にもたらすものである．

■文　献

1）Khush K et al：The International Thoracic Organ Transplant Registry of the International Society for Heart and Lung Transplantation：thirty-sixth adult heart transplantation report-2019；focus theme：donor and recipient size match. J Heart Lung Transplant **38**：1056-1066, 2019

2）Stevenson LW et al：INTERMACS profiles of advanced heart failure：the current picture. J Heart Lung Transplant **28**：535-541, 2009

3）Kitamura S et al：Hemodynamic and echocardiographic evaluation of orthotopic heart transplantation with the modified bicaval anastomosis technique. Circ J **73**：1235-1239, 2009

4）Hammond EH et al：Vascular（humoral）rejection in heart transplantation：pathologic observations and clinical implications．J Heart Transplant **8**：430-443, 1989

5）Nunoda S：Cardiac allograft vasculopathy-heart transplantation provides insights into pathogenesis and treatment of arteriosclerosis. Circ J **82**：2943-2945, 2018

6）布田伸一：心臓移植における内科医の役割．移植 **50**：112-117，2015

第 12 章

心臓腫瘍・その他

1 心臓腫瘍

原発性心臓腫瘍の発生頻度は非常に低く，0.001〜0.03％とされている[1]．原発性腫瘍は4つの因子（年齢，疫学，発生部位，心臓MRIをはじめとした画像診断法）により侵襲的検査を要さず診断が可能である[2]．たとえば，原発性心臓腫瘍の約30〜50％は粘液腫であるが，16歳以下の小児例では横紋筋肉腫が最も多く，その45％を占める．心臓MRIでは，T1/T2強調画像と遅延造影を組み合わせることにより各腫瘍特有の画像所見を得ることができる[3]．

経胸壁心エコー検査はその簡便さから第一選択の診断法であり，腫瘍が血行動態に与える影響の評価や弁膜に付着する1cm未満の可動性の高い腫瘍の診断に適している．一方，肥満や慢性閉塞性肺疾患（COPD）例では画像評価が困難なことがある．経食道心エコー検査によりリアルタイム3D画像を作成し腫瘍の大きさ，形態，心臓との解剖学的位置関係の評価をより正確に行うことができる．

■ 心臓粘液腫

心臓粘液腫（myxoma）はすべての年齢で発生報告があるが，30〜60歳代に多い．女性に多く（60％）その約75％は左房内であり，残りの大部分は右房内である．まれに両側性のこともある．左右いずれの心室にも発生しうる．

1）左房粘液腫

心臓粘液腫の大きさは種々で，全くの無症状で経過し病理解剖で偶然発見される小さなものから，僧帽弁閉塞の原因となる大きなものまである．心臓粘液腫は僧帽弁口あるいは肺静脈の部位で血流を障害する原因となるために，僧帽弁狭窄症と種々の点で類似している．大きさにかかわらず腫瘍塞栓および血栓塞栓症の危険があるため偶発的に発見された場合でも摘出手術の適応がある[4]．

a）臨床所見

症状は呼吸困難，起坐呼吸，夜間の発作性呼吸困難，急性肺浮腫，咳嗽，喀血，動悸，胸痛，浮腫，易疲労感，失神など多彩で，体位を変えることにより症状が現れたり消失したり，または心雑音が変化することがあるが，全くの無症状であることも多い．

b）検査所見

心エコー法が普及するまでは確定診断はかなり困難で，手術時に心臓粘液腫がはじめて発見される場合が多かった．しかし心エコー法が普及してからは，腫瘍の存在することがわかるのみでなく，腫瘍の性状，大きさ，その動きが正確に診断できるようになった（**図1**）．左房粘

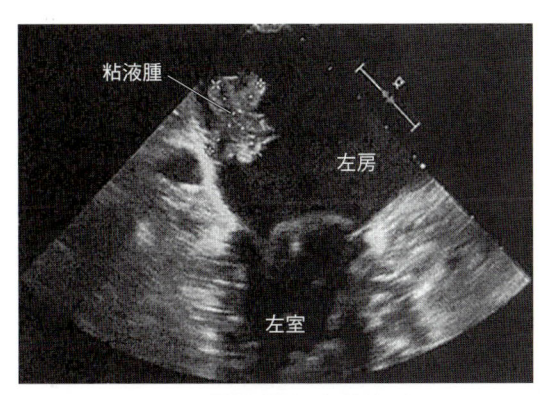

図 1　心臓粘液腫の超音波所見

液腫は拡張期，僧帽弁口が開く時に血流とともに弁口部からさらに左室腔内に移動し，収縮期には僧帽弁口の閉鎖とともに左房内に押し戻される動きが心エコーで観察される．左房内血栓も腫瘍エコー像としてとらえられるが，血栓では前述のごとく腫瘍が収縮期と拡張期に移動しないため，区別することができる．

　また，左房粘液腫の患者の 30〜40％に腫瘍に付着する血栓による体循環の embolism の発生をみている[4]．その embolism の部位，程度は種々で，冠動脈への embolism では狭心痛，急性心筋梗塞を生じ，脳塞栓，腹部大動脈分枝の塞栓症や上下肢の急性動脈閉塞で発見される症例もある．

c）病理

　肉眼的には半透明ゼラチン様で，色は緑，ピンク，無色で球状のものが多い．ほとんどが茎状の基部でキノコ状に固定されている．心房に発生する粘液腫は卵円孔周辺より発生するものが多い．腫瘍内に血腫や石灰化を認め，組織像では楕円形の核を有する未分化な間葉系細胞を認める．摘出後の腫瘍の再発率は 2〜3％で多くは 4 年以内に再発する．また，1985 年に Mayo Clinic の Carney が報告した Carney complex と呼ばれる皮膚色素沈着，内分泌機能亢進状態を合併した粘液腫例では約 20〜30％の症例で同心腔および他の心腔からの再発が知られており，Carney complex 例では初回手術時にすべての心腔を検索することが必要である．病理学的には良性腫瘍であるが，付着部位を取り残すと再発を生じるため，臨床的悪性腫瘍と考えられる．心臓粘液腫の腫瘍細胞からは IL-6 が分泌されることが知られているが，再発例で摘出術後に低下した血清 IL-6 値が再上昇する[5]との報告がある．

d）外科的摘出術

　心臓腫瘍摘出術の最初の成功例は，1951 年 Mauer により行われた epicardial lipoma である．1954 年 Craford は完全体外循環にて左房の粘液腫摘出にはじめて成功し，翌年 Bigelow が低体温麻酔下にて左房の粘液腫摘出に成功した．

　胸骨正中切開法で心臓に到達し人工心肺を確立する．右側開胸による minimally invasive

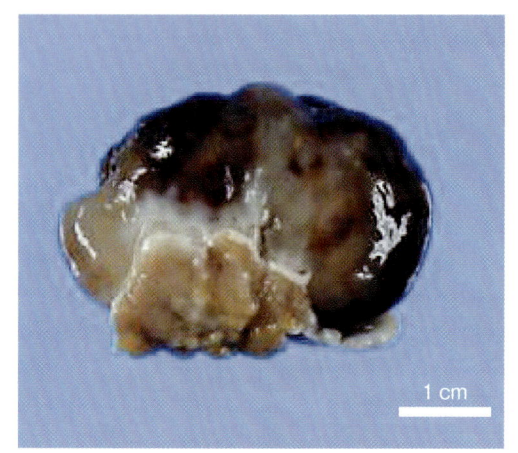

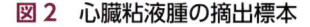

図 2　心臓粘液腫の摘出標本

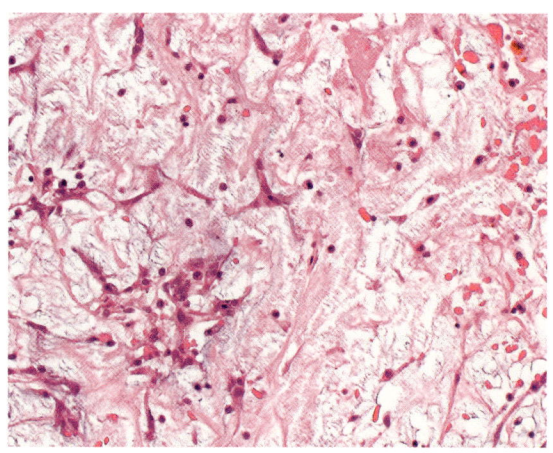

図 3　左房粘液腫の病理組織像 (HE 染色, 400 倍)

cardiac surgery (MICS) でも腫瘍へのアプローチは可能であるが, 視野不良や作業スペースが狭いことによる腫瘍の取りこぼしなど危険性が高いことを肝に銘ずるべきである. 全身への腫瘍塞栓症を回避するために左房ベントなど心腔内への留置は大動脈遮断後に行うことが大事である. 心筋保護液にて心臓を停止させた後, 右房を切開し, 心房中隔の卵円窩を切開して左房に到達する. 腫瘍は卵円窩に好発し腫瘍茎の付着部は卵円窩に多い. 術中の経食道心エコー像を参考にすると茎の付着部が卵円窩のどのあたりかわかることが多く, この時の心房中隔切開は, この付着部を少し外して行う. また, 腫瘍が大きい時は左右両心房の切開を行う. 粘液腫は非常にもろく, 脱落して術中, 術後に塞栓を生じやすいので注意が必要である. 腫瘍茎に支持糸をかけ腫瘍の脱落を防ぎ, 直角鉗子で腫瘍付着部を確認しつつ卵円窩の切開を進めると卵円窩と一塊として茎をくりぬくことができる. 脱落片を防ぐためスプーンを用いる術者も多い. また, 腫瘍切除時の吸引には体外循環回路外の吸引装置を用いる. これは脱落片があった場合, 回路内への吸引を防ぐためである.

　腫瘍摘出後の茎付着部の処置も大切である. 粘液腫は心内膜までは浸潤があるが, 茎付着部周囲 1 cm 以上の浸潤の報告はみられない. このため茎部周囲 1.5 cm の中隔切除を行い中隔欠損部はパッチにより閉鎖する. 腫瘍茎付着部の偏位により中隔切除が不可能な場合, 腫瘍茎付着部周囲 1.5 cm の心内膜を可及的に切除し, 摘出後の内膜欠損部は縫合による再内膜化を行うことで血栓形成を予防する (**図 2, 3**).

2) 右房粘液腫

a) 検査所見

　右房の粘液腫が十分大きい場合には, 右房から右室に流れる血流の障害となるため三尖弁狭窄 (tricuspid stenosis：TS) と類似の症状を呈する. 検査所見としては, 頸静脈脈拍の大きな a 波, 吸気に伴って増大する diastolic rumbling murmur, 右房の拡大, X 線で肺動脈の中等度の拡大, 心電図では右房肥大などが認められる. また, 本症は左房のものと異なり, 高い Hb 値を示す傾向がある. 心エコー法で確定診断ができる.

　　鑑別診断としては，単独の TS，Ebstein 病，収縮性心膜炎，心筋性の疾患などがある．

■乳頭状線維弾性腫

　　乳頭状線維弾性腫（papillary fibroelastoma：PFE）は原発性心臓腫瘍の 7〜10％を占める腫瘍であるが，病理解剖時に発見されることも多く正確な発症頻度は不明である．男女比はやや男性に多く（55％），各年齢に発生し生存例の発見時平均年齢は 60 歳代である．発生部位は大動脈弁（45％），僧帽弁（35％）で左心系の弁膜が多いが，心腔内のいずれにも発生報告[6]がある．

a) 臨床所見

　　PFE は通常，無症状に経過し心エコー検査などで偶発的に発見されることが多く，問診や身体所見で診断されることはまれである．脳梗塞や一過性脳虚血発作，心筋梗塞などの塞栓症の原因となり，心腔内を閉塞するに至れば突然死を招く可能性がある．

b) 病理

　　病理組織学的解明には至ってはいないが，ランブル疣贅との組織学的類似性が指摘されており，弁膜の内皮損傷部位に付着した微小血栓が疣贅となり最終的に PFE に発育する[7]とされる．肉眼的には茎からシダ状に枝を伸ばすイソギンチャク様の形態で，直径は平均 9 mm（2〜40 mm）である．組織学的にはほとんどがコラーゲン，エラスチン，レチクリン線維で構成され血管構造をほとんど含まない．表面は内皮細胞におおわれ外層はムコ多糖体が豊富な結合組織で中心核にフィブリンを認める[8]．

c) 外科的摘出術

　　人工心肺を確立し心筋保護液にて心停止下に腫瘍を切除する．PFE は弁膜に付着する茎から発育しており切除は容易であることが多い．通常は孤発性であるが見逃しがないように切除時にすべての心腔内の観察が推奨される．切除による弁膜の損傷があれば修復術や弁置換術が必要となることもある．外科的摘出術の適応外の症例で塞栓症の既往があれば抗凝固療法で経過観察することになるが，保存的加療による予後についてランダム化比較試験はなく不明である．無症候性であっても 9 mm 以上で可動性のある PFE は塞栓症発症の危険が高い[9]とされ外科的摘出術の適応である．

■悪性心臓腫瘍

　　原発性悪性心臓腫瘍は心臓腫瘍の 25％を占め，うち 75％が様々な組織型の肉腫（sarcoma）である[10]．男女比はほぼ同等で比較的若年（平均 44 歳）に発症する[11]．発症からの平均生存期間は 6〜12 ヵ月である．腫瘍の存在は心エコー検査にて確認可能であり，CT，MRI にて質的診断が可能である．冠動脈造影検査は腫瘍の栄養血管の同定や腫瘍濃染の有無および冠動脈へ

の浸潤の確認のために必要である．手術切除は腫瘍浸潤範囲と解剖学的に腫瘍の露出・切除可能であるかにより適応が判断される．視野不良のために腫瘍を取り残したことによる再発を防止する観点から心移植も検討されるが，ほとんどの国において活動性の悪性腫瘍例に心移植の承認は得られない．Cooley は 1984 年に左房傍神経節腫に対していったん心臓を患者から摘出し，体外で腫瘍を切除し再建後に患者体内へ再植込みする自己心移植法を報告[12]し，その後応用例が報告[13]されている．

■文　献

1) Paraskevaidis IA et al：Cardiac tumors. ISRN Oncol **2011**：208929, 2011

2) Gowda RM et al：Cardiac papillary fibroelastoma：a comprehensive analysis of 725 cases. Am Heart J **146**：404-410, 2003

3) Motwani M et al：MR imaging of cardiac tumors and masses：a review of methods and clinical applications. Radiology **268**：26-43, 2013

4) Dell'Aquila M et al：Sudden death by massive systemic embolism from cardiac myxoma：role of the clinical autopsy and review of literature. Cardiovasc Pathol **49**：107244, 2020

5) Mendoza CE et al：The role of interleukin-6 in cases of cardiac myxoma：clinical features, immunologic abnormalities, and a possible role in recurrence. Tex Heart Inst J **28**：3-7, 2001

6) Tamin SS et al：Prognostic and bioepidemiologic implications of papillary fibroelastomas. J Am Coll Cardiol **65**：2420-2429, 2015

7) Gopaldas RR et al：Papillary fibroelastoma of the aortic valve：operative approaches upon incidental discovery. Tex Heart Inst J **36**：160-163, 2009

8) Darvishian F et al：Papillary fibroelastoma of the heart：report of two cases and review of the literature. Ann Clin Lab Sci **31**：291-296, 2001

9) Gowda RM et al：Cardiac papillary fibroelastoma：a comprehensive analysis of 725 cases. Am Heart J **146**：404-410, 2003

10) Butany J et al：Cardiac tumours：diagnosis and management. Lancet Oncol **6**：219-228, 2005

11) Ramlawi B et al：Surgical treatment of primary cardiac sarcomas：review of a single-institution experience. Ann Thorac Surg **101**：698-702, 2016

12) Cooley DA et al：Human cardiac explantation and autotransplantation：application in a patient with a large cardiac pheochromocytoma. Tex Heart Inst J **12**：171-176, 1985

13) Ramlawi B et al：Autotransplantation for the resection of complex left heart tumors. Ann Thorac Surg **98**：863-868, 2014

2 収縮性心膜炎

収縮性心膜炎 [constrictive pericarditis, pericarditis constrictiva (PC)] は心膜炎の後遺症として癒着・肥厚して心膜の拡張が妨げられるものであるが，歴史的には心膜炎による腹水貯留と肝腫大を伴う偽性肝硬変 (Pick 病) として 19 世紀末に報告された[1].

■ 臨床所見

本症の原因は不明であることも多いが，開心術後や胸部への放射線治療後および結核性が比較的多い．先行するウイルス・細菌感染やアスベスト曝露による中皮腫が原因になることもある．その他，胸部外傷や自己免疫疾患の合併症の可能性も考慮すべきである．心膜の肥厚は線維性変化を示し，1〜2 mm のものから 15 mm くらいに肥厚するものまで多様で，その多くは 3〜4 mm 程度の肥厚を示している．心膜の肥厚は右室前面が最も著明であるとの報告もあるが，肺動脈基始部，左房室間溝，上下大静脈の開口部などを索状の肥厚物で強く締め付けられるもの，左室がヒョウタン状に締め付けられるもの，ボール状の硬い膿瘍によって右房が強く圧迫されるものなど，心膜の肥厚の程度とそれにより締め付けられる部位は様々である．石灰化を呈する症例では横隔膜面に生じやすい．房室間溝に沿って限られた範囲の心膜が帯状に肥厚した症例は輪状収縮性心膜炎と呼ばれる．この帯状の肥厚した心膜が右室流出路まで伸展すると，ぐるりと心臓を取り巻いた心外膜の輪が 4 つの弁口を締め付け，特異な臨床像を示す．この 4 つの弁口のうち解剖学的に最も抵抗の弱い肺動脈が侵されやすく，肺動脈狭窄の症状を主症状とする．

症状としては自覚的な息切れ，動悸，呼吸困難，乏尿はほとんどの症例に認め，胸部絞扼感，咳痰は約半数に認める．他覚所見として浮腫，肝腫脹はほぼ全例に認め，静脈怒張，腹水，チアノーゼ，胸水，血清タンパク漏出が約半数あり，肝機能障害，脾腫を認めるものもある．心音はほとんどの症例で減弱し，拡張初期雑音，その他の心雑音を聴取する場合が約半数にみられる．心電図所見では低電位，T 波の平低あるいは逆転を示すことが多く，心房細動・粗動を示すこともある．

■ 診断

画像診断は CT，MRI にて心膜の肥厚や心嚢内血腫の有無などの質的診断が可能である（**図 1**）．心エコー検査により心機能の評価，弁膜機能異常の有無の確認を行うことも重要である．確定診断には心臓カテーテル検査を施行し，右室収縮期圧，右室拡張期圧の上昇と dip and plateau 波形，右房圧，中心静脈圧上昇を確認すべきである（**図 2**）.

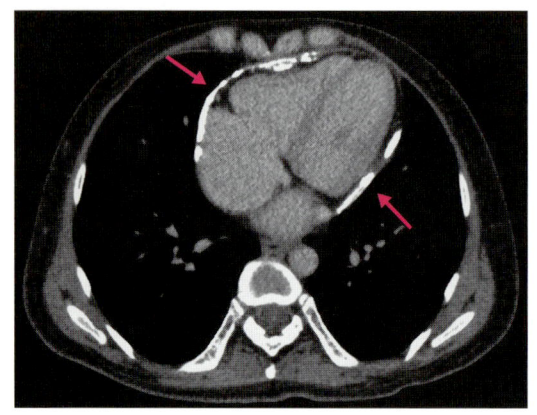

図 1　収縮性心膜炎の CT
心膜に沿って高輝度な硬化した心膜を認める（矢印）.

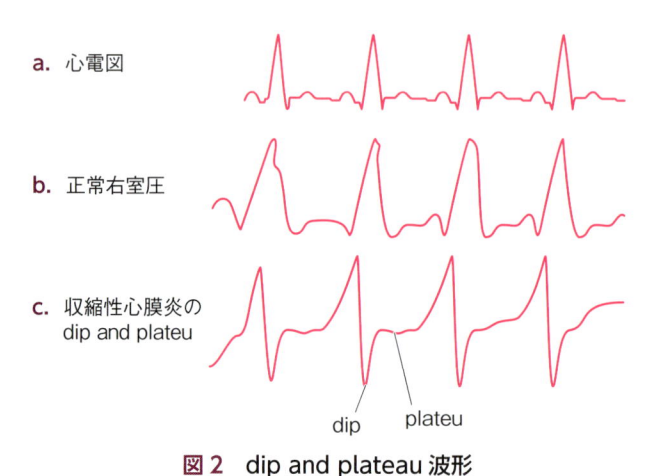

a. 心電図

b. 正常右室圧

c. 収縮性心膜炎の
dip and plateu

dip　plateu

図 2　dip and plateau 波形

▶ 手術手技

　心膜剝離術は 1913 年に Rehn，Sauerbruch によってはじめて成功[2]した．心膜への到達方法は，胸骨正中切開，左第 4 肋間前側方切開，clamshell 法およびそれらの併用などがあるが，現在では多くの施設で胸骨正中切開による心膜剝離術が施行されている．

　人工心肺は必ずしも必要としないが，剝離の完全性を求められる多くの場合，人工心肺補助が必要になる．その場合でも大動脈遮断については心内操作を伴わない場合には不要である．

　心膜の剝離は，右心系を先行して行うことが肝要である．つまり，右室前面から行い右房，次いで左室前面，心尖部に向かう．石灰化が心筋の深い部分まで及んでいる時の剝離は注意を要する．特に心房壁は薄く脆弱になっているので慎重に剝離し，もし小出血をみた時は圧迫止血するのがよい．鉗子で止血したり，不用意に針糸をかけたりするとかえって出血点を大きくし致命的となる場合がある．また，上下大静脈の右房開口部の剝離はぜひ必要であるが，大静脈の全周に石灰化がみられる時は，全周の剝離を強行せず，1 cm くらいの幅で縦に剝離し，大静脈が拍動性になるように心がける．剝離した心膜は可及的に切除を行う．左右の横隔神経

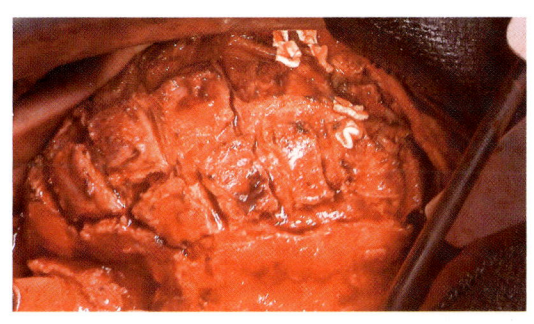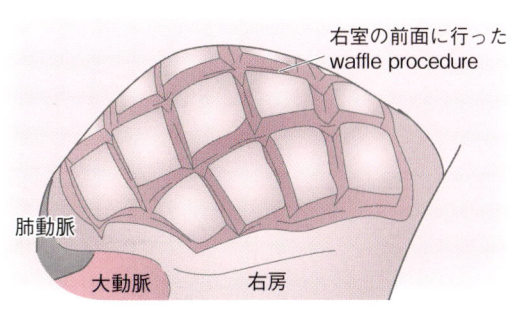

図3 waffle procedure

の損傷に注意しつつ前方心膜を切除し可能であれば横隔膜面，さらに左横隔神経背部の心膜を切除する．また，拡張能の改善のためには肥厚した心外膜も必ず剥離する必要があり，必要に応じて waffle 状に約 2 cm 四方の格子状に切り込みを入れることで心外膜による拡張障害を解除する（**図3**）．

　超音波メスを使用すると不整脈による血行動態破綻を回避しつつ心膜の癒着剥離や心外膜の waffle 状切開を行うことができ便利である．切開の深さは冠動脈の存在に注意して行うべきである．

■文　献

1）White PD：Chronic constrictive pericarditis. Circulation **4**：288-294, 1951
2）Dean RH et al：Experience with pericardiectomy. Ann Thorac Surg **15**：378-385, 1973

3　心膜欠損症

　先天性心膜欠損症（congenital absence of the pericardium）は，諸家の報告[1]で発生頻度は0.007〜0.044％と他の疾患に比べ低い．心膜欠損には，両側心膜の完全欠損，片側心膜のみの欠損，左右の心膜のいずれかに開孔のある部分欠損がある．先天性心膜欠損症の多くは男性で（男女比3：1），片側心膜のみの欠損は左側心膜に発生することが多く，部分欠損では左肺門部の前方，左心耳部を中心として横隔神経，肺動脈起始部，左室上部に及ぶ．

　本症は循環および心機能の障害を起こすことはまれであり，普通の生活を営んでいる者が多く，これのみで手術の適応になることは少ない．

　ほとんどの症例が無自覚に経過する．症状には動悸，息切れ，全身倦怠，左胸痛などがあり，体位変換に関係して症状の増強，軽減がみられる．心尖部の位置移動に伴う心尖拍動の移動や心尖部での収縮期雑音聴取が指摘されている[2]．非常にまれであるが，左側心膜部分欠損において左心耳と心尖部の左胸膜腔への嵌頓による心筋虚血で急死を招いた例もある．

　本症に合併する奇形にはFallot四徴症，肺動脈閉鎖，肺囊胞，仮性横隔膜ヘルニアなどがある．外科治療としては，完全欠損は手術適応とはならず部分欠損のみが対象となり，PTFEシートなどの人工心膜で必要な部位をおおうことが一般的である．

■文　献

1) Lopez D et al：Congenital absence of the pericardium. Prog Cardiovasc Dis **59**：398-406, 2017
2) Morgan JR et al：Congenital absence of the left pericardium. Ann Intern Med **74**：370-376, 1791

索 引

22q11.2 欠失症候群　145
β遮断薬　43

──────── 〈欧 文〉 ────────

A

AAA (abdominal aortic aneurysm)　113
AAE (annuloaortic ectasia)　36
ACMGA (anatomically corrected malposition of the great arteries)　223
acute aortic dissection　121
Adamkiewicz 動脈　117
ALCAPA (anomalous origin of left coronary artery from pulmonary artery)　149
Alfieri stitch　67
Amplatzer Duct Occluder　140
AMR (antibody-mediated rejection)　301
aortic dissection　121
APC (atrio-pulmonary connection)-Fotan 手術　268
apico-aortic bypass　30
AR (aortic regurgitation)　32
Arantius 小体　20
AS (aortic stenosis)　23
ASA (alcohol septal ablation)　45
ASD (atrial septal defect)　161
atrial functional MR　62
atrialized RV　235
AV (atrioventricular) concordant　193
AVSD (atrioventricular septal defect)　176

B

Barlow 病　69
BAS (balloon atrioseptostomy)　195
BDG (bidirectional Glenn)　245
Bentall 手術　36, 124
Bentall 法　36
biatiral technique　300
bicaval technique　300
bilateral PA banding　147
billowing　69
BiVAD (biventricular assist device)　290
Boodhwani による分類　32
Bretschneider 液　9
Brock 手術　232
BT (Blalock-Taussig) シャント　196, 212, 232, 243, 254
BTB (bridge to bridge)　294
BTC (bridge to candidacy)　294
BTD (bridge to decision)　294
BTR (bridge to recovery)　293
BTT (bridge to transplantation)　291

C

CABG (coronary artery bypass grafting)　91, 92, 94, 96
Cabrol 法　37
cardioplegia　9
Carney complex　307
Carpentier-Edwards の生体弁　16
Carpentier 手術　238
Carpentier による MR の機能的分類　58
Carpentier 分類　235
Carrel patch 法　36
CAV (cardiac allograft vasculopathy)　302
ccTGA (congenitally corrected transposition of great arteries)　204
Celoria-Patton 分類　145
chimney 法　256
CMC (closed mitral commissurotomy)　50
CMR (cardiac magnetic resonance imaging)　43
Collect & Edwards の分類　228
complicated type B　133
composite graft　36
Cone 手術　237
constrictive pericarditis　311
conventional CABG　98
CPV (common pulmonary vein)　156
Crawford 分類　119
CRT (cardiac resynchronization therapy)　298
crystalloid cardioplegia　9
CUSA　27, 55

D

da Vinci Surgical System　286
Danielson 手術　237
Darling 分類　156
DeBakey 分類　122
debranch　130
de Leval 法　206
DES (drug eluting stent)　280
DeWall-Lillehei 型人工肺　6
DHCA (deep hypothermic circulatory arrest)　118
differential cyanosis　141, 146
dip and plateau 波形　311
Dor 法　108
DORV (double outlet right ventricle)　220
double apical impulse　42
double decker 法　154
DT (destination therapy)　295
ductal shock　141, 253

E

EAAA (extended aortic arch anastomosis)　143
Ebstein 病　235
ECMO (extracorporeal membrane oxygenation)
　7, 95, 293
edge to edge suture　67
EF (ejection fraction)　94
Eisenmenger 化　139
Eisenmenger 症候群　167
elephant trunk　118, 124
endo-ventricular circular patch plasty 法　108
EVAR (endovascular aortic repair)　128, 135
everting matress 法　27
EVH (endoscopic saphenous vein harvesting)　97
exclusion 法　115

F

f 波　72
FALD (Fontan associated liver disease)　268
Fallot 四徴　185, 262
false Taussig-Bing　223
fenestration　247
FET (frozen elephant trunk)　118, 124
FFR (fractional flow reserve)　92
first row stitch　38
FMR (functional MR)　68
folding plasty　68
Fontan 手術　234, 247
Fontan 循環不全　243
Freestyle 弁　17
fusiform　113

G

GEA (gastroepiploic artery)　98
Glenn 手術　245
GOSE (the Great Ormond Street Echocardiography)
　score　236

H

half-turned truncal switch 法　202
Hancock 弁　16
HCM (hypertrophic cardiomyopathy)　41
HCR (hybrid coronary revascularization)　279
heart positioner 法　99
hemi-Fontan 手術　246
HOCM (hypertrophic obstructive cardiomyopathy)　41
hypoplastic left heart syndrome　253

I

IABP (intra-aortic balloon pumping)　35, 95, 293
ICD (implantable cardioverter defibrillator)　298
IMPELLA　95, 293
IMR (ischemic MR)　57
inclusion 法　115
infarct exclusion 法　107

INTERMACS (Interagency Registry for Mechanically
　Assisted Circulatory Support) profile 分類　298
Intuity 弁　17
Ionescu-Shiley 弁　16
isthmus　80
ITA (internal thoracic artery)　96

J

Jatene 手術　196
J-MACS 分類　298

K

Keith-Edwards 分類　241
Komeda-David 法　107
Konno 法　28
Konno-incision　28

L

LAD (left anterior descending artery)　94, 97, 99, 279
lateral tunnel 型 TCPC 手術　248
LCx (left circumflex artery)　97, 99
LeCompte 法　196
left ventricular free wall rapture　105
Lima suture 法　99
LITA (left internal thoracic artery)　279
LMT (left main trunk)　94
loop technique　66
Lower-Shumway 法　300
LVAD (left ventricular assist device)　95, 290

M

MAC (mitral annular calcification)　48
malalignment　141
malperfusion　126
Manouguian 法　28
MAPCA (major aorto-pulmonary collateral arteries)
　208
Marfan 症候群　36
Marshall 靱帯　76
MDCT (multi detector-row CT)　147
Melbourne シャント　217
MICS (minimally invasive cardiac surgery)　283
MIDCAB (minimally invasive direct coronary artery
　bypass)　279
modified bicaval technique　300
modified Blalock-Park 法　148
Morrow 手術　30, 44
MR (mitral regurgitation)　57
MS (mitral stenosis)　48
mTOR (mammalian target of rapamycin) 阻害薬　303
Mustard 手術　201
MVP (mitral valve plasty)　64
MVR (mitral valve replacement)　52
myocardial sleeve　73

N

Nicks 法　30
Nikaidoh 手術　201
non everting matress 法　27
Norwood 手術　254

O

OMC (open mitral commissurotomy)　50, 52
one and one half ventricular repair　234
OPCAB (off-pump CABG)　98
open proximal anastomosis　125
original Taussig-Bing　222

P

PAB (pulmonary artery banding)　206
PAIVS (pulmonary atresia with intact ventricular septum)　232
PAPVR/PAPVC (partial anomalous pulmonary venous return/connection)　153
PC (pericarditis constrictiva)　311
PCI (percutaneous coronary intervention)　92, 94, 279
PCPS (percutaneous cardiopulmonary support)　7, 35, 95
PDA (posterior discending artery)　101
PDDT (pulmonary-ductus-descending aorta-trunk)　146
Perceval 弁　17
PFE (papillary fibroelastoma)　309
Pick 病　311
plastering　235
PLE (protein-losing enteropathy)　243, 269
posterior deviation　141
posterior TGA type DORV　223
post-infarct ventricular aneurysm　108
PPM (patient-prosthetic mismatch)　28
pRVOTR (palliative right ventricular outflow tract reconstruction)　213
PTA (persistent truncus arteriosus)　227
PTMC (percutaneous transvenous mitral commissurotomy)　50
PTSMA (percutaneous transluminal septal myocardial ablation)　45
PVO (pulmonary venous obstruction)　156
PVR (pulmonary valve replacement)　262

R

RA (radial artery)　97
Raphe　21
Rastelli 手術　201, 212
Rastelli 分類　177
RCP (retrograde cerebral perfusion)　118
reimplantation　37
remodeling 法　38
resection and suture　64

ring annuloplasty　86
Ross 手術　16
RV overhaul　233
RVAD (right ventricular assist device)　290
RVOTR (right ventricular outflow tract reconstruction)　232

S

saccular　113
SAM (Sakakibara-Arai-Mera) 弁　14
SAM (systolic anterior motion)　42, 67
SAVE (septal anterior ventricular exclusion) 法　109
SCP (selective cerebral perfusion)　118
|SDL|DORV　223
|SDN|DORV　221
second row stitch　38
Seldinger 法　11
Sellers の分類　33
Senning 手術　199
Shaher 分類　195
Sievers の分類　21
SINE (stent graft-induced new entry)　135
single ventricle　239
SJM (St. Jude Medical) 弁　15
sliding plasty　65
spasm　96
spiral suspension 法　87
SRT (septal reduction therapy)　44
Stanford 分類　122
Stanford A 型急性大動脈解離　124
Stanford A 型慢性大動脈解離　125
Stanford B 型急性大動脈解離　125
Stanford B 型慢性大動脈解離　125
Starness 手術　236
Starr-Edwards ボール弁　14
status 1　299
St. Thomas 液　9
subclavian flap 法　142
sutureless 生体弁　17
sutureless 法　106, 159
SV (saphenous vein)　97
SYNTAX スコア　94

T

TAA (thoracic aortic aneurysm)　116
TAAA (thoracoabdominal aortic aneurysm)　119
TAH (total artificial heart)　290
Takeuchi 法　150
TAP (tricuspid annuloplasty)　86
TAPVR/TAPVC (total anomalous pulmonary venous return/connection)　156
TAVI (transcatheter aortic valve implantation)　30, 274
TCPC (total cavopulmonary connection)　247

TCPC conversion　249, 260, 268
tethering　84
TEVAR (thoracic endovascular aortic repair)　125, 129
TGA (transposition of the great arteries)　193
TOF (tetralogy of Fallot)　262
TPVI (transcatheter pulmonary valve implantation)　262
TR (tricuspid regurgitation)　84
trap-door 法　196
tricuspid atresia　241
TWBC (terminal warm blood cardioplegia) 法　9

U
UF (unifocalization)　213
ULP (ulcer-like projection)　122, 132
uncomplicated type B　133
undermining　235

V
VAD (ventricular assist device)　290
VA-ECMO (veno-arterial ECMO)　7
Valsalva 洞　20
valve-in-valve 治療　277
valve-preserving operation　38
valve sparing operation　38
Vineberg 手術　90
VSD (ventricular septal defect)　167, 208
VSP (ventricular septal perforation)　106
VV (vertical vein)　156
VV-ECMO (veno-venous ECMO)　7

W
waffle procedure　313
Warden 法　154
Waterston shunt　149

Z
Zone 分類　129

─────〈和　文〉─────

い
鋳型気管支炎　243
移植心冠動脈病変　302
移植人生　298, 303
一次性 (器質性) MR　57
一期的統合手術　213
イルリガートル式気泡型肺　6

う
植込み型除細動器　298
植込型補助人工心臓　290
右冠尖　20
ウシ心膜　16
右室拡大　85
右室-肺動脈導管留置　254
右室補助人工心臓　290
右室流出路拡大　191

右室流出路再建術　232
右心バイパス術　242
右心不全　85

え
エベロリムス　303
エンドリーク　129, 134

お
横紋筋肉腫　306

か
解剖学的修正大血管転換　223
解離性大動脈瘤　112, 131
カエル脚　96
拡大大動脈弓吻合法　143
拡張　122
拡張型心筋症　298
拡張相肥大型心筋症　298
下行大動脈置換　119, 125
下行大動脈瘤　116
下肢虚血　287
仮性動脈瘤　112
カルシニューリン阻害薬　301
冠血流予備量比　92
患者-人工弁ミスマッチ　28
冠静脈洞型欠損　166
完全型房室中隔欠損　176
感染性心内膜炎　32, 40
完全大血管転位　193
冠動脈移植法　151
冠動脈外科　90
冠動脈硬化症　90
冠動脈再建方法　279
冠動脈疾患　90
冠動脈造影法　92
冠動脈バイパス術　91, 92, 94, 96
貫壁性心筋梗塞　105
灌流指数　7

き
機械的合併症　105
機械弁　14
偽腔開存型　122, 131
偽腔内血流型　122
偽腔閉塞型　122
偽性肝硬変　311
機能的単心室　239
逆行性冠灌流法　11
逆行性血流　139
逆行性脳灌流法　118
求心性肥大　23
急性冠症候群　95
急性拒絶　301
急性僧帽弁閉鎖不全症　62

急性大動脈解離　121
弓部大動脈置換　118, 124
弓部大動脈瘤　116
狭窄後拡張　25
狭小大動脈弁輪　28
共通肺静脈　156
胸腹部大動脈置換　119, 126
胸腹部大動脈瘤　119
胸部ステントグラフト内挿術　125, 129
胸部大動脈置換術　117
胸部大動脈瘤　116, 129
虚血性心筋症　105
虚血性心疾患　90
虚血性僧帽弁閉鎖不全症　57

く

駆出率　94
グラフトデザイン　103

け

経カテーテル大動脈弁置換術　30, 274
経カテーテル肺動脈弁留置術　262
ケージ付き円盤弁　14
傾斜円盤弁　14
経皮的冠動脈インターベンション　92, 94, 279
経皮的心肺補助装置　7, 35, 95
経皮的僧帽交連切開術　50
経皮的中隔心焼灼術　45
外科的中隔心筋切除術　44
血管内治療　127
血栓閉塞　132
腱索再建　65

こ

恒温槽　8
拘束型心筋症　298
梗塞後心室瘤　108
抗体関連拒絶反応　301
姑息的右室流出路再建術　213

さ

再灌流障害　9
再手術　260
サイジング　127
左冠尖　20
鎖骨下動脈アプローチ　276
左室自由壁破裂　105
左室心尖-大動脈バイパス術　30
左室破裂の分類　54
左室補助人工心臓　95, 290
左室瘤　105, 108
左室流出路狭窄　41
左室流出路心筋切除術　30
左心耳閉鎖　53, 75
左心低形成症候群　253

左房収縮　41
左房粘液腫　306
三尖弁　84
三尖弁形成術　87, 206
三尖弁置換術　87, 206
三尖弁閉鎖　241
三尖弁閉鎖不全　84, 204
三尖弁輪拡大　85
三尖弁輪縫縮術　86
サンドイッチ法　107

し

シクロスポリン　301
刺激伝導系　20
自己大動脈弁温存手術　37
持続性心房細動　62
収縮期雑音　24
収縮期前方運動　42, 67
収縮性心膜炎　311
重症心不全　290
修正大血管転位　204
粥状動脈硬化　113
主要体肺動脈側副血行路　208
循環補助用心内留置型ポンプカテーテル　95, 293
純型肺動脈閉鎖　232
上下大静脈法　300
上行大動脈置換　117, 124
上行大動脈瘤　116
静脈洞型欠損　165
心外導管　201
心外導管型 TCPC 手術　249
心筋梗塞　105
心筋保護　9
人工心臓治療　290
人工心肺　6
人工弁　14
人工弁輪縫着　66
心室修復　234
心室大血管転位　204
心室中隔欠損　167, 208
心室中隔欠損閉鎖　189
心室中隔穿孔　106
心室内血流転換術　201
心室瘤　108
真性動脈瘤　112
心臓移植　298
心臓移植へのブリッジ　291
心臓再同期療法　298
心臓腫瘍　306
心臓粘液腫　306
心タンポナーデ　105
心内膜心筋生検法　298

心房化右室　235
心房細動　49, 72
心房心室錯位　204
心房スイッチ手術　199
心房性機能性 MR　62
心房中隔欠損　161
心房中隔欠損作成　195, 254
心房内血流転換術　199
心膜欠損症　314
心膜剥離術　312

す
垂直静脈　156
ステントグラフト治療　127, 131
ステントグラフト治療の合併症　134
ステントグラフト内挿術　127

せ
成人先天性心疾　260
生体弁　16, 87
脊髄保護法　120
石灰化の偏位　123
線維性連続　20
選択的冠灌流法　11
選択的冠動脈造影法　92
選択的順行性脳灌流法　118
剪断応力　8
全（置換型）人工心臓　290
先天性疾患　137
セントラルシャント　212, 243

そ
総動脈幹（遺残）　227
総肺静脈還流異常　156
僧帽弁逆流　59
僧帽弁狭窄症　48
僧帽弁形成術　64
僧帽弁置換術　52, 69
僧帽弁閉鎖不全症　57, 107
僧帽弁輪の石灰化　48

た
体外式膜型人工肺　7, 95
体外循環　6
体外設置型補助人工心臓　290, 293
大血管血流転換術　196
大腿動脈アプローチ　274
大動脈解離　112, 121
大動脈基部置換　36, 124
大動脈弓再建　254
大動脈弓離断　145
大動脈疾患　112
大動脈遮断　115
大動脈縮窄　141
大動脈内バルーンパンピング　35, 95, 293

大動脈二尖弁　21
大動脈弁　20
大動脈弁下狭窄　147
大動脈弁狭窄症　20, 23
大動脈弁置換術　26, 34
大動脈弁吊り上げ　124
大動脈弁閉鎖不全症　20, 32
大動脈弁輪拡張症　36, 124
大動脈瘤　112, 127
体肺動脈シャント術　243
大伏在静脈　97
タクロリムス　301
ダブルスイッチ手術　206
段階的 Fontan 手術　242
単心室　239
単心室修復術　242
タンパク漏出性胃腸症　243, 269

ち
チアノーゼ　239, 242
チーム医療　296
中隔縮小治療　44
中心肺動脈　214
超音波外科吸引装置　27, 55
超急性拒絶　301
超低体温循環停止　118
直視下僧帽弁交連切開術　50, 52

つ
対麻痺　117, 136

て
低酸素血症　239
低侵襲心臓外科　273

と
橈骨動脈　97
同種生体弁　16
糖尿病　94
動脈管　138
動脈管開存　138, 209
動脈管開存ステント留置術　196
動脈スイッチ手術　196

な
内胸動脈　96
内視鏡下グラフト採取術　97
内視鏡手術用支援機器　286

に
二次孔欠損　164
二次性（機能性）MR　57
乳頭筋断裂　107
乳頭状線維弾性腫　309
二葉弁　14

ね
熱交換器　8

粘液様変性　64

の

脳梗塞　136
嚢状　113
脳保護法　118

は

バードビーク　129
肺静脈狭窄　156
肺動脈拡大形成術　212
肺動脈絞扼術　196, 206, 243
肺動脈-動脈管-下行大動脈経由　146
肺動脈閉鎖　208
肺動脈弁置換術　260, 262
パイロライトカーボン　15
拍動性腫瘍　113
拍動流式補助人工心臓　290
パッチ拡大法　255
破裂　122

ひ

肥大型心筋症　41
左回旋枝　97, 99
左冠動脈延長法　152
左冠動脈主幹部　94
左冠動脈肺動脈起始　149
左前下行枝　94, 97, 99, 279
左内胸動脈　279
非直視下僧帽弁交連切開術　50
ピッグテールカテーテル　275

ふ

不完全型房室中隔欠損　176
腹部ステントグラフト内挿術　128, 135
腹部臓器保護法　120
腹部大動脈瘤　113, 128
部分血栓型　132
部分肺静脈還流異常　153
プロスタグランジン　138, 146, 239
分枝灌流異常　124

へ

閉塞性肥大型心筋症　41
弁尖の補填　66
弁輪石灰化の分類　49
弁輪縫縮　66

ほ

房室一致　193

房室中隔欠損　176
紡錘状　113
ボール弁　14
補助人工心臓　290, 298
補助人工心臓治療の合併症　296
補助人工心臓治療の適応　293
ホモグラフト　16

ま

膜型人工肺　6
末梢循環障害　122
慢性一次性僧帽弁閉鎖不全症　62
慢性拒絶　301
慢性腎臓病合併　94
慢性二次性僧帽弁閉鎖不全症　62

み

右胃大網動脈　98
右冠動脈後下行枝　101
ミコフェノール酸モフェチル　301

む

無冠尖　20

め

メイズ手術　73
免疫抑制薬　298

や

薬剤溶出ステント　280
安井法　147

ゆ

有効弁口面積　27

ら

ランディングゾーン　129
ランブル疣贅　309

り

リウマチ熱　48
リエントリー　72
両心補助人工心臓　290
両側肺動脈絞扼術　254
両大血管右室起始　220
両方向性 Glenn 手術　245

れ

連続流式補助人工心臓　290

ろ

漏斗部中隔　141

新版 心疾患の診断と手術

2024年11月5日　発行	編集者 新浪博士
	発行者 小立健太
	発行所 株式会社 南 江 堂
	〒113-8410　東京都文京区本郷三丁目42番6号
	☎ (出版) 03-3811-7198　(営業) 03-3811-7239
	ホームページ https://www.nankodo.co.jp/
	印刷・製本 真興社
	装丁 HON DESIGN

Diagnosis & Operation of Heart Diseases, New Edition
© Nankodo Co., Ltd., 2024